Arnold Lohaus

Holger Domsch (Hrsg.)

Psychologische Förder- und Interventionsprogramme für das Kindes- und Jugendalter

Arnold Lohaus
Holger Domsch (Hrsg.)

Psychologische Förder- und Interventionsprogramme für das Kindes- und Jugendalter

Springer

Prof. Dr. Arnold Lohaus
Dipl.-Psych. Holger Domsch
Universität Bielefeld
Fakultät für Psychologie und Sportwissenschaft
Universitätsstr. 25, 33615 Bielefeld
E-Mail: arnold.lohaus@uni-bielefeld.de
E-Mail: holger.domsch@uni-bielefeld.de

ISBN 978-3-540-88383-8 Springer Medizin Verlag Heidelberg

Bibliografische Information der Deutschen Nationalbibliothek
Die Deutsche Nationalbibliothek verzeichnet diese Publikation in der Deutschen Nationalbibliografie; detaillierte bibliografische Daten sind im Internet über http://dnb.d-nb.de abrufbar.

Springer Medizin Verlag
springer.de

Planung: Monika Radecki
Projektmanagement: Michael Barton
Lektorat: Achim Blasig, Heidelberg
Layout und Umschlaggestaltung: deblik Berlin
Fotonachweis Umschlag- und Kapiteleingangsseiten: © imagesource.com
Satz: Fotosatz-Service Köhler GmbH – Reinhold Schöberl, Würzburg

SPIN: 12225231

Gedruckt auf säurefreiem Papier 2126 – 5 4 3 2 1 0

Vorwort

In den vergangenen Jahren ist die Anzahl an psychologischen Präventions- und Interventionsprogrammen stark gewachsen. Dabei zeichnet sich ein heterogenes Feld ab: In einigen Bereichen lassen sich nur vereinzelte publizierte Förderprogramme finden (z. B. Schlafstörungen). In anderen Bereichen (z. B. Drogenprävention) liegen dagegen zwar viele Ansätze und Programme vor, die jedoch häufig nicht oder nicht hinreichend evaluiert sind oder eher aus Ideen- und Materialsammlungen bestehen. Gegenwärtig fehlt es an einer systematischen Übersicht, die es dem Anwender erleichtert, schnell einen Überblick zu gewinnen. Diese Lücke soll mit dem vorliegenden Buch geschlossen werden.

Die Grundidee war, vorhandene Förderprogramme nach einem einheitlichen Raster kurz zu beschreiben. Folgender Aufbau wurde dabei gewählt:

a) Zielgruppe,
b) Rahmenbedingungen zur Programmdurchführung,
c) Programmkonzept,
d) vorhandene Materialien sowie
e) Ergebnisse von Programmevaluationen.

Zu Beginn jeder Programmbeschreibung findet sich darüber hinaus ein kurzer Steckbrief, der die wichtigsten Merkmale des jeweiligen Programms zusammenfasst. Weiterhin enthält jede Programmbeschreibung – so weit möglich – eine kurze exemplarische Darstellung einer typischen Trainingssitzung.

Die Programme wurden nach Problembereichen (wie Aggression, Depression, Nikotinkonsum etc.) kategorisiert. In einigen Fällen wären sicherlich Mehrfachkategorisierungen möglich gewesen. So gibt es beispielsweise Trainings, die für unterschiedliche Problembereiche konzipiert wurden. Es finden sich daher teilweise Querverweise, die auf übergreifende Einsatzmöglichkeiten hinweisen.

Die einzelnen Kapitel führen zunächst in den jeweiligen Problembereich kurz ein, indem beispielsweise Angaben zu Epidemiologie und Ätiologie erfolgen. Im Anschluss werden wichtige Förderprogramme dargestellt. Abschließend folgt jeweils ein Fazit bzw. ein Ausblick, in dem die derzeitige Lage zusammengefasst wird und wichtige Forschungsdesiderata beschrieben werden.

Das Buch enthält weiterhin eine zusammenfassende tabellarische Übersicht zu allen einbezogenen Programmen, um dadurch dem Leser über alle Problembereiche hinweg eine schnelle Orientierung zu ermöglichen.

Ein zentrales Auswahlkriterium für die einbezogenen Programme war das Vorliegen einer deutschsprachigen Dokumentation, da nur dadurch eine problemlose Nutzung im deutschen Sprachraum möglich ist. Da das vorliegende Buch den Anspruch hat, gerade auch für die Programmanwendung in der Praxis Entscheidungshilfen zu bieten, hatte dieses Kriterium einen hohen Stellenwert. Internationale Programme sollten nur dann einbezogen werden, wenn

- keine äquivalenten deutschsprachigen Programme zur Verfügung standen oder
- mit dem Programm ein besonders innovativer Ansatz verfolgt wird.

Weitere wichtige Kriterien waren, dass das Programm in manualisierter Form vorliegt und dass eine wissenschaftliche Evaluation stattgefunden hat. Es ist allerdings festzuhalten, dass diese Kriterien nicht durchgängig Berücksichtigung finden konnten, da in manchen Problembereichen keine hinreichende Anzahl an Programmen zur Verfügung stand, die diese Kriterien erfüllten.

Es ist sicherlich möglich, dass es weitere Programme gibt, die in diesem Buch keine Berücksichtigung fanden, aber dennoch die Aufnahmekriterien erfüllen. Ein Anspruch auf Vollständigkeit wird also nicht erhoben. Es kann jedoch sinnvoll sein, die Herausgeber über weitere geeignete Programme zu informieren, damit sie gegebenenfalls in spätere Auflagen aufgenommen werden.

Abschließend möchten wir uns bei allen bedanken, die neben den Autorinnen und Autoren am Zustandekommen dieses Buches beteiligt waren. Besonders hervorzuheben sind dabei Herr Dipl. Psych. Joachim Coch, der die redaktionelle Betreuung seitens des Springer-Verlags übernahm, Frau Elisabeth Wolter, die uns bei der Überarbeitung der Texte zur Seite stand, und Frau Eva Dirks, die das Sachregister erstellte.

Wir hoffen, dass das vorliegende Buch dem Anspruch gerecht wird, insbesondere für die Praxis einen schnellen Überblick über vorhandene Programme zu ermöglichen, damit Kinder und Jugendliche die gewünschte Unterstützung erhalten können. In der Umsetzung der Programme wünschen wir allen Anwendern viel Erfolg und Freude!

Arnold Lohaus und Holger Domsch
Bielefeld im Februar 2009

Inhaltsverzeichnis

Mitarbeiterverzeichnis

Beelmann, Wolfgang, Prof. Dr.
Fachbereich 4, Fachhochschule Bielefeld,
Kurt-Schumacher-Str. 6, 33615 Bielefeld

Buch, Susanne, Prof. Dr.
FR 5.1 Erziehungswissenschaft,
Universität des Saarlandes,
Campus Gebäude A 4.2, 66123 Saarbrücken

Catani, Claudia, Dipl.-Psych.
Fachbereich Psychologie, Universität Konstanz,
Fach D 25, 78457 Konstanz

Christiansen, Hanna, Dipl.-Psych.
Fachbereich Psychologie, Universität Marburg,
Gutenbergstr. 18, 35032 Marburg

Diener, Claudia, Dipl.-Psych.
FR 5.1 Erziehungswissenschaft,
Universität des Saarlandes,
Campus Gebäude A 4.2, 66123 Saarbrücken

Domsch, Holger, Dipl.-Psych.
Fakultät für Psychologie und Sportwissenschaft,
Universität Bielefeld,
Postfach 10 01 31, 33501 Bielefeld

Döpfner, Manfred, Prof. Dr.
Klinik und Poliklinik für Psychiatrie und Psychotherapie
des Kindes- und Jugendalters, Universität Köln,
Robert-Koch-Str. 10, 50931 Köln

Ellrott, Thomas, PD Dr.
Institut für Ernährungspsychologie,
Universität Göttingen,
Humboldtallee 32, 37073 Göttingen

Felkl, Christian
Blumenau 2, 37115 Duderstadt

Fuchs, Andrea, Dipl.-Päd.
Institut für Sonderpädagogik, Universität Hannover,
Schloßwender Str. 1, 30159 Hannover

Hacker, Stefanie, Dipl.-Psych.
Institut für Psychologie I,
Universität Erlangen-Nürnberg,
Bismarckstr. 1, 91054 Erlangen

Hautzinger, Martin, Prof. Dr.
Abt. für Klinische und Entwicklungspsychologie,
Universität Tübingen,
Christophstr. 2, 72072 Tübingen

Heinrichs, Nina, Prof. Dr.
Fakultät für Psychologie und Sportwissenschaft,
Universität Bielefeld,
Postfach 10 01 31, 33501 Bielefeld

Hilbert, Anja, PD Dr.
Fachbereich Psychologie, Universität Marburg,
Gutenbergstr. 18, 35032 Marburg

Jerusalem, Matthias, Prof. Dr.
Lehrstuhl für Päd. Psych. und Gesundheitspsychologie,
Humboldt-Universität zu Berlin,
Unter den Linden 6, 10999 Berlin

Jungmann, Tanja, Prof. Dr.
Institut für Sonderpädagogik, Universität Hannover,
Schloßwender Str. 1, 30159 Hannover

Kinnen, Claudia, Dipl.-Psych.
Christoph-Dornier-Stiftung für Klinische Psychologie,
Institut für Klinische Kinder- und Jugendpsychologie
an der Universität Köln,
Lindenburger Allee 42, 50931 Köln

Leppin, Anja, Prof. Dr.
University of Southern Danmark, Institute for Public
Health, Unit for Health Promotion, Niels Bors Vey 9-11,
6700 Esbjerg, Danmark

Lohaus, Arnold, Prof. Dr.
Fakultät für Psychologie und Sportwissenschaft,
Universität Bielefeld,
Postfach 10 01 31, 33501 Bielefeld

Maass, Asja, Dipl.-Psych.
Fakultät für Psychologie und Sportwissenschaft,
Universität Bielefeld,
Postfach 10 01 31, 33501 Bielefeld

Meixner, Sabine, Dipl.-Psych.
Lehrstuhl für Päd. Psych. und Gesundheitspsychologie,
Humboldt-Universität zu Berlin,
Unter den Linden 6, 10999 Berlin

Melfsen, Siebke, Dr.
Hinter der Mauer 80, 61118 Bad Vilbel

Neuner, Frank, Prof. Dr.
Fachbereich Psychologie, Universität Konstanz,
Fach D 25, 78457 Konstanz

Nowak, Christoph, Dipl.-Psych.
Fakultät für Psychologie und Sportwissenschaft,
Universität Bielefeld,
Postfach 10 01 31, 33501 Bielefeld

Pfingsten, Ulrich, Dr.
Fakultät für Psychologie und Sportwissenschaft,
Universität Bielefeld,
Postfach 10 01 31, 33501 Bielefeld

Pössel, Patrick, Prof. Dr.
Dept of Educational and Counseling Psychology,
University of Louisville,
2301 S. Third Street, Louisville, KY 40292, USA

Ricken, Gabriele, Dr.
Fachbereich Erziehungswissenschaften,
Universität Hamburg,
Sedanstraße 19, 20146 Hamburg

Röhrle, Bernd, Prof. Dr.
Fachbereich Psychologie, Universität Marburg,
Gutenbergstr. 18, 35032 Marburg

Ruf, Martina, Dipl.-Psych.
Fachbereich Psychologie, Universität Konstanz,
Fach D 25, 78457 Konstanz

Sparfeldt, Jörn R., Dr.
Fachbereich Psychologie, Universität Marburg,
Gutenbergstr. 18, 35032 Marburg

Stemmler, Mark, Prof. Dr.
Fakultät für Psychologie und Sportwissenschaft,
Universität Bielefeld,
Postfach 10 01 31, 33501 Bielefeld

Vierhaus, Marc, Dipl.-Psych.
Fakultät für Psychologie und Sportwissenschaft,
Universität Bielefeld,
Postfach 10 01 31, 33501 Bielefeld

Warnke, Andreas, Prof. Dr.
Klinik und Poliklinik für Kinder- und Jugendpsychiatrie
und Psychotherapie,
Füchsleinstr. 15, 98070 Würzburg

Warschburger, Petra, Prof. Dr.
Institut für Psychologie, Universität Potsdam,
Karl-Liebknecht-Str. 24/25, 14476 Potsdam

Wiedebusch, Silvia, Dr.
Institut für Medizinische Psychologie,
Universität Münster,
Von-Esmarch-Str. 52, 48149 Münster

Förderung bei externalisierenden Problemen

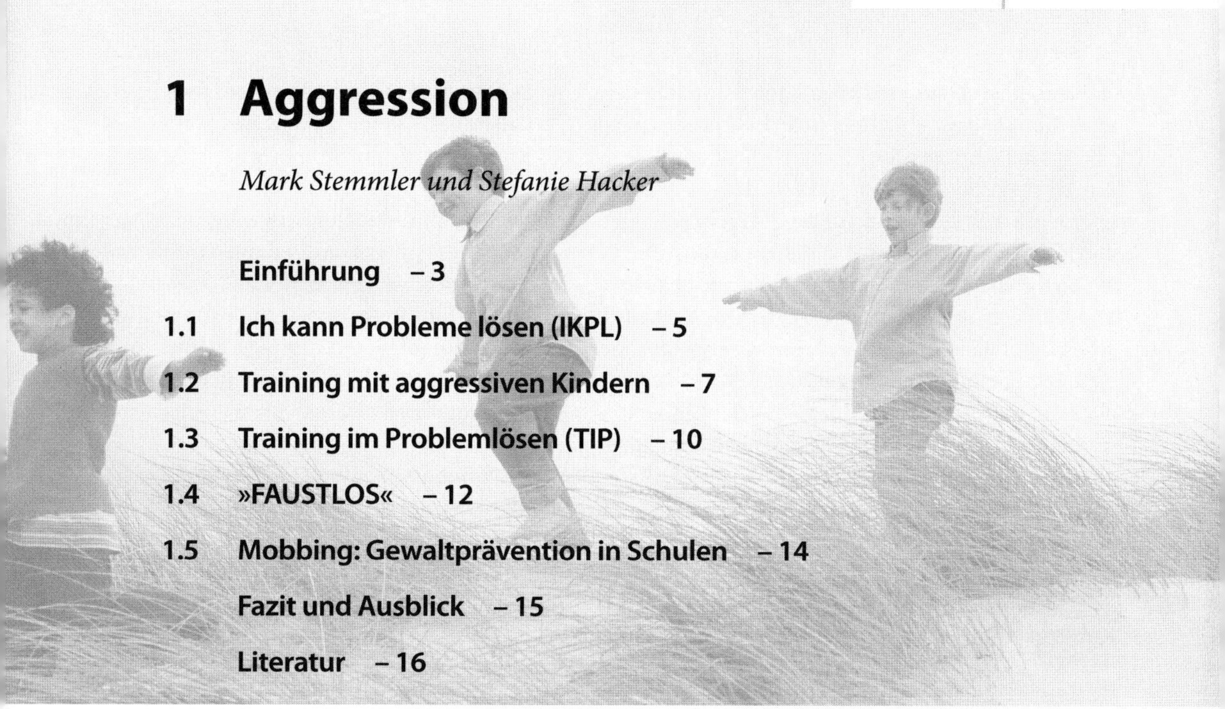

1 Aggression

Mark Stemmler und Stefanie Hacker

Einführung

Präventions- und Interventionsmaßnahmen sollten theoriegeleitet sein, d. h. sie sollten auf Theorien fußen, die die Entstehung und Verfestigung aggressiven Verhaltens erklären. Gleichzeitig lassen sich aus solchen Theorien Präventionsziele ableiten. Die theoretische Fundierung einer Maßnahme oder eines Programms ist neben dem Wirksamkeitsnachweis ein wichtiges Gütekriterium.

Verschiedene Arten und Klassifikationen aggressiven Verhaltens

Aggressives Verhalten zielt auf die Schädigung einer oder mehrerer Personen ab (Petermann & Petermann, 2008). Die Erscheinungsformen aggressiven Verhaltens hängen vom Alter und vom Geschlecht des betroffenen Kindes und Jugendlichen ab. Aggressives Verhalten ist charakterisiert durch bestimmte Einstellungen oder Absichten (z. B. Feindseligkeit) und Emotionen (z. B. Ärger, Angst). Es gibt in der Literatur mehrere Klassifikationsmöglichkeiten, die sich entweder an äußerlich-formalen oder inhaltlich-motivationalen Aspekten orientieren (Scheithauer & Hayer, 2007). So unterscheiden Loeber und Schmaling (1985) nach äußerlich-formalen Gesichtspunkten aggressives Verhalten auf der Dimension **»offenes versus verdecktes Verhalten«** (overt-covert dimension). Am Ende der offenen Dimension gruppieren sich Verhaltensweisen wie Schlagen, Treten, Beleidigen, Bedrohen und am Ende der Dimension des verdeckten Verhaltens finden sich Verhaltensweisen wie Lügen, Betrügen und Feuer legen. Frick et al. (1993) fügten eine 2. orthogonale Ordnungsdimension hinzu, und zwar die Dimension **»destruktives versus nichtdestruktives Verhalten«**. Dadurch lässt sich das schädigende Verhalten quasi in einem Koordinatenkreuz in 4 Kategorien einteilen:

- Die **Zerstörung und Gefährdung von Eigentum** ist destruktiv und verdeckt; hierzu gehören Grausamkeiten zu Tieren, Vandalismus und Diebstahl.
- **Aggressives Verhalten** ist destruktiv und offen; hierzu gehören Verhaltensweisen wie Kämpfen und Schlagen.
- **Oppositionelles Verhalten** ist nichtdestruktiv und offen; hierzu gehören trotziges und ungehorsames Verhalten.
- **Regelverstöße** sind nichtdestruktiv und verdeckt; hierzu gehören Verhaltensweisen wie Schwarzfahren und Zeche prellen.

Weitere gängige Einteilungen orientieren sich an sequentiellen bzw. motivationalen Gesichtspunkten

(z. B. **reaktive versus proaktive Aggression**) oder an Einstellungen bzw. Absichten (**feindselige versus instrumentelle Aggression**). Reaktive bzw. feindselige Ausdrucksformen – auch affektbedingte Aggressionen genannt – basieren auf den Emotionen Ärger und Wut. Der Aggressor hat in der Regel die Absicht, die Zielperson direkt zu schädigen bzw. ihr Leid oder Verletzungen zuzufügen. Das aggressive Verhalten erfolgt häufig als Antwort auf eine vorangegangene oder wahrgenommene Provokation. Proaktive bzw. instrumentelle Ausdrucksformen der Aggression sind in erster Linie absichtsvolle und planvolle Handlungen, die der Zielerreichung dienen. Das Ziel kann eine Belohnung oder ein Gewinn darstellen.

Es ist wichtig zu erwähnen, dass alle Einteilungen letztendlich künstlich sind, und dass viele aggressive Verhaltensweisen gleichzeitig Anteile von mehreren Konstrukten haben.

Bedeutsame Aggressionstheorien

Die in diesem Kapitel beschriebenen Präventions- und Interventionsprogramme zum aggressiven Verhalten basieren auf mindestens einer der nachfolgenden Theorien (vgl. Scheithauer & Hayer, 2007).

Lerntheoretische Ansätze

Der gemeinsame Nenner dieser Ansätze besteht darin, dass man davon ausgeht, dass Verhalten jeglicher Art nach wohldefinierbaren Gesetzesmäßigkeiten erlernt wurde. So begründete Bandura (1979) die **sozialen Lerntheorien**, indem er postulierte, dass aggressives Verhalten durch direkte oder stellvertretende Umwelterfahrungen erlernt und aufrechterhalten wird. Stellvertretende Erfahrungen können z. B. durch die Beobachtung von Modellen gemacht werden. Diese Modelle finden sich nicht nur in der Familie oder in der Gruppe der Gleichaltrigen, sondern auch in den Medien. Das **Lernen am Modell** fördert die Aneignung neuer aggressiver Verhaltensweisen und baut Hemmungen ab, sich aggressiv zu verhalten.

Zusätzlich zum Lernen am Modell finden wir für Kinder noch eine Reihe von weiteren instrumentellen Lernmechanismen:

- **Positive Verstärkung:** Durch trotziges und nörgelndes Verhalten bekommt das Kind z. B. die von ihm gewünschte Süßigkeit.
- **Negative Verstärkung:** Durch sein aggressives Verhalten trauen sich z. B. die anderen Kinder nicht mehr, das Kind anzugreifen.
- **Duldung:** Die Eltern nehmen das aggressive Verhalten des Kindes tatenlos hin, wobei dies vom Kind quasi als Zustimmung gewertet wird.

Ein weiterer interessanter Ansatz bezüglich der Entwicklung des aggressiven Verhaltens wird von dem Kanadier Richard Tremblay (2000) vertreten. Für ihn besteht für Kinder und Jugendliche eine wichtige Entwicklungsaufgabe darin, aggressives Verhalten durch sozial verträgliche Verhaltensweisen zu ersetzen bzw. aggressives Verhalten zu »verlernen«.

Kognitiv-neoassoziationistische Theorie und soziale Informationsverarbeitungstheorie der Aggression

Entsprechend dieser Theorie besteht unser soziales Wissen aus netzwerkartigen Strukturen bzw. Schemata. Diese assoziative Gedächtnisstruktur führt dazu, dass Konzepte mit ähnlicher Bedeutung (z. B. »Kämpfen« und »Schlagen«), die zusätzlich häufig zusammen aktiviert werden, eine stärkere Assoziation aufweisen als weniger häufig aktivierte Strukturen. Dadurch können neuronale Netze mit aggressiven Assoziationen entstehen. Menschen unterscheiden sich danach, inwieweit sie über mehr oder weniger **komplexe aggressionsthematische Netzwerke** verfügen. Nach Berkowitz (1984) können gewaltvolle Hinweisreize (z. B. aufgrund von gewalthaltigen PC-Spielen) zu Aggressionen führen, indem sie aggressionsthematische semantische Inhalte, die in den neuronalen Netzen des Langzeitgedächtnisses gespeichert sind, aktivieren. Werden also gewalthaltige Szenen bei einem Computerspiel gesehen, dann werden auch andere aggressive oder aggressionsnahe Inhalte im Gehirn aktiviert.

Hieran schließt die soziale **Informationsverarbeitungstheorie** nach Crick und Dodge (1994). Beide Autoren haben die sozialen Informationsverarbeitungsprozesse von aggressiven und nichtaggressiven Kindern miteinander verglichen. Sie kommen zu dem Schluss, dass aggressive Kinder eher als nichtaggressive dazu neigen, Hinweisreize als aggressiv bzw. feindselig zu interpretieren (**hostile attributional bias**). Ferner vertreten aggressive Kinder häufiger die Ansicht, dass aggressives Verhalten gerechtfertigt und funktional sei, um ein erwünschtes Ziel zu erreichen. Diese Verzerrungen in der sozialen Informationsverarbeitung führen bei den aggressiven Kindern zu einer erhöhten Aufmerksamkeit gegenüber feindseligen sozialen Auslösern, zu häufigeren aggressiven Reaktionsweisen sowie zu einer positiven Bewertung aggressiven Verhaltens. Aggressive Kinder vertreten zusätzlich die Meinung, dass aggressives Verhalten zu sozialer Anerkennung führt oder dass Opfer es verdienen, aggressiv behandelt zu werden.

Gruppendynamische Ansätze bezüglich des »Bullying«

Beim »**Bullying**« geht es darum, dass negative Handlungen wie Schlagen und Bedrohen von einem oder mehreren Schülern (Täter) gegenüber einem Schüler (Opfer) über einen längeren Zeitraum ausgeführt werden. Zwischen Täter (Bully) und Opfer besteht ein Ungleichgewicht zu ungunsten des Opfers. Das Bullying richtet sich stets und wiederholt auf einzelne, bestimmte Opfer. Die häufigsten Formen umfassen Spotten und Beschimpfen, gefolgt von Schlagen, Bedrohen und Verbreiten von Gerüchten sowie dem Ausschluss aus der Gruppe (Scheithauer, Hayer & Petermann, 2003). Bullying ist ein Gruppenprozess und neben den Tätern und den Opfern nehmen noch andere Schüler bestimmte Rollen ein.

Es gibt grundsätzlich folgende Rollenzugehörigkeiten, die für die Dynamik des Geschehens von Bedeutung sind (Salmivalli, Lagerspetz, Björkqvist, Osterman & Kaukiainen, 1996):

- Bullies (auch Anführer genannt),
- Victims (Opfer),
- Assistenten des Bullies (die z. B. das Opfer festhalten),
- Verstärker des Bullies (Publikum, welches den Bully anfeuert),
- Verteidiger des Opfers sowie
- Outsider (Außenstehende, die sich von solchen Situationen fernhalten).

Die Forschung hat gezeigt, dass Kinder und Jugendliche, die ähnliche Rollen einnehmen (z. B. Bullies, Assistenten und Verstärker) miteinander befreundet sind.

Die nachfolgend beschriebenen Präventions- und Interventionsprogramme zur Aggression basieren auf mindestens einer der oben genannten Theorien. Es sei an dieser Stelle daraufhin gewiesen, dass Programmelemente zur Aggressionsprävention auch in Trainingsprogrammen zur Förderung der sozialen Kompetenz Verwendung finden (▶ Kap. 12). Im Folgenden sind jedoch nur solche Programme beschrieben, deren primäres Ziel in der Aggressionsprävention liegt.

1.1 Ich kann Probleme lösen (IKPL)

Beelmann, Jaursch und Lösel (2004)

Steckbrief

- **Problembereich:** Verhaltensauffälligkeiten
- **Altersbereich:** Vor- und Grundschulkinder (4–7 Jahre)
- **Trainingsteilnehmer:** Gruppen von 6–10 Kindern
- **Dauer:** 15 Trainingssitzungen von 45–60 min
- **Methode:** Modellspiele, Bildbetrachtung mit Frage-Antwort-Runden, Bewegungsspiele, Rollenspiele, Fragespiele, begleitend: Ausmalen von Bildvorlagen, Singspiele
- **Besonderheiten:** Manual; Fortbildung zum Trainer/in notwendig

Zielgruppe

Das Trainingsprogramm »Ich kann Probleme lösen« (IKPL; Beelmann, Jaursch & Lösel, 2004) richtet sich an **Vorschulkinder** im Alter von 4–6 Jahren sowie an Grundschüler der **1. Klasse**. IKPL ist ein **universelles Präventionsprogramm**. Ziel ist die **Förderung sozial-kognitiver Fertigkeiten** aller Kinder. Diese Fertigkeiten sollen zu einer angemessenen und sozial verträglichen Problemlösung bei Alltagskonflikten und damit zu einer Reduktion von Verhaltensauffälligkeiten beitragen.

Das Trainingsprogramm IKPL kann durch ein Elterntraining ergänzt werden, welches ebenfalls von derselben Arbeitsgruppe entwickelt wurde (Lösel, Beelmann, Jaursch, Koglin & Stemmler, 2005). Eltern- und Kindertraining können einzeln bzw. als Kombination durchgeführt werden. Zusammen laufen sie unter dem Titel EFFEKT (**E**ntwicklungs**f**örderung in **F**amilien: **E**ltern- und **K**ind**t**raining).

Rahmenbedingungen

Für die Durchführung des IKPL-Programms ist eine **Fortbildung als Trainer/in notwendig** (Anmeldung unter: @ www.EFFEKT-Training.de).

Der Kurs besteht aus **15 Sitzungen à 45–60 min.** Die Sitzungen sollten 3 Wochen täglich oder 5 Wochen lang 3-mal pro Woche durchgeführt werden. Die Durchführung erfolgt in **Gruppen von 6–10 Kindern** vergleichbaren Alters in Gruppenräumen des Kindergartens oder der Grundschule. Für die Durchführung sind **2 Kursleiter/innen** nötig.

Programmkonzept

Das IKPL-Training basiert auf dem Trainingsprogramm »I Can Problem Solve (ICPS)« von Shure (1992a, b). Nach Shure (1992a, b) sind folgende Fertigkeiten für ein sozialverträgliches Handeln bedeutsam:

a) **Soziale Wahrnehmung:** Sensitivität für soziale Probleme und Identifikation von Gefühlen.
b) **Alternatives Denken:** Generieren von Lösungen bei zwischenmenschlichen Problemen.
c) **Mittel-Ziel-Denken:** Antizipation von Handlungskonsequenzen sowie
d) **Kausales Denken:** Erkennen von Ursachen sozialen Handelns, Perspektivenübernahme.

Die **Programmziele** von IKPL richten sich damit laut Manual auf

- das Erlernen sozial-kognitiver Fertigkeiten und
- die Förderung der sozialen Kompetenz.

Inhaltlich lässt sich das IKPL-Programm, welches aus insgesamt **39 Übungseinheiten** besteht, in 2 Bereiche einteilen: **vorbereitende Problemlösespiele** und **Problemlösespiele**. Zu den vorbereitenden Problemlösespielen gehört das Erlernen von grundlegenden **Wortkonzepten**, die für die soziale Problemlösung bedeutsam sind (z. B. Einige – Alle, Gleich – Verschieden). Ferner sollen die Kinder in diesem Teil des Kurses lernen, die eigenen **Gefühle** und die Gefühle anderer zu erkennen und zu benennen. Die vorbereitenden Problemlösespiele schließen mit dem Programmteil **Kausalitätsprinzip** ab. Bei diesem Programmteil lernen die Kinder mögliche Ursache und Wirkungsbeziehungen zwischen sozialen Handlungen herzustellen (z. B. »Bert kann heute nicht am Kurs teilnehmen, weil ...«). Die Problemlösespiele bestehen ebenfalls aus 3 Abschnitten. Bei der **Generierung alternativer Lösungsvorschläge** soll den Kindern vermittelt werden, dass es mehrere Wege zur Lösung eines sozialen Konflikts gibt. In den Übungsstunden zur **Antizipation von Handlungskonsequenzen** sollen mehrere mögliche Handlungskonsequenzen erfragt werden, da die Kinder sonst evtl. negative Konsequenzen außer Acht lassen würden. Im Programmteil **Bewertung von Handlungskonsequenzen** werden die Kinder dazu aufgefordert, die gefundenen Lösungen für die Probleme zu beurteilen und dies zu begründen.

Im Zentrum des Programms steht der **IKPL-Dialog**, der als Leitfaden für die Lösung von Problemen zwischen 2 Kindern sowie zwischen einem Kind und einem Erwachsenen vorgestellt wird.

Sitzungsablauf: Ablauf des IKPL-Dialogs

1. Problemdefinition
Lassen Sie sich das Problem genau schildern:
»Was ist passiert? Was ist das Problem?«

2. Identifikation von Gefühlen oder Gründen für das Verhalten anderer
Fragen Sie das Kind nach Gefühlen:
»Wie fühlst Du dich?
Wie fühlt sich ____________?«
Fragen Sie das Kind nach möglichen Gründen/ Ursachen für das Problem:
»Warum, glaubst du, hat ____________ das getan?«

3. Generierung alternativer Lösungsvorschläge
Ermuntern Sie das Kind, sich alternative Lösungsvorschläge auszudenken:
»Was kannst Du tun? Fällt dir eine andere Möglichkeit ein, dieses Problem zu lösen, sodass ____________ (z. B. sie nicht wütend wird).«

4. Abschätzung der Konsequenzen
Fragen Sie das Kind nach möglichen Konsequenzen:
»Was passiert dann?«

5. Bewertung der Handlung
Ermuntern Sie das Kind, die Lösung zu bewerten:
»Ist das eine gute Idee?«
Falls es eine gute Idee ist: »Probiere es aus!«
Falls es keine gute Idee ist: »Dann musst du dir noch etwas anderes ausdenken.«
Loben Sie anschließend die kognitiven Problemlösefertigkeiten des Kindes:
▼

> Falls die Lösung gelingt: »Du hast dir das alles selbst ausgedacht. Du bist ein guter Problemlöser!«
> Falls die Lösung nicht gelingt: »Dann musst du dir etwas anderes ausdenken. Ich weiß, dass dir bestimmt viel einfällt.«

Materialien

Das IKPL-Programm ist **manualisiert**. Sämtliche 39 Übungseinheiten sind detailliert in einer gelben Ringbuchmappe beschrieben. Zu dem Kinderkurs gehört eine **IKPL-Tasche** mit den gesamten Kursmaterialien. Darin enthalten sind die beiden Handpuppen Ernie und Bert aus der Sesamstraße, welche die Sitzungen moderieren. Weiterhin enthält die Tasche eine 3. Handpuppe, der Rabe Weiß-Was, welche als kompetenter Problemlöser auftritt und ebenfalls hilft, die Sitzungen zu moderieren. Jedes Kind erhält eine eigene **Arbeitsmappe** zum Sammeln der ausgemalten Materialien und eine Mütze. Eine **CD mit Musik** erleichtert das Erlernen des IKPL-Liedes. Das Erlernen und Benennen von Gefühlen wird unterstützt durch entsprechende Musikstücke auf der CD (z. B. WÜTEND-Musik; ÄNGSTLICH-Musik) sowie durch **DIN-A4-Bild-Illustrationen** (z. B. Fridolin Fröhlich, Willi Wütend). Auf den Illustrationen befinden sich zusätzlich soziale Situationen (z. B. Rollschuhfahrer, Ball spielende Jungen). **Weitere Materialien** sind Lupe, Glöckchen, Tuch zum Augenverbinden, Hupe, Gefühlskarten, Punktesteine, Fingerpuppen und Buttons.

Evaluation

Die Wirksamkeit von IKPL wurde in 2 Pilotstudien sowie im Rahmen der **Erlangen-Nürnberger Entwicklungs- und Präventionsstudie** (Beelmann, 2003, 2004; Lösel et al., 2005) nachgewiesen. Hierzu wurden die trainierten Kinder ($n = 227$) mit einer untrainierten gematchten Kontrollgruppe verglichen (Lösel, Beelmann, Stemmler & Jaursch, 2006; Lösel, Jaursch, Beelmann & Stemmler, 2007; Lösel, Stemmler, Beelmann & Jaursch, 2007). Die IKPL-Gruppe zeigte im Vergleich zur Kontrollgruppe bei der Post-Testmessung (2–3 Monate nach Abschluss des Trainings) eine signifikante Reduktion von sozialen Verhaltensproblemen und von Problemen der Hyperaktivität und Unaufmerksamkeit sowie einen signifikanten Rückgang bei den emotionalen Störungen. Differenzielle Analysen ergaben, dass besonders solche Kinder von IKPL profitierten, die schon zu Beginn des Trainings eine Reihe von Verhaltensproblemen zeigten. Neben kurzfristigen Effekten konnten auch langfristige Effekte (ca. 24 Monaten nach Beendigung des Trainings) nachgewiesen werden. Hierzu untersuchte man die Zeugnisse der Kinder. Die IKPL-Kinder hatten signifikant weniger Bemerkungen über Verhaltensprobleme in ihren Schulzeugnissen. Die Wahrscheinlichkeit, 3 und mehr Bemerkungen über Verhaltenprobleme in ihren Zeugnissen zu haben, war bei den untrainierten Kindern doppelt so hoch wie bei den IKPL-Kindern. Die besten Ergebnisse für die Wirksamkeit ergaben sich jedoch, wenn das Kindertraining mit einem Elterntraining kombiniert wurde.

Neben der Wirksamkeitsevaluation erbrachte auch die Prozessevaluation zufriedenstellende Ergebnisse. Insgesamt machten die Kinder bei den Trainingssitzungen gut mit. Dies war auch der Fall, wenn kognitiv anspruchsvolle Sitzungen durchgeführt wurden. Störendes oder abgelenktes Verhalten wurde dabei von ungefähr 10% der Kinder gezeigt.

1.2 Training mit aggressiven Kindern

Petermann und Petermann (2008)

Steckbrief

- **Problembereich:** Aggressives und oppositionelles Verhalten
- **Altersbereich:** Jungen und Mädchen zwischen 6 und 12 Jahren
- **Trainingsteilnehmer:** Einzeltraining und Gruppentraining mit 3–4 Kindern
- **Dauer:** Durchschnittlich 6–8 Monate mit wöchentlichen Treffen
- **Methode:** Wahrnehmungs- und Rollenspiele, Selbstverbalisation, Videofilm mit Konfliktgeschichten, Entspannungsverfahren
- **Besonderheiten:** Neben Arbeit mit den Kindern auch Beratung der Familie und Zusammenarbeit mit Lehrern

Zielgruppe

Das »Training mit aggressiven Kindern« (Petermann & Petermann, 2008) möchte **multimodal** und **multimethodal** Wege zum Abbau von aggressivem Verhalten aufzeigen. Das Training basiert auf einem **lerntheoretischen Vorgehen**.

Rahmenbedingungen

Das **Training mit aggressiven Kindern** kann sowohl **ambulant** als auch **stationär** sowie in einem **Kinderheim** durchgeführt werden. Eine Weiter- oder Fortbildung als Trainer/in ist nicht vorgesehen. Es gibt 3 Interventionsebenen: das Kind, die Eltern und die Lehrerin bzw. der Lehrer. Die Arbeit mit dem Kind gliedert sich in ein Einzeltraining, ein Kennenlernen in der Kindergruppe und ein Gruppentraining. Das **Einzeltraining** umfasst 5 Module, die entweder in 5 Sitzungen à 100 min oder in 10 Sitzungen à 50 min erarbeitet werden. Das Kennenlernen in der Gruppe geschieht in 2 Sitzungen. Das **Gruppentraining** dauert 6 Sitzungen à 100 min oder alternativ 12 Sitzungen à 50 min. Eine Gruppe besteht aus 3–4 Kindern. Das **Elterntraining** besteht aus Erstkontakt und 4 weiteren Modulen. Sie finden im 2- bis 3-wöchigen Abstand parallel zum Training des Kindes statt und sollen nach Möglichkeit durch **2 Therapeuten** als **2-stündige Hausbesuche** realisiert werden. Die Arbeit mit der **Lehrerin bzw. mit dem Lehrer** ist bisher noch wenig ausgearbeitet und besteht in erster Linie aus einem Austausch von Informationen und Beobachtungen.

Programmkonzept

Das Programmkonzept orientiert sich an dem theoretischen **Prozessmodell zur Entstehung von aggressivem** Verhalten nach Kaufmann (1965):

- Demnach wird auf der **Stufe 1 – Wahrnehmung** – entschieden, ob ein Ereignis als bedrohlich gilt oder nicht. Aggressive Kinder neigen dazu, insbesondere uneindeutige soziale Situationen als bedrohlich zu erleben.
- So kann auf der **Stufe 2 – Handlungsauswahl und Gewohnheitsstärken** – auf ein bestimmtes, als bedrohlich wahrgenommenes Ereignis entweder mit Vermeidung, mit angemessener Selbstbehauptung oder mit Aggression reagiert werden. Welche Reaktionsweise letztendlich ausgewählt wird, hängt von eingeübten und fast automatisch ablaufenden Verhaltensweisen ab (Gewohnheitsstärke).
- Hat das Kind auf der **Stufe 3 – Hemmungspotenziale** – bisher keine oder kaum schlechte Erfahrung mit der Ausübung von Aggression gemacht oder hat der Nutzen von aggressivem Verhalten gegenüber den negativen Konsequenzen überwogen, dann liegen in der Folge keine oder nur wenige Hemmungspotenziale für die ausgewählte aggressive Handlung vor.
- Auf der letzten **Stufe 4 – Vorwegnahme und Bewertung der möglichen Konsequenzen** – wird entschieden, ob die geplante aggressive Handlung durchgeführt wird oder nicht. Dies hängt davon ab, wie wahrscheinlich eintreffende Konsequenzen als unangenehm bewertet werden. So ist es für aggressive Kinder typisch, positive kurzfristige Konsequenzen einer Handlung gegenüber negativen langfristigen Konsequenzen überzubewerten.

Das therapeutische Vorgehen orientiert sich somit an diesen 4 Stufen nach Kaufmann (1965). Auf der ersten Stufe wird eine **differenzierte Wahrnehmung** mit Hilfe von Konfliktgeschichten, die auf Video aufgenommen sind, eingeübt. Auf der Stufe 2 wird eine **angemessene Selbstbehauptung** als Alternative zum aggressiven Verhalten trainiert. Petermann und Petermann (2008) definieren in diesem Kontext Selbstbehauptung als die Fähigkeit, aus einem breiten Repertoire das Verhalten auszuwählen, das am besten den eigenen Bedürfnissen dient und dabei das Gegenüber am wenigsten einschränkt. Stufe 3 dient der **Entwicklung von Hemmungspotenzialen** gegenüber aggressivem Verhalten. Diese Form der Selbstkontrolle soll durch Selbstverstärkung und Selbstverbalisation erreicht werden. Die Vorwegnahme und Bewertung möglicher Konsequenzen des eigenen Handelns auf Stufe 4 des Prozessmodells erlernt das aggressive Kind durch ein **Empathietraining** sowie durch ein **Training der Fähigkeit zur Rollenübernahme**. Jede Trainingsstunde verläuft nach einer festen, **gleichbleibenden Struktur**.

Sitzungsablauf: Rituale und Phasen einer Trainingssitzung

1. **Auswertung des Detektivbogens**: Jede Sitzung beginnt mit der Auswertung eines Detektivbogens. Der Detektivbogen enthält Aufgaben zur Selbstbeobachtung oder Verhaltensübung für zu Hause, die Schule oder den Freizeitbereich. Er wird vom Kind und dem Therapeuten gemeinsam ausgewertet.
2. **Erzählen einer Kapitän-Nemo-Geschichte**: In dieser Phase wird dem Kind eine Kapitän-Nemo-Geschichte erzählt. Bei diesen Geschichten handelt es sich um bildgetragene Kurzentspannungsmethoden.
3. **Arbeitsphase mit modulspezifischem Material**: Die 3. Phase ist die zentrale und eigentliche Trainingsphase. Hier werden modulspezifische Ziele trainiert. Dazu gehören Wahrnehmungsveränderung sowie der Aufbau angemessener Selbstinstruktionen zum Erwerb sozial kompetenten Verhaltens.
4. **Eintausch der Tokens in Spielminuten**: Während der 3. Trainingsphase haben die Kinder die Möglichkeit, Punkte bzw. Tokens zu erwerben, die in dieser Phase gegen Spielminuten eingetauscht werden können.

Neben der Arbeit mit dem Kind gibt es noch die Interventionsebenen der Familie und der Schule. In der **Familienberatung** werden die weiteren Familienmitglieder angeleitet, negative Interaktionsmuster zu verändern. Die Eltern sollen lernen, das kindliche Verhalten und mögliche Wirkzusammenhänge aggressiven Verhaltens besser zu verstehen. Des Weiteren werden u. a. Techniken zur Verhaltensbeobachtung, zur positiven Verstärkung erwünschten kindlichen Verhaltens sowie zur Vermeidung bzw. Bewältigung von Familienkonflikten vermittelt. So soll beispielsweise das Ritual eines Familienrates eingeführt werden. Auch der Umgang mit möglichen Krisensituationen wird thematisiert. Alle Elternsitzungen sind gleichbleibend aufgebaut:

a) **Berichte des Therapeuten:** Die Therapeuten berichten über den Trainingsverlauf mit dem Kind.
b) **Berichte der Eltern:** Die Eltern berichten von relevanten Ereignissen, Beobachtungen und der Hausaufgabe.
c) **Spezifische Themen und Aufgaben:** Neue Themen (z. B. Ursachen aggressiven Verhaltens, Verstärkerprinzipien) werden erarbeitet und neue Hausaufgaben werden besprochen (z. B. Selbstbeobachtung der Eltern).

Materialien

Das **Manual** zum Training mit aggressiven Kindern ist als Buch in der mittlerweile 11. Auflage erhältlich. Zum Buch gehört eine **CD mit allen Arbeitsblättern**. Die Kapitän-Nemo-Geschichten sowie der Videofilm mit Konfliktsituationen müssen zusätzlich käuflich erworben werden.

Evaluation

Das Training selbst wurde anhand von **Einzelfallstudien** mit insgesamt 23 Kindern evaluiert (Petermann & Bochmann, 1993). Sowohl Einzeltrainings als auch Gruppentrainings gingen in die Analysen ein. Untersucht wurde die Änderungssensitivität hinsichtlich verschiedener beobachtbarer aggressiver Verhaltensweisen. **Signifikante Verbesserungen** konnten für die große Mehrheit der untersuchten Verhaltensweisen nachgewiesen werden. Obwohl die Gesamtstichprobe sowie die Fallzahl für einzelne Verhaltenskategorien recht klein waren ($n < 5$) bewerteten Petermann und Bochmann (1993) das Training mit aggressiven Kindern als effizient. Eine neuere Studie untersuchte die längerfristigen Effekte des Trainings (Petermann et al., 2007). Auf der Basis von Elterneinschätzungen ($n = 13$) konnten 6 Monate nach Abschluss der Intervention noch signifikante Verbesserungen in den Bereichen Aggression, Hyperaktivität und Probleme mit Gleichaltrigen festgestellt werden. Bei beiden Evaluationsstudien ist neben den **kleinen Stichprobenzahlen** auch das **Fehlen einer Kontrollstichprobe** zu bemängeln. Dementsprechend wäre für den Anwender ein wissenschaftlich-fundierter Wirksamkeitsnachweis basierend auf einem Vorher-Nachher-Vergleich mit Kontrollgruppe notwendig und wünschenswert.

1.3 Training im Problemlösen (TIP)

Lösel, Hacker, Jaursch, Runkel, Stemmler und Eichmann (2006)

Steckbrief

- **Problembereich:** Selbstkontrolle, soziale Problemlösefertigkeiten, Empathie (primärpräventiv)
- **Altersbereich:** Grundschulkinder der 2. und 3. Klasse
- **Trainingsteilnehmer:** Gruppen mit maximal 10 Kindern
- **Dauer:** 20 Einheiten in 10 Sitzungen zu je einer Doppelstunde
- **Methode:** Rollenspiele, Selbstinstruktionen, kognitive Problemlösetechniken, Empathietraining, »Kind des Tages«, Hausaufgaben
- **Besonderheiten:** Einbindung der Eltern in die Hausaufgaben und Übertragung der Inhalte auf das familiäre Umfeld; Fortbildung zum Trainer/in notwendig

Zielgruppe

Das »Training im Problemlösen (TIP)« von Lösel et al. (2006) ist für Kinder der **2. und/oder 3. Grundschulklasse** konzipiert. Aufgrund seines **universell-präventiven Ansatzes** kann das Training im gesamten **Grundschulbereich** durchgeführt werden und richtet sich nicht speziell an Risikogruppen. Sowohl Kinder mit mangelnden Selbstkontrollfertigkeiten und impulsivem Verhalten als auch Kinder mit Selbstwertproblemen und internalisierenden Symptomen können im Gruppentraining von der Interaktion mit sozial kompetenten Gleichaltrigen profitieren.

Rahmenbedingungen

Zur Durchführung des Kurses ist die Teilnahme an einer Trainerfortbildung erforderlich. Das Training selbst wird in **Kleingruppen von maximal 10 Kindern** abgehalten. Empfohlen wird die **Durchführung am Nachmittag**, z. B. im Rahmen von Schulprojekten oder während der Hortbetreuung. Idealerweise wird der/dem **zertifizierten Kursleiter/in** (Erzieher/in oder Lehrer/in) ein/e **Co-Trainer/in** zur Seite gestellt, um das Betreuungsverhältnis intensiver zu gestalten. Das Training erstreckt sich über **10 Wochen** mit **wöchentlichen Sitzungen von ca. 90 min.** Begleitend zur Kursdurchführung werden die **Eltern** durch **Hausaufgaben und Informationsmaterial** in die Trainingsinhalte eingebunden und somit eine Übertragung in das familiäre Umfeld unterstützt.

Programmkonzept

Das »Training im Problemlösen« basiert auf dem amerikanischen »PATHS Curriculum for School Age Child Care Providers« (Kusché & Greenberg, 1992) und wurde für den deutschen Sprachraum adaptiert und modifiziert. Es zielt insbesondere auf die Förderung

a) des Selbstwerts der Kinder und deren Beziehungsfähigkeit,
b) der Wahrnehmung und Interpretation von Gefühlen bei sich und anderen,
c) der Fähigkeit zur Perspektivenübernahme,
d) der Selbstkontrolle beim Umgang mit negativen Gefühlen,
e) des Umgangs mit Problemen im Rahmen eines sozial-kognitiven Problemlöseprozesses.

Das Training umfasst 4 inhaltliche Bereiche, die konzeptuell aufeinander aufbauen. Zunächst werden grundlegende **Emotionen** wie Freude, Trauer, Ärger und Wut eingeführt, um die Fähigkeit zu trainieren, eigene Emotionen bei sich wahrzunehmen und verbal auszudrücken sowie Gefühle bei anderen anhand von Hinweisreizen zu erkennen und richtig zu interpretieren. Die Gefühle werden im Verlauf des Trainings zunehmend komplexer (Frustration, Stolz, Schuld). Unterstützend für das Erkennen eines emotionalen Ausdrucks werden Fotos, Bilder und die mimische Darstellung herangezogen. Einen großen Stellenwert bei der Vermittlung der Emotionen nehmen außerdem die »Gefühlegesichter« ein, die die Kinder an einem Ring sammeln und die auf der »Gefühletafel« angeordnet werden.

Ein weiterer Baustein befasst sich mit dem Umgang mit negativen Gefühlen und vermittelt **Strategien zur Selbstkontrolle**. Im Anschluss daran werden Fertigkeiten zur **sozialen Problemlösung** in verschiedenen Beziehungskontexten (Eltern, Freundschaften, Gruppengefüge) und konkreten Problemsituationen eingeübt. Die Inhalte werden methodisch unter anderem anhand von Rollenspielen, Gruppenarbeiten, Geschichten und Arbeitsblättern umgesetzt. Eine zentrale Rolle spielt das Ampelposter, dessen Lichter den Leitfaden des Problemlöseparadigmas veranschaulichen (rot = Beruhigen, gelb = Suche nach Handlungsalternativen und Abwägen von Konsequenzen, grün = Handeln und Bewerten).

Der 4. Baustein betrifft die **Steigerung des Selbstwertgefühls** der Kinder und deren **Beziehungsfähigkeit**. Hierfür wurde das Konzept des »Kind des Tages« eingeführt, bei dem jedem Kind im Laufe des Trainings eine besondere Bedeutung als Assistent der Kursleiter/innen zukommt. Für ihre Erledigung spezieller Aufgaben erfahren die Kinder Bestätigung und Lob sowohl durch die Trainer/innen als auch durch die anderen Kinder. Das Thema Freundschaftsbeziehungen steht im Mittelpunkt spezieller Einheiten (Freundschaften schließen, Versöhnung) und wird auch immer wieder im Rollenspiel aufgegriffen. Hierbei werden Interaktionsfertigkeiten trainiert, wie z. B. der Umgang mit provozierenden Situationen (gewinnen/verlieren, geärgert werden etc.). Darüber hinaus wird das Verhalten in Gruppen thematisiert und die Kinder werden für den Umgang mit Außenseitern oder Gruppendruck sensibilisiert.

Jede Trainingsstunde hat **feste Anfangs- und Schlussrituale**. Ein typischer Sitzungsablauf gestaltet sich wie folgt:

Sitzungsablauf

1. **Begrüßungsritual** mit Gefühlering
2. Besprechung der Hausaufgabe
3. **Wiederholung** der letzten Trainingsstunde
4. **Einführung der neuen Inhalte:** z. B. Gefühlestunde (Einführung des neuen Gefühls anhand einer Geschichte oder des emotionalen Ausdrucks, Besprechen situationaler Hinweisreize, Erfahrungsberichte der Kinder)
5. Stellung der neuen **Hausaufgabe**
6. **Komplimenteliste** für aktuelles »Kind des Tages« und Wahl des nächsten »Kind des Tages«
7. Vergabe von Mitmachpunkten (abhängig vom Teilnahmeverhalten der Kinder)
8. Austeilen des **Elternbriefs**

Materialien

Die für die Durchführung des Kurses erforderlichen Materialien sind in einem **Koffer** zusammengestellt, der bei der **Trainer/innen-Fortbildung** erworben wird. Darin sind u. a. das Manual, die Poster mit den zugehörigen Bildkarten sowie ein Ordner mit Overheadfolien (Abbildungen, Fotos) und den Kopiervorlagen für alle weiteren Arbeitsmaterialien enthalten. Diese beinhalten die Arbeitsblätter und Hausaufgaben für die Kinder, die Elternbriefe und Gefühlegesichter. Darüber hinaus wird mit einem Hausaufgaben- und Mitmachplan gearbeitet, auf dem die Kinder Punkte für ihre Mitarbeit sammeln können. Am Ende des Trainings bekommen die Kinder eine Urkunde, die sie als »gute Problemlöser« auszeichnet und die den erreichten Punktestand des Verstärkerplans enthält.

Evaluation

Die Wirksamkeit des »Trainings im Problemlösen (TIP)« wurde im Rahmen der **Erlangen-Nürnberger Entwicklungs- und Präventionsstudie** (Lösel et al., 2005) überprüft. Insgesamt 186 Kinder der 2. und 3. Grundschulklasse nahmen an der Evaluationsstudie teil. Jedem der 93 Trainingskinder wurde ein nichttrainierter Paarling zugewiesen, der diesem hinsichtlich der Merkmale Geschlecht, Alter, soziale Schicht und Ausgangsproblemwert im Lehrerurteil vergleichbar war. In der Posttestmessung 4 Monate nach Abschluss des Trainings konnte nach den Angaben der Lehrer ein signifikanter **Rückgang externalisierender Verhaltensprobleme** bei den Trainingskindern im Vergleich zur Kontrollgruppe nachgewiesen werden (Hacker et al., 2007). Ebenso zeigte sich ein **Zuwachs an prosozialen Verhaltensweisen** nach dem Training. Darüber hinaus konnte gezeigt werden, dass vorwiegend die problembelasteten Kinder vom Training profitieren, wohingegen die externalisierenden Verhaltensprobleme bei den Kontrollkindern weiter zunahmen. Die **Programmeffekte** waren auch nach einem Jahr im Follow-up noch **stabil** (Hacker, 2007).

1

1.4 »FAUSTLOS«

Cierpka (2001, 2002)

Steckbrief

- **Problembereich:** Impulsives und aggressives Verhalten
- **Altersbereich:** Kindergarten- sowie Grundschulkinder der 1.–3. Klasse
- **Trainingsteilnehmer:** Alle Kinder einer Gruppe/Schulklasse
- **Dauer:** 28 Lektionen für den Kindergarten bzw. 51 Lektionen für die Grundschule (Klassenstufen 1–3) im 2-wöchentlichen Rhythmus
- **Methode:** Entspannungstechniken, Rollenspiele, Selbstinstruktionen, kognitive Problemlösetechniken, Empathietraining
- **Besonderheiten:** Einsatz des Trainings im öffentlich-pädagogischen Raum im Rahmen des Kindergartenalltags bzw. Schulunterrichts

Zielgruppe

Im Sinne einer **primären Prävention** richtet sich »FAUSTLOS« (Cierpka, 2001, 2002) an alle Kinder einer **Kindergartengruppe bzw. Grundschulklasse**. Die hinsichtlich Gewaltbereitschaft und Aggression besonders gefährdeten Kinder verbleiben somit im Gruppen- bzw. Klassenverband, sodass sie weder ausgegrenzt noch stigmatisiert werden. Sie profitieren dabei in besonderem Maße von den neu hinzugewonnenen prosozialen Kompetenzen. Genauso können auch sozial unsichere Kinder ihre sozialen Kompetenzen im Rahmen des Trainings weiterentwickeln.

Rahmenbedingungen

Das Curriculum für das Grundschulalter kann in den Lehrplan der **Grundschule** im sozialkundlichen Teil des Sachunterrichts, im Deutschunterricht, der Religionslehre oder in fächerübergreifenden Unterrichtsstunden übernommen werden. Das Training erstreckt sich über die ersten 3 Grundschuljahre und wird im Rahmen universeller Prävention im **gesamten Klassenverband** von der jeweiligen **Lehrkraft** durchgeführt. In der 4. Klasse könnten ausgewählte Lektionen wiederholt und evtl. um altersangemessene Beispiele und Methoden ergänzt werden. Das Curriculum für den **Kindergarten** wird in den normalen Betreuungsalltag eingebunden.

Programmkonzept

»FAUSTLOS« basiert auf dem amerikanischen Ansatz »Second Step« (Beland, 1988; Grossman et al., 1997) und wurde in einem ständigen Feedbackprozess mit Erzieherinnen und Lehrkräften weiterentwickelt und an den deutschen Sprachraum angepasst. Das Curriculum ist in 3 Einheiten unterteilt:

a) Empathieförderung,
b) Impulskontrolle,
c) Umgang mit Ärger und Wut.

Die **Empathiefähigkeit** der Kinder wird gefördert, indem diese lernen sollen, den emotionalen Zustand anderer Menschen zutreffend einzuschätzen, die Perspektive anderer Menschen zu übernehmen und emotional angemessen auf diese zu reagieren. Im Einzelnen sollen die Kinder in den Lektionen des Empathietrainings lernen, die Emotionen Freude, Trauer, Ärger, Überraschung, Angst und Ekel anhand physischer und situativer Anhaltspunkte zu identifizieren, Gefühle vorherzusagen, absichtliche und unabsichtliche Handlungen voneinander zu unterscheiden, Gefühle in Ich-Botschaften mitzuteilen und Mitgefühl für andere auszudrücken (Kirchheim, 2005).

In der Einheit **»Impulskontrolle«** werden 2 Unterrichtsstrategien zur Reduktion impulsiven und aggressiven Verhaltens miteinander verbunden: ein **kognitives Problemlöseverfahren** und die Übung einzelner **sozial kompetenter Verhaltensweisen**. Zunächst wird das Problem anhand mimischer, körperlicher und situativer Hinweise bestimmt. In einem anschließenden Brainstorming werden verschiedene Lösungsansätze generiert und im 3. Schritt mit Hilfe der Methode des lauten Denkens durch die Vorhersage der jeweiligen Konsequenzen bewertet. Durch verbale Selbstinstruktionen sollen die zur Problemlösung wichtigen kognitiven Strukturen gefestigt und in die individuellen Denk- und Handlungsweisen der Kinder integriert werden. Zum Zweck des spielerischen Einübens neuer Verhaltensweisen werden die Kinder in Form von **Rollenspielen** an verschiedene soziale Situationen aus ihrem Alltagsleben herangeführt. Die Kinder sollen z. B.

lernen, jemanden freundlich um Hilfe zu bitten und dabei geduldig auf einen passenden Moment zu warten. Eine andere Situation erfordert, Ablenkungen und Störungen zu ignorieren und stattdessen mit einer begonnenen Tätigkeit fortzufahren (Kirchheim, 2005).

Die Einheit »**Umgang mit Ärger und Wut**« umfasst Techniken zur Stressreduktion, um mit Gefühlen von Ärger und Wut konstruktiv umgehen zu lernen. Hier kommen sowohl **Entspannungstechniken** als auch **Strategien der Selbstinstruktion und des Problemlösens** zum Einsatz. Damit soll unsoziales Verhalten korrigiert und in eine sozial verträgliche Richtung gelenkt werden. Die Kinder lernen, Auslöser von Ärger und Wut zu erkennen und mit dem Gebrauch positiver Selbstverstärkungen und mit Beruhigungstechniken zu verbinden (Schick & Cierpka, 2005). Entsprechend der entwicklungspsychologischen Voraussetzungen jüngerer Kinder sind die Schritte zum Umgang mit Ärger und Wut im Kindergarten-Curriculum weniger komplex. In einem 2. Schritt erfolgt wiederum die **Einübung konkreter Verhaltensfertigkeiten**, wie z. B. angemessen mit Kritik und Enttäuschungen umzugehen und sich dadurch nicht provozieren zu lassen.

Die Anweisungen für jede Stunde orientieren sich durchgängig an einem **festen Ablauf**:

Sitzungsablauf: Aufbau der »FAUSTLOS«-Lektionen

1. **Vorbereitung:** Allgemeine Zielsetzung der Einheit, Konzepte, Schlüsselbegriffe, Lernziele, Liste der Unterrichtsmaterialien, Anmerkungen
2. **Unterricht:** Fotofolie und Geschichte mit Diskussionsfragen
3. **Vertiefung:** Rollenspiele und andere Übungen zur Übertragung des Gelernten, ggf. Materialien für zu Hause

Materialien

Für die Durchführung des Trainings in der Grundschule werden ein **Handbuch**, ein **Anweisungsheft** und **Bildmaterialien** in Form von Fotofolien benötigt, die im Rahmen einer **eintägigen Fortbildung** erworben werden können. Auf den Fotofolien sind passend zum Thema der jeweiligen Lektion soziale Situationen dargestellt, anhand derer schrittweise die Lernziele erarbeitet werden. Im »FAUSTLOS«-Koffer für den Kindergarten sind zudem die 2 **Handpuppen** »Wilder Willi« und »Ruhiger Schneck« enthalten, die in vielen Lektionen die Haupttransporteure der Inhalte sind. Anstatt der Fotofolien wird hier mit Fotokartons gearbeitet.

Evaluation

Es liegen 2 Evaluationsstudien zur Überprüfung der Programmeffekte im Kindergarten und in der Grundschule vor. In einer 3-Jahres-Studie mit Kontrollgruppendesign konnte gezeigt werden, dass »FAUSTLOS« in der **Grundschule** eine spezifische **angstreduzierende Wirkung** hat und einen **Transfer** der neu hinzugewonnenen Kompetenzen in den Alltag der Kinder unterstützt. Ein Rückgang aggressiven Verhaltens durch das Training und direkte Auswirkungen auf das Sozialverhalten konnten allerdings nicht belegt werden (Schick & Cierpka, 2003). Die Evaluation des **Kindergarten**-Curriculums konnte positive Effekte im Hinblick auf die **erlernten Inhalte** (Identifikation von Gefühlen, Generierung von Lösungsmöglichkeiten, Einstellungen zu aggressivem Verhalten und Erweiterung von Beruhigungstechniken) zeigen, jedoch setzten die Kinder aus der Sicht ihrer Eltern in der Posttestmessung nach einem Jahr ihre neu erlernten sozial-kognitiven Kompetenzen nicht in sichtbare Verhaltensänderungen um (Schick & Cierpka, 2004). Die Autoren argumentieren jedoch, dass bei einer nachgewiesenen Zunahme von Emotionsregulationsstrategien mit einer Verbesserung des Sozialverhaltens zu rechnen sei.

1.5 Mobbing: Gewaltprävention in Schulen

Hanewinkel und Knaack (1997a)

Steckbrief

- **Problembereich:** Gewalt bzw. Mobbing an Schulen
- **Altersbereich:** Alle Schüler einer Grundschule oder weiterführenden Schule
- **Teilnehmer:** Schüler, Lehrer und Eltern
- **Dauer:** Vereinbarter Projektzeitraum, üblicherweise 1–2 Schuljahre
- **Methode:** Mehrebenen-Maßnahmenpaket mit lerntheoretischer Fundierung sowie Elementen der kognitiven und emotionalen Einstellungsänderung
- **Besonderheiten:** Organisationsentwicklungsmaßnahme an der Schule unter Einbeziehung aller Beteiligten

Zielgruppe

Mit dem Gewaltpräventionsprogramm an Schulen (Hanewinkel & Knaack, 1997a) sollen alle Beteiligten, also sowohl **Täter, Opfer** als auch **Mitschüler** sowie **Lehrer** und **Eltern** erreicht werden. Auf mehreren Ebenen wird u. a. über Klassendiskussionen, Elterngespräche und Lehrerfortbildungen die Thematik aufgegriffen und behandelt. Die Maßnahme richtet sich sowohl an **Grundschulen** als auch an **weiterführende Schulen** und wird im Rahmen einer gesamten Schulorganisationsentwicklung implementiert.

Rahmenbedingungen

Das Gewaltpräventionsprogramm kann als eine besondere Form der schulinternen Lehrerfortbildung bzw. **Organisationsentwicklung** angesehen werden. Die Voraussetzung zur Einführung der verschiedenen Maßnahmen ist die Kenntnis über das Ausmaß an Gewalt an der jeweiligen Schule sowie der ernsthafte Entschluss von Lehrern und Eltern, diesem Problem zu begegnen. Bevor das Programm umgesetzt werden kann, sind 3 zentrale Schritte erforderlich. Zunächst muss mittels eines »Mobbing-Fragebogens« der **Ist-Zustand zum Problemfeld »Gewalt«** auf der Schulebene festgestellt werden. Als Ausgangsbasis für die weiteren Maßnahmen wird durch diese Erhebung ein differenziertes Problembewusstsein bei allen Beteiligten erzeugt. Im Anschluss daran wird ein **Pädagogischer Tag** unter Beteiligung der Schulleitung, Lehrkräfte sowie externer Experten, wie z. B. Schulpsychologen, durchgeführt. Nach der eingehenden Auseinandersetzung mit den Fragebogenergebnissen und der Vorbereitung von schulischen Konsequenzen wird im 3. Schritt eine **Schulkonferenz** einberufen, bei der ein **schuleigenes Gewaltpräventionsprogramm** verabschiedet werden soll.

Programmkonzept

Ausgehend von einem »Teufelskreis« der Gewalt ist es das Ziel dieser Maßnahme, unter **Einbeziehung aller Beteiligten**, also Opfern, Tätern, aber auch Mitschülern, Lehrern und Eltern, bestehende Gewaltprobleme an Schulen zu vermindern bzw. die Entwicklung neuer Probleme zu verhindern. Das Interventionsprogramm basiert auf dem Handbuch von Olweus (1993) und beinhaltet Maßnahmen auf mehreren Ebenen (Hanewinkel & Eichler, 1999; Hanewinkel & Knaack, 1997b).

Zu den Maßnahmen auf der **Schulebene** zählt die Durchführung einer Fragebogenerhebung (vor und nach der Intervention), um die subjektive Einschätzung von Schülern und Lehrern zum Ausmaß der Gewalt an ihrer Schule zu erfassen. Anschließend werden ein Pädagogischer Tag sowie eine Schulkonferenz durchgeführt, bei denen die Ergebnisse diskutiert werden und ein Programm zur Gewaltprävention mit schulspezifischen Maßnahmen beschlossen wird. Konkrete Umstrukturierungsmaßnahmen hinsichtlich der Rahmenbedingungen können eine Verbesserung der Pausenaufsicht, eine Umgestaltung des Schulhofs, aber auch die Einrichtung eines Kontakttelefons für Gespräche mit Vertrauenspersonen der Schule sein.

Als Maßnahmen auf der **Klassenebene** ist als Kernprogramm die Einführung von **Klassenregeln** gegen Gewalt sowie die Durchführung regelmäßiger **Klassengespräche** vorgesehen. Als Idealmodell sollte eine »3er-Regelung« aufgestellt werden, die sowohl Regeln für Täter und Opfer, aber auch für die nicht betroffenen Mitschüler umfasst. Die Täterregelung enthält beispielsweise Aussagen wie »Lass das sein!« oder »Achte die Grenzen der anderen!« Für die Opferregelung sind Aussagen wie »Sage stopp, wenn es dir zu viel wird!« oder »Mache dem

Täter deine Grenzen deutlich, zeige ihm, wo dein Spaß aufhört« charakteristisch. Mitschüler sollen sich an die Regel »Schau nicht zu, sondern engagiere dich!« oder konkret »Greife ein, indem du dazwischen gehst oder Hilfe holst!« halten. Werden die Regeln nicht eingehalten, sollten **Sanktionen** zum Einsatz kommen, die in 5 Bereichen angesiedelt sein können:

a) Gespräche mit den Eltern der Täter bzw. mit den Eltern der Opfer.
b) Schreiben eines Aufsatzes zum Thema »Wie würde es mir dabei gehen, wenn ich Opfer wäre«.
c) Erledigung sozialer Aufgaben.
d) Führen eines Entschuldigungsgespräches.
e) Time-out-Modell, das Täter aus bestimmten Situationen ausschließt.

Neben den Klassengesprächen gehört zu den Maßnahmen auch die handlungsorientierte Behandlung des Themas Gewalt im Rahmen des Unterrichts, z. B. durch die Herausarbeitung typischer Konfliktsituationen aus dem Schulalltag in Rollenspielen.

Auf **individueller Ebene** stehen Gespräche der Lehrkräfte mit den Tätern und Opfern sowie mit den Eltern der beteiligten Schüler im Mittelpunkt. Darüber hinaus können Hilfen für den familiären Bereich bereitgestellt werden und Diskussionsgruppen für die Eltern von Tätern und Opfern initiiert werden.

Die 3 Ebenen des Interventionsprogramms

1. **Maßnahmen auf der Schulebene:** Fragebogenerhebung, Pädagogischer Tag, Schulkonferenz, Umgestaltung von Rahmenbedingungen, Lehrerfortbildungen, Einbeziehung der Eltern
2. **Maßnahmen auf der Klassenebene:** Klassenregeln, Klassengespräche, kooperatives Lernen, Behandlung der Themen im Unterricht
3. **Maßnahmen auf der individuellen Ebene:** Gespräche durch Lehrkräfte mit Tätern, Opfern sowie Eltern, Hilfen im familiären Bereich, Diskussionsgruppen für Eltern von Tätern und Opfern, ggf. Klassen- und Schulwechsel betroffener Schüler

Materialien

Für die Durchführung der Interventionsmaßnahme ist ein von allen Schülern auszufüllender »**Mobbing-Fragebogen**« (Hanewinkel, Knaack & Eichler, 1997) erforderlich, mit dem vor der Einführung der Maßnahme zunächst der Ist-Zustand der Gewalt an der Schule erhoben wird. Es gibt eine Fassung für die Schüler der Klassenstufen 3 und 4 sowie eine weitere Fassung für Schüler ab der 5. Klassenstufe. Je nach Zeitpunkt der Durchführung liegen 2 Versionen für das erste bzw. 2. Schulhalbjahr vor. Nach dem vereinbarten Projektzeitraum soll der Fragebogen ein 2. Mal bearbeitet werden und zur Evaluation der schulischen Intervention herangezogen werden. Zur Durchführung der Gewaltpräventionsmaßnahme liegt das **Handbuch** von Olweus (1994) in deutscher Übersetzung vor, welches neben der Zusammenstellung der Maßnahmen auf jeder Ebene auch praktische Ratschläge und eine Übersicht über das empfohlene Kernprogramm enthält.

Evaluation

Das Programm wurde im Rahmen des **Gewaltpräventionsprojekts im Land Schleswig-Holstein** in 47 Schulen anhand des »Mobbing-Fragebogens« evaluiert (Hanewinkel & Knaack, 1997a). Bezogen auf die Zahl der **Mobbing-Opfer** konnte ein **signifikanter Rückgang** in den Jahrgangsstufen 3–10 belegt werden, wobei jedoch ein **Kontrollgruppenvergleich nicht realisierbar** war. In den Jahrgangsstufen 11 und 12 war dagegen ein Anstieg der Opferzahlen zu verzeichnen (Hanewinkel & Eichler, 1999). Eine Prozessevaluation erbrachte darüber hinaus, dass eine Reihe von Maßnahmen erfolgreich umgesetzt werden konnte, wenn auch die Gewichtungen nicht immer den im Handbuch empfohlenen Schwerpunktsetzungen entsprachen. So wurden beispielsweise verstärkt Veränderungen in der Schulhof- bzw. Pausengestaltung berichtet, die eigentlichen Kernmaßnahmen des Programms »Klassenregeln« und »Einzelgespräche« bekamen erst im späteren Verlauf der Maßnahme mehr Gewicht (Hanewinkel & Knaack, 1997b).

Fazit und Ausblick

Mittlerweile liegen einige Trainings zur Reduktion von aggressiven Verhaltensweisen vor, die **in der**

Praxis eine große Verbreitung gefunden haben und die den gesamten Bereich des Kindes- und Jugendalters abdecken. Alle Programme gehören den **kognitiv-behavioralen Ansätzen** an. Allen gemeinsam ist, dass die Reduktion aggressiver Verhaltensweisen u. a. durch eine **Steigerung der sozialen Kompetenz** erzielt werden soll. Wichtige Elemente der sozialen Kompetenz stellen die Förderung der sozialen Wahrnehmung und das Erkennen von Gefühlen dar. Ferner gehört dazu die kognitive Problemlösung von sozialen Konflikten durch die Generierung, Antizipation und Bewertung von sozialverträglichen Handlungsalternativen. Es finden sich Programme zur **universellen und zur selektiven Prävention**. Die Ausschöpfungsquote der erfolgreichen Teilnehmer könnte erhöht werden, wenn die Programme gezielt auch die Belange der **Kinder und Jugendlichen mit einem Migrationshintergrund** berücksichtigen würden. Es fehlen ebenfalls gut evaluierte und wirksame Programme zur **Aggressionsminderung bei gewalttätigen Jugendlichen**. Erste Ansätze finden sich bei dem Anti-Aggressivitäts-Training (AAT) von Heilemann und Fischwasser-von Proeck (2001).

Wie in vielen Bereichen der Präventions- und Interventionsforschung sind auch in dem Bereich der Prävention von aggressiven Verhaltensweisen **Evaluationsstudien mit äquivalenten Kontrollgruppen** sowie mit einem **Vorher-Nachher-Vergleich** keineswegs selbstverständlich. Zusätzlich fehlt es häufig an **Follow-up-Erhebungen** zur Messung der Nachhaltigkeit der Programmeffekte. Hier kann ein deutlicher Nachholbedarf konstatiert werden. Studien mit erfolgreichem Wirksamkeitsnachweis könnten dazu übergehen, die zugrunde liegenden **Wirkmechanismen** näher zu erforschen. Solche Studien gäben Antworten auf Fragen wie: Welche Programmelemente bzw. welche Aspekte tragen zu einer Verhaltensänderung bei? Neben einer solchen Wirksamkeitsüberprüfung könnten noch weitere **Effizienzanalysen** hinzukommen, die die Nützlichkeit solcher Maßnahmen auch in Form von Kosten-Nutzen-Kalkulationen darstellen.

Literatur

Bandura, A. (1979). *Aggression*. Stuttgart: Klett-Cotta.

Beelmann, A. (2003). Wirksamkeit eines sozialen Problemlösetrainings bei entwicklungsverzögerten Vorschulkindern. *Zeitschrift für Pädagogische Psychologie, 17*, 27–41.

Beelmann, A. (2004). Förderung sozialer Kompetenzen im Kindergarten: Evaluation eines sozialen Problemlösetrainings zur universellen Prävention dissozialer Verhaltensprobleme. *Kindheit und Entwicklung, 13*, 113–121.

Beelmann, A., Jaursch, S. & Lösel, F. (2004). *IKPL – Ich kann Probleme lösen: Soziales Trainingsprogramm für Vorschulkinder*. Universität Erlangen-Nürnberg: Institut für Psychologie.

Beland, K. (1988). *Second Step. A violence-prevention curriculum. Grades 1–3*. Seattle: Committee for Children.

Berkowitz, L. (1984). Some effects of thought on antisocial and prosocial influences of media effects: Cognitive-neoassociation analyses. *Psychological Bulletin, 95*, 410–427.

Cierpka, M. (2001). *Faustlos. Ein Curriculum zur Prävention von aggressivem und gewaltbereitem Verhalten bei Kindern der Klassen 1–3*. Göttingen: Hogrefe.

Cierpka, M. (2002). *FAUSTLOS. Ein Curriculum zur Förderung sozial-emotionaler Kompetenzen und zur Gewaltprävention für den Kindergarten*. Heidelberg: Heidelberger Präventionszentrum.

Crick, N. R. & Dodge, K. A. (1994). A review and reformulation of social information processing mechanisms in children's social adjustment. *Psychological Bulletin, 115*, 74–101.

Frick, P. J., Lahey, B. B., Loeber, R., Tannenbaum, L., Van Horn, Y., Christ, M. A. G., Hart, E. A. & Hanson, K. (1993). Oppositional defiant disorder and conduct disorder: A meta-analytic review of factor analyses and cross-validation in a clinic sample. *Clinical Psychology Review, 13*, 319–340.

Grossman, D. C., Neckerman, H. J., Koepsell, T. D., Liu, P.-Y., Asher, K. N., Beland, K., Frey, K. & Rivara, R. P. (1997). Effectiveness of a violence prevention curriculum among children in elementary school. A randomized controlled trial. *Journal of the American Medical Association, 277*, 1605–1611.

Hacker, S. (2007). *Implementation und Evaluation eines sozial-kognitiven Kompetenztrainings für Kinder im Grundschulalter*. Unveröffentlichte Dissertation. Universität Erlangen-Nürnberg.

Hacker, S., Lösel, F., Stemmler, M., Jaursch, S., Runkel, D. & Beelmann, A. (2007). Training im Problemlösen (TIP): Implementation und Evaluation eines sozial-kognitiven Kompetenztrainings für Kinder. *Heilpädagogische Forschung, 33*, 11–21.

Hanewinkel, R. & Eichler, D. (1999). Ergebnisse einer Interventionsstudie zur Prävention schulischer Gewalt. In M. Schäfer & D. Frey (Hrsg.), *Aggression und Gewalt unter Kindern und Jugendlichen* (S. 245–264). Göttingen: Hogrefe.

Hanewinkel, R. & Knaack, R. (1997a). *Mobbing: Gewaltprävention in Schulen in Schleswig-Holstein*. Landesinstitut Schleswig-Holstein für Praxis und Theorie der Schule.

Hanewinkel, R. & Knaack, R. (1997b). Prävention von Aggression und Gewalt an Schulen. Ergebnisse einer Interventionsstudie. In H. G. Holtappels, W. Heitmeyer, W. Melzer & K.-J. Tillmann (Hrsg.), *Forschung über Gewalt an Schulen. Erscheinungsformen und Ursachen, Konzepte und Prävention* (S. 299–313). Weinheim: Juventa.

Hanewinkel, R., Knaack, R. & Eichler, D. (1997). Mobbing. Eine Fragebogenstudie zum Ausmaß von Aggression und Gewalt an Schulen. *Empirische Pädagogik, 11*, 403–422.

Heilemann, M. & Fischwasser-von Proeck, G. (2001). *Das Anti-Aggressivitäts-Training AAT*. Lengerich: Pabst Science Publishing.

Kaufmann, H. (1965). Definitions and methodology in the study of aggression. *Psychological Bulletin, 64*, 351–364.

Kirchheim, C. (2005). Gewaltprävention in Schulen. In I. Seiffge-Krenke (Hrsg.), *Aggressionsentwicklung zwischen Normalität und Pathologie* (S. 309–344). Göttingen: Vandenhoeck & Ruprecht.

Kusché, C. A. & Greenberg, M. T. (1992). *The PATHS Curriculum for after school care providers*. Seattle: Developmental Research and Programs.

Loeber, R. & Schmaling, K. (1985). Empirical evidence for overt and covert patterns of antisocial conduct problems. *Journal of Abnormal Child Psychology, 13*, 337–352.

Lösel, F., Beelmann, A., Jaursch, S., Koglin, U. & Stemmler, M. (2005). Entwicklung und Prävention früher Probleme des Sozialverhaltens: Die Erlangen-Nürnberger Studie. In M. Cierpka (Hrsg.), *Möglichkeiten der Gewaltprävention* (S. 201–229). Göttingen: Vandenhoeck & Ruprecht.

Lösel, F., Beelmann, A., Stemmler, M. & Jaursch, S. (2006). Prävention von Problemen des Sozialverhaltens im Vorschulalter: Evaluation des Eltern- und Kindertrainings EFFEKT. *Zeitschrift für Klinische Psychologie und Psychotherapie, 35*, 127–139.

Lösel, F., Hacker, S., Jaursch, S., Runkel, D., Stemmler, M. & Eichmann, A. (2006). *Training im Problemlösen (TIP). Sozial-kognitives Kompetenztraining für Grundschulkinder*. Universität Erlangen-Nürnberg: Institut für Psychologie.

Lösel, F., Jaursch, S., Beelmann, A. & Stemmler, M. (2007). Prävention von Störungen des Sozialverhaltens – Entwicklungsförderung in Familien: das Eltern- und Kindertraining EFFEKT. In W. von Suchodoletz (Hrsg.), *Prävention von Entwicklungsstörungen* (S. 215–234). Göttingen: Hogrefe.

Lösel, F., Stemmler, M., Beelmann, A. & Jaursch, S. (2007). Universelle Prävention dissozialen Verhaltens im Vorschulalter mit dem Elterntraining EFFEKT: Eine Wirkungsevaluation. In F. Lösel, D. Bender & J.-M. Jehle (Hrsg.), *Kriminologie und wissensbasierte Kriminalpolitik: Entwicklungs- und Evaluationsforschung. Neue Kriminologische Schriftenreihe* (S. 357–377). Mönchengladbach: Forum Verlag Godesberg GmbH.

Olweus, D. (1993). *Bullying at school: What we know and what we can do*. Cambridge, MA: Blackwell Publishers.

Olweus, D. (1994). *Gewalt in der Schule. Was Lehrer und Eltern wissen sollten – und tun können*. Bern: Hans Huber.

Petermann, F. & Bochmann, F. (1993). Metaanalyse von Kindertrainings: Eine erste Bilanz. *Zeitschrift für Klinische Psychologie, 12*, 137–152.

Petermann, F. & Petermann, U. (2008). *Training mit aggressiven Kindern* (12. Aufl.). Weinheim: Beltz, Psychologie Verlags Union.

Petermann, U., Nitkowski, D., Polchow, D., Pätel, J., Roos, S., Kanz, F.-J. & Petermann, F. (2007). Langfristige Effekte des Trainings mit aggressiven Kindern. *Kindheit und Entwicklung, 16*, 143–151.

Salmivalli, C., Lagerspetz, K. M. J., Björkqvist, K., Österman, K. & Kaukiainen, A. (1996). Bullying as a group process: Participant roles and their relations to social status within the group. *Aggressive Behavior, 22*, 1–15.

Scheithauer, H. & Hayer, T. (2007). Psychologische Aggressionstheorien und ihre Bedeutung für die Prävention aggressiven Verhaltens im Kindes- und Jugendalter. In M. Gollwitzer, J. Pfetsch, V. Schneider, A. Schulz, T. Steffke & C. Ulrich (Hrsg.), *Gewaltprävention bei Kindern und Jugendlichen* (S. 15–37). Göttingen: Hogrefe.

Scheithauer, H., Hayer, T. & Petermann, F. (2003). *Bullying unter Schülern*. Göttingen: Hogrefe.

Schick, A. & Cierpka, M. (2003). Faustlos: Evaluation eines Curriculums zur Förderung sozial-emotionaler Kompetenzen und zur Gewaltprävention in der Grundschule. *Kindheit und Entwicklung, 12*, 100–110.

Schick, A. & Cierpka, M. (2004). *Evaluation des Faustlos-Curriculums für den Kindergarten*. Stuttgart: Landesstiftung Baden-Württemberg.

Schick, A. & Cierpka, M. (2005). Prävention gegen Gewaltbereitschaft an Schulen: das FAUSTLOS-Curriculum. In M. Cierpka (Hrsg.), *Möglichkeiten der Gewaltprävention* (S. 230–247). Göttingen: Vandenhoeck & Ruprecht.

Shure, M. B. (1992a). *I Can Problem Solve: An interpersonal cognitive problem-solving program: Kindergarten & primary grades*. Champaign, IL: Research Press.

Shure, M. B. (1992b). *I Can Problem Solve: An interpersonal cognitive problem-solving program: Preschool*. Champaign, IL: Research Press.

Tremblay, R. (2000). The development of aggressive behaviour during childhood. What have we learned in the past century? *International Journal of Behavioural Development, 24*, 129–141.

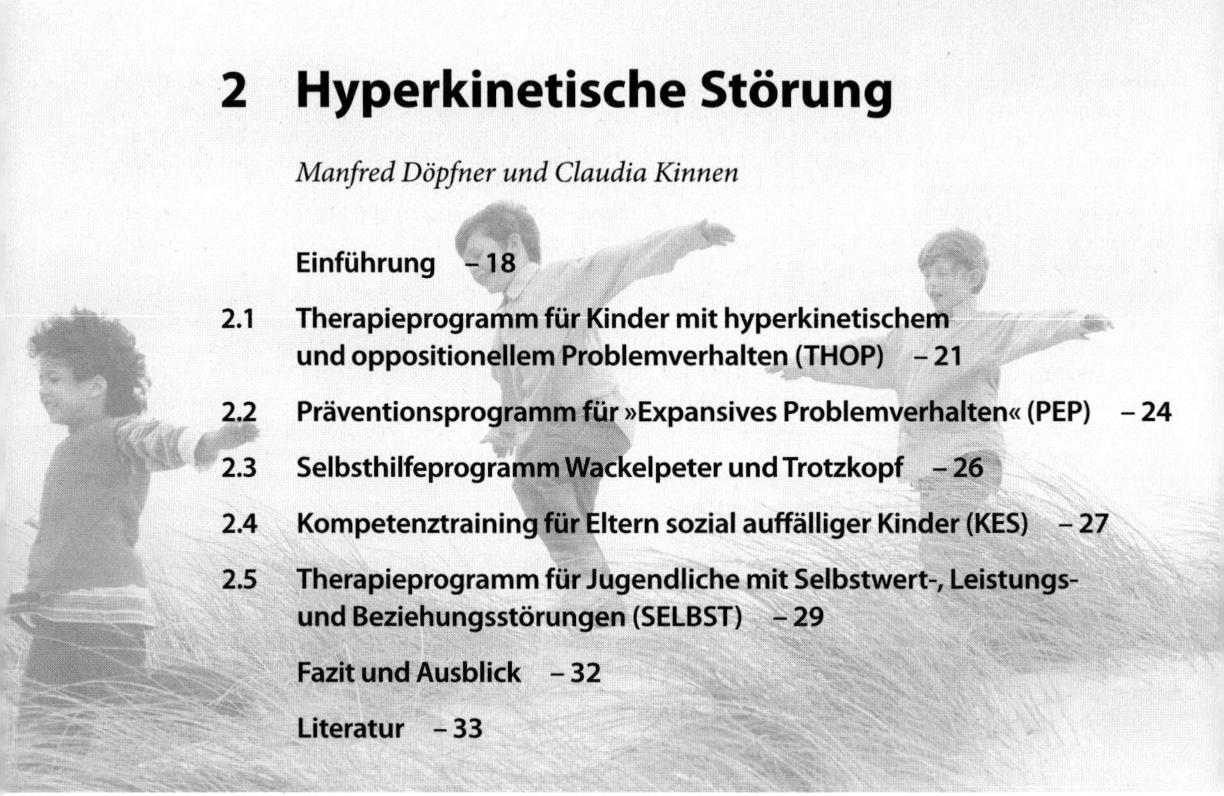

2 Hyperkinetische Störung

Manfred Döpfner und Claudia Kinnen

Einführung

Hyperkinetische Symptomatik – ADHS

Hyperkinetische Verhaltensauffälligkeiten zählen zu den **häufigsten Störungsbildern im Kindes- und Jugendalter**. Kinder mit hyperkinetischen Auffälligkeiten werden daher auch in kinderpsychotherapeutischen und kinderpsychiatrischen Praxen, in Erziehungsberatungsstellen und in Kliniken am häufigsten vorgestellt. Hyperkinetische Auffälligkeiten sind durch eine **Beeinträchtigung der Aufmerksamkeit** (Aufmerksamkeitsstörung, Ablenkbarkeit), **der Impulskontrolle** (Impulsivität) und **der Aktivität** (Hyperaktivität) gekennzeichnet. Meist synonym wird der Begriff der **Aufmerksamkeitsdefizit-/Hyperaktivitätsstörungen (ADHS)** benutzt. Diese Verhaltensweisen werden als auffällig eingeschätzt, wenn sie deutlich **häufiger und intensiver** auftreten als dies typischerweise bei Kindern gleichen Alters und gleichen Entwicklungsstandes der Fall ist. Der Beginn der Symptomatik sollte **vor dem Alter von 6 Jahren** liegen und die Verhaltensprobleme sollten **situationsübergreifend** in mehreren Lebensbereichen nachweisbar sein – in der Familie, im Kindergarten, in der Schule oder auch in der Untersuchungssituation (Döpfner, Banaschewski & Sonuga-Barke, 2008).

Komorbid treten häufig oppositionelle Verhaltensprobleme auf, weshalb beide Störungen mitunter auch unter dem Begriff der **externalen** (externalisierenden, expansiven) Verhaltensstörungen (disruptive/externalizing disorders) zusammengefasst werden. Externale Störungen sind im Vergleich zu emotionalen Störungen relativ stabil und ihre Behandlung ist in der Regel auch schwieriger (vgl. Döpfner, Frölich & Lehmkuhl, in Druck; Döpfner, Schürmann & Wolff Metternich, 2005).

Erklärungsansätze

Eine **genetische Disposition** spielt bei der Entstehung hyperkinetischer Störungen eine bedeutende Rolle. Daneben haben Schädigungen des Zentralnervensystems (z. B. Alkohol-/Nikotinexposition während der Schwangerschaft) aber vermutlich auch extrem ungünstige psychosoziale Bedingungen einen Einfluss auf die Entwicklung von ADHS. Frühe **ungünstige Temperamentsmerkmale** und **Regulationsstörungen** (Probleme bei der Nahrungsaufnahme, der Verdauung, beim Schlaf-Wach-Rhythmus und häufiges Schreien) sowie **Störungen im Bindungsverhalten** der Kinder erhöhen das Risiko zur Entwicklung externaler Verhaltensauffälligkeiten und zwar v. a. dann, wenn es der Hauptbezugsperson nicht gelingt, sich diesen Problemen anzupassen. Dabei entwickeln sich typische Störungen der Interaktionen zwischen Kind und Bezugsperson, die auch für die Aufrechterhaltung der Symptomatik von großer Bedeutung sind. Diese **Interaktionsstörungen** lassen sich durch **inkonsistente Erziehung** und **mangelnde Kontrolle** verbunden mit **mangelnder Wärme** in der Eltern-Kind-Beziehung sowie **verminderter Aufmerksamkeit** für angemessene, kooperative und sozial kompetente Verhaltensansätze der Kinder charakterisieren (Döpfner, Schürmann & Wolff Metternich, 2005).

Verlauf

Hyperkinetische Störungen sind als eine Entwicklungsstörung der Selbstkontrollprozesse und des Sozialverhaltens mit **chronischem Verlauf** aufzufassen. Die Mehrzahl der hyperkinetischen Kinder fällt bereits ab dem **Alter von 3 Jahren** durch Überaktivität, eine geringe Aufmerksamkeitsspanne und oppositionelles Verhalten auf. Gehäuft treten auch Entwicklungsverzögerungen auf. Die Symptomatik ist vom Vorschulalter bis ins **Grundschulalter** hinein sehr **stabil** (vgl. Döpfner, Schürmann & Frölich, 2007). In der Grundschule kommen meist noch Probleme im Gleichaltrigenkontakt und eine relative schulische Leistungsschwäche hinzu. Im Übergang zum **Jugendalter** vermindert sich oftmals die motorische Unruhe, während Aufmerksamkeitsstörungen eher persistieren. Die Symptomatik kann sich bis ins **Erwachsenenalter** hinein fortsetzen. In Längsschnittstudien (z. B. Fischer, Barkley, Fletcher & Smallish, 1993) wurden folgende **Risikofaktoren** für einen ungünstigen Verlauf der Symptomatik gefunden: geringe Intelligenz, aggressives und oppositionelles Verhalten im Kindesalter, schlechte Beziehung zu Gleichaltrigen, emotionale Instabilität und das Ausmaß der psychischen Störungen bei den Eltern (vgl. Döpfner, Schürmann & Frölich, 2007).

In klinischen Stichproben sind hyperkinetische Störungen ohne **komorbide Störungen** eher die Ausnahme – bei bis zu 3/4 aller Kinder werden komorbide Störungen diagnostiziert. Bis zu 50% aller Kinder mit hyperkinetischen Störungen zeigen auch eine oppositionelle Verhaltensstörung und weitere 30–50% eine Störung des Sozialverhaltens mit dissozialen Auffälligkeiten. Zudem treten gehäuft depressive Störungen (15–20%), Angststörungen (20–25%), Lernstörungen (10–25%), Ticstörungen sowie Sprech- und Sprachstörungen auf (vgl. Döpfner, Schürmann & Wolff Metternich, 2005; Döpfner, Frölich & Lehmkuhl, in Druck).

Therapieansätze

Nach den Leitlinien der kinder- und jugendpsychiatrischen Fachgesellschaften (Döpfner, Lehmkuhl, Schepner & Frölich, 2007) und einer europäischen Arbeitsgruppe (Taylor et al., 2004) ist bei hyperkinetischen Störungen eine **multimodale Behandlung** indiziert, in die neben dem Kind selbst auch die Eltern und ggf. weitere wichtige Bezugspersonen wie Lehrer oder Erzieher einbezogen werden und die neben verhaltenstherapeutischen auch pharmakotherapeutische Ansätze beinhaltet. ◘ Abbildung 2.1 stellt einen Entscheidungsbaum zur Planung einer multimodalen Therapie bei Schulkindern mit hyperkinetischen Störungen dar (vgl. Döpfner, Banaschewski & Sonuga-Barke, 2008; Döpfner, Frölich & Lehmkuhl, in Druck).

Die Grundlage jeder therapeutischen Intervention ist die **Aufklärung und Beratung** der Eltern und auch in altersangemessener Form des Kindes selbst. Die Aufklärung bezieht sich auf Informationen über das Störungsbild, die Diagnose, die möglichen Ursachen, den vermutlichen Verlauf und über die möglichen Behandlungsansätze. Die Beratung der Eltern sollte allgemeine Strategien des Umgangs mit dem Kind ebenso umfassen, wie die Berücksichtigung von anderen Belastungen (beispielsweise Partnerschaftsprobleme). Eine **primäre medikamentöse Therapie** ist indiziert, wenn eine stark ausgeprägte und situationsübergreifende ADHS-Symptomatik (in der Familie, in der Schule und in der Untersuchungssituation beobachtbar) besteht, die zu einer erheblichen Funktionseinschränkung führt und wenn keine Kontraindikationen für eine Pharmakotherapie bestehen. Treten ADHS-Symptome im Unterricht (weiterhin) auf, sind **verhaltenstherapeutische Interventionen in der Schule** indiziert, die Psychoedukation, Interventionen im Unterricht und kognitive Interventionen beim Patienten umfassen können. Kognitive Interventionen in Form eines

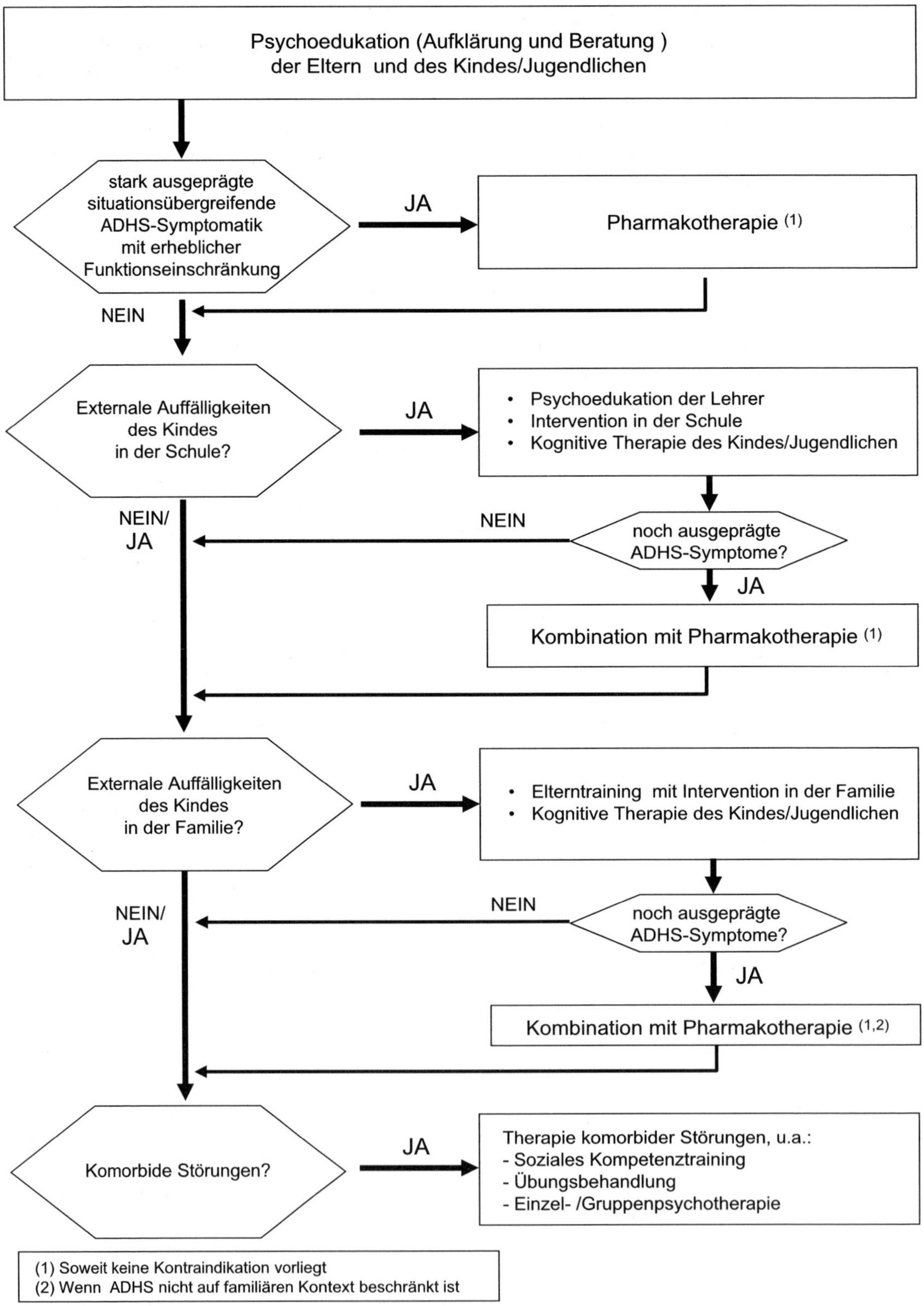

Abb. 2.1. Entscheidungsbaum zur Planung einer multimodalen Therapie bei Schulkindern mit hyperkinetischen Störungen

Konzentrations- und Selbstinstruktionstrainings sollten durchgeführt werden, wenn ausgeprägte Aufmerksamkeitsstörungen und Impulsivität auch unter optimalen Arbeitsbedingungen in der Untersuchungssituation zu beobachten sind. Bei älteren Kindern und Jugendlichen sind **Selbstmanagementverfahren** indiziert, die dem Patienten helfen, eigene Ziele zu formulieren und schrittweise entsprechende Interventionen umzusetzen. Sind die verhaltenstherapeutischen Interventionen nicht oder nicht hinreichend erfolgreich, wird alternativ oder ergänzend medikamentös behandelt. Liegen (weiterhin) hyperkinetische Auffälligkeiten des Kindes in der Familie vor, sind **Interventionen in der Familie** indiziert. Gegebenenfalls ist bei Auffälligkeiten im Familienkontext eine unterstützende medikamentöse Behandlung angezeigt, wenn therapeutische Interventionen allein nicht ausreichen und die hyperkinetischen Auffälligkeiten auch in der Schule auftreten. Bei Kindern, die sowohl in der Familie als auch in der Schule Auffälligkeiten zeigen, sollten Interventionen in der Familie und in der Schule parallel durchgeführt werden, da Generalisierungen von einem Lebensbereich auf den anderen nicht von vornherein erwartet werden können. Eine primäre oder ergänzende medikamentöse Therapie ist nach klinischer Erfahrung bei mindestens einem Drittel der Kinder mit hyperkinetischen Störungen bzw. Aufmerksamkeitsdefizit-/ Hyperaktivitätsstörungen notwendig, v. a. um die Auffälligkeiten in der Schule erfolgreich zu vermindern. Schließlich können, wie ◻ Abb. 2.1 zeigt, **weitere Interventionen zur Behandlung komorbider Störungen** indiziert sein.

2.1 Therapieprogramm für Kinder mit hyperkinetischem und oppositionellem Problemverhalten (THOP)

Döpfner, Schürmann und Frölich (2007)

Steckbrief

- **Problembereich:** Hyperkinetische und oppositionelle Verhaltensstörungen
- **Altersbereich:** Kinder im Alter von 3–12 Jahren

▼

- **Programmteilnehmer:** Kinder und deren Bezugspersonen im Einzelsetting, aber auch Bezugspersonengruppen
- **Dauer:** Variabel je nach individueller Kombination der Interventionen aus dem Eltern-Kind-Programm mit 22 Therapiebausteinen und ggf. zusätzlichen Interventionen in der Schule bzw. im Kindergarten
- **Methode:** Operante Techniken, Selbstmanagement, Spieltraining, Selbstinstruktionstraining, kognitive Interventionen
- **Besonderheiten:** CD-ROM mit Arbeitsmaterialien als PDF-Dokumente

Zielgruppe

Das Therapieprogramm für Kinder mit hyperkinetischem und oppositionellem Problemverhalten (THOP) ist ein Behandlungsprogramm zur Therapie von Kindern mit **expansiven Verhaltensauffälligkeiten** im Alter von **3 bis etwa 12 Jahren**. Das Programm ist bei Kindern mit ausschließlich hyperkinetischen Verhaltensstörungen, bei ausschließlich oppositionell auffälligen Kindern und bei Kindern einsetzbar, die in beiden Bereichen auffällig sind (Döpfner, Schürmann & Frölich, 2007; Döpfner et al., 2005).

Rahmenbedingungen

Es handelt sich um ein Programm zur **multimodalen Einzeltherapie** von Kindern mit hyperkinetischem (mit Unaufmerksamkeit, Hyperaktivität oder Impulsivität) und oppositionellem Problemverhalten. Je nach Problemkonstellation werden die Eltern und weitere wichtige Bezugspersonen (z. B. Lehrer und Erzieher) unterschiedlich stark in die Behandlung einbezogen. Für Kinder, bei denen die Verhaltensprobleme v. a. im häuslichen Kontext auftreten, haben sich auch **Elterngruppen** als wirkungsvoll erwiesen (vgl. Berk, Plück & Döpfner, 2008).

Das Programm kann in **stationären und ambulanten** Behandlungen eingesetzt werden, wobei im stationären Setting mehrere Sitzungen pro Woche durchgeführt werden können, während im ambulanten Setting wöchentliche Therapiekontakte empfohlen werden. Die **Dauer** der Behandlung ist sehr variabel und richtet sich nach den individuellen Problemen der Familien. In der Regel liegt sie zwischen 10 und 40 Sitzungen.

Programmkonzept

Das Therapieprogramm besteht aus 2 Teilprogrammen: dem **Eltern-Kind-Programm**, das auf die Verminderung von hyperkinetischen und oppositionellen Verhaltensstörungen in der Familie abzielt, und den **Interventionen im Kindergarten und in der Schule**, die die Verminderung von Verhaltensstörungen in diesen Lebensbereichen zum Ziel haben.

Eltern-Kind-Programm

Ziel des Eltern-Kind-Programms ist es, Veränderungen der alltäglichen Eltern-Kind-Interaktionen auf der **Mikroebene** anzustoßen, die als notwendige Voraussetzungen für eine umfassende Verminderung der Verhaltensprobleme des Kindes in der Familie auf der **Makroebene** angesehen werden.

Innerhalb des Eltern-Kind-Programms sind **familienzentrierte** und **kindzentrierte Interventionen** miteinander verknüpft. Bei den **familienzentrierten Interventionen** steht die Arbeit mit den Eltern im Mittelpunkt. Das Kind wird je nach Behandlungsbaustein, Problematik und Alter unterschiedlich stark integriert. Die Interventionen können aber auch unabhängig von den kindzentrierten Interventionen, z. B. in **Elterngruppen** durchgeführt werden. Ab dem Schulalter werden die mit den Eltern erarbeiteten Themen im Rahmen der **kindzentrierten Interventionen** parallel mit den Kindern im Rahmen der Therapiegeschichten von **Wackelpeter und Trotzkopf** erarbeitet. Weitere kindzentrierte Interventionen können je nach Problemkonstellation zusätzlich durchgeführt werden (z. B. ein Selbstinstruktionstraining, s. unten).

Das Eltern-Kind-Programm besteht insgesamt aus **22 Behandlungsbausteinen**, die in **6 Themenkomplexen** gruppiert sind. Die 4 Bausteine des ersten Themenkomplexes (F01–F04) werden immer durchgeführt. Sie dienen der **Problemdefinition**, der **Entwicklung eines Störungskonzeptes** und der **Behandlungsplanung**. Die Bausteine des 2. Blocks (F05, F06) dienen der **Förderung positiver Eltern-Kind-Interaktionen**. Die Aufmerksamkeit von Eltern und Kind werden in diesen Einheiten auf positive Interaktionsanteile gelenkt und durch spezielle Spielzeiten wird der Anteil der positiven Eltern-Kind-Interaktionen erhöht. Die Therapiebausteine F07–F12 im 3. Block sollen den Eltern helfen, impulsives und oppositionelles Verhalten durch **pädagogisch-therapeutische Interventionen** (effektive Aufforderungen, positive und negative Konsequenzen) besser zu bewältigen. In den Einheiten F13–F16 des 4. Blocks werden **spezielle operante Methoden** eingeführt, insbesondere Tokensysteme (Münzverstärkungsprogramme), Response-Cost-Systeme (Verstärker-Entzug) und Auszeit (Time-out). Im 5. Block (F17–F20) sind **Interventionen zur Verminderung von spezifischen Verhaltensproblemen** zusammengefasst. Dieser Block beinhaltet ein Spieltraining (F17a) zur Verbesserung von Spielintensität und Spielproduktivität, das sich hauptsächlich für Vorschulkinder eignet, sowie ein Selbstinstruktionstraining (F17b) zur Verbesserung von reflexivem, planvollem Arbeitsverhalten und Methoden der Selbstbeobachtung und Selbstkontrolle (F17c) für Schulkinder. Einheit F18 zielt auf die Verminderung von Problemen während der Hausaufgabenzeit ab. In Einheit F19 wird die Übertragung der Interventionen auf außerfamiliäre Situationen (Verhalten in der Öffentlichkeit, z. B. in Geschäften und Restaurants) thematisiert. Schließlich wird in der Einheit F20 mit den Eltern erarbeitet, wie sie künftig Probleme eigenständig bewältigen können. In der Regel werden nicht alle Einheiten in dieser Abfolge bearbeitet, sondern können entsprechend der individuellen Problemkonstellation zusammengestellt werden. Ab Baustein F05 folgen die Sitzungen üblicherweise folgendem Ablauf:

Sitzungsablauf

1. **Individuelle Problemliste:** Gespräch über Ereignisse seit der letzten Sitzung
2. **Letzte Therapieaufgabe:** Rückblick auf die zuletzt besprochene Intervention und deren Umsetzung in der Familie
3. **Therapiebaustein:** Erarbeitung einer neuen Intervention anhand des Elternleitfadens
4. **Neue Therapieaufgabe:** Erarbeitung einer spezifischen Therapieaufgabe zur Umsetzung des neuen Therapiebausteins
5. **Abschluss:** Resümee, Zusammenfassung

Zu Beginn werden die Ereignisse seit der letzten Sitzung kurz angesprochen und die Eltern geben anhand der **Individuellen Problemliste** an, wie sich die Zielprobleme seit der letzten Sitzung entwickelt haben. Danach werden die in der vorangegangenen

Sitzung besprochenen Inhalte noch einmal zusammengefasst und die Ergebnisse der dabei erarbeiteten und zwischenzeitlich durchgeführten Interventionen (**Therapieaufgaben**) analysiert. Daran kann sich die neue Einheit anschließen. Die Ziele des Therapiebausteins werden besprochen und anhand eines **Elternleitfadens** werden die Interventionen erarbeitet. Häufig werden diese neu erarbeiteten Methoden vom Therapeuten demonstriert, wenn nötig im **Rollenspiel** eingeübt. Danach wird eine spezifische Therapieaufgabe entwickelt, die bis zur folgenden Sitzung erprobt werden soll. Die Eltern erhalten den Elternleitfaden, der die wichtigsten Regeln der Behandlungseinheit zusammenfasst, und werden gebeten, die Ergebnisse der Intervention in der Familie anhand von speziellen **Tagebüchern oder Protokollbögen** festzuhalten.

Interventionen im Kindergarten und in der Schule
Analog zu den Bausteinen des Eltern-Kind-Programms werden die **Interventionen im Kindergarten und in der Schule** eingesetzt: Zunächst werden gemeinsam mit dem Erzieher oder Lehrer die therapierelevanten Verhaltensauffälligkeiten des Kindes **eingegrenzt und definiert. Informationen zur Problematik** des Kindes werden vermittelt, ein gemeinsames Störungskonzept wird aufgebaut und Interventionsstrategien werden abgeleitet. Danach werden **pädagogisch-therapeutische Strategien** diskutiert und erarbeitet, die durch wirkungsvolle Aufforderungen, durch positive Aufmerksamkeit bei angemessenem Verhalten und durch negative Konsequenzen bei auffälligem Verhalten auf eine Verminderung der Verhaltensprobleme im Kindergarten bzw. in der Schule abzielen. Schließlich werden spezielle **operante Techniken** (vornehmlich Token-Systeme und Response-Cost-Verfahren) eingesetzt, v. a. dann, wenn die Problematik sich durch pädagogisch-therapeutische Interventionen nicht hinreichend vermindern lässt. Wenn ein Spieltraining (bei Kindergartenkindern) bzw. ein Selbstinstruktionstraining (bei Schulkindern) durchgeführt wurde, werden Erzieher/Lehrer darüber informiert und Möglichkeiten der Weiterführung im Kindergarten oder im Unterricht diskutiert.

Materialien

Neben dem **Therapiemanual** für Therapeuten liegen **Elternleitlinien** vor, in denen die wichtigsten Punkte der einzelnen Therapiebausteine für die Eltern noch einmal verständlich zusammengefasst sind. Mit den **Wackelpeter-und-Trotzkopf-Geschichten** beinhaltet das Programm zudem kindgerechte Kurzgeschichten, mit deren Hilfe die Inhalte der mit den Eltern besprochenen Interventionen Kindern ab dem Schulalter vermittelt werden können. Zudem ist dem Therapiemanual eine **CD-ROM** beigefügt, die alle Arbeitsmaterialien als PDF-Dokumente enthält.

Evaluation

Im Rahmen der **Kölner Adaptiven Multimodalen Therapiestudie** (Cologne Adaptive Multimodal Treatment Study, CAMT) konnte die Effektivität des Therapieprogramms THOP im Einzelsetting nachgewiesen werden (Döpfner et al., 2004). In dieser Studie wurden 75 Kinder im Alter von 6–10 Jahren mit der Diagnose einer hyperkinetischen Störung ambulant behandelt. Nach einer 6-wöchigen Phase der Psychoedukation und des Beziehungsaufbaus wurden die Patienten initial entweder einer verhaltenstherapeutischen oder einer medikamentösen Behandlung mit Psychostimulanzien zugeordnet. Je nach individuellem Behandlungsverlauf wurde die jeweils andere Behandlungsform später ergänzend hinzugenommen. Die Abbrecherquote bei dieser Form der multimodalen Therapie war sehr gering (10%) und die Zufriedenheit der Eltern mit der Behandlung war insgesamt sehr hoch. 28% der initial mit VT behandelten Kinder wurden aufgrund klinischer Kriterien ergänzend mit Stimulanzien behandelt; bei 72% wurde keine zusätzliche Stimulanzientherapie durchgeführt. 60% der Kinder, die ausschließlich mit VT behandelt wurden, zeigten bei Behandlungsende nur noch minimale Verhaltensauffälligkeiten in der Familie; 58% nur noch minimale Auffälligkeiten in der Schule. Zusätzliche Effekte von Verhaltenstherapie nach vorausgegangener Stimulanzientherapie ließen sich nur teilweise nachweisen. In Nachuntersuchungen über einen Zeitraum von 18 Monaten konnte eine Stabilisierung der Effekte belegt werden.

Durch das Elterntraining in Verbindung mit dem Selbstinstruktions- und Selbstmanagement-Training, das ebenfalls Bestandteil von THOP ist, lassen sich die Verhaltensauffälligkeiten in der Familie (v. a. Hyperaktivität und Aufmerksamkeitsstörungen) gegenüber der ersten Behandlungsphase

(Selbstinstruktion plus Selbstmanagement) noch einmal deutlich vermindern (Frölich, Döpfner & Lehmkuhl, 2002). Weitere Studien, in denen das Elterntraining von THOP im Gruppenformat durchgeführt wurde, zeigen ebenfalls deutliche Effekte. Berk, Plück und Döpfner (2008) belegten Verminderungen der Symptomatik im Verlauf eines Elterngruppentrainings (10 × 90 min) und eine hohe Zufriedenheit der Eltern mit dieser in der Routineversorgung durchgeführten Therapie. Salbach et al. (2005) belegten eine signifikante Symptomverringerung bezüglich der hyperkinetischen Symptomatik durch ein Gruppentraining nach THOP. Lauth, Kausch und Schlottke (2006) belegten vergleichbare Effekte des THOP-Elterntrainings im Gruppenformat und eines kindzentrierten Aufmerksamkeitstrainings. Dreisörner (2006) belegt stärkere Effekte durch THOP im Vergleich zu einem Aufmerksamkeitstraining.

2.2 Präventionsprogramm für »Expansives Problemverhalten« (PEP)

Plück, Wieczorrek, Wolff Metternich und Döpfner (2006)

Steckbrief

- **Problembereich:** Expansives Problemverhalten
- **Altersbereich:** Primär Kinder im Alter von 3–6 Jahren, aber auch im Grundschulalter
- **Programmteilnehmer:** Gruppentraining für Eltern und Erzieher von Kindern im Alter von 3–6 Jahren und für Eltern von Kindern im Grundschulalter
- **Dauer:** 8–12 Sitzungen im Elterntraining, 9–11 Sitzungen im Erziehertraining
- **Methode:** Verhaltenstherapeutische und pädagogische Interventionen
- **Besonderheiten:** Präventionsprogramm, CD-ROM mit Arbeitsmaterialien als PDF-Dokumente

Zielgruppe

Das Präventionsprogramm für Kinder mit expansivem Problemverhalten (PEP) wendet sich an **Eltern und Erzieher** von Kindern im **Alter von 3–6 Jahren mit deutlichen Tendenzen zu expansivem Verhalten**, ohne jedoch die Kriterien einer Diagnose in diesem Störungsbereich zu erfüllen. Das Programm hat sich aber auch bei stärkeren Verhaltensauffälligkeiten als wirkungsvoll erwiesen und kann in diesen Fällen beispielsweise helfen, die Wartezeit bis zum Beginn einer intensiveren Behandlung zu überbrücken. Das Programm kann aber auch für Eltern von Kindern im Grundschulalter genutzt werden.

Rahmenbedingungen

PEP besteht aus einem **Gruppenprogramm** für Eltern und einem getrennten Gruppenprogramm für Kindergarten-Erzieherinnen von Kindern mit expansiven Verhaltensauffälligkeiten. Grundsätzlich ist eine Kombination von Eltern- und Erziehertraining sinnvoll, beide können aber auch unabhängig voneinander angewandt werden. Da es sich in erster Linie um ein Programm zur Prävention von Verhaltensproblemen handelt, wird das Training in der Regel **ambulant** durchgeführt. Das Elternprogramm umfasst 8–12 und das Erzieherprogramm 9–11 Sitzungen von jeweils 1 1/2–2 h **Dauer**.

Materialien

Das **Therapiemanual** für Trainerinnen und Trainer enthält **To-do-Listen**, in denen die Schritte zur Vor- und Nachbereitung der einzelnen Sitzungen enthalten sind. Die Inhalte der einzelnen Sitzungen sind auf **Folien** zusammengefasst. Die Teilnehmer erhalten **Arbeitsmappen**, in die sie schriftliche Materialien, wie z. B. zusammenfassende **Leitfäden** zu den Sitzungen und **Arbeitsblätter** einordnen können. Diese Materialien sind im PDF-Format auf einer **CD-ROM** gespeichert, die im Manual enthalten ist.

Programmkonzept

PEP ist in Anlehnung an das Therapieprogramm für Kinder mit hyperkinetischem und oppositionellem Problemverhalten, THOP (Döpfner, Schürmann & Frölich, 2007, s. oben) für jüngere Kinder mit beginnenden Verhaltensauffälligkeiten entwickelt worden. PEP kann als **Elternprogramm** (PEP-EL) und auch als **Erzieherprogramm** (PEP-ER) durchgeführt werden. Jede Trainingsstunde verläuft nach einer festen, gleichbleibenden Struktur:

Sitzungsablauf
1. **Rückblick:** Zusammenfassung der letzten Sitzung und Besprechung der Therapieaufgabe
2. **Neue Inhalte:** Erarbeitung eines inhaltlichen Bausteins, Übertragung auf die individuellen Problemsituationen der Teilnehmer
3. **Memo und Job:** Zusammenfassung und Erarbeitung einer neuen Therapieaufgabe

Nach einer »konstituierenden Sitzung« (Sitzung 0), die dem Kennenlernen und der Bildung eines Arbeitsbündnisses dient, zielen die ersten 3 inhaltlichen Sitzungen (1.–3.) auf eine **Stärkung der Beziehung zum Kind**. Im Rahmen der Problemanalyse wird die Perspektive weg vom »problematischen Kind« hin zu »schwierigen Situationen (mit dem Kind)« gelenkt und der Blick zudem auf schöne Situationen mit dem Kind gerichtet (1. Sitzung). Als zentrales Konzept zum Verständnis schwieriger Situationen zwischen Kind und Erziehendem wird ein **»Teufelskreismodell«** vermittelt und mit dem Baustein »Gemeinsame Spielzeit« (PEP-EL)/»Wertvolle Zeit« (PEP-ER) ein Weg für den Ausstieg aus diesem Teufelskreis aufgezeigt (2. Sitzung). Die 3. Sitzung thematisiert weitere belastende Lebens- bzw. Arbeitsumstände der Teilnehmer und vorhandene Ressourcen, die Entlastung schaffen könnten. Zur besseren zeitlichen Orientierung und der Identifikation wiederkehrender Stresspunkte wird auf eine **Strukturierung der Tagesabläufe** in der Familie und in der Kindertagesstätte hingewirkt.

Aufbauend auf diesen Grundlagen werden in den folgenden 3 Sitzungen (4.–6.) die individuell wichtigen **Regeln** und die sich daraus ergebenden **wirkungsvollen Aufforderungen** (Sitzung 4) sowie **positive Konsequenzen** bei Befolgen der Aufforderung (Lob, Punktesysteme, Sitzung 5) und **negative Konsequenzen** bei Nichtbefolgen der Aufforderungen (Ignorieren von Provokationen, »Auszeit«, Sitzung 6) erarbeitet.

Ein Teil der folgenden Sitzungen vertieft die bisher erarbeiteten Grundstrategien an typischen **Situationen mit Beteiligung Dritter**. Im Elterntraining werden die folgenden 4 Sitzungen als Sitzungen A–D bezeichnet, während im Erziehertraining 3 weitere potentielle Sitzungen folgen, die als Sitzungen 7–9 benannt sind. In Sitzung A des Elterntrainings steht das Problemverhalten in der Öffentlichkeit und in Sitzung B Konflikte mit Geschwistern und anderen Kindern im Mittelpunkt; im Erziehertraining das etwas breiter gefasste Thema »Kontakte aufbauen – Freunde Finden« (Sitzung 7). Die Sitzung »Ausdauerndes Spiel« (Sitzung C im PEP-EL, Sitzung 8 im PEP-ER) nimmt eine sehr häufig genannte Problemsituation in den Blick, die für expansive Kinder von hoher prognostischer Bedeutung für den späteren Schuleintritt ist. Die Sitzung D im Elterntraining (Hausaufgaben) bietet für Eltern von Schulkindern nochmals spezifische Ausarbeitungen an. Für Erzieherinnen steht mit Sitzung 9 ein sehr spezifischer Baustein zu Elternarbeit und Elterngespräch zur Verfügung. Die Sitzungen A–D im PEP-EL sind optional und können je nach Problemlage und organisatorischem Hintergrund durchgeführt werden. Auch im Erziehertraining kann auf die Durchführung der Sitzungen 7 und 8 je nach Bedürfnislage und Vorbildung der Teilnehmer verzichtet werden.

In einer Abschlusssitzung wird schließlich ein **individuelles Resümee** gezogen, es werden **Möglichkeiten der Rückfallprophylaxe** besprochen und es erfolgt eine **prognostische Abschätzung**, ob für einzelne Teilnehmer ggf. weitere Maßnahmen in Betracht kommen. Darüber hinaus können im Elternkurs die zentralen Botschaften zu möglicherweise ausgesparten optionalen thematischen Sitzungen (A–D) kurz angesprochen und auf die entsprechenden Kapitel im Teilnehmermaterial verwiesen werden.

Evaluation

Die Wirksamkeit des Programms wurde in einer umfangreichen Studie untersucht. Es konnte gezeigt werden, dass sowohl **Verhaltensauffälligkeiten** nach Einschätzung der Eltern als auch das **Erziehungsverhalten der Eltern** deutlich **stärker verbessert** waren als in einer unbehandelten Kontrollgruppe (Hanisch et al., 2006). Auch im **Urteil der Erzieherinnen** lassen sich **deutliche Verminderungen der Verhaltensauffälligkeiten** der Zielkinder im Verlauf der Intervention nachweisen; im Vergleich zur Kontrollgruppe, in der sich die Kinder ebenfalls in ihrer Symptomatik verminderten, konnten jedoch keine deutlichen Effekte gefunden werden. Weitere Studien belegen die Wirksamkeit sowohl des Eltern- als auch des Erzieherprogramms bei Anwendung unter Alltagsbedingungen und ihre Stabilität (Hautmann, Hanisch, Hoijtink, Mayer, Plück & Döpfner, 2008; Hautmann, Hanisch, Mayer, Plück & Döpfner, 2008; Plück, Hautmann, Hanisch, Mayer & Döpfner, 2008).

2.3 Selbsthilfeprogramm Wackelpeter und Trotzkopf

Döpfner, Schürmann und Lehmkuhl (2000)

Steckbrief

- **Problembereich:** Hyperkinetische und oppositionelle Verhaltensprobleme
- **Altersbereich:** Kinder im Alter von 3–12 Jahren
- **Trainingsteilnehmer:** Einzelne Eltern oder andere Bezugspersonen hyperkinetisch-oppositionell auffälliger Kinder (Selbsthilfe)
- **Dauer:** Abhängig vom Bearbeitungstempo der Eltern, mindestens aber 14 Wochen
- **Methode:** Selbsthilfeprogramm für Eltern, Lehrer und Erzieher anhand verhaltenstherapeutischer Prinzipien
- **Besonderheiten:** Selbsthilfeprogramm, Manual enthält Arbeitsblätter und Memo-Karten

Zielgruppe

Das Programm richtet sich an **Eltern mit Kindern mit hyperaktiven und/oder oppositionellen Verhaltensproblemen** im **Alter von 3–12 Jahren**. Auch andere Bezugspersonen dieser Kinder, wie **Lehrer und Erzieher** können das Programm nutzen. Es kann als **Selbsthilfeprogramm** eingesetzt werden. Sollten aber trotz systematischer Anwendung keine deutlichen Veränderungen erreicht werden, können die Verhaltensprobleme des Kindes nicht auf den familiären Rahmen beschränkt sein oder schon lange bestehen. In diesem Fall sind ergänzend intensivere Behandlungsangebote indiziert.

Rahmenbedingungen

Das Programm kann von Eltern, Lehrern oder Erziehern auf verschiedene Weise genutzt werden:

a) Zur **Information** über die wichtigsten Erkenntnisse zu hyperkinetischen und oppositionellen Verhaltensproblemen und über die Möglichkeiten zur Verminderung dieser Probleme.

b) Wenn die Eltern selbst versuchen wollen, die Verhaltensprobleme des Kindes in der Familie anzugehen, können sie das Buch als ein **Selbsthilfeprogramm** einsetzen. Lehrer oder Erzieher können das Programm in abgewandelter Form für Kindergarten und Schule nutzen.

c) Die Eltern können das Buch auch im Rahmen einer (medikamentösen oder psychologischen) **Behandlung des Kindes** bei einem Arzt oder Psychotherapeuten einsetzen. Wenn der Therapeut nach dem Therapieprogramm für Kinder mit hyperkinetischem und oppositionellem Problemverhalten (THOP) arbeitet, dann kann es sehr hilfreich sein, wenn der Therapeut mit den Eltern gemeinsam die Kapitel aus dem Elternleitfaden und aus den Anwendungsbeispielen durcharbeitet und die konkrete Umsetzung bespricht.

Wird das Programm von Eltern oder Bezugspersonen eigenständig genutzt, richtet sich die **Dauer** nach dem individuellen Bearbeitungstempo. In der Regel sollte aber mindestens eine Woche pro Behandlungsstufe (also insgesamt mindestens 14 Wochen) eingeplant werden. Wenn das Manual in Kombination zu einer medikamentösen oder psychotherapeutischen Behandlung des Kindes eingesetzt wird, richtet sich das Bearbeitungstempo nach dem Fortgang dieser Behandlung.

Programmkonzept

Das Selbsthilfeprogramm Wackelpeter und Trotzkopf wurde in Anlehnung an THOP (s. oben) entwickelt und ist in **3 Hauptteile** gegliedert:

Im ersten Teil mit dem Titel »**Fragen und Antworten**« werden häufige Fragen zu hyperkinetischen und oppositionellen Verhaltensauffälligkeiten beantwortet. Die Eltern erhalten zudem Informationen zu Diagnostik und Behandlungsmöglichkeiten dieser Probleme.

Der 2. Teil enthält einen **Elternleitfaden**, der den Eltern in 14 Stufen schrittweise Möglichkeiten zur Verminderung von Verhaltensproblemen aufzeigt. Die ersten 3 Stufen dienen der **Konkretisierung der Verhaltensprobleme** des Kindes. Das Teufelskreismodell als **Erklärungsansatz** wird eingeführt. Die Stufen 4 und 5 fokussieren auf die **Stärkung einer**

positiven Beziehung zwischen Eltern und Kind. Die Stufen 6–9 dienen der Formulierung wichtiger **Familienregeln** und der Etablierung **positiver und negativer Konsequenzen** bei Einhaltung bzw. Nichteinhaltung dieser Regeln. In den Stufen 10–12 werden **Methoden des Kontingenzmanagements** vermittelt und die Stufen 13 und 14 dienen der **Rückfallprophylaxe**. Zur Erleichterung der Umsetzung der Elternleitfäden in den Alltag werden in den einzelnen Stufen möglichst **konkrete Verhaltensregeln** formuliert. Diese dienen als Orientierungshilfe und sollen von den Eltern auf ihre individuelle Situation abgestimmt werden.

Die 14 Stufen des Elternleitfadens sind nach folgendem Schema aufgebaut:

Aufbau der Stufen des Elternleitfadens

1. **Ist das bei Ihnen auch so?** Einleitung und kurze Schilderung eines Fallbeispiels
2. **Was können Sie tun?** Allgemeine Schilderung der Intervention
3. **Das kann Ihnen helfen!** Detaillierte Darstellung der einzelnen Handlungsschritte zur selbstständigen Umsetzung der Intervention mit Hinweis auf die zugehörigen Arbeitsblätter und Memo-Karten

Der 3. Teil des Programms ergänzt den Elternleitfaden durch weitere konkrete **Anwendungsbeispiele**, in denen typische alltägliche Probleme in Familien mit hyperkinetischen oder oppositionellen Kindern beschrieben werden und die Anwendung der 14 Stufen des Elternleitfadens an konkreten Beispielen noch einmal erläutert wird.

Materialien

Das Buch wird ergänzt durch **Arbeitsblätter** und **Memo-Karten**. Arbeitsblätter helfen den Eltern in einigen Stufen des Elternleitfadens, die einzelnen Maßnahmen konkret für *ihr* Kind zu erarbeiten und umzusetzen. Mithilfe von Memo-Karten sollen die Eltern immer wieder an die wichtigsten Punkte der einzelnen Stufen erinnert werden. Die Rückseite der Memo-Karten kann zudem als **Protokollbogen** dienen.

Evaluation

Die Wirksamkeit des Selbsthilfeprogramms Wackelpeter und Trotzkopf wurde in 2 Studien evaluiert (Kierfeld & Döpfner, 2006; Kierfeld, Hanisch & Döpfner, 2008). Es wurde untersucht, ob Verhaltensauffälligkeiten von expansiv auffälligen Kindern vermindert werden können, wenn die Eltern die einzelnen Kapitel des Selbsthilfebuches lesen, die entsprechenden Interventionen umsetzen und einmal pro Woche eine telefonische Unterstützung von ca. 15 min erhalten. Die Studien belegen eine deutliche **Reduktion der Verhaltensauffälligkeiten** der Kinder im Urteil der Eltern und eine **hohe Zufriedenheit** der Eltern mit dieser Maßnahme.

2.4 Kompetenztraining für Eltern sozial auffälliger Kinder (KES)

Lauth und Heubeck (2006)

Steckbrief

- **Problembereich:** Kinder mit hyperkinetischer Störung, oppositionellem Trotzverhalten oder Störung des Sozialverhaltens in klinischer oder subklinischer Ausprägung
- **Altersbereich:** Kinder im Alter von 5–11 Jahren
- **Trainingsteilnehmer:** Gruppen von 4–10 Müttern und Vätern, bei 2 Trainern auch 12–14 Teilnehmer
- **Dauer:** 7 Sitzungen zu jeweils 180 min (inklusive 30 min Pause)
- **Methode:** (Kognitiv-) verhaltenstherapeutische und lösungsorientierte Konzepte
- **Besonderheiten:** Sekundär-präventives Behandlungsprogramm

Zielgruppe

KES richtet sich an **Eltern von Kindern im Alter von 5–11 Jahren** mit hyperkinetischer Störung, oppositionellem Trotzverhalten oder Störung des Sozialverhaltens. Das Programm wendet sich aber auch in einer **sekundär-präventiven** Zielsetzung an Eltern von Kindern mit ersten, frühen Störungsanzeichen. Zielgruppe sind sowohl allein erziehende Elternteile, als auch Elternpaare, wobei die Gruppen jeweils heterogen zusammengestellt werden sollten.

Rahmenbedingungen

Es handelt sich um ein **Gruppenprogramm** für 4–10 Mütter und Väter. Wird die Gruppe von 2 Trainern geleitet, können auch 12–14 Elternteile teilnehmen. Dabei wird es als ausreichend angesehen, wenn jeweils ein Elternteil die Termine wahrnimmt und der 2. Elternteil lediglich bei der Abschlusssitzung anwesend ist. Das Training besteht aus **6-wöchentlichen Sitzungen** zu jeweils 180 min, in denen eine 30-minütige Pause enthalten ist. Eine **Auffrischungssitzung** erfolgt 4–6 Wochen nach der 6. Sitzung. Insgesamt erstreckt sich das Training somit über einen Zeitraum von 9–11 Wochen. Das Training wird in der Regel **ambulant** durchgeführt und **kann andere Interventionen begleiten**, wie z. B. eine pharmakotherapeutische Behandlung, ein Problemlösetraining mit dem Kind oder Interventionen in Schule oder Kindergarten.

Materialien

Das Manual enthält Vordrucke zahlreicher **Protokoll-, Auswertungs- und Informationsblätter** für die jeweiligen Trainingseinheiten. Diese werden kopiert und den Teilnehmern in einer **»KES-Mappe«** ausgehändigt.

Programmkonzept

Das Kompetenztraining für Eltern sozial auffälliger Kinder beruht auf 3 übergeordneten Modellvorstellungen:

a) Einem **biopsychosozialen Störungsmodell**, das psychobiologische und verhaltensgenetische Ursachen für die kindlichen Verhaltensstörungen annimmt, das Fortbestehen und die Festigung der Störung aber auf soziale und familiäre Bedingungen zurückführt.
b) Der Annahme, dass **Stress und mangelnde Ressourcen** die Erziehungskompetenz der Eltern beeinträchtigen und ein strafendes Klima zwischen Eltern und Kind begünstigen.
c) Dem Konzept des **»goodness of fit«** (Chess & Thomas, 1999), nach dem sozial auffälliges Verhalten eines Kindes Zeichen für eine unzureichende Anpassung (poor fit) ist. Diese kann zustande kommen, wenn das Kind entweder nicht die erforderlichen Kompetenzen zur Anpassung an die Umwelt besitzt oder in der Umwelt keine passende »Nische« findet.

Ziel des Trainings ist eine **Erhöhung der Passung zwischen Eltern und Kind**, eine **Steigerung der elterlichen Erziehungskompetenz** durch die **Bearbeitung konkreter Alltagssituationen** und eine **Senkung des familiären Stressniveaus** durch eine familiäre **Neustrukturierung.**

KES besteht aus **6 Trainingseinheiten** und **einer Auffrischungssitzung** (»booster-session«). Alle Trainingseinheiten sind nach einem einheitlichen Schema aufgebaut:

Sitzungsablauf

1. **Tagesordnung:** Der Ablauf der Sitzung wird vorbesprochen und im Gruppenraum aufgehängt
2. **Letzte Wochenaufgabe:** Auswertung der Wochenaufgabe
3. **Inhaltsspezifischer Baustein:** Erarbeitung einer neuen Intervention, Durchführung von Übungen
4. **»Eigene Stärken finden«:** Fokus auf unproblematische Anteile und Kompetenzen
5. **Neue Wochenaufgabe:** Erarbeitung einer Wochenaufgabe zum neu erarbeiteten Baustein

Die 1. Sitzung dient dem Kennenlernen, der Vereinbarung wichtiger Rahmenbedingungen sowie der **Problem- und Zieldefinition**. In der 2. Sitzung wird den Eltern die **»Positive Spielzeit«** vorgestellt, in der ein Elternteil zur Verbesserung der Eltern-Kind-Beziehung täglich 30 min mit dem Kind spielen soll. In der 3. Sitzung werden die **eigenen Gedanken der Eltern in problematischen Situationen mit dem Kind** analysiert. Den Eltern wird das ABC-Schema zum Zusammenhang von Situation, Bewertung und Konsequenz vermittelt und es werden Möglichkeiten der **Emotionsregulation** durch Steuerung eigener Gedanken in den Problemsituationen erarbeitet. In der 4. Sitzung werden konkrete **Abläufe für belastende Standardsituationen**, die von zeitlichen bzw. räumlichen Bedingungen abhängen (z. B. Ins-Bett-gehen, Badsituation, Hausaufgaben), erarbeitet und im Rollenspiel eingeübt. Mit den Eltern wird zudem geplant, wie sie ihr Kind **wirkungsvoll in diesen Situationen unterstützen** können und welche Hilfsangebote eher kontraindiziert sind. In der 5. Sitzung lernen die Teilnehmer, **Konsequenzen wirkungsvoll einzusetzen**. Als Möglichkeit der Verstärkung erwünschter Verhaltensweisen wird mit den Eltern ein Punkteplan erarbeitet. Zudem werden mit den Eltern angemessene negative Konsequenzen bei unerwünschtem Verhalten thematisiert. In der 6. Einheit werden die Eltern schließlich angeleitet, ihrem Kind **effektive Aufforderungen** zu stellen. Anhand eines Fallbeispiels werden unwirksame Strategien identifiziert und im Rollenspiel werden angemessene Grenzsetzungen und typische »Verhandlungsspiele« eingeübt. In einer Auffrischungssitzung 4–6 Wochen später werden die **Inhalte der vorangegangenen Sitzungen resümiert und weiterer Handlungsbedarf beleuchtet**. Zudem werden mit den Eltern Möglichkeiten der Entlastung und sozialen Unterstützung sondiert. So wird mit jedem Teilnehmer ein **»persönlicher Hilfeplan«** entwickelt, der eine wirksamere Unterstützung in verschiedenen Lebensbereichen vorsieht.

Evaluation

Nach Lauth und Heubeck (2006) wurde das KES in 4 Einzelstudien evaluiert. Im Rahmen einer **formativen Evaluation** erwies sich das Training nach dem Urteil der Trainerinnen als **praktikabel und alltagstauglich**. In einer Studie von Konrad (2002), in der eine Vorform des KES verwendet wurde, konnte eine **Verbesserung der Erziehungsfertigkeiten** von Müttern von Kindern mit ADHS in familiären Standardsituationen sowie eine **Verringerung der wahrgenommenen Belastung** der Mütter nachgewiesen werden. Die teilnehmenden Mütter unterschieden sich darin signifikant von einer Wartekontrollgruppe. In einer weiteren Studie wurde die Wirksamkeit des Programms unter **Praxisbedingungen** überprüft (vgl. Lauth & Heubeck, 2006): In einer Inanspruchnahmestichprobe aus 16 Erziehungsberatungsstellen konnte die Belastung der Eltern in familiären Standardsituationen reduziert werden. Zuvor besonders stark belastete Eltern profitierten besonders. Eine Reduktion der kindlichen ADHS-Symptomatik oder der allgemeinen familiären Belastung konnte allerdings nicht nachgewiesen werden. In einer Studie von Lauth, Grimm und Otte (2007) erwies sich das Training **gegenüber einer nondirektiven Alternativbehandlung** als deutlich wirksamer. Durch die Verhaltensübungen erhöhte sich die Wirksamkeit. Die kindlichen Auffälligkeiten in familiären Standardsituationen nahmen bei den Trainingsteilnehmern deutlich stärker ab als bei einem Elterntraining ohne Verhaltensübungen und bei der Alternativbehandlung. In den Teilbereichen, die im Training angesprochen wurden, konnte auch das familiäre Stressniveau, wenn auch nur in geringem Umfang, gemindert werden.

2.5 Therapieprogramm für Jugendliche mit Selbstwert-, Leistungs- und Beziehungsstörungen (SELBST)

Walter, Rademacher, Schürmann und Döpfner (2007); Walter und Döpfner (2009)

Steckbrief

- **Zielgruppe:** Jugendliche mit Selbstwert-, Leistungs- und Beziehungsstörungen
- **Altersbereich:** Jugendliche im Alter von 12–18 Jahren
- **Programmteilnehmer:** Einzelne Jugendliche oder Jugendlichengruppen
- **Dauer:** Je nach Problemkonstellation variabel zwischen 15 und 55 Sitzungen zu je 45 min
- **Methode:** Selbstmanagementtherapie
- **Besonderheiten:** Störungsübergreifendes Manual, CD-ROM mit Materialien im PDF-Format

Zielgruppe

Bei dem Programm handelt es sich um ein **störungsübergreifendes Manual** zur Behandlung häufig im Jugendalter auftretender Selbstwert-, Leistungs- und Beziehungsprobleme, das somit breite Einsatzmöglichkeiten in der Behandlung von Jugendlichen bietet. Zur Behandlung **hyperkinetischer Störungen** im Jugendalter eignet sich insbesondere der Band: **Leistungsprobleme** (Walter & Döpfner, 2009). Da sich hyperkinetische Auffälligkeiten aber auch auf den Selbstwert und die Beziehungen zu Gleichaltrigen und Familienmitgliedern auswirken können und bei hyperkinetischen Jugendlichen häufig **komorbid** weitere Störungen vorliegen, können auch die anderen Teilbereiche des Manuals in der Behandlung hyperkinetischer Jugendlicher eingesetzt werden.

Rahmenbedingungen

SELBST eignet sich sowohl zur **Einzeltherapie** von Jugendlichen als auch zum Einsatz im Rahmen von **Gruppentherapien** (Gruppengröße 4–6 Jugendliche). Bei der Behandlung steht die Arbeit mit dem Jugendlichen im Vordergrund, wobei relevante Bezugspersonen (z. B. Eltern, Geschwister, Lehrer, Betreuer) in Abhängigkeit von der Problematik intensiv mit einbezogen werden können. Das Programm kann im Rahmen **ambulanter und stationärer Behandlung** eingesetzt werden. Im ambulanten Setting werden **wöchentliche Sitzungen** zu jeweils 45–50 min empfohlen. Insbesondere im Rahmen der Familiensitzungen kann es hilfreich sein, die Dauer auf 80–90 min auszudehnen. Im stationären Rahmen und bei akuter Zuspitzung der Problemsituation im ambulanten Setting kann es sinnvoll sein, die Sitzungsfrequenz zu erhöhen. Zudem ist es häufig hilfreich, auch zwischen den Sitzungen mit dem Jugendlichen in Kontakt zu bleiben, um beispielsweise sicherzustellen, dass der Jugendliche seine Therapieaufgaben im Alltag umsetzen kann. Neben kurzen Telefonaten bietet sich unter zeitökonomischen Aspekten insbesondere der **Austausch über Email oder SMS** an. Die **Dauer** der Behandlung ist sehr **variabel** und kann in Abhängigkeit von der Problematik des Jugendlichen mit 5–20 h für die Problem- und Zielanalyse und durchschnittlich 10–35 Behandlungsstunden in der Interventionsphase veranschlagt werden.

Programmkonzept

SELBST lässt sich durch folgende Merkmale charakterisieren:

- Es ist **störungsübergreifend**, d. h. es orientiert sich nicht an den gängigen Störungskategorien der Klassifikationsschemata, sondern
- es ist **problemorientiert**, indem es die konkreten Probleme im Bereich von Selbstwert-, Leistungs- und Beziehungsschwierigkeiten von Jugendlichen aufgreift.
- Es ist **lösungsorientiert** und versucht, konkrete Problembewältigungen mit dem Jugendlichen und seinen Bezugspersonen zu erarbeiten und umzusetzen.
- Es ist **ressourcenorientiert**, weil es neben den Problemen auch die Stärken des Jugendlichen und seiner Umwelt aufgreift und in die Lösungen mit einbindet.

Das Programm umfasst in Anlehnung an den von Kanfer, Reinecker und Schmelzer (2000) beschriebenen Selbstmanagementansatz 7 Behandlungsphasen, die wiederum in 2 große Behandlungssegmente unterteilt sind: in **Problem- und Zielanalyse** (Phasen 1–4) sowie **Intervention und Verlaufskontrolle** (Phasen 5–7). Im Normalfall werden die Phasen in aufeinander folgender Reihenfolge durchlaufen, die **rekursive Struktur** des Modells ermöglicht jedoch jederzeit einen Rückgriff auf frühere Behandlungsphasen (Walter et al., 2007).

a) **Phase 1 (Screening der Eingangsbeschwerden, Beziehungsaufbau, Informationsvermittlung)** dient dem Aufbau initialer Behandlungsmotivation und Kooperationsbereitschaft, dem Beziehungsaufbau, dem Sammeln und Bereitstellen von Informationen, sowie dem Herstellen von Transparenz.
b) In **Phase 2 (Multimodale Diagnostik: Probleme & Kompetenzen, Belastungen & Ressourcen)** werden über ausführliche Exploration des Jugendlichen und wichtiger Bezugspersonen weitergehende Informationen über die Problematik und die Ressourcen des Jugendlichen und der Bezugspersonen eingeholt.
c) **Phase 3 (Problemanalyse, Erarbeitung eines Störungskonzeptes)** beinhaltet eine differenzierte Problemanalyse mit Erfassung der auslösenden Bedingungen, des konkreten Verhaltens sowie der nachfolgenden kurz- und langfristigen Konsequenzen mit dem Jugendlichen selbst, aber auch mit den wichtigen Bezugspersonen. Darauf aufbauend wird ein umfassendes gemeinsames Störungsmodell erarbeitet.
d) In **Phase 4 (Zielanalyse, Stärkung der Änderungsmotivation, Interventionsplanung)** werden mit allen Beteiligten Therapieziele erarbeitet, auf deren Basis die nachfolgenden Interventionen geplant werden. Hierbei werden die Änderungswünsche des Jugendlichen berücksichtigt und die Ziele auf ihre Realisierbarkeit hin überprüft. Hierdurch kann die Änderungsmotivation des Jugendlichen gestärkt werden.
e) In **Phase 5 (Durchführung von Interventionen)** werden kognitiv-verhaltenstherapeutische Interventionen im engeren Sinne durchgeführt. Entsprechend der ausgewählten Therapieziele erfolgt die Zuordnung zu den 4 Problembereichen des Programms (s. unten).

f) **Phase 6 (Zwischenevaluation, Zielerreichung):** In regelmäßigen Abständen wird eine Zwischenbilanz gezogen. Bei Bedarf werden die Faktoren bearbeitet, die der Zielerreichung entgegenstehen (Misserfolgs- bzw. Widerstandsanalyse). Ist das entsprechende Teilziel erreicht worden, können neue Ziele definiert (Rückkehr zu Phase 4) und weitere Interventionen durchgeführt werden.
g) In **Phase 7 (Stabilisierung, Rückfallprävention)** stehen schließlich die Stabilisierung der erreichten Verhaltensänderungen und die Rückfallprävention im Vordergrund. Die Unterstützung durch den Therapeuten wird schrittweise ausgeblendet, potentielle Problemsituationen oder Rückfälle in alte Verhaltensprobleme werden thematisiert und geeignete Bewältigungsstrategien eingeübt. In Auffrischungssitzungen (Booster-Sitzungen) können die erworbenen Verhaltenskompetenzen zur Bewältigung aktueller Probleme genutzt werden.

Zum Ende der Phase 4 werden konkrete Behandlungsziele und auch die Reihenfolge der zu erreichenden Therapieziele festgelegt. Ab diesem Zeitpunkt verlaufen die Sitzungen nach dem folgenden Schema:

Sitzungsablauf
1. **Rückblick:** Gespräch über die Ereignisse seit der letzten Sitzung
2. **Problemanalyse:** Bearbeitung der Problem- und Ziellisten und Besprechen der Therapieaufgaben
3. **Intervention:** Bearbeiten eines Therapiebausteins
4. **Job der Woche:** Festlegen einer Therapieaufgabe

Nach einem kurzen Gespräch über die Ereignisse seit der letzten Sitzung, werden die aktuellen Schwierigkeiten auf einer Problemliste oder als zu erarbeitende Therapieziele auf einer Zielliste von dem Jugendlichen eingeschätzt. Anschließend werden die Erfahrungen des Jugendlichen bzw. der Eltern bei der Durchführung der Therapieaufgabe exploriert, ggf. werden Schwierigkeiten bei der Durchführung aufgegriffen und bearbeitet. Im Anschluss erarbeitet der Therapeut mit den Anwesenden – unter Zuhilfenahme der vorgesehenen Materialien – den durchzuführenden Therapiebaustein anhand des Therapiemanuals. Den Abschluss einer Sitzung bildet das gemeinsame Vereinbaren der Therapieaufgabe (Job der Woche) bis zur nächsten Sitzung.

Das Programm ist **modular** aufgebaut und umfasst eine Vielzahl unterschiedlicher Bausteine für Jugendliche, Eltern und Lehrer, die auf die verschiedenen Problembereiche, die SELBST anspricht, zugeschnitten sind. Die individuelle Auswahl der Interventionen erfolgt je nach Art und Schweregrad, Funktionalität, Dringlichkeit und Veränderbarkeit der Verhaltensprobleme und je nach den Veränderungswünschen des Jugendlichen. Für die Behandlung von Jugendlichen mit hyperaktiven Störungen eignet sich v. a. der Band: **Leistungsprobleme** (Walter & Döpfner, 2009), welcher die Behandlung jugendlichenspezifischer Probleme im Leistungsbereich – in der Schule oder am Ausbildungsplatz – fokussiert. Im Folgenden werden die **6 Therapiebausteine aus Phase 5 von SELBST – Leistungsprobleme** kurz skizziert:

- **Bausteine 1 und 2 (Leistung – Platzierung, Leistung – Fördermaßnahmen)** beschäftigen sich mit einer möglichen Überforderung des Jugendlichen bei Begabungsdefiziten wie Intelligenzminderungen oder Teilleistungsstörungen. Vom Therapeuten wird ggf. eine adäquate Beschulung des Jugendlichen oder die Einleitung von Fördermaßnahmen bei Teilleistungsstörungen angestoßen.
- **Baustein 3 (Leistung – Kognition, LK)** zielt auf die Korrektur verzerrter Kognitionen bei Jugendlichen und Eltern. Zentrale dysfunktionale leistungsbezogene Kognitionen werden schrittweise mit dem Jugendlichen und den Eltern herausgearbeitet, analysiert und verändert. Zur Stärkung der Leistungsmotivation des Jugendlichen werden Selbstbelohnungstechniken installiert.
- **Baustein 4 (Leistung – Methoden, LM)** besteht aus 2 Teilbereichen: Der erste (LMO: Leistung – Methoden – Organisation) zielt darauf ab, organisatorisch-planerische Fertigkeiten zu verbessern, indem der Arbeitsplatz optimiert wird und gezielt Hausaufgaben- und Lernzeiten installiert werden. Im 2. Teilbereich (LMS: Leistung – Me-

thoden – Strategien) wird angestrebt, dem Jugendlichen anhand von schulrelevantem Material spezifische Methoden zum Erwerb von Fachwissen und zur systematischen Aufgabenbearbeitung zu vermitteln. Hierbei können die Eltern unterstützend miteinbezogen werden.

- **Baustein 5 (Leistung – Unterricht, LU)** wirkt auf eine Verbesserung der Mitarbeit im Unterricht und den Abbau von Störverhalten hin. Hierbei werden auch die strukturellen Bedingungen im Unterricht überprüft und ggf. verändert (beispielsweise durch einen Sitzplatzwechsel) und zur Unterstützung der Selbststeuerung des Jugendlichen Selbst- und Fremdverstärkungssysteme etabliert. Ein therapeutischer Schwerpunkt wird auf den Umgang mit eventuell auftretenden sozialen Konsequenzen von Mitschülern gelegt, die aus der Verhaltensänderung des Jugendlichen resultieren können.
- **Baustein 6 (Leistung – Wissenslücken, LW)** beinhaltet Interventionen zum Aufholen verpasster Lerninhalte und ist insbesondere dann indiziert, wenn die Leistungsprobleme schon lange bestehen. In Absprache mit dem Fachlehrer werden konkrete Pläne zur Verminderung der Wissenslücken entwickelt und im Alltag installiert. In regelmäßigen Abständen finden Lernkontrollen statt, um die Effekte zu kontrollieren. Zur Unterstützung werden auch hier Selbst- und Fremdbelohnungsstrategien eingesetzt.

Materialien

Das Manual ist in **5 Bände** unterteilt. Der 1. Band beschreibt die **Grundlagen** des Vorgehens (Walter et al., 2007). Die Ausgestaltung der 4 Interventionsbereiche folgt in den Bänden 2–5. Band 2 befasst sich mit **Leistungsproblemen** im Jugendalter (Walter & Döpfner, 2009). Die Bände 3–5 behandeln die Themen Selbstwertprobleme, Gleichaltrigenprobleme und Familienprobleme und sind in Vorbereitung. Jeder Band beinhaltet zahlreiche Arbeitsmaterialien, die im PDF-Format auf einer beiliegenden **CD-ROM** gespeichert sind und vom Therapeuten ausgedruckt werden können.

Evaluation

Das Manual **SELBST – Leistungsprobleme** hat sich in der klinischen Praxis bewährt (Walter & Döpfner, 2006, 2007a, b) und wurde in einer Pilotstudie an n = 10 Jugendlichen im Alter von 13–18 Jahren im **Eigenkontrollgruppendesign** in der Schwerpunktambulanz für Jugendliche an der Klinik und Poliklinik für Psychiatrie und Psychotherapie des Kindes- und Jugendalters am Klinikum der Universität zu Köln erprobt. Dabei konnte eine signifikante Verbesserung der schulbezogenen Probleme im Eltern-, Lehrer- und Selbsturteil mit mittleren bis großen Effektstärken erzielt werden. Komorbide expansive und internalisierende Probleme konnten ebenfalls deutlich gesenkt werden (Walter & Döpfner, 2006). Die Problembelastung konnte signifikant verringert werden und die Behandlungszufriedenheit der Beteiligten war hoch. Die Effekte blieben auch über einen Zeitraum von einem Jahr nach Behandlungsabschluss stabil (Walter & Döpfner, 2007b).

Fazit und Ausblick

Hyperkinetische Störungen zählen, wie eingangs beschrieben, zu den häufigsten Verhaltensauffälligkeiten im Kindes- und Jugendalter. Entsprechend liegen auch zahlreiche Behandlungskonzepte zur Therapie dieser Auffälligkeiten vor. Die Wirksamkeit von Elterntrainings und Interventionen in der Schule bei Kindern mit hyperkinetischen Störungen bzw. Aufmerksamkeitsdefizit-/Hyperaktivitätsstörungen wurde in mehreren Studien im angloamerikanischen Sprachraum belegt (vgl. Döpfner & Lehmkuhl, 2002a; Berk, Plück & Döpfner, 2008). So erwiesen sich beispielsweise in der **MTA-Study** – der bislang größten Studie zur Wirksamkeit von multimodaler Therapie – Elterngruppen als wirkungsvoll zur Minderung von ADHS-Symptomen und auch anderen expansiven und internalen Störungen (MTA Study Group, 1999). Das Therapieprogramm THOP wendet die Methoden an, die sich in diesen Studien als wirkungsvoll erwiesen haben. Bei den hier vorgestellten Manualen handelt es sich um diejenigen, die **in der Praxis die größte Verbreitung** gefunden haben und die somit als praktikable Behandlungsansätze angesehen werden können. Vorgestellt wurden einerseits Programme zur **Prävention** (PEP) sowie zur Intervention bei **ersten leichten Verhaltensauffälligkeiten** (Wackelpeter und Trotzkopf – KES) als auch Konzepte zur Behandlung von **Auffälligkeiten mit klinischer Wertigkeit** (THOP, SELBST). Die Wahl des Programms sollte sich an der

Schwere der Symptomatik orientieren. Die komplexeren Verfahren für klinische Gruppen zeichnen sich durch einen modularen Aufbau aus, bei dem in Abhängigkeit von der individuellen Problemkonstellation individualisierte Therapien zusammengestellt werden können.

Die Rahmenbedingungen der verschiedenen Konzepte berücksichtigen auch **ökonomische Prinzipien**: während präventive und sekundär-präventive Behandlungen zumeist im (kostengünstigeren) **Gruppensetting** angeboten werden, wurden zur Behandlung klinisch relevanter hyperkinetischer Auffälligkeiten Programme vorgestellt, die sowohl im Gruppen-, als auch im **Einzelsetting** durchgeführt werden können.

Inhaltlich bestehen zwischen den vorgestellten Manualen große Überschneidungen: Die Manuale basieren alle auf **verhaltenstherapeutischen Prinzipien** und bedienen sich neben **pädagogisch-therapeutischen Interventionen** (effektive Aufforderungen, positive und negative Konsequenzen) **Methoden des Kontingenzmanagements** sowie **kognitiver und Selbstmanagement-Ansätze**. Zudem legen alle Manuale einen Schwerpunkt auf **ressourcenorientierte Interventionen** bzw. die Stärkung positiver Verhaltensanteile (Spielzeiten, Positivtagebuch).

Insbesondere bei Kindern im Vorschul- und Grundschulalter werden in die Behandlung hyperkinetischer und oppositioneller Störungen die **Eltern und weiteren Bezugspersonen des Kindes stark einbezogen**. Hierin sind sich die Autoren der vorgestellten Manuale einig und haben eigene Therapiebausteine für die Bezugspersonenarbeit konzipiert oder beschränken sich teilweise vollkommen auf die Arbeit mit Bezugspersonen (Wackelpeter und Trotzkopf, PEP, KES). Im Jugendalter tritt die Arbeit mit dem Jugendlichen selbst stärker in den Vordergrund, aber auch hier kann auf die Arbeit mit Eltern und Lehrern in der Regel nicht verzichtet werden.

Die **Wirksamkeit** der jeweiligen Programme konnte in zahlreichen Studien belegt werden (Döpfner et al., 2003, 2004; Döpfner & Lehmkuhl, 2002b; Hanisch et al., 2006; Kierfeld & Döpfner, 2006; Kierfeld, Hanisch & Döpfner, 2008; Lauth, Grimm & Otte, 2007; Walter & Döpfner 2006, 2007a, b). **Wünschenswert** wären weitere vergleichende Studien zur Wirksamkeit der unterschiedlichen Programme. Die vorliegenden vergleichenden Untersuchungen weisen auf eine Überlegenheit umfeldzentrierter Ansätze gegenüber patientenzentrierten Ansätzen hin.

Literatur

Berk, E., Plück, J. & Döpfner, M. (2008). Zufriedenheit der Eltern mit Elterngruppen auf der Grundlage des Therapieprogramms THOP in der klinischen Routineversorgung von Kindern mit ADHS-Symptomatik. Verhaltenstherapie mit Kindern & Jugendlichen. *Zeitschrift für die psychosoziale Praxis, 4*, 99–108

Chess, T. & Thomas, A. (1999). *Goodness of fit. Clinical applications from infancy through adult life*. Philadelphia: Brunner & Mazel.

Döpfner, M., Banaschewski, T. & Sonuga-Barke, E. J. S. (2008). Aufmerksamkeitsdefizit-/Hyperaktivitätsstörung (ADHS). In F. Petermann (Hrsg.), *Lehrbuch der klinischen Kinderpsychologie* (6. Aufl., S. 257–276). Göttingen: Hogrefe.

Döpfner, M., Breuer, D., Schürmann, S., Wolff Metternich, T., Rademacher, C. & Lehmkuhl, G. (2003). Die Wirksamkeit von multimodaler Therapie bei Kinder mit Aufmerksamkeitsdefizit-/Hyperaktivitätsstörungen – Ergebnisse der Kölner Multimodalen Therapiestudie. In U. Lehmkuhl (Hrsg.), *Psychotherapie und Psychopharmakotherapie im Kindes- und Jugendalter. Indikation, Effekte, Verlauf* (S. 135–148). Göttingen: Vandenhoeck & Ruprecht.

Döpfner, M., Breuer, D., Schürmann, S., Wolff Metternich, T., Rademacher, C. & Lehmkuhl, G. (2004). Effectiveness of an adaptive multimodal treatment in children with Attention Deficit Hyperactivity Disorder – global outcome. *European Child & Adolescent Psychiatry, 13, Suppl. 1*, I/117–I/129.

Döpfner, M., Frölich, J. & Lehmkuhl, G. (in Druck). *Aufmerksamkeitsdefizit-/Hyperaktivitätsstörungen (ADHS). Leitfaden Kinder- und Jugendpsychotherapie, Bd. 1* (2. Aufl.). Göttingen: Hogrefe.

Döpfner, M. & Lehmkuhl, G. (2002a). Die Wirksamkeit von Kinder- und Jugendlichenpsychotherapie. *Psychologische Rundschau, 53*, 184–193.

Döpfner, M. & Lehmkuhl, G. (2002b). Evidenzbasierte Therapie von Kindern und Jugendlichen mit Aufmerksamkeitsdefizit-/Hyperaktivitätsstörung (ADHS). *Praxis der Kinderpsychologie und Kinderpsychiatrie, 51*, 419–440.

Döpfner, M., Lehmkuhl, G., Schepker, R. & Frölich, J. (2007). Hyperkinetische Störungen (F90). In Deutsche Gesellschaft für Kinder- und Jugendpsychiatrie Psychosomatik und Psychotherapie, Bundesarbeitsgemeinschaft Leitender Klinikärzte für Kinder- und Jugendpsychiatrie Psychosomatik und Psychotherapie & Berufsverband der Ärzte für Kinder- und Jugendpsychiatrie Psychosomatik und Psychotherapie (Hrsg.), *Leitlinien zur Diagnostik und Therapie von psychischen Störungen im Säuglings-, Kindes- und Jugendalter* (3. überarb. und erw. Aufl., S. 239–254). Köln: Deutscher Ärzte Verlag.

Döpfner, M., Schürmann, S. & Frölich, J. (2007). *Therapieprogramm für Kinder mit hyperkinetischem und oppositionellem Problemverhalten, THOP* (4. Auflage). Weinheim: Psychologie Verlags Union.

Döpfner, M., Schürmann, S. & Lehmkuhl, G. (2000). *Wackelpeter und Trotzkopf. Hilfen für Eltern bei hyperkinetischem und oppositionellem Verhalten* (2. überarbeitete Auflage). Weinheim: Psychologie Verlags Union.

Döpfner, M., Schürmann, S. & Wolff Metternich, T. (2005). Das Therapieprogramm für Kinder mit hyperkinetischem und oppositionellem Problemverhalten (THOP) und davon abgeleitete Programme. In F. J. Schermer (Hrsg.), *Methoden der Verhaltensänderung: komplexe Interventionsprogramme*. Stuttgart: Kohlhammer.

Dreisörner, T. (2006). Wirksamkeit verhaltenstherapeutischer Gruppenprogramme bei Kindern mit Aufmerksamkeitsdefizit-/Hyperaktivitätsstörungen (ADHS). *Kindheit und Entwicklung, 15*, 255–266.

Fischer, M., Barkley, R. A., Fletcher, K. E. & Smallish, L. (1993). The adolescent outcome of hyperactive children: Predictors of psychiatric, academic, social, and emotional adjustment. *Journal of the Academy of Child and Adolescent Psychiatry, 32*, 324–332.

Frölich, J., Döpfner, M. & Lehmkuhl, G. (2002). Effects of combined cognitive behavioural treatment with parent management training in ADHD. *Behavioural and Cognitive Psychotherapy, 30*, 111–115.

Hanisch, C., Plück, J., Meyer, N., Brix, G., Freund-Braier, I., Hautmann, C. & Döpfner, M. (2006). Kurzzeiteffekte des indizierten Präventionsprogramms für Expansives Problemverhalten (PEP) auf das elterliche Erziehungsverhalten und auf das kindliche Problemverhalten. *Zeitschrift für Klinische Psychologie und Psychotherapie, 35*, 117–126.

Hautmann, C., Hanisch, C., Hoijtink, H., Mayer, I., Plück, J.& Döpfner, M. (2008). Long-term effectiveness of a parent management training for children with externalizing behavior problems – a multilevel modeling approach (manuscript submitted for publication).

Hautmann, C., Hanisch, C., Mayer, I., Plück, J. & Döpfner, M. (2008). Effectiveness of the prevention program for externalizing problem behaviour (PEP) in children with symptoms of attention-deficit/hyperactivity disorder and oppositional defiant disorder – generalization to the real world. *Journal of Neural Transmission, 115*, 363–370.

Kanfer, F., Reinecker, H. & Schmelzer, D. (2000). *Selbstmanagement-Therapie. Ein Lehrbuch für die klinische Praxis* (4. Auflage). Berlin: Springer.

Kierfeld, F. & Döpfner, M. (2006). Bibliotherapie als Behandlungsmöglichkeit bei Kindern mit externalen Verhaltensstörungen. *Zeitschrift für Kinder- und Jugendpsychiatrie und Psychotherapie, 34*, 377–386.

Kierfeld, F., Hanisch, C. & Döpfner, M. (2008). Bibliotherapy: Efficacy of a self help program for parents of hard to manage preschool children: a randomized control group trial (manuscript submitted for publication).

Konrad, G. (2002). *Entwicklung und Evaluation eines Gruppentrainings für Mütter von Kindern mit einer Aufmerksamkeitsdefizit-/Hyperaktivitätsstörung (ADHS)*. Frankfurt: Peter Lang.

Lauth, G. W., Grimm, K. & Otte, T. A. (2007). Verhaltensübungen im Elterntraining. Eine Studie zur differenziellen Wirksamkeit im Elterntraining. *Zeitschrift für Klinische Psychologie und Psychotherapie, 36*, 26–35.

Lauth, G. W. & Heubeck, B. (2006). *Kompetenztraining für Eltern sozial auffälliger Kinder (KES)*. Göttingen: Hogrefe.

Lauth, G. W., Kausch, T. W. E. & Schlottke, P. F. (2006). Effekte von eltern- und kindzentrierten Interventionen bei Hyperkinetischen Störungen. *Zeitschrift für Klinische Psychologie und Psychotherapie, 34*, 248–257.

MTA Study Group. (1999). A 14-month randomized clinical trial of treatment strategies for attention-deficit/hyperactivity disorder. The MTA Cooperative Group. Multimodal Treatment Study of Children with ADHD. *Archives of General Psychiatry, 56*, 1073–1086.

Plück, J., Hautmann, C., Hanisch, C., Mayer, I. & Döpfner, M. (2008). Effectiveness of the teacher training of the indicated Prevention Program for Externalizing Problem Behavior (PEP). (manuscript submitted for publication).

Plück, J., Wieczorrek, E., Wolff Metternich, T. & Döpfner, M. (2006). *Präventionsprogramm für Expansives Problemverhalten (PEP). Ein Manual für Eltern- und Erziehergruppen*. Göttingen: Hogrefe.

Salbach, H., Lenz, K., Huss, M., Vogel, R., Felsing, D. & Lehmkuhl, U. (2005). Die Wirksamkeit eines Gruppentrainings für Eltern hyperkinetischer Kinder. *Zeitschrift für Kinder- und Jugendpsychiatrie und Psychotherapie, 33*, 59–68.

Taylor, E., Döpfner, M., Sergeant, J., Asherson, P., Banaschewski, T. & Buitelaar, J. et al. (2004). Clinical guidelines for hyperkinetic disorder – first upgrade. *European Child & Adolescent Psychiatry, 13, Suppl. 1*, I/7–I/30.

Walter, D. & Döpfner, M. (2006). Die Behandlung von Jugendlichen mit Leistungsstörungen mit dem SELBST-Programm – Kurzzeiteffekte. *Verhaltenstherapie, 16*, 257–265.

Walter, D. & Döpfner, M. (2007a). Die Behandlung von Jugendlichen mit Leistungsstörungen mit dem Therapieprogramm SELBST – Konzept und Kasuistik. *Kindheit und Entwicklung, 16*, 163–170.

Walter, D. & Döpfner, M. (2007b). Die Behandlung von Jugendlichen mit Leistungsstörungen mit dem Therapieprogramm SELBST – Konzept und Stabilität der Veränderungen während der Therapie. *Zeitschrift für Kinder- und Jugendpsychiatrie und Psychotherapie, 35*, 281–290.

Walter, D. & Döpfner, M. (2009). *Leistungsprobleme im Jugendalter. Therapieprogramm für Jugendliche mit Selbstwert-, Leistungs- und Beziehungsstörungen, SELBST*. In M. Döpfner, D. Walter, C. Rademacher & S. Schürmann (Hrsg.), Bd. 2. Göttingen: Hogrefe.

Walter, D., Rademacher, C., Schürmann, S. & Döpfner, M. (2007). *Grundlagen der Selbstmanagementtherapie bei Jugendlichen. SELBST – Therapieprogramm für Jugendliche mit Selbstwert-, Leistungs- und Beziehungsstörungen*, Bd. 1. Göttingen: Hogrefe.

Wolff Metternich, T. & Döpfner, M. (in Druck). Verhaltenstherapie bei Kindern und Jugendlichen. In H.-C. Steinhausen, A. Rothenberger & M. Döpfner (Hrsg.), *Handbuch Aufmerksamkeits-Defizit-Hyperaktivitätsstörung, ADHS*. Stuttgart: Kohlhammer.

Förderung bei internalisierenden Problemen

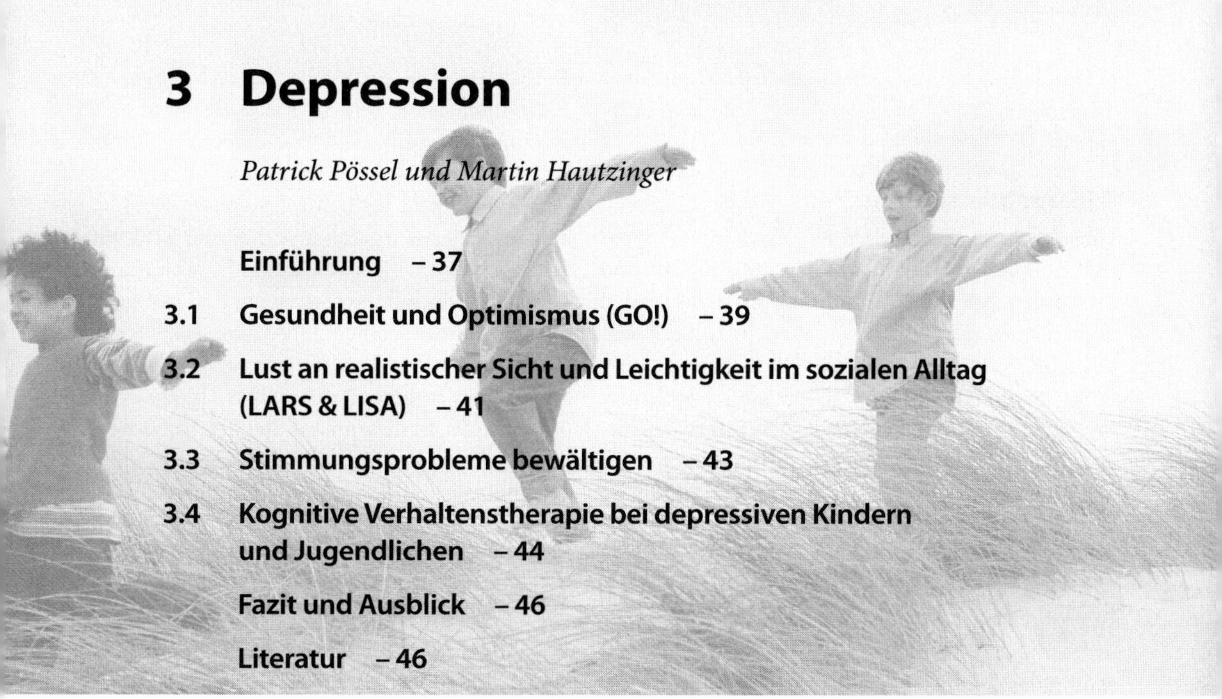

3 Depression

Patrick Pössel und Martin Hautzinger

Einführung

Bedeutung von Depressionen bei Kindern und Jugendlichen

Depressive Störungen werden zunehmend eine Belastung für das Funktionieren unserer Gesellschaften (Weltgesundheitsbericht der WHO, 2001). Bereits 1990 stand die unipolare Depression **weltweit an 4. Stelle aller Ursachen gesundheitlicher Beeinträchtigung und vorzeitiger Mortalität** (Murray & Lopez, 1996). Nach den Berechnungen der WHO wird die Depression bis zum Jahr 2020 sogar auf den 2. Platz steigen, nur noch übertroffen von Herz-Kreislauf-Erkrankungen. Dadurch wachsen die Gesundheitsausgaben in eine Höhe, die selbst für wohlhabende Gesellschaften kaum mehr finanzierbar sind. So verursachen Depressionen in Deutschland alleine **Kosten von etwa 17 Mrd. Euro pro Jahr**.

Entgegen früheren Überzeugungen besteht heute Konsens und Evidenz dahingehend, dass Depressionen bei Jugendlichen eine bedeutsame Problematik darstellen und deshalb auch entsprechend behandelt werden müssen (zusammenfassend: Groen & Petermann, 2002). Dieser Wandel ist laut Essau (2002) auf 3 Faktoren zurückführbar. Erstens ist es zu einer deutlichen Absenkung des Ersterkrankungsalters gekommen, sodass heutzutage Depressionen meist bereits im Jugendalter beginnen. Parallel hierzu **steigen die Depressionsraten bei jüngeren Geburtsjahrgängen** an. So leiden nach nationalen wie internationalen epidemiologischen Studien heute 15%–20% der Kinder und Jugendlichen bis zur Vollendung des 18. Lebensjahres unter mindestens einer depressiven Episode (Wittchen, Nelson & Lachner, 1998). Weiterhin steigen die Erkrankungsraten nach verschiedenen Studien ab dem 12. Lebensjahr stark an. So konnten Twenge und Nolen-Hoeksema (2002) in ihrer Meta-Analyse von 310 Stichproben eine Zunahme der selbstberichteten depressiven Symptome bei Mädchen zwischen dem 12. und 17. Lebensjahr belegen. Angold, Erkanli, Silberg, Eaves und Costello (2002) konnten weiterhin belegen, dass die Depressivität bei allen Mädchen um etwa eine Standardabweichung ansteigt. Zweitens erhöht eine depressive Episode im Kindes- oder Jugendalter das **Risiko weiterer depressiver Episoden**, wie auch **anderer Achse-I- und Achse-II-Störungen** sowohl im **Jugend- als auch im Erwachsenenalter** erheblich. Schließlich gehen Depressionen mit **langfristigen psychosozialen Beeinträchtigungen** wie Schulschwierigkeiten und Problemen in sozialen Beziehungen zu Geschwistern und Freunden einher (zusammenfassend: Pössel & Hautzinger, 2006). Aus den hier dargestellten Gründen stellt sich die Frage nach effektiven Präventions- und Therapieangeboten für depressive Kinder und Jugendliche.

Erklärungsansätze

Obwohl sich neben kognitiv-verhaltenstherapeutischen Interventionen **auch familienbezogene und interpersonale Psychotherapien** als **wirksam** bei Jugendlichen erwiesen haben (Groen, Pössel & Petermann, 2003; DeJong-Meyer, Hautzinger, Kühner & Schramm, 2007), liegen ausschließlich kognitiv-verhaltenstherapeutisch orientierte Interventionsanleitungen (Manuale) vor. Darüber hinaus sind alle in deutscher Sprache vorliegenden Programme kognitiv-verhaltenstherapeutisch orientiert. Wir werden daher hier nur Erklärungsansätze darstellen, welche für die danach berichteten Programme relevant sind.

Multifaktorielles Depressionsmodell

Beim 1. Modell handelt es sich um das derzeit weitgehend zur Erklärung von Depression akzeptierte multifaktorielle Depressionsmodell (Hautzinger, 1983; 1998). Nach diesem primär an Erwachsenen entwickelten Modell ist Depression eine Folge des Zusammenwirkens von dispositionellen und Umweltfaktoren. **Vorausgehende Bedingungen** sind definiert als Ereignisse, welche die Wahrscheinlichkeit für die Entstehung oder das Wiederauftreten einer Depression erhöhen. Diese sind als »kritische Lebensereignisse« (z. B. Tod eines Elternteils) oder »daily hassles« (alltägliche Belastungen wie andauernde Streitigkeiten mit Eltern) im Bereich intimer Sozialbeziehungen und sozialer Isolation zusammenfassbar. Solche vorausgehenden Bedingungen starten die Entwicklung einer Depression, indem sie unmittelbar zur **Unterbrechung automatisierter Handlungsabläufe** führen, spontane aber wenig differenzierte affektive Reaktionen hervorrufen und damit bei entsprechender Ähnlichkeit sonst nicht zugängliche (negative) Erinnerungen aktivieren. Hierdurch kann ein Zustand **zunehmender selbstkritischer Betrachtung** entstehen und damit eine weitere Blockierung von Verhaltensabläufen auslösen. Sowohl die auslösenden Bedingungen als auch die zunehmende Selbstaufmerksamkeit führen zu einer **Vermehrung unangenehmer Lebensaspekte** und zu einer **Reduktion positiver Erfahrungen**. Die unmittelbaren, noch undifferenzierten affektiven Reaktionen werden durch die beschriebenen Prozesse intensiviert und in Richtung dysphorischer Stimmung spezifiziert. Diese depressive Stimmung mündet unter Beibehaltung zunehmender Selbstaufmerksamkeit, vermehrter negativer Konsequenzen, reduzierter positiver Verstärker und zunehmender Selbstkritik in den kognitiven, emotionalen, physiologischen, interpersonalen und psychomotorischen Aspekten einer Depression. Die Depression hält die betroffene Person nach dem multifaktoriellen Modell in einem sich **selbst stabilisierenden Teufelskreis**, bestehend aus den beschriebenen Elementen und bestimmten Vulnerabilitätsfaktoren (z. B. mangelnde Fertigkeiten, familiäre und schulische Belastungen, Vorgeschichte einer Depression oder subklinischer depressiver Symptome), die den psychopathologischen Prozess chronifizieren können. Die **Vulnerabilitätsfaktoren** nehmen jedoch nicht erst Einfluss, wenn die Depression manifest wird, sondern bereits auf jeder Stufe der Entwicklung der Depression, indem sie Erinnerungen und affektive Reaktionsmuster bereitlegen, welche die Bereitschaft zur Selbstaufmerksamkeit beeinflussen und die frühzeitige Kontrolle und Unterbrechung dieses Entwicklungsprozesses verhindern. Entsprechend nimmt das multifaktorielle Modell auch **Immunisierungsbedingungen** an, welche den Teufelskreis unterbrechen oder eine Chronifizierung verhindern. Solche Immunitäten sind u. a. funktionale Gedanken, adäquate soziale Unterstützung, alternative Ressourcen und ermöglichen die Prävention und Therapie von Depressionen.

Modell der sozialen Informationsverarbeitung

Beim 2. Modell handelt es sich um das Modell der sozialen Informationsverarbeitung (Dodge, 1993). Im Gegensatz zum multifaktoriellen Depressionsmodell nach Hautzinger ist dieses Modell speziell zur Erklärung von Psychopathologie bei Kindern und Jugendlichen entwickelt worden. In dem Modell von Dodge (1993) wird Verhalten als Endergebnis einer Sequenz von Informationsverarbeitungsstufen angesehen, die als Reaktion auf situationale Stimuli auftreten. Diese Informationsverarbeitungssequenz ist ein sich wiederholender **bewusster oder unbewusster Prozess** in sozialen Interaktionen und umfasst 5 Stufen:

Auf der 1. Stufe der Verarbeitung sozialer Informationen (**Enkodierung**) werden relevante Aspekte des Stimulus durch den sensorischen Input geleitet, durch die selektive Aufmerksamkeit wahrgenommen und im Kurzzeitgedächtnis gespeichert. Hierbei wirkt bei depressiven Jugendlichen ein Informationsverarbeitungsbias im Sinne negativer Selbstschemata nach Beck (1967), sodass Aspekte des Stimulus besser aufgenommen und abgespeichert werden, die konsistent zu negativen Selbstschemata sind.

Im Gedächtnis wird ein Stimulus primär nach seiner Bedeutungszuschreibung durch das Individuum abgespeichert. Dieser Prozess wird von Dodge (1993) als **»mentale Repräsentation«** bezeichnet und ist auf der 2. Stufe verortet. Bei der mentalen Repräsentation ist wichtig, dass die dem Stimulus zugeschriebene Bedeutung mit den individuellen emotionalen Bedürfnissen und Zielen in Verbindung steht. Die Grundmuster der Bedeutungszuschreibung richten sich hierbei nach dem Attributionsstil (Abramson et al., 1989), der kognitiven Triade (negative Sicht des Selbst, der Welt und der Zukunft) und kognitiven Fehlern (Beck, 1967).

Die jeweilige mentale Repräsentation ruft durch die **»Vorbereitung der Reaktion«** eine oder mehrere mögliche emotionale oder Verhaltensreaktionen hervor (3. Stufe). Jede mentale Repräsentation ist mit einer Reihe von möglichen Reaktionen wie Verbalisierung, körperlicher Aktivität, endokriner Sekretion, autonomer Erregung und erlebtem Affekt verbunden. Die Vorbereitung der Reaktion folgt hierbei Regeln (z. B. »bei Zurückweisung weinen«), die im Gehirn als assoziative Netzwerke angelegt sind.

Die 4. Stufe der Informationsverarbeitung ist die **»Evaluation und Selektion der Reaktion«**. Auf dieser Stufe der Informationsverarbeitung bewertet das Individuum die vorbereiteten Reaktionen und entscheidet sich für eine Reaktionsalternative. Die möglichen Reaktionen können aufgrund von Moral, Akzeptabilität und/oder (antizipierter interpersoneller, intrapersoneller und instrumenteller) Konsequenzen beurteilt werden. Wenn eine vorbereitete Reaktion die Kriterien der Evaluation erfüllt, kann sie in die Tat umgesetzt werden, wird sie hingegen zurückgewiesen, wiederholt das Individuum den Entscheidungsprozess so oft, bis eine Reaktion zur Umsetzung ausgewählt wird.

Die 5. Stufe ist der Prozess der **»Umsetzung der Reaktion«**, in der die ausgewählte Reaktion in Verhalten umgesetzt wird. Verhalten umfasst nach Dodge (1993) Verbalisierung, motorische Aktivität, autonome Aktivierung, neuroendokrine Sekretion und andere sichtbare/messbare Reaktionen, die vom Gehirn gesteuert werden.

3.1 Gesundheit und Optimismus (GO!)

Junge, Neumer, Manz und Margraf (2002)

Steckbrief

- **Problembereich:** Prävention von Angst und Depression (vorrangig universale und selektive Prävention)
- **Altersbereich:** Jugendliche im Alter von 14–18 Jahren
- **Trainingsteilnehmer:** Ganze Schulklassen
- **Dauer:** 8 Gruppensitzungen im Umfang von jeweils 90 min
- **Methode:** Verhaltenstherapeutische Prinzipien, Selbstkonfrontation, Aufbau positiver Aktivitäten, systematisches Problemlösen, Entspannung
- **Besonderheiten:** Manual und Arbeitsmaterialien

Zielgruppe

GO! (Junge, Neumer, Manz & Margraf, 2002) ist als **Gruppentraining** für 14- bis 18-jährige Jugendliche ausgelegt. Das Programm ist als universales Präventionsprogramm gestaltet, entsprechend werden **keine Kontraindikationen** benannt. Dennoch wird GO! auch zur selektiven Prävention eingesetzt.

Rahmenbedingungen

Das GO!-Programm ist für den schulischen Einsatz entwickelt worden und wird als universales Präventionsprogramm in **ganzen Klassenverbänden** durchgeführt, wobei es von **jeweils 2 Trainern** implementiert wird. Die **Dauer der Trainingssitzungen liegt bei 90 min** und die Anzahl der **Sitzungen bei 8**.

Programmkonzept

GO! basiert auf kognitiv-verhaltenstherapeutischen Modellen zur Entstehung von für Jugendliche relevanten Angststörungen (soziale Phobien, spezifische

Phobien, Panikstörungen, Agoraphobien) und Depression. Die zentralen Trainingselemente beziehen sich auf

a) **Angst** (2 Sitzungen),
b) **Depression** (1 Sitzung),
c) **Training der sozialen Kompetenz** (1 Sitzung) und
d) **Stressbewältigung** (2 Sitzungen).

Bezüglich **Stress und Angst** werden grundlegende **Informationen** vermittelt. Diese Informationen beinhalten das 4-Komponenten-Modell für Stress und Angst (Gedanken, Gefühle, Körperreaktionen und Verhalten), den typischen Zeitverlauf von Stress- und Angstreaktionen, die Bedeutung von Fehlinterpretationen von Körperreaktionen und Gefahr, das Teufelskreis-Modell der Panik und die Bedeutung von Vermeidungsverhalten in der Aufrechterhaltung von Angst. Aufbauend auf diesen Informationen werden **Strategien zur Bewältigung** von Stress- und Angstsymptomen wie **Selbstkonfrontation** mit aversiven Situationen vermittelt und in **praktischen Übungen** trainiert.

Zur Prävention von **Depression** wird den Jugendlichen vermittelt wie dysfunktionale Gedanken erkannt und beispielsweise durch **Realitätstests** in Zweifel gezogen werden können. Weiterhin wird der **Aufbau positiver Aktivitäten** trainiert.

Das **Training sozialer Kompetenz** zielt auf **Kontaktprobleme, interpersonelle Schwierigkeiten und Selbstsicherheit** ab. Weitere Elemente von GO! beinhalten **systematisches Problemlösen** und gezielte **Entspannung**. Ein typischer Sitzungsverlauf gestaltet sich wie folgt:

Sitzungsablauf

1. **Aufwärmen und Quiz zu den Inhalten der letzten Sitzung:** Kennenlern- und Aufwärmübungen (max. 5 min), Fragen (Quiz) stehen für die Sitzungen 2–7 zur Verfügung
2. **Wiederholung der Inhalte der letzten Sitzung:** Aufbauend auf den Quizfragen werden die zentralen Punkte der vorausgehenden Sitzungen wiederholt (ca. 5 min)

▼

3. **Besprechung der Hausaufgaben:** In Verbindung mit der Wiederholung werden die Übungen zwischen den wöchentlichen Sitzungen besprochen (ca. 10 min)
4. **Arbeiten am Sitzungsthema (Wissensvermittlung und praktische Übungen dazu):** Die Inhalte sollen lebensnah und praktisch vorgestellt und anhand von Übungen vertieft werden. Am Ende steht eine Zusammenfassung (ca. 60–65 min)
5. **Vorbereitung der Hausaufgaben und Abschluss:** Die Hausaufgaben zwischen den Sitzungen werden meist schon im Verlauf vorgestellt und anhand der Übungen deutlich. Hier wird nochmals zusammengefasst und die Rückmeldung über die Sitzung bildet den Abschluss (ca. 5 min)

Materialien

Zu GO! existiert eine ausführliche **Trainingsdokumentation** in Form eines publizierten Manuals. Das Manual enthält alle Übungen und Materialien sowie die dazu gehörigen Instruktionen. Zu den Übungen gibt es **konkrete Beispiele**, die verwendet werden können, wenn die teilnehmenden Jugendlichen keine passenden Vorschläge beitragen. Weiterhin sind **zahlreiche Formulierungsvorschläge** enthalten, wie die Inhalte des Manuals vermittelt werden können.

Evaluation

Zu GO! liegen derzeit 3 Evaluationsstudien vor. In der 1. Studie mit Kontrollgruppen-Design wurde GO! als **universales Präventionsprogramm** in 9. und 10. Klassen in Dresdner Schulen implementiert. In dieser Studie an 702 Jugendlichen **bewerteten** mehr als **85%** der teilnehmenden Jugendlichen GO! als **gut oder sehr gut**. Über einen 15-Monats-Follow-up hinweg zeigte sich ein **deutlicher Wissensvorsprung** bei Jugendlichen der Interventions- im Vergleich zur Kontrollgruppe. Bezüglich **dysfunktionaler Gedanken, Vermeidungsverhalten, sozialer Probleme und sozialer Kompetenz** zeigten sich **kurz- bis mittelfristig positive Effekte** durch die Teilnahme an GO!, jedoch ließen sich im 15-Monats-Follow-up keine signifikanten Differenzen zwischen Teilnehmern an GO! und der Kontrollgruppen mehr nachweisen. Auf die **Angst- und Depressionssymptome** konnten **weder im Prä-Post- noch in den Prä-Follow-up-Vergleichen signifikante Effekte** nachgewiesen werden (Junge, Annen & Margraf, 2007).

Eine weitere universale Evaluationsstudie wurde mit 100 Schülerinnen und Schülern aus Graz durchgeführt. In dieser Studie **bewerteten 87,5%** der teilnehmenden Jugendlichen GO! als **gut oder sehr gut**. In dieser Studie zeigten sich im Vergleich zwischen der Interventionsgruppe und einer Kontrollgruppe zum Posttest **signifikante positive Effekte** auf die **depressive und Angstsymptomatik**. Nach der **statistischen Kontrolle der jeweiligen Präwerte** zeigte GO! **keinen deutlichen Effekt** mehr auf die **depressive Symptomatik**, aber in der Interventionsgruppe waren **Angstsymptomatik und Stresserleben bedeutend geringer** als in der Kontrollgruppe (Reicher, Jauk & Wieser, 2007).

Schließlich wurde eine Evaluationsstudie mit 31 Jugendlichen in Basel (Land) durchgeführt. In dieser Studie wurden Jugendliche durch Plakate in ihren Schulen zur Teilnahme aufgerufen. Die Autoren erwarteten hierdurch hauptsächlich Jugendliche mit bereits existierenden Angst- und/oder Depressionssymptomen zu erreichen. Entsprechend handelt es sich hier um eine **Mischung aus universaler und selektiver Prävention**. In dieser Studie bewerteten **nur 27%** der teilnehmenden Jugendlichen GO! als **gut oder sehr gut**. Es zeigten sich im 6-Monats-Follow-up **signifikante positive Effekte** auf die **soziale Kompetenz. Wissenszuwachs, Selbstwert, und depressive Symptomatik** verbesserten **sich tendenziell** und **dysfunktionale Gedanken, Lebenszufriedenheit, Vermeidungsverhalten, und Angstsymptomatik** verbesserten sich **nicht nachweisbar** (Junge, Annen & Margraf, 2007).

3.2 Lust an realistischer Sicht und Leichtigkeit im sozialen Alltag (LARS & LISA)

Pössel, Horn, Seemann und Hautzinger (2004)

Steckbrief

- **Problembereich:** Prävention von Depression (vorrangig universale Prävention)
- **Altersbereich:** Jugendliche der 8. und 9. Klasse
- **Trainingsteilnehmer:** Schulklassen mit Aufteilung nach dem Geschlecht
- **Dauer:** 10 Gruppensitzungen im Umfang von jeweils 90 min
- **Methode:** Selbstmanagement-Therapie, kognitive Umstrukturierung, soziales Kompetenztraining, Selbstsicherheitstraining
- **Besonderheiten:** Manual und Arbeitsmaterialien sowie CD-Rom mit Arbeitsmaterialien

Zielgruppe

Das Trainingsprogramm zur Prävention von Depressionen bei Jugendlichen LARS & LISA (Pössel, Horn, Seemann & Hautzinger, 2004) ist als **Gruppentraining** für Jugendliche der **8. und 9. Klasse** ausgelegt. Das Training ist als universales Präventionsprogramm gestaltet; entsprechend werden **keine Kontraindikationen** benannt.

Rahmenbedingungen

Obwohl der Einsatz von LARS & LISA auch außerhalb des schulischen Rahmens erwähnt wird, ist das Trainingsprogramm für den schulischen Einsatz entwickelt worden. Es wird empfohlen, dass die Jugendlichen in geschlechtshomogenen Gruppen an dem Trainingsprogramm teilnehmen. Dementsprechend wird **keine spezifische Gruppengröße** empfohlen, in Publikationen zu den Evaluationsstudien werden jedoch Gruppengrößen von 8–24 Jugendlichen berichtet (Pössel, Horn, Groen & Hautzinger, 2004). Obwohl im Manual andere Konstellationen diskutiert werden, wurde LARS & LISA bisher ausschließlich von **2 Trainern** pro Gruppe implementiert.

Die **Dauer der Trainingssitzungen liegt bei 90 min** und die Anzahl der Sitzungen bei 10. Darüber hinaus wird empfohlen, die Dauer und Anzahl der Sitzungen dem Setting entsprechend anzupassen.

Programmkonzept

Bei LARS & LISA handelt es sich um ein auf dem Modell der sozialen Informationsverarbeitung beruhendes (Dodge, 1993) Präventionsprogramm, in dem verschiedene kognitiv-verhaltenstherapeutische Methoden eingesetzt werden. Die zentralen Trainingselemente beziehen sich auf

a) Setzen **persönlicher Ziele** (1 Sitzung),
b) **Wissensvermittlung** bezüglich der Zusammenhänge zwischen Gedanken, Gefühlen und Verhalten (2 Sitzungen),
c) **kognitive Umstrukturierung** zur Veränderung dysfunktionaler Gedanken (2 Sitzungen),
d) **Training selbstsicheren Verhaltens** (2 Sitzungen) und
e) **Training sozialer Kompetenzen** (2 Sitzungen).

Im Sinne der Selbstmanagement-Therapie (Kanfer, Reinecker & Schmelzer, 1996) werden mit den Teilnehmern **persönliche Ziele** etabliert, um die Jugendlichen, unabhängig von der Ausprägung depressiver Symptomatik, zur aktiven Teilnahme am Trainingsprogramm zu **motivieren**. Über die Trainingssitzungen hinweg wird den Jugendlichen aufgezeigt, wie die einzelnen Elemente des Trainingsprogramms ihnen helfen können, ihre persönlichen Ziele zu erreichen.

Als erstes inhaltliches Trainingselement wird vermittelt, wie **Gedanken, Gefühle und Verhalten zusammenhängen** und sich gegenseitig beeinflussen. Abgeleitet hieraus wird, dass Gefühle zwar nicht direkt verändert werden können, aber indirekt durch Veränderung von Gedanken und Verhalten. Hierauf aufbauend werden die Techniken der **kognitiven Umstrukturierung** vermittelt.

Das **Training selbstsicheren Verhaltens** dient 3 verschiedenen Zielen:

a) Lerne selbstsicheres, aggressives und Rückzugsverhalten zu unterscheiden.
b) Erkenne die kurz- und langfristigen Konsequenzen der 3 Verhaltenstypen.
c) Erhöhe die Häufigkeit selbstsicheren Verhaltens und reduziere die Frequenz von aggressivem und Rückzugsverhalten.

Schließlich wird im **Training sozialer Kompetenzen** vermittelt und trainiert, was wichtig ist, um interpersonale Beziehungen zu anderen zu etablieren und langfristig aufrechtzuerhalten. Zum Abschluss des Trainings erhalten die Jugendlichen eine **Urkunde über die erfolgreiche Trainingsteilnahme**. Ein typischer Sitzungsablauf gestaltet sich wie folgt:

Sitzungsablauf

1. **Besprechung des Wissenstests von der letzten Sitzung:** Rückblick auf die vergangene Sitzung basierend auf dem Wissenstest, den die Jugendlichen am Ende der vergangenen Sitzung erhalten haben
2. **Inhaltlicher Baustein:** Einführung oder Vertiefung in eines der 5 Trainingselemente (z. B. Erarbeitung der Begriffe Gefühle, Gedanken und Verhalten; Einführung in deren Zusammenhänge; Erarbeiten der Konzepte von funktionalen und dysfunktionalen Gedanken)
3. **Ausfüllen des Wissenstests:** Die Jugendlichen beantworten Fragen oder lösen Aufgaben bezogen auf die Inhalte der aktuellen Sitzung, die von den Trainern bis zur nächsten Sitzung korrigiert werden

Materialien

Zu LARS & LISA existiert eine ausführliche **Trainingsdokumentation** in Form eines publizierten Manuals. Das Manual enthält alle Übungen und Materialien sowie die dazu gehörigen Instruktionen. Für die Übungen gibt es **konkrete Beispiele**, die verwendet werden können, wenn die teilnehmenden Jugendlichen keine (guten) Vorschläge beitragen. Weiterhin sind **zahlreiche Formulierungsvorschläge** enthalten, wie die Inhalte des Manuals vermittelt werden können.

Es liegen weiterhin alle Arbeitsmaterialien für die Jugendlichen als farbige PDF-Dateien auf einer CD vor.

Evaluation

Zu LARS & LISA liegen derzeit 2 deutsche Evaluationsstudien mit Kontrollgruppen-Design vor. In der 1. Studie, die mit 324 Jugendlichen in der 8. Klasse durchgeführt wurde, zeigte sich eine hohe Akzeptanz des Trainingsprogramms bei den teilnehmenden Jugendlichen (Pössel, Horn & Hautzinger, 2003). Über einen 6-Monats-Follow-up hinweg zeigte sich, dass ein Anstieg depressiver Symptomatik, der bei zu Beginn niedrig-depressiven Jugendlichen der Kontrollgruppe beobachtet wurde, verhindert werden konnte (**Präventionseffekt**). Weiterhin zeigte sich bei subklinisch depressiven Jugendlichen der Interventionsgruppe ein Rückgang der depressiven Symptomatik (**Therapieeffekt**; Pössel, Horn, Groen & Hautzinger, 2004). In einer weiteren Evaluationsstudie mit 301 Schülerinnen und Schülern der 8. Klasse zeigte sich darüber hinaus, dass die Wirkung von LARS & LISA weder durch **komorbides aggressives Verhalten**, noch durch eine **Angstsymptomatik** beeinflusst wird (Pössel, Seemann & Hautzinger, 2008).

3.3 Stimmungsprobleme bewältigen

Ihle und Herrle (2002a, b)

Steckbrief

- **Problembereich:** Therapie, Rückfallprophylaxe und selektive Prävention von Depression
- **Altersbereich**: 16–21 Jahre
- **Trainingsteilnehmer:** 4–8 Teilnehmer
- **Dauer:** 10 Gruppensitzungen im Umfang von jeweils 120 min
- **Methode:** Verhaltenstherapeutische Prinzipien, Aufbau positiver Aktivitäten, soziale Kompetenzen, kognitive Umstrukturierung, Konflikt- und Problemlösen, Entspannung
- **Besonderheiten:** Manuale und Arbeitsmaterialien für Gruppenleiter und Teilnehmer

Zielgruppe

Die zentrale Zielgruppe des Programms sind sowohl **depressive Jugendliche und junge Erwachsene** im Alter von 16–21 Jahren als auch Personen dieser Altersgruppe mit **subklinischer depressiver Symptomatik**. Als **Kontraindikationen** werden **mentale Retardierung oder organisch bedingte psychische Störung, akute manische oder hypomanische Episode, dissoziale Störung, Abhängigkeit von psychotropen Substanzen, eine aktuelle oder frühere Schizophrenie, schizotype und wahnhafte Störung, akute Suizidalität oder akut-stationäre Behandlungsbedürftigkeit** genannt.

Rahmenbedingungen

»Stimmungsprobleme bewältigen« ist für den Einsatz in **geschlossenen Gruppen von 4–8 Teilnehmern** konzipiert, die von jeweils **2 Trainern** geleitet werden sollten. Der Trainingsumfang beträgt **10 Sitzungen** von jeweils **2 h** Dauer.

Programmkonzept

Bei »Stimmungsprobleme bewältigen« handelt es sich um ein auf dem multifaktoriellen Depressionsmodell beruhendes, kognitiv-verhaltenstherapeutisches Programm. Die zentralen Trainingselemente beziehen sich auf

a) **Selbstbeobachtung/Stimmungsbeurteilung,**
b) **Training sozialer Kompetenz,**
c) **Aufbau positiver Aktivitäten,**
d) **Entspannung,**
e) **kognitive Umstrukturierung** zur Reduktion dysfunktionaler Gedanken und Erhöhung funktionaler Gedanken,
f) **Konflikt- und Problemlösetraining** und
g) **Zukunfts- und Notfallplanung.**

Grundsätzlich folgt »Stimmungsprobleme bewältigen« dem Prinzip, dass ein Trainingselement in ein oder 2 Sitzungen eingeführt wird. Anschließend wird dieses Trainingselement – in weiteren Sitzungen verteilt – über die Trainingsdauer vertieft und als Hausaufgabe eingeübt.

Anzumerken zu dem **Kommunikationstraining** ist, dass dieses Trainingselement zu Beginn auf die **Kontaktaufnahme** fokussiert und in späteren Sitzungen **selbstsicheres Verhalten, nonverbale Kommunikation** und die Techniken des **aktiven Zuhörens** integriert. Das **Konflikt- und Problemlösetraining** beinhaltet **Meichenbaums Selbstinstruktionstraining** und fokussiert hauptsächlich auf **soziale Probleme.**

Ein wichtiges Element von »Stimmungsprobleme bewältigen« ist die Zukunfts- und Notfallplanung. Kernpunkte der **Zukunftsplanung** sind die **Formulierung langfristiger Ziele**, die **Antizipation möglicher Hindernisse und deren Überwindung** sowie **Ängste verbunden mit der Zielumsetzung**. Zentral für die **Notfallplanung** sind die **Diskussion kriti-**

scher depressionsauslösender Lebensereignisse und die **Entwicklung eines Präventionsplanes.** Ein typischer Sitzungsablauf gestaltet sich wie folgt:

Sitzungsablauf

1. **Quiz/Hausaufgaben:** Besprechung des Abschlussquiz zur letzten Sitzung und der Hausaufgaben
2. **Inhaltliche Bausteine:** Ein bis 2 inhaltliche Bausteine (z. B. Einführung von Selbstbeobachtung; Diskussion, wie ein Gespräch zu beginnen ist)
3. **Pause:** 10-minütige Pause
4. **Inhaltliche Bausteine:** Weitere 1–2 inhaltliche Bausteine (z. B. Spannung und Entspannung; Einführung in die progressive Muskelrelaxation von Jacobson)
5. **Hausaufgaben/Vorschau/Abschlussquiz:** Vorstellung der Hausaufgabe, die bis zur nächsten Sitzung bearbeitet werden soll, Vorschau auf die nächste Sitzung und ein kurzes Quiz zu den Inhalten der aktuellen Sitzung

Materialien

Zu »Stimmungsprobleme bewältigen« existiert eine **ausführliche Dokumentation** in Form eines **publizierten Programmmanuals für die Trainer und eines Arbeitsbuches für die Teilnehmer** (Ihle & Herrle, 2002a, b).

Das **Trainermanual** enthält **alle Übungen und Materialien sowie** die dazu gehörigen **Instruktionen.** Weiterhin enthält das Manual detaillierte Hilfen für die **Zeitplanung.** Das **Arbeitsbuch für die Teilnehmer** enthält neben den **kompletten Sitzungsmaterialien** eine kurze **theoretische Einführung in das Thema Depression, kognitiv-verhaltenstherapeutische Methoden der Prävention und Therapie von Depression und des Programms »Stimmungsprobleme bewältigen«.** Weiterhin werden **weiterführende Literatur** und **online Adressen von Anlaufstellen** bereitgestellt.

Evaluation

Zum amerikanischen Originalprogramm »Coping with Depression – Adolescents« (CWD-A; Lewinsohn, Clarke, Hops & Andrews, 1990) liegen derzeit 6 randomisierte Kontrollgruppenstudien vor. An dieser Stelle soll jedoch nur die einzige bisher existierende Evaluationsstudie zum deutschen Programm »Stimmungsprobleme bewältigen« dargestellt werden. Dies erscheint wichtig, da CWD-A 16 Sitzungen à 2 h umfasst, während »Stimmungsprobleme bewältigen« auf 10 Sitzungen der gleichen Länge gekürzt ist.

Die Evaluationsstudie im deutschsprachigen Raum wurde an 24 Teilnehmern im Alter von 16–25 Jahren mit **Depressionen im subklinischen und klinischen Bereich** durchgeführt. Alle Teilnehmer nahmen an »Stimmungsprobleme bewältigen« teil, sodass **keine Kontrollgruppenvergleiche** möglich sind. Weiterhin liegen **keine Follow-up-Daten** vor. In dieser Studie ließ sich ein **signifikanter Rückgang dysfunktionaler Gedanken und depressiver Symptomatik** im Prä-Post-Vergleich belegen (Ihle, Jahnke, Spieß & Herrle, 2002). So waren zum Trainingsende **56% der ursprünglich depressiven Teilnehmer remittiert.** Diese positiven Effekte sind unabhängig vom Vorliegen komorbider Störungen (Ihle & Jahnke, 2003).

3.4 Kognitive Verhaltenstherapie bei depressiven Kindern und Jugendlichen

Harrington (2001)

Steckbrief

- **Problembereich:** Therapie von Depressionen
- **Altersbereich:** Kinder und Jugendliche im Alter von 8–17 Jahren
- **Trainingsteilnehmer:** Depressive Kinder und Jugendliche
- **Dauer:** 8 oder mehr individuelle Sitzungen
- **Methode:** Kognitiv-verhaltenstherapeutische Techniken, Aufbau positiver Aktivitäten, Training sozialer Kompetenzen, kognitive Umstrukturierung
- **Besonderheiten:** Manual und Arbeitsmaterialien

Zielgruppe

Das kognitiv-verhaltenstherapeutische Therapieprogramm von Harrington (2001) ist als Individualtherapie für Kinder und Jugendliche zwischen 8 und 17 Jahren ausgelegt. Obwohl im Manual explizit gemacht wird, dass das Programm weder auf komorbide Störungen noch auf Familienkonflikte abzielt, werden **keine Kontraindikationen** benannt. Weiterhin wird die Einbeziehung der Eltern unter Berücksichtigung des Alters des Teilnehmers, des Hintergrundes und spezifischen Problemen bei der Behandlung angeregt.

Rahmenbedingungen

Die **Dauer der Therapiesitzungen liegt bei 40 min** und die Anzahl der Sitzungen bei 8. Jedoch wird im Manual darauf hingewiesen, dass die Behandlung und damit auch die Behandlungsdauer an die Schwierigkeiten des Teilnehmers angepasst werden sollte. Bei manchen Teilnehmern kann es angebracht sein, im gesamten Programmverlauf an sozialem Problemlösen zu arbeiten, während bei anderen Teilnehmern überwiegend die kognitive Komponente des Programms zum Einsatz kommt.

Programmkonzept

Das kognitiv-verhaltenstherapeutische Programm von Harrington (2001) basiert auf dem multifaktoriellen Depressionsmodell. Die zentralen Trainingselemente umfassen:

a) **Erkennen und Benennen von Gefühlen,**
b) **Selbstbeobachtung,**
c) **Selbstverstärkung und Aktivitätsaufbau,**
d) **Kommunikation und interpersonale Kompetenzen,**
e) **soziales Problemlösen,**
f) **Veränderung dysfunktionaler Gedanken und**
g) **ungelöste Schwierigkeiten sowie Planung für die Zukunft.**

Nach dem Manual sind **jüngere, weniger reife Teilnehmer und solche mit sozialen Schwierigkeiten und gemischter Symptomatik** weniger gut dazu in der Lage, von kognitiven Techniken zu profitieren. Deshalb wird empfohlen, die Therapie mit diesen Teilnehmern auf Aktivitätsplanung, soziale Kompetenzen und soziales Problemlösen zu konzentrieren sowie die Eltern stärker einzubeziehen. **Ältere, kompetentere, sozial versiertere Teilnehmer** hingegen können laut Manual gut von kognitiven Techniken profitieren, weshalb ein Fokus in ihrer Behandlung auf Selbstbeobachtung, Selbstverstärkung, und kognitiver Umstrukturierung empfohlen wird. Soziales Problemlösen und Aktivitätsplanung werden als mögliche Ergänzungen dargestellt.

Sitzungsablauf

1. **Besprechung der Hausaufgaben:** Besprechen der Hausaufgaben, welche die Jugendlichen am Ende der vergangenen Sitzung erhalten haben
2. **Inhaltliche Bausteine:** Einführung in die Themen der Sitzung, Besprechung der Aufgaben, Übung der Aufgaben
3. **Hausaufgaben:** Vorstellung der Hausaufgaben, die bis zur nächsten Sitzung bearbeitet werden sollen

Materialien

Zum kognitiv-verhaltenstherapeutischen Therapieprogramm von Harrington (2001) existiert eine ausführliche **Dokumentation** in Form eines publizierten Manuals. Das Manual enthält alle Übungen und Materialien sowie die dazugehörigen Instruktionen. Weiterhin sind **Formulierungsvorschläge** enthalten, wie die Inhalte des Manuals vermittelt werden können, und **zahlreiche Fallbeispiele** illustrieren die Implementierung des Programms. Die Arbeitsmaterialien für die Teilnehmer finden sich als Kopiervorlagen am Ende des Manuals.

Evaluation

Zu dem Therapiemanual von Harrington liegt **keine deutsche Evaluationsstudie** vor. Vostanis, Feehan, Grattan und Bickerton (1996a, b) führten eine **Evaluationsstudie mit dem englischen Originalprogramm** mit Kontrollgruppen-Design an 57 **klinisch-depressiven Teilnehmern** im Alter von 8–17 Jahren durch. Da das Originalprogramm ohne Veränderungen ins Deutsche übersetzt wurde, scheint es zulässig, diese Evaluationsstudie zur Beurteilung des Therapieprogramms heranzuziehen. Während die eine Hälfte der Teilnehmer an dem kognitiv-verhaltenstherapeutischen Programm teilnahm, wurde die andere Hälfte als **Kontrollbedingung** einer **non-direktiven Gesprächstherapie** zugeordnet. Die Teilnehmer in beiden Bedingungen zeigten sowohl im Prä-Post-Vergleich als auch im 9-Monats-Follow-up signifikante **Verbesserungen im Selbstwertgefühl,**

3

bezüglich einer angemessenen Alltagsbewältigung sowie bezüglich der Depressions- und Angstsymptomatik. Weiterhin remittierten 87% der Teilnehmer in der kognitiv-verhaltenstherapeutischen Bedingung und 75% der Teilnehmer in der nondirektiven Bedingung. Beide **Bedingungen unterschieden sich nicht signifikant** voneinander.

Fazit und Ausblick

In den letzten Jahren wurden einige Metaanalysen zur Wirkung psychologischer Präventions- (Horowitz & Garber, 2006; Jane-Llopis, Hosman, Jenkins & Anderson, 2003) und Therapieprogramme (Weisz, McCarty & Valeri, 2006) für Kinder und Jugendliche publiziert. Bezüglich **präventiver Maßnahmen** zeigten sich insgesamt befriedigende Ergebnisse. So berichten Jane-Llopis et al. (2003) kleine bis mittlere Effektstärken **für universale (d = 0,30), selektive (d = 0,19) und indikative Prävention (d = 0,21)**. Horowitz und Garber (2006) hingegen finden **größere Effektstärken für selektive** (Post-Intervention: 0,30; Follow-up: 0,34) **im Vergleich zu universaler Prävention** (Post-Intervention: 0,12; Follow-up: 0,02). Einig sind sich jedoch beide Arbeitsgruppen darin, dass Prävention von Depressionen in Jugendlichen nicht nur notwendig, sondern auch sinnvoll ist. Dies wird insbesondere verständlich, wenn die Kosten für die Teilnahme an einem Präventionsprogramm mit denen für die Behandlung einer Depression verglichen werden. So verursachen Depressionen in Deutschland Kosten von etwa 17 Mrd. Euro pro Jahr. Bei etwa 4 Mio. behandlungsbedürftigen Betroffenen in allen Altersgruppen sind das etwa 4.250 Euro pro Betroffenem und Jahr (Kompetenznetz Depression, 22.06.2005). Basierend auf dem Durchschnittsgehalt eines angestellten Diplom-Psychologen und unter Berücksichtigung der mittleren Gruppengröße sowie der Dauer der Präventionsprogramme **GO!** und **LARS & LISA**, **kostet** die **Teilnahme an einem dieser Programme hingegen nur 21,81 bzw. 37,50 Euro** (Pössel, Schneider & Seemann, 2006).

Die methodisch-restriktive Metaanalyse von Weisz et al. (2006) zur Wirkung von psychologischen **Therapieprogrammen** für depressive Kinder und Jugendliche berichtet eine **Overall-Effektstärke von 0,38**, mit einem **bedeutsamen Abfall der Effekte über einen Follow-up-Zeitraum** von 1 Jahr und mehr. Allerdings muss einschränkend erwähnt werden, dass von 35 Studien nur 5 einen entsprechend langen Follow-up-Zeitraum umfassen. Relevant ist weiterhin, dass **Gruppentherapien vergleichbare Effekte erzielen wie Individualtherapien**. Dieses Ergebnis zeigt ein erhebliches Kostensparpotenzial auf.

Zusammenfassend besteht sowohl bezüglich Präventions- als auch Therapieprogrammen noch einiges an **Forschungsbedarf**. Pössel und Hautzinger (2006) nennen 3 zentrale Punkte:

a) Die Stichprobengröße, welche notwendig ist, um die oben genannten Effekte nachzuweisen, wird in vielen Studien nicht erreicht.
b) Bisher weitestgehend nicht untersucht sind Nebenwirkungen im Allgemeinen und Suizidalität im Spezifischen.
c) Nur wenige Studien beziehen Kinder unter 10 Jahren mit ein.

Literatur

Abramson, L. Y., Alloy, L. B. & Metalsky, G. I. (1989). Hopelessness depression: a theory-based subtype of depression. *Psychological Bulletin, 96*, 358–372.

Angold, A., Erkanli, A., Silberg, J., Eaves, L. & Costello, E. J. (2002). Depression scale scores in 8–17-year-olds: effects of age and gender. *Journal of Child Psychology and Psychiatry, 43*, 1052–1063.

Beck, A. T. (1967). *Depression: Clinical, experimental, and theoretical aspects*. New York: Harper & Row.

Clarke, G. N., Lewinsohn, P. M. & Hops, H. (1990). *Instructor's manual for the Adolescent Coping with Depression Course*. Eugene, OR: Castalia Press.

DeJong-Meyer, R., Hautzinger, M., Kühner, C., Schramm, E. (2007). *Evidenzbasierte Leitlinien zur Psychotherapie affektiver Störungen*. Göttingen: Hogrefe.

Dodge, K. A. (1993). Social-cognitive mechanisms in the development of conduct disorder and depression. *Annual Review of Psychology, 44*, 559–584.

Essau, C. A. (2002). *Depression bei Kindern und Jugendlichen*. München: UTB.

Groen, G. & Petermann, F. (2002). *Depressive Kinder und Jugendliche*. Göttingen: Hogrefe.

Groen, G., Pössel, P. & Petermann, F. (2003). Depression im Kindes- und Jugendalter. In F. Petermann, K. Niebank & H. Scheithauer (Hrsg.), *Lehrbuch der Entwicklungswissenschaft: Entwicklungspsychologie, Genetik, Neuropsychologie* (S. 437–481). Berlin: Springer.

Harrington, R. C. (2001). *Kognitive Verhaltenstherapie bei depressiven Kindern und Jugendlichen*. Göttingen: Hogrefe.

Hautzinger, M. (1983). Kognitive Veränderungen als Folge und nicht als Ursache von Depression. *Zeitschrift für personenzentrierte Psychologie und Psychotherapie, 2*, 377–387.

Hautzinger, M. (1998). *Depression*. Göttingen: Hogrefe.

Horowitz, J. L. & Garber, J. (2006). The prevention of depressive symptoms in children and adolescents: a meta-analytic review. *Journal of Consulting and Clinical Psychology, 74,* 401–415.

Ihle, W. & Herrle, J. (2002a). *Prävention, Behandlung und Rückfallprophylaxe depressiver Störungen im Jugendalter. Ein kognitiv-verhaltenstherapeutisches Gruppenprogramm nach Clarke & Lewinsohn.* Tübingen: DGVT-Verlag.

Ihle, W. & Herrle, J. (2002b). *Mit depressiven Störungen im Jugendalter umgehen lernen. Ein Arbeitsbuch für Kursteilnehmer*. Tübingen: DGVT-Verlag.

Ihle, W. & Jahnke, D. (2003). Wirkt ein psychoedukatives kognitiv-verhaltenstherapeutisches Gruppenprogramm auch bei depressiven Jugendlichen mit komorbiden Störungen? *Verhaltenstherapie und Verhaltensmedizin, 24,* 513–528.

Ihle, W., Jahnke, D., Spieß, L. & Herrle, J. (2002). Evaluation eines kognitiv-verhaltenstherapeutischen Gruppenprogramms für depressive Jugendliche und junge Erwachsene. *Kindheit und Entwicklung, 11,* 238–247.

Jane-Llopis, E., Hosman, C., Jenkins, R. & Anderson, P. (2003). Predictors of efficacy in depression prevention programmes. *British Journal of Psychiatry, 183,* 384–397.

Junge, J., Annen, B. & Margraf, J. (2007). GO! – Ein Programm zur Prävention von Angst und Depression bei Jugendlichen. Langzeiteffekte und Weiterentwicklungen. In B. Röhrle (Hrsg.), *Prävention und Gesundheitsförderung für Kinder und Jugendliche.* Tübingen: DGVT-Verlag.

Junge, J., Neumer, S. P., Manz, R. & Margraf, J. (2002). *Gesundheit und Optimismus. GO! Trainingsprogramm für Jugendliche*. Weinheim: Beltz.

Kanfer, F. H., Reinecker, H. & Schmelzer, D. (1996). *Selbstmanagement-Therapie*. 2. überarb. Aufl. Berlin: Springer.

Kompetenznetz Depression: http://www.kompetenznetz-depression.de/./betroffene/frameset_betroffene.htm, 22.06.2005.

Lewinsohn, P. M., Clarke, G. N., Hops, H. & Andrews, J. (1990). Cognitive-behavioral group treatment of depression in adolescents. *Behavior Therapy, 21,* 385–401.

Murray, C. J. L. & Lopez, A. D. (1996). *The global burden of disease*. Cambridge: Harvard School of Public Health.

Pössel, P. & Hautzinger M. (2006). Effekte pharmakologischer und psychotherapeutischer Interventionen auf Depressionen bei Kindern und Jugendlichen. *Zeitschrift für Kinder- und Jugendpsychiatrie, 34,* 243–255.

Pössel, P., Horn, A. B., Groen, G. & Hautzinger, H. (2004). School-based prevention of depressive symptoms in adolescents: a 6-month follow-up. *Journal of the American Academy of Child and Adolescent Psychiatry, 43,* 1003–1010.

Pössel, P., Horn, A. B. & Hautzinger, M. (2003). Erste Ergebnisse eines Programms zur schulbasierten Prävention von depressiven Symptomen bei Jugendlichen. *Zeitschrift für Gesundheitspsychologie, 11,* 10–20.

Pössel, P., Horn, A. B., Seemann, S. & Hautzinger, M. (2004). *Lust An Realistischer Sicht & Leichtigkeit im sozialen Alltag – LARS&LISA. Manual eines schulbasierten universalen Präventionsprogramms von Depression bei Jugendlichen*. Göttingen: Hogrefe.

Pössel, P., Schneider, S. & Seemann, S. (2006). Effekte und Kosten universaler Prävention von Internalisierungsstörungen bei Kindern und Jugendlichen. *Verhaltenstherapie, 16,* 201–210.

Pössel, P., Seemann, S. & Hautzinger, M. (2008). Impact of comorbidity in prevention of adolescent depressive symptoms. *Journal of Counseling Psychology, 55,* 106–117.

Reicher, H., Jauk, M. & Wieser, A. (2007). Gesundheit und Optimismus fördern – Depression, Angst und Stress vorbeugen: Begleitstudie zu einem Trainingsprogramm für Jugendliche. *Erziehung und Unterricht, 157,* 972–984.

Twenge, J. M. & Nolen-Hoeksema, S. (2002). Age, gender, race, socioeconomic status, and birth cohort differences on the Children's Depression Inventory: a meta-analysis. *Journal of Abnormal Psychology, 11,* 578–588.

Vostanis, P., Feehan, C., Grattan, E. & Bickerton, W.-L. (1996a). Treatment for children and adolescents with depression: lessons from a controlled trial. *Clinical Child Psychology and Psychiatry, 1,* 199–212.

Vostanis, P., Feehan, C., Grattan, E. & Bickerton, W.-L. (1996b). A randomised controlled out-patient trial of cognitive-behavioural treatment for children and adolescents with depression: 9-month follow-up. *Journal of Affective Disorders, 40,* 105–116.

Weisz, J. R., McCarty, C. A. & Valeri, S. M. (2006). Effects of psychotherapy for depression in children and adolescents: a meta-analysis. *Psychological Bulletin, 132,* 132–149.

WHO: The World Health Report 2001. (2001). *Mental Health – New understanding, new hope*. Geneva: WHO.

Wittchen, H.-U., Nelson, C. B. & Lachner, G. (1998). Prevalence of mental disorders and psychosocial impairments in adolescents and young adults. *Psychological Medicine, 28,* 109–126.

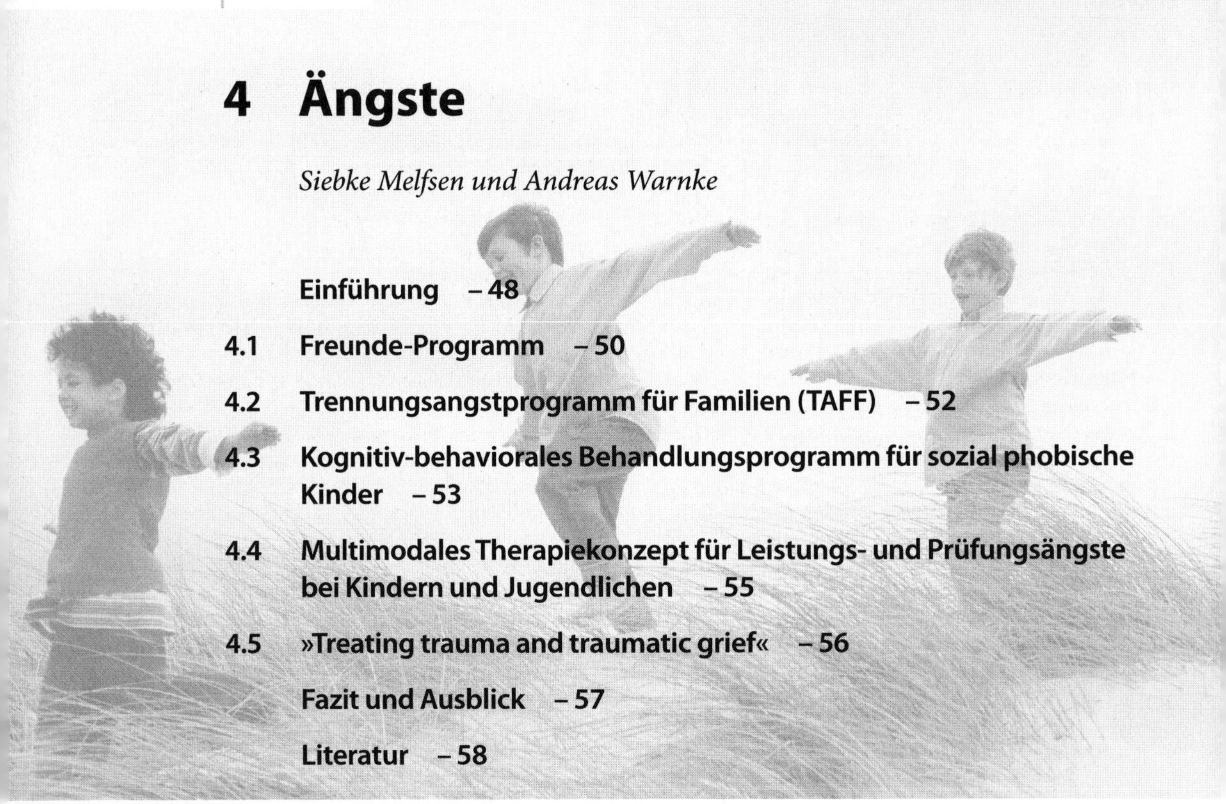

4 Ängste

Siebke Melfsen und Andreas Warnke

Einführung

Ängste sind weit verbreitet und gehören zur normalen Entwicklung eines Kindes. Diese sog. **Entwicklungsängste** sind vergleichsweise mild, altersspezifisch und vorübergehend. Ihre Inhalte stehen dabei mit der kognitiven Entwicklung des Kindes in Beziehung. Die meisten Kinder haben mehrere Ängste gleichzeitig. Typische Ängste sind solche vor Tieren, vor der Dunkelheit, vor dem Alleinsein sowie Ängste vor Fantasiegestalten und vor Naturkatastrophen. Mit dem Schulalter nehmen dann Ängste vor der Schule, vor Versagen, vor negativer Bewertung durch andere und Gesundheitsängste zu.

Zur **Bewältigung von Ängsten** entwickeln Kinder verschiedene Strategien, zum Beispiel Phantasien, um gefährliche Figuren umzuformen, Bilderwelten, mit denen Sinnzusammenhänge hergestellt werden können, Spiele, mit denen ängstigende, bedrohliche Ereignisse verarbeitet werden, Rituale, mit denen ängstigende Lebenssituationen gebannt werden können, Rückzug auf frühere Entwicklungsstufen oder Fantasiereisen in die Zukunft.

Behandlungsbedürftig sind Ängste erst dann, wenn starke und anhaltende Beeinträchtigungen folgen, langfristig die normale Entwicklung des Kindes verhindert wird und Probleme in der Familie oder anderen Lebensbereichen ausgelöst werden.

Angststörungen bei Kindern und Jugendlichen

In der ICD-10 finden sich die diagnostischen Kategorien für Angststörungen im Kapitel F4. Daneben unterscheidet die **ICD-10** separate Kriterien für Phobien im Kindes- und Jugendalter und definiert **4 kind- und jugendspezifische Angststörungen** mit frühem Beginn:

- emotionale Störung mit Trennungsangst des Kindesalters (F93.0),
- phobische Störung des Kindesalters (F93.1),
- Störung mit sozialer Ängstlichkeit des Kindesalter (F93.2) und
- emotionale Störung mit Geschwisterrivalität (F93.3).

Der Beginn dieser Störungen liegt in der entwicklungsangemessenen Altersstufe, das Ausmaß der

Angst ist klinisch relevant und die Angst ist nicht Teil einer generalisierten Störung. Im **DSM-IV** wurde hingegen aufgrund der fehlenden empirischen Basis diese Unterscheidung rückgängig gemacht. Lediglich die Trennungsangst blieb als eine spezifische Angststörung des Kindes- und Jugendalters erhalten.

Die **Störung mit Trennungsangst** (ICD-10: F93.0; DSM-IV: 309.21) wird durch eine starke und anhaltende Angst vor einer Trennung von wichtigen Bezugspersonen charakterisiert. Solche Trennungen von Bezugspersonen werden nur unter starker Angst ertragen bzw. vermieden.

Spezifische Phobien (ICD-10: F40.2, F93.1; DSM-IV: 300.29) sind durch eine unmittelbare Angstreaktion auf einen phobischen Reiz (z. B. Tier, Blut) gekennzeichnet. Das Kind versucht diesen phobischen Reiz zu vermeiden.

Zentrales Merkmal einer **generalisierten Angststörung** (ICD-10: F41.1; DSM-IV: 300.2) sind übermäßige und unkontrollierbare Sorgen über eine Reihe von Ereignissen oder Aktivitäten, die mit mindestens einem psychophysiologischen oder somatischen Symptom verbunden sind. Die generalisierte Angststörung unterscheidet sich von anderen Angststörungen durch das Vorliegen mehrerer Sorgenbereiche. Die Sorgen beziehen sich nicht nur auf eine spezifische Situation bzw. ein spezifisches Objekt und sie werden nicht ausschließlich durch vorausgegangene belastende Ereignisse ausgelöst.

Die **soziale Phobie** (ICD-10: F40.1; DSM-IV: 300.29) ist durch eine dauerhafte, unangemessene Furcht vor sozialen Situationen oder Leistungssituationen gekennzeichnet.

Die **posttraumatische Belastungsstörung** (ICD-10: F43.1; DSM-IV: 309.81) ist eine verzögerte Reaktion auf ein belastendes Ereignis oder auf eine außergewöhnliche Bedrohung katastrophenartigen Ausmaßes, die bei fast jedem eine tiefe Verzweiflung hervorrufen würde, wie z. B. Naturkatastrophen, Krieg oder Flucht, Unfälle sowie das Erleben sexueller oder nichtsexueller Gewalt.

Unter **Agoraphobie** (ICD-10: F40.0; DSM-IV: 300.22) versteht man die Vermeidung öffentlicher Orte wie Kaufhaus, Kino, Fahrstuhl etc. aufgrund der Befürchtung des Betroffenen, dass ihm in dieser Situation etwas zustoßen könnte.

Kennzeichen der **Panikstörung** (ICD-10: F41.0; DSM-IV: 301.01) ist das plötzliche und spontane Auftreten akuter Angstzustände, bei denen körperliche Symptome innerhalb von 10 min ihren Höhepunkt erreichen.

Verbreitung von Angststörungen im Kindes- und Jugendalter

Zahlreiche epidemiologische Studien haben gezeigt, dass Angststörungen zu den Störungen mit der höchsten Prävalenz bei Jugendlichen gehören (Emmelkamp & Scholing, 1997; Essau, Conradt & Petermann, 2000): Ungefähr **10% der Jugendlichen** erfüllen irgendwann in ihrem Leben die diagnostischen Kriterien einer Angststörung (Punkt- und 6-Monatsprävalenzen von 2,7–23,5%). In einer Studie von Federer, Margraf und Schneider (2000) erfüllten aber auch **9,5% der 8-Jährigen** die Kriterien einer Angststörung innerhalb der letzten 6 Monate. In fast allen Studien war die **spezifische Phobie die häufigste Angststörung**, zwischen 3 und 11% der Kinder und Jugendlichen litten irgendwann in ihrem Leben an dieser Störung (Wittchen, Nelson & Lachner, 1998). Angststörungen treten am häufigsten zusammen mit Depressionen auf (Essau et al., 2000). Dabei gehen die Angststörungen den Depressionen eher voran.

Risikofaktoren

Es gibt verschiedene Risikofaktoren für Angststörungen: Studien sprechen zum einen für eine **familiäre Häufung** von Angststörungen (z. B. Last, Hersen, Kazdin, Francis & Grubb, 1987; Last, Hersen, Kazdin, Orvaschel & Perrin, 1991; Lieb et al., 2000; Turner, Beidel & Costello, 1987). Auch **biologische Risikofaktoren** scheinen eine Rolle zu spielen, etwa eine erniedrigte Erregungsschwelle des limbischen Systems mit einer möglichen Beteiligung von Amygdala und Hypothalamus (Kagan, 1994) oder eine potenzierte Schreckreaktion (Grillon, Dieker & Merikangas, 1997; 1998), die Kinder von Eltern mit Angststörungen zeigen. Ebenso gilt das **Geschlecht** als Risikofaktor für die Ausbildung einer Angststörung, da Mädchen 2- bis 4-mal höhere Raten an Angststörungen aufweisen als Jungen (Schneider, 2001). Auch eine über mehrere Zeitpunkte hinweg stabile sog. **Verhaltenshemmung** geht mit mehr Angststörungen bei Kindern einher (Kagan, 1994), insbesondere in Kombination mit einer **unsicheren Bindung** (Manassis, 2001). Unter »Verhaltenshemmung« wird dabei ein Reaktionsstil verstanden, der ein zurückgezogenes, vorsichtiges, vermeidendes und schüchternes Verhalten in fremden Situationen beschreibt. Möglicherweise spielen auch **Kognitionen** bei der Entstehung von Angststörungen eine Rolle. So zeigen Kinder mit Angststörungen eine höhere Aufmerksamkeitszuwendung auf bedrohliche Reize und weisen die Tendenz auf, mehrdeutige Reize als bedrohlich zu bewerten (Daleiden & Vasey, 1997). Weiterhin kommt ein elterlicher **Erziehungsstil**, der durch ein hohes Ausmaß an überbehütendem bzw. kontrollierendem Verhalten, sowie wenig emotionale Wärme bzw. Feinfühligkeit gegenüber dem Kind gekennzeichnet ist, als Risikofaktor für die Entwicklung von Angststörungen in Frage (Rapee, 1997).

Folgen von Angststörungen

Angststörungen können zu einer **deutlichen Funktionsbeeinträchtigung und Lebenseinschränkung** führen. Es besteht eine emotionale Belastung durch die Symptome und durch das Vermeidungsverhalten. Folgen können eine beeinträchtigte Lebensführung sein, etwa im schulischen oder familiären Bereich, und eine eingeschränkte Bewältigung sozialer Entwicklungsaufgaben. Häufig entwickeln sich komorbide Störungen oder Folgestörungen. Eine Angststörung im Jugendalter stellt ein 2- bis 3-fach erhöhtes Risiko für eine Angststörung im Erwachsenenalter dar (Pine et al., 1998).

Frühzeitige Prävention und Intervention

Aufgrund der vielzähligen Folgen und Begleiterscheinungen von Angststörungen kommt ihrer frühzeitigen Prävention und Intervention eine bedeutende Rolle zu. Frühe Angstinterventionsprogramme reduzieren die Anzahl der Kinder, die Angststörungen entwickeln (Dadds, Spence, Holland, Barrett & Laurens, 1997; Essau et al., 2000).

Zur allgemeinen Primärprävention psychischer Störungen liegen mehrere Programme vor. Spezifische Primärpräventionsprogramme gibt es nur wenige. In deutscher Übersetzung (Barrett, Webster & Turner, 2003) liegt etwa »Friends for Children« vor. Bei den evaluierten Interventionsprogrammen zur Behandlung von Angststörungen dominieren, wie in anderen Forschungsbereichen auch, behaviorale Therapieverfahren, während nicht behaviorale, insbesondere die psychoanalytischen und tiefenpsychologisch fundierten Therapieverfahren deutlich seltener evaluiert wurden (Beelmann & Schneider, 2003). Eine unzureichende Evaluierung liegt im deutschen Sprachraum auch für eltern- und familienbezogene Therapieverfahren vor – trotz ihrer Popularität und international erhobenen positiven Effekte (Beelmann & Schneider, 2003). Der Forschungsstand für die behaviorale Behandlung von Angststörungen im Kindes- und Jugendalter ist im Vergleich zu anderen Störungsgruppen nach Beelmann und Schneider (2003) auf einer Notenskala mit »ausreichend«zu bewerten, und liegt zudem weit hinter dem Forschungsstand der Angststörungen im Erwachsenenalter zurück.

4.1 Freunde-Programm

Barrett, Webster und Turner (2000, 2003)

Steckbrief

- **Problembereich:** Angst und Depressionen bei Kindern
- **Altersbereich:** Kinder im Alter von 7–12 Jahren
- **Teilnehmer:** Gruppen bis zu 12 Teilnehmern bei einem Gruppenleiter oder Schulklassen bei mehr als einem Gruppenleiter
- **Dauer:** 10 wöchentlich stattfindende Sitzungen von 45–60 min, 4 Elternsitzungen, 2 Auffrischungssitzungen
- **Methode:** Kognitiv-verhaltenstherapeutisches Programm
- **Besonderheiten:** Gruppenleitermanual zur Durchführung des Programms und Arbeitsbuch für die Kinder mit Übungsblättern

Zielgruppe

Das Programm »Freunde für Kinder«stammt in seiner ursprünglichen Fassung von Barrett et al. (2000). Die deutsche Fassung wurde von Essau und Conradt bearbeitet (Barrett et al., 2003). Zielgruppe sind **Schülerinnen und Schüler** von **7–12 Jahren**. In diesen Gruppen wird das Programm als **allgemeines Präventionsprogramm** eingesetzt, das auf einer universellen Strategie beruht. Es handelt sich also nicht um eine selektive Zielpopulation. Außerdem sind **4 Elternabende** für interessierte Eltern vorgesehen, in denen die Eltern über die wichtigsten Inhalte und

Möglichkeiten zur Unterstützung ihres Kindes informiert werden.

Rahmenbedingungen

Das Programm besteht aus **10 Sitzungen**, die in einem mindestens wöchentlichen Abstand durchgeführt werden sollten. Pro Sitzung ist eine Dauer von **45–60 min** vorgesehen.

Die Durchführung erfolgt entweder in **Gruppen bis zu 12 Kindern** bei einem Gruppenleiter oder in **Schulklassen** bei mindestens 2 Gruppenleitern. Das Programm wurde zwar für Schulen, Krankenhäuser und Gemeindezentren konzipiert, es kann jedoch für die Einzeltherapie umgestaltet werden. Es handelt sich um ein Präventionsprogramm, das keine Alternative zur Therapie ist.

Das Programm kann von Schulberatern, Lehrern, Psychiatern, Psychologen, Sozialarbeitern, Beschäftigungstherapeuten oder anderen Fachleuten des Gesundheitswesens durchgeführt werden. Dabei wird ein **spezielles Gruppenleitertraining** empfohlen. Die allgemeine Anwendbarkeit des Präventionsprogramms im natürlichen Umfeld wurde von den Autoren in einer Studie untersucht. Die Effektivität des Programms hing nicht davon ab, ob es von Psychologen oder speziell trainierten Lehrern durchgeführt wurde: Lehrer und Psychologen waren gleichermaßen erfolgreich (Barrett & Turner, 2001).

Programmkonzept

Das Programm wurde entwickelt, um Kindern zu helfen, Fähigkeiten und Techniken zu lernen, wie sie Angst bewältigen können. Es unterstützt Kinder und Jugendliche bei der Entwicklung von Fähigkeiten, effektiv mit schwierigen oder Angst erzeugenden Situationen umzugehen. Es normalisiert den Zustand der Angst, fördert Selbstvertrauen im Umgang mit schwierigen Situationen, baut Problemlösungsfertigkeiten auf und schafft Netzwerke gegenseitiger Unterstützung.

»Freunde für Kinder«ist **verhaltenstherapeutisch** aufgebaut. Die **Programmziele** richten sich auf die Vermittlung von Fähigkeiten und Techniken in 3 Bereichen, die bei der Entwicklung, Aufrechterhaltung und Erfahrung von Angst zusammenwirken:

a) **Physiologischer Bereich:** Bewusstsein für Körperhinweise, Entspannungsübungen, Übungen zum tiefen Atmen.
b) **Kognitiver Bereich:** Erkennen innerer Gedanken, Selbstbelohnung, Einsatz positiver Selbstgespräche, Techniken, um negative Selbstgespräche zu verändern, Erwartung, dass gute Dinge passieren, Bewertung einer Leistung im Sinne von Teilerfolgen.
c) **Lernen:** Problemlösungsfertigkeiten, Erkennen angenehmer Ereignisse, Bewältigungsfertigkeiten, Festsetzen von Belohnungen für mutiges Verhalten, graduelle Konfrontation mit Angst erzeugenden Reizen, Identifizierung positiver Rollenmodelle, Unterstützung durch Gleichaltrige.

Sitzungsablauf

1. Tagesordnung aufstellen
2. Aufwärmaktivität
3. Rückblick
4. Aktivitäten
5. Hausaufgabe

Die Trainingssitzungen laufen nach dem gleichen Schema ab: Zunächst wird eine **Tagesordnung** aufgestellt, bei der die Ziele und Komponenten der Sitzung an die Tafel geschrieben werden. Dann folgt eine **Aufwärmaktivität**, z. B. ein Namensspiel. Beim **Rückblick** werden die Inhalte der letzten Sitzung wiederholt und die Hausaufgabe, z. B. einen erarbeiteten Stufenplan in die Tat umzusetzen, wird besprochen. Dann werden **mehrere Aktivitäten** durchgeführt, zum Beispiel Gefühle den jeweiligen Gesichtsausdrücken zuzuordnen, Körperreaktionen zu erkennen oder sich Konsequenzen für verschiedene Gedanken zu überlegen. Abschließend erfolgt die Besprechung der neuen Hausaufgabe.

Materialien

Zu dem Programm »Freunde für Kinder«gibt es ein **Gruppenleitermanual**, in dem erklärt wird, was zur erfolgreichen Durchführung des Freunde-Programms notwendig ist, und für die Kinder ein **Arbeitsbuch** mit Materialien.

Evaluation

Im Gruppenleitermanual finden sich Ergebnisse verschiedener amerikanischer und australischer Studien, die eine Wirksamkeit des Programms belegen. Die deutsche Bearbeitung des Freunde-Programms wurde an 124 Grundschülern getestet. Die Ergebnisse zeigten eine **Verminderung der Angstsymptome** und eine **Verbesserung der sozialen Kompetenzen**. Fast alle Kinder beurteilten das Programm zudem als gut oder sehr gut.

4

4.2 Trennungsangstprogramm für Familien (TAFF)

Schneider (2004)

Steckbrief

- **Problembereich:** Trennungsangst bei Kindern
- **Altersbereich:** Kinder zwischen 8 und 13 Jahren
- **Teilnehmer:** Einzeltherapie; der Fokus liegt auf Eltern und Kind
- **Dauer:** 16 Sitzungen von 50–60 min Dauer, Frequenz von mindestens einer Eltern-/Kind-sitzung pro Woche
- **Methode:** Spezifisches familienbasiertes verhaltenstherapeutisches Programm, Betonung behavioraler Aspekte
- **Besonderheiten:** Therapiemanual mit Arbeitsblättern, Ergänzung der Therapie durch ein Familienmanagementtraining

Zielgruppe

Das »Trennungsangstprogramm für Familien« (TAFF) von Schneider (2004) richtet sich an Kinder mit **Trennungsangst**. Zielgruppe sind **Kinder** im Alter von **8–13 Jahren** und ihre **Eltern**, da bei der Trennungsangst eine besondere Rolle familiärer Faktoren diskutiert wird.

Rahmenbedingungen

Das Programm wurde für die familienorientierte Einzeltherapie konzipiert. Das Programm besteht aus **16 Sitzungen**, die in einem mindestens wöchentlichen Abstand durchgeführt werden. Pro Sitzung ist eine Dauer von **50–60 min** vorgesehen. Die ersten 4 Sitzungen finden mit dem Kind bzw. den Eltern alleine statt, weitere 8 Sitzungen finden mit Eltern und Kind gemeinsam statt. Das Programm wird von **speziell ausgebildeten Psychologen** durchgeführt.

Programmkonzept

Das Programm wurde entwickelt, um Kindern und ihren Eltern zu helfen, Trennungsängste zu überwinden. Es ist **verhaltenstherapeutisch** aufgebaut. Wesentliche Elemente sind die Psychoedukation, Veränderung der Bewertung von Angstauslösern und der Abbau von Vermeidungsverhalten.

Programmthemen sind die Bewältigung von Trennungsangstsituationen als Entwicklungsaufgabe, die Veränderung dysfunktionaler Gedanken der Eltern bezüglich Trennungssituationen, Erziehung und Selbstkonzept, die Verbesserung von Erziehungsfertigkeiten und die intensive Konfrontation in vivo. Wesentliche **Interventionen** sind Expositionsverfahren und kognitive Techniken zur Veränderung von Fehlannahmen über die gefürchtete Situation. Im Folgenden werden die Interventionsmethoden noch einmal aufgeführt und ihre Inhalte kurz umrissen:

a) **Psychoedukation:** Aufklärung über normale und pathologische Angst, die 3 Komponenten der Angst (Körpersymptome, Gedanken, Verhalten), Funktion der Angst.
b) **Kognitive Interventionen:**
   - Kognitive Arbeit mit dem **Kind**: Identifikation dysfunktionaler Gedanken, Korrekturschema zur Veränderung dysfunktionaler Gedanken.
   - Kognitive Arbeit mit den **Eltern**: Identifikation dysfunktionaler Gedanken, Korrekturschema zur Veränderung dysfunktionaler Gedanken, Autonomie als Entwicklungsaufgabe.
c) **Konfrontation in vivo:** Angstverlaufskurven erarbeiten; mit Eltern und Kind werden Konfrontationen in vivo geplant; Anleitung, wie Eltern bei der Angstbewältigung helfen können.
d) **Elterntraining:** Überbehütenden Erziehungsstil verändern; Grundlagen zum Auf- und Abbau von Verhalten sowie
e) **Rückfallprophylaxe:** Hauptbotschaft der Therapie erfragen; »Worst-case-Szenario«.

Sitzungsablauf
1. Stundenüberblick/Tagesordnung
2. Besprechen des TAFF-Tagebuches/Ereignisse der letzten Woche
3. Spezifische Sitzungsthemen
4. Rückblick und TAFF-Aufgabe
5. Freies Spiel

Die Therapiesitzungen beginnen jeweils mit einem **Stundenüberblick**. Anschließend wird das **TAFF-Tagebuch** über Angst machende und nicht Angst machende Trennungssituationen der vergangenen Woche besprochen. Die Behandlung **spezifischer Sitzungsthemen** folgt. Hierbei werden beispielsweise die folgenden Themen besprochen: Was ist Trennungsangst? Wie gestaltet sich die erste Expositionsübung? Wie lassen sich trennungsängstliche Gedanken verändern? Beim **Rückblick** erfolgt die Wiederholung, welche Inhalte das Kind/die Eltern als wichtig empfunden hat/haben. Zum Ausklang wird die Möglichkeit zum **freien Spiel** geboten.

Materialien

Zu dem TAFF-Programm gibt es ein Gruppenleitermanual, das auch die Materialien für die Sitzungen enthält.

Evaluation

Für das TAFF-Programm liegen empirische Belege für seine **Wirksamkeit** in der Behandlung trennungsängstlicher Kinder vor (Schneider, 2004). Vierzig trennungsängstliche Kinder und deren Eltern wurden per Zufall auf eine Behandlungsgruppe und eine Wartelistengruppe aufgeteilt. Nach Ende der Therapie erfüllten in der Behandlungsgruppe 13 der 20 Kinder (65%) nicht mehr die Diagnosekriterien einer Trennungsangst, während nur 4 Kinder der Warteliste (21%) die Kriterien nach dem Verstreichen einer entsprechend langen Zeitdauer nicht mehr erfüllten. Das Ergebnis spiegelt sich in verschiedenen Inventaren und Ratings im Selbst- und Fremdurteil wider.

4.3 Kognitiv-behaviorales Behandlungsprogramm für sozial phobische Kinder

Melfsen, Kühnemund, Schwieger, Stangier und Warnke (in Vorbereitung)

Steckbrief
- **Problembereich:** Soziale Angst
- **Altersbereich:** Kinder im Alter von 9–12 Jahren
- **Teilnehmer:** Einzeltherapie für Kinder mit sozialer Phobie bzw. sozialer Angst, zusätzliche Elternsitzungen
- **Dauer:** Ca. 20 wöchentlich stattfindende Sitzungen von 50–60 min Dauer, 4 Elternsitzungen, 1 Auffrischungssitzung
- **Methode:** Kognitiv-verhaltenstherapeutisches Programm
- **Besonderheiten:** Therapiemanual zur Durchführung des Programms, das Materialien zur Auswahl für die individuellen Bedürfnisse des jeweiligen Patienten enthält

Zielgruppe

Das »Kognitiv-behaviorale Behandlungsprogramm für sozial phobische Kinder«von Melfsen et al. (in Vorbereitung) richtet sich an Kinder von **9–12 Jahren**. Zielgruppe sind **Kinder mit sozialer Phobie**. Zusätzlich zu der therapeutischen Arbeit mit dem Kind finden einige Elternsitzungen statt.

Rahmenbedingungen

Das Programm besteht aus **ca. 20 Einzelsitzungen**, die in einem wöchentlichen Abstand durchgeführt werden sollten, sowie **4 Elternsitzungen** und gemeinsame Sitzungen. Pro Sitzung ist eine Dauer von **50–60 min** vorgesehen. Das Programm kann von **Psychotherapeuten** durchgeführt werden.

Programmkonzept

Das »Kognitiv-behaviorale Behandlungsprogramm für sozial phobische Kinder«wurde entwickelt, um Kindern Fähigkeiten und Techniken zu vermitteln, wie sie soziale Angst bewältigen können. Es ist **verhaltenstherapeutisch** aufgebaut. Die **Programmziele** richten sich auf die Vermittlung von:

a) **Psychoedukation:** Hinführung zum Thema »Normalisierung von Ängsten«und »Angstbewältigung« sowie zum Thema »soziale Ängste«, Erarbeitung von Therapiezielen und Ableitung von Strategien zum Umgang mit Angst, Sicherheitsverhalten und Vermeidung.
b) **Verhalten:** Es werden Verhaltensexperimente durchgeführt: Wie bei Expositionen verlangen Verhaltensexperimente vom Patienten, sich mit Angst auslösenden Situationen zu konfrontieren. Anders als bei Expositionen ist das Ziel von Verhaltensexperimenten aber nicht die Habituation, sondern die Überprüfung von Überzeugungen. Die Verhaltensübungen werden sehr intensiv vorbereitet, zum Beispiel mittels Rollenspielen oder stellvertretenden Rollenspielen (z. B. mit Handpuppen).
c) **Soziale Kompetenz:** Die tatsächlich vorhandenen sozialen Fertigkeiten werden vor Beginn einer Behandlung abgeklärt und Kompetenzdefizite werden vor der Durchführung von Konfrontationsübungen bearbeitet. Ein obligatorisches soziales Kompetenztraining, wie es oftmals in der Behandlung von Sozialphobikern erfolgt, erscheint hingegen nicht empfehlenswert (Melfsen et al., 2006). Vermutlich ist bei der Behandlung von Sozialphobikern mit sozialen Kompetenztrainings weniger die Vermittlung sozialer Kompetenzen als die Vermittlung positiver Selbstwirksamkeitserwartungen und die Ermutigung zur Konfrontation mit Angst auslösenden Situationen bedeutsam. Selbst negative Wirkungen sozialer Kompetenztrainings lassen sich vermuten: Etwa die in sozialen Kompetenztrainings mögliche Verstärkung von Selbstaufmerksamkeit (»sich richtig verhalten«) oder die Erwartung von Ablehnung bei Versagen kompetenter Verhaltensweisen.
d) Die Angstphänomene werden als **externe Phänomene** in Gestalt eines »Angstmonsters«dargestellt, da den Kindern die Bewältigung ihrer Angst so leichter fällt (White, 1989; White & Epston, 1990).
e) **Einbezug der Eltern** bzw. anderer Bezugspersonen: Bei Kindern im Alter von 7–10 Jahren ist der Einbezug der Eltern in die Therapie empfehlenswert.
f) **Kognitiver Bereich:** Im vorliegenden Programm sind auch kognitive Interventionen Bestandteil. Dazu zählen Umwandlung von Angst machenden in Mut machende Gedanken sowie die nachträgliche Umbewertung von sozialen Situationen. Außerdem wird ein Aufmerksamkeitstraining durchgeführt, das darauf abzielt, die Aufmerksamkeit auf die Aufgaben (»nach außen«) zu lenken.
g) **Hausaufgaben** sind wesentlicher Bestandteil der Therapie zur Generalisierung und Festigung des Erlernten. Wichtig ist, dass das Kind lernt, dass die Übungen sich nicht auf das therapeutische Setting beschränken, sondern Hilfe zur Selbsthilfe gegeben wird. Zu den Hausaufgaben zählen Selbstbeobachtungen, Lesen von therapeutischen Geschichten, Verhaltensexperimente etc.
h) **Notfallkoffer und Erinnerungskiste:** Vorbereitung auf möglicherweise wieder stärker werdende Ängste.

Sitzungsablauf

1. Einstiegsphase: Rückblick und Motivation
2. Therapeutische Geschichte – Teil 1
3. Hauptteil: Spezifische Sitzungsthemen
4. Therapeutische Geschichte – Teil 2
5. Ausstiegsphase: Zusammenfassung der Sitzung und Hausaufgabe

Die Trainingssitzungen laufen nach dem gleichen Schema ab: Zunächst wird in der **Einstiegsphase** auf die vergangene Woche und Sitzung zurückgeblickt und das Kind durch z. B. Spiele, Rätsel, Wunderfragen etc. zur stattfindenden Therapiesitzung motiviert. Anschließend wird als Rahmen der Sitzung der 1. Teil einer **therapeutischen Geschichte** erzählt, der u. a. den nachfolgenden Inhalt der Sitzung thematisiert. Im Hauptteil werden **spezifische Sitzungsthemen** behandelt. Es folgen der 2. Teil der therapeutischen Geschichte und als **Ausstieg** die Zusammenfassung der Sitzung und die Vergabe der Hausaufgabe.

Materialien

Das Therapiemanual enthält alle notwendigen Materialien. Kinder der angesprochenen Altersstufen (9–12 Jahre) unterscheiden sich sehr stark in ihren kognitiven, sozialen und emotionalen Fähigkeiten und Fertigkeiten. Bei den Materialien und Vorgehensweisen wird deshalb individuell abgewogen, welches Material für das betreffende Kind entwicklungsangemessen (z. B. durch Materialien gleichen Inhalts, aber mit unterschiedlichem Schwierigkeitsgrad) und relevant ist (z. B. ob die Hinzunahme von Sitzungen zur Vermittlung sozialer Kompetenzen erforderlich ist).

Evaluation

Im Therapiemanual wird eine Studie beschrieben, bei der 44 Kinder (8–13 Jahre) mit sozialer Phobie zufällig der kognitiv-behavioralen Therapie oder einer Wartekontrollgruppe zugeordnet wurden. Unmittelbar nach Therapie-Ende zeigten sich **signifikante Verbesserungen** der Therapiegruppenkinder sowohl im **klinischen Urteil**, als auch in den **Selbstbeschreibungsinstrumenten** und den **Fremdurteilen durch die Mütter**.

4.4 Multimodales Therapiekonzept für Leistungs- und Prüfungsängste bei Kindern und Jugendlichen

Suhr-Dachs und Döpfner (2005)

Steckbrief

- **Problembereich:** Leistungsängste bei Kindern und Jugendlichen
- **Altersbereich:** Kinder und Jugendliche ohne weitere Alterseinschränkung
- **Teilnehmer:** Einzeltherapie; der Fokus liegt auf Eltern und Kind
- **Dauer:** Die Dauer und die Auswahl der Bausteine wird auf die individuelle Symptomatik zugeschnitten
- **Methode:** Kognitiv-verhaltenstherapeutisches Programm; kinder-, eltern- und schulzentrierte Interventionen werden miteinander kombiniert; kann nicht nur als isoliertes Therapieverfahren eingesetzt werden, sondern auch im Rahmen einer Kombinationsbehandlung
- **Besonderheiten:** Therapiemanual mit Arbeitsblättern

Zielgruppe

Das Programm »Leistungsangst«von Suhr-Dachs und Döpfner (2005) richtet sich an Kinder und Jugendliche ohne weitere Alterseinschränkung. Zielgruppe sind Schülerinnen und Schüler mit Leistungsangst.

Rahmenbedingungen

Das Programm ist für die kognitiv-behaviorale Behandlung von Leistungsängsten gedacht. Aufgrund seiner Komplexität und seines Bausteincharakters ist das Manual aber auch geeignet, um im Rahmen einer Kombinationsbehandlung eingesetzt zu werden, wenn die Leistungsangst die sekundäre Diagnose oder Teilsymptom einer anderen Störung ist.

Die Durchführung erfolgt in **Einzelsitzungen**. Neben den **kindzentrierten Interventionen** stellen parallel stattfindende **elternzentrierte Interventionen** wesentliche Komponenten der Behandlung dar. **Schulzentrierte Maßnahmen** (Kooperation mit dem Lehrer und Interventionen in der Schule) werden in einem gesonderten Kapitel des Manuals empfohlen. Die Durchführungsdauer wird an die individuellen Bedürfnisse des Kindes bzw. Jugendlichen angepasst.

Das Programm wird von **Psychotherapeuten** durchgeführt.

Programmkonzept

Das Therapieprogramm zur Behandlung von Leistungsängsten bei Kindern und Jugendlichen wurde entwickelt, um eine akute Leistungsangst einzudämmen und die allgemeine Lernsituation des Kindes/Jugendlichen zu optimieren.

Es ist **verhaltenstherapeutisch** aufgebaut. Das Programm zielt auf eine Reduktion der kognitiven, emotionalen und behavioralen Symptome. Der Schwerpunkt liegt auf **Expositionen in sensu** und **kognitive Umstrukturierung**:

a) **Kognitive Intervention:** Informationen über die Symptome und Bedingungen der Leistungsangst, Vermittlung eines kognitiv-behavioralen Therapiekonzepts, Modifikation Angst auslösender Gedanken in der Leistungssituation, Modifikation situationsübergreifender, globaler Kognitionen und Aufbau aufgabenbezogener Aufmerksamkeit.
b) **Emotionale/Physiologische Intervention:** Habituation und Angstbewältigung in Bezug auf emo-

tionale und physiologische Symptome der Leistungsangst, Regulation unangenehmer emotionaler und physiologischer Symptome der Leistungsangst.

c) **Behaviorale Intervention:** Vermittlung eines effizienten und gezielten Lernverhaltens und Vermittlung von Fertigkeiten für mündliche Leistungssituationen.

Die Anwendung der Bausteine unterliegt **keiner festen Abfolge**, sondern wird auf die individuelle Symptomatik zugeschnitten. Im Folgenden wird ein Beispiel für einen möglichen Sitzungsablauf gegeben:

Sitzungsablauf
1. Erläuterung des Zusammenhangs zwischen Leistungsangst und Angstgedanken
2. Exploration von Angstgedanken
3. Erfassung von »Angst-Killer-Gedanken«
4. Vermittlung der progressiven Muskelrelaxation

Am Behandlungsbeginn sollte die Vermittlung eines Erklärungsmodells der Leistungsangst bei Eltern und Kind stehen. Ansonsten unterliegt die Anwendung der Bausteine keiner festen Kombination oder Abfolge, sondern wird auf die individuelle Symptomatik und ihre Bedingungsfaktoren zugeschnitten.

Materialien

Zu dem Therapieprogramm »Leistungsangst«gibt es ein **Behandlungsmanual**, das auch die Materialien (Arbeitsblätter, Informationsschreiben, Entwicklungsübungen) für die Kinder und Jugendlichen sowie Eltern und Lehrer enthält.

Evaluation

Das Behandlungsprogramm wurde an einer Stichprobe von 10 leistungsängstlichen Kindern und Jugendlichen überprüft (Suhr-Dachs & Döpfner, 2005). Die Untersuchung der Therapie-Effekte wurde mit einer Statusdiagnostik zu 3 definierten Messzeitpunkten vorgenommen sowie mit wöchentlichen Ratings zur Leistungsangst und Bewältigungskompetenz. Die Ergebnisse zeigten signifikante Veränderungen in sämtlichen Untersuchungsvariablen. Es ergaben sich eine deutliche **Reduktion der Leistungsangst** und ein Zuwachs an subjektiver Bewältigungskompetenz. Die Ergebnisse sind jedoch aufgrund einer fehlenden Kontrollstichprobe und der geringen Stichprobengröße nur mit Zurückhaltung zu interpretieren.

4.5 »Treating trauma and traumatic grief«

Cohen, Mannarino und Deblinger (2006)

Steckbrief
- **Problembereich:** Posttraumatische Belastungsstörung bei Kindern und Jugendlichen
- **Altersbereich:** Kinder und Jugendliche ohne weitere Alterseinschränkung
- **Teilnehmer:** Einzeltherapie; der Fokus liegt auf Kind und Eltern
- **Dauer:** Aufgrund seines Bausteincharakters hängen Dauer und Intensität einzelner Komponenten von den individuellen Bedürfnissen des Kindes/Jugendlichen ab
- **Methode:** Kognitiv-verhaltenstherapeutisches Programm, die Behandlung besteht aus 3 Teilbereichen: der Intervention mit dem Kind, der Intervention mit dem Elternteil und gemeinsamen Sitzungsteilen
- **Besonderheiten:** Therapiemanual zur Durchführung des Programms; Handouts im Anhang des Manuals

Zielgruppe

Das Programm »Treating Trauma and Traumatic Grief (TF-CBT)« von Cohen et al. (2006; Deutsch: Steil & Rosner, 2008) richtet sich an Kinder und Jugendliche, ohne dass eine nähere Altersbegrenzung vorliegt. Es handelt sich um ein Therapieprogramm, das Symptome der PTSD, der Depression und Angst sowie damit im Zusammenhang stehende Symptome behandelt. Es wurde aber nicht für Kinder und Jugendliche entwickelt, deren primäre Problematik andere schwere Verhaltensauffälligkeiten sind. Eltern werden in die Behandlung integriert.

Rahmenbedingungen

Das Programm TF-CBT besteht aus insgesamt **12 Bausteinen**: 8 Bausteinen, die das Trauma, und

4 Bausteinen, die traumatische Trauer behandeln. Aufgrund seines Bausteincharakters hängen Dauer und Intensität einzelner Komponenten von den individuellen Bedürfnissen des Kindes/Jugendlichen ab.

Das Programm kann von einem Therapeuten, aber auch von einem eng kooperierenden Therapeutenpaar durchgeführt werden.

Programmkonzept

»Treating Trauma and Traumatic Grief«ist ein Programm mit **Bausteincharakter**, das **verschiedene Therapierichtungen vereint**: Trauma-sensitive Interventionen sowie kognitiv-behaviorale Prinzipien stehen im Mittelpunkt, außerdem werden aber auch Aspekte der Bindung, der Entwicklungsneurobiologie, der Familie, des »empowerment«und humanistische theoretische Modelle einbezogen. Die **Programmziele** richten sich auf das Schaffen einer sicheren Situation, den Einbezug der Eltern, die Exposition mit den Erinnerungen an das Trauma und die kognitive Restrukturierung unangemessener Interpretationen und Überzeugungen bei Kind und Eltern:

a) Das Kind in eine sichere Situation bringen,
b) Wissensvermittlung über Folgen einer Traumatisierung,
c) Verbesserung der innerfamiliären Kommunikation über das Trauma,
d) Erlernen, das Geschehene angemessen einzuordnen und zu interpretieren,
e) Veränderung dysfunktionaler Einstellungen und Interpretationen zum Trauma,
f) Erarbeitung einer hilfreicheren Einstellung, Abbau von Vermeidung traumarelevanter Stimuli,
g) Vermittlung der Fähigkeit an das Kind, Intrusionen mit geringer subjektiver Belastung zu erleben und
h) Minimierung negativer Effekte des Traumas und seiner Folgen auf die weitere Entwicklung.

Sitzungsablauf
1. Individuell angepasste Sitzungsabläufe
2. Rückblick
3. Hausaufgaben

Zu Beginn der Intervention werden Eltern und Kind separat behandelt, die Inhalte der Sitzungen ähneln sich jedoch. Nach einigen Wochen wird ein Teil jeder Sitzung gemeinsam verbracht. Wegen der **hohen Abbruchquote** ist der Aufbau einer vertrauensvollen therapeutischen Beziehung besonders wichtig.

Die Therapiesitzungen laufen je nach den individuellen Bedürfnissen der Kinder/Jugendlichen ab. Am Ende jeder Sitzung wird die **Rückmeldung** des Kindes zum Inhalt der Sitzung erbeten sowie zu Änderungswünschen an der Behandlung und zu unangenehmen Dingen, die zu einem Therapieabbruch führen könnten. Außerdem wird die **Hausaufgabe** besprochen. Hausaufgaben bieten die Gelegenheit, fehlende Informationen einzuholen und Expositionen in vivo durchzuführen oder audiographierte Teile einer Therapiesitzung abzuhören.

Materialien

Zu dem Programm »Treating Trauma and Traumatic Grief«gibt es ein Behandlungsmanual mit einigen Handouts im Anhang.

Evaluation

Im Manual werden verschiedene Studien zitiert, die eine Wirksamkeit des Programms belegen. Zum einen gibt es eine Reihe von Prä-Post-Untersuchungen (Deblinger, McLeer & Henry, 1990), 5 randomisierte Kontroll-Studien (Cohen & Mannarino, 1996, 1998; Cohen, Deblinger, Mannario & Steer, 2004; Deblinger, Lippmann & Steer, 1996; Deblinger, Stauffer & Steer, 2001) sowie Replikationen der Ergebnisse durch andere Forschergruppen (King et al., 2000; March, Amaya-Jackson, Murray & Schulte, 1998), die die Wirksamkeit des TF-CBT zur **Verminderung der PTSD-Symptome** zeigten. Im Vergleich zu anderen Therapieprogrammen zur Behandlung der PTSD ist das TF-CBT das effektivste (AACAP, 1998).

Fazit und Ausblick

Die in den letzten Jahren zunehmende wissenschaftliche Beschäftigung mit Ängsten im Kindes- und Jugendalter wird ihrer Bedeutsamkeit zunehmend gerecht: Kinderängste gehören nämlich nicht nur zur normalen Entwicklung dazu, sondern können zu klinisch bedeutsamen Angststörungen werden, die der therapeutischen Behandlung bedürfen.

Der Bereich der **Prävention** ist in den letzten Jahren vermehrt in den Blickpunkt gerückt. Neben der subjektiven Belastung der Betroffenen verursachen Angststörungen hohe Kosten für das Gesundheitswesen. Störungsspezifisch ansetzende Präventionsprogramme sind jedoch noch rar und verdienen stärkeres Forschungsinteresse. Das hier vorgestellte Präventionsprogramm »Freunde für Kinder«ist eines der wenigen störungsspezifischen Programme und vermittelt Fähigkeiten und Techniken, wie Kinder Angst bewältigen können. Die Befunde zur präventiven Effektivität hinsichtlich klinischer Angststörungen sind sehr ermutigend.

Die in diesem Kapitel außerdem vorgestellten 4 verhaltenstherapeutischen Interventionsmethoden unterscheiden sich deutlich voneinander, zumal sie zur Behandlung unterschiedlicher Angststörungen entwickelt wurden, und zwar der Trennungsangst, der sozialen Phobie, der Leistungs- und Prüfungsängste sowie der posttraumatischen Belastungsstörung. Ein gemeinsames Kennzeichen dieser 4 Interventionsmethoden ist ihre Durchführung als **Einzeltherapie**. Ein wichtiger Grund für diese Entscheidung liegt wohl in der Praktikabilität: Eine Gruppe von Kindern vergleichbaren Alters mit gleicher Angststörung und ähnlichem Therapiebeginn zusammen zu bekommen, ist i.d.R. schwierig. Ein weiterer Vorteil des Einzelsettings ist die stärkere Anpassung an die individuellen Besonderheiten des Patienten. Alle Programme beinhalten außerdem **kognitive Interventionsmethoden und Expositionen**. Welche Bedeutung insbesondere kognitiven Methoden bei Kindern im Unterschied zu Jugendlichen zukommen sollte, wird die weitere Forschung zeigen. Um eine höhere Flexibilität und damit eine individuell stärkere Anpassung an den jeweiligen Patienten, seinen kognitiven Entwicklungsstand, seine Vorlieben u. Ä. zu erreichen, wurden einige der vorgestellten Manuale teilweise mit Bausteincharakter konzipiert, teilweise wurden verschieden schwierige Materialien gleichen Inhalts zur Auswahl bereitgestellt.

Eine **Metaanalyse** zur Wirkung von Interventionsprogrammen bei Kindern und Jugendlichen (Beelmann & Schneider, 2003) zeigt **allgemein ermutigende Ergebnisse**, die sich auch für die Angststörungen im Kindesalter erkennen lassen. Auch die in diesem Kapitel vorgestellten Therapiemanuale zeichnen sich durch gute Befunde bei der allgemeinen Evaluation aus. Dennoch ist die Evaluation der Interventionsprogramme verbesserungsbedürftig, insbesondere was die Bedeutsamkeit einzelner Interventionsmethoden und Behandlungsbausteine angeht.

Bei der Entwicklung neuer Therapieprogramme erscheint es weiterhin sinnvoll, den berücksichtigten Altersbereich stärker zu begrenzen. Die Auswahl an Interventionsmethoden sollte stärker empiriegeleitet – auf Basis der Grundlagenforschung – erfolgen. Denn viele Therapieprogramme für ängstliche Kinder spiegeln sehr stark bereits vorliegende Programme für Erwachsene wider, ohne die Besonderheiten der Behandlung von Kindern ausreichend zu berücksichtigen. Kinder haben beispielsweise eine andere Therapiemotivation als erwachsene Patienten. So muss bei ihnen z. B. keine Einsicht bezüglich der Irrationalität ihrer Ängste vorliegen. Weiterhin sind bei einer Therapie im Kindesalter immer verschiedene Subsysteme (Kind, Familie, Schule) beteiligt, den Interventionsmethoden kommt ein anderer Stellenwert zu als bei Erwachsenen und eine stärkere Handlungsorientiertheit ist gefordert.

Literatur

American Academy of Child and Adolescent Psychiatry [AACAP] (1998). Practice parameters for the diagnosis and treatment of posttraumatic stress disorder in children. *Journal of the American Academy of Child and Adolescent Psychiatry, 37*, 4–26.

Barrett, P. M. & Turner, C. (2001). Prevention of anxiety symptoms in primary school children: preliminary results from a universal school-based trial. *British Journal of Clinical Psychology, 40*, 399–410.

Barrett, P. M., Webster, H. & Turner, C. (2000). *Introduction to Friends. A life-skills enhancement program promoting psychological resilience*. Bowens Hill: Australian Academic Press.

Barrett, P. M., Webster, H. & Turner, C. (2003). *Freunde für Kinder. Gruppenleitermanual*. München: Ernst Reinhardt.

Beelmann, A. & Schneider, N. (2003). Wirksamkeit von Psychotherapie bei Kindern und Jugendlichen. Eine Übersicht und Meta-Analyse zum Bestand und zu Ergebnissen der deutschsprachigen Effektivitätsforschung. *Zeitschrift für Klinische Psychologie und Psychotherapie, 32*, 129–143.

Cohen, J. A., Deblinger, E., Mannarino, A. P. & Steer, R. A. (2004). A multisite, randomized controlled trial for children with sexual abuse-related PTSD symptoms. *Journal of the American Academy of Child and Adolescent Psychiatry, 43*, 393–402.

Cohen, J. A. & Mannarino, A. P. (1996). A treatment outcome study for sexually abused preschooler children: Initial findings. *Journal of the American Academy of Child and Adolescent Psychiatry, 35*, 42–50.

Cohen, J. A. & Mannarino, A. P. (1998). Interventions for sexually abused children: Initial treatment findings. *Child Maltreatment, 3*, 17–26.

Cohen, J. A., Mannarino, A. P. & Deblinger, E. (2006). *Treating trauma and traumatic grief in children and adolescents*. New York: The Guilford Press.

Dadds, M. R., Spence, S. H., Holland, D. E., Barrett, P. M. & Laurens, K. R. (1997). Prevention and early intervention for anxiety disorders: A controlled trial. *Journal of Consulting and Clinical Psychology, 65*, 627–635.

Daleiden, E. L. & Vasey, M. W. (1997). An information processing perspective on childhood anxiety. *Clinical Psychology Review, 17*, 407–429.

Deblinger, E., Lippmann, J. & Steer, R. (1996). Sexually abused children suffering posttraumatic stress symptoms: Initial treatment outcome findings. *Child Maltreatment, 1*, 310–321.

Deblinger, E., McLeer, S. V. & Henry, D. (1990). Cognitive-behavioral treatment for sexually abused children suffering posttraumatic stress: Preliminary findings. *Journal of the American Academy of Child and Adolescent Psychiatry, 29*, 747–752.

Deblinger, E., Stauffer, L. B. & Steer, R. (2001). Comparative efficacies of supportive and cognitive-behavioral group therapies for young children who have been sexually abused and their non-offending mothers. *Child Maltreatment, 6*, 332–343.

Emmelkamp, P. M. G. & Scholing, A. (1997). Anxiety disorders. In C. A. Essau & F. Petermann (Eds.), *Developmental psychopathology: Epidemiology, diagnostics and treatment* (pp. 219–263). London: Harwood.

Essau, C. A., Conradt, J. & Petermann, F. (2000). Frequency, comorbidiy, and psychosocial impairment of anxiety disorders in adolescents. *Journal of Anxiety Disorders, 14*, 263–279.

Federer, M., Margraf, J. & Schneider, S. (2000). Leiden schon Achtjährige an Panik? Prävalenzuntersuchung mit Schwerpunkt Panikstörung und Agoraphobie. *Zeitschrift für Kinder- und Jugendpsychiatrie und Psychotherapie, 28*, 205–214.

Grillon, C., Dieker, L. & Merikangas, K. R. (1997). Startle modulation in children at risk of anxiety disorders and/or alcoholism. *Journal of the American Academy of Child and Adolescent Psychiatry, 36*, 925–932.

Grillon, C., Dieker, L. & Merikangas, K. R. (1998). Fear potentiated startle in adolescent offspring of parents with anxiety disorders. *Society of Biological Psychiatry, 44*, 990–997.

Kagan, J. (1994). *Galen's prophecy*. New York: Basic Book.

King, N. J., Tonge, B. J., Mullen, P. M., Myerson N. M., Heyne, D., Rollings, S. M. et al. (2000). Treating sexually abused children with posttraumatic stress symptoms: A randomized clinical trial. *Journal of the American Academy of Child and Adolescent Psychiatry, 39*, 1347–1355.

Last, G. G., Hersen, M., Kazdin, A. E., Francis, G. & Grubb, H. J. (1987). Psychiatric illness in the mothers of anxious children. *American Journal of Psychiatry, 144*, 1580–1583.

Last, G. G., Hersen, M., Kazdin, A. E., Orvaschel, H. & Perrin, S. (1991). Anxiety disorders in children and their families. *Archives of General Psychiatry, 48*, 928–934.

Lieb, R., Wittchen, H.-U., Höfler, M., Fuetsch, M., Stein, M. B. & Merikangas, K. R. (2000). Parental psychopathology, parenting styles, and the risk of social phobia in offspring. *Archives of General Psychiatry, 57*, 859–866.

Manassis, K. (2001). Child-parent relations: Attachment and anxiety disorders. In W. K. Silverman & P. D. A. Treffers (Eds.), *Anxiety disorders in children and adolescents* (pp. 255–272). Cambridge: Cambridge University Press.

March, J. S., Amaya-Jackson, L., Murray, M. C. & Schulte, A. (1998). Cognitive-behavioral psychotherapy for children and adolescents with posttraumatic stress disorder after a single-incident stressor. *Journal of the American Academy of Child and Adolescent Psychiatry, 37*, 585–593.

Melfsen, S., Kühnemund, M., Schwieger, J., Stangier, U. & Warnke, A. (in Vorbereitung). *Kognitiv-behaviorales Behandlungsprogramm für sozial phobische Kinder*. Universität Würzburg.

Melfsen, S., Schwieger, J., Kühnemund, M., Stangier, U., Stadler, C., Poustka, F., Heidenreich, T., Lauterbach, W. & Warnke, A. (2006). Diskussion der Leitlinien zur Behandlung sozialer Ängste im Kindes- und Jugendalter. *Zeitschrift für Kinder- und Jugendpsychiatrie und Psychotherapie, 34*, 203–214.

Pine, D. S., Coplan, J. D., Papp, L. A., Klein, R. G., Martinez, J. M., Kovalenko, P. et al. (1998). Ventilatory physiology of children and adolescents with anxiety disorders. *Archives of General Psychiatry, 55*, 123–129.

Rapee, R. M. (1997). Potential role of childrearing practices in the development of anxiety and depression. *Clinical Psychology Review, 17*, 47–67.

Schneider, S. (2001). Angststörungen. In A. Franke & A. Kämmerer (Hrsg.), *Klinische Psychologie der Frau* (S. 209–228). Göttingen: Hogrefe.

Schneider, S. (2004). *Trennungsangstprogramm für Familien (TAFF)*. Unpubliziertes Manual. Universität Basel.

Scholing, A. & Emmelkamp, P. M. G. (1993). Cognitive and behavioral treatment of fear of blushing, sweating or trembling. *Behaviour Research and Therapy, 31*, 115–170.

Steil, R. & Rosner, R. (2008). *Posttraumatische Belastungsstörungen*. Göttingen: Hogrefe.

Suhr-Dachs, L. & Döpfner, M. (2005). *Leistungsängste. Therapieprogramm für Kinder und Jugendliche mit Angst- und Zwangsstörungen (THAZ), Bd. 1*. Göttingen: Hogrefe.

Turner, S. M., Beidel, D. C. & Costello, A. (1987). Psychopathology in the offspring of anxiety disorders patients. *Journal of Consulting and Clinical Psychology, 2*, 229–235.

White, M. (1989). The externalizing of the problem and the reauthoring of lives and relationships. In M. White (Ed.), *Selected papers* (pp. 5–28). Adelaide: Dulwich Centre Publications.

White, M. & Epston, D. (1990). *Die Zähmung der Monster – Literarische Mittel zu therapeutischen Zwecken*. Heidelberg: Carl-Auer-Systeme.

Wittchen, H.-U., Nelson, C. B. & Lachner, G. (1998). Prevalence of mental disorders and psychosocial impairments in adolescents and young adults. *Psychological Medicine, 28*, 109–126.

Wittchen, H.-U., Stein, M. B. & Kessler, R. C. (1999). Social fears and social phobia in a community sample of adolescents and young adults: Prevalence, risk factors and comorbidity. *Psychological Medicine, 29*, 309–323.

Entwicklungsförderung und Förderung des Lern- und Leistungsverhaltens

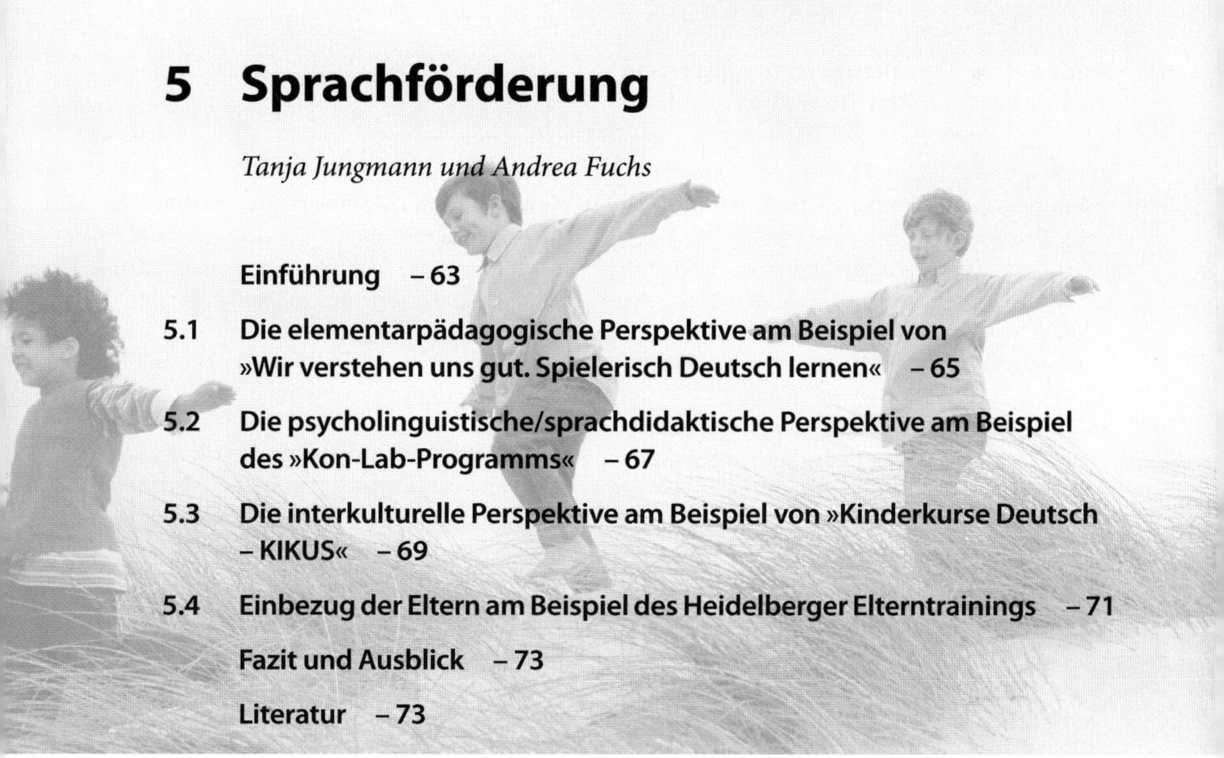

5 Sprachförderung

Tanja Jungmann und Andrea Fuchs

Einführung

Spezifische Sprachentwicklungsstörung

Während Sprachstörungen im Kontext allgemeiner Entwicklungsretardierungen oder -behinderungen auftreten können, werden nur solche Kinder, die aus dem bei der normalen Sprachentwicklung beobachtbaren Variationsbereich deutlich herausfallen, als **spezifisch sprachentwicklungsgestört** bezeichnet (Grimm, 2000a). Dabei ist zunächst zu beobachten, dass diese Kinder die Sprache stark **verzögert** und viel langsamer erwerben als Kinder ohne Sprachprobleme. Dieser quantitative Sprachrückstand wird von **qualitativen Problemen** insbesondere im morphosyntaktischen Bereich (unflektierte Formen und Auslassungen, inkorrekte Wortordnungen) begleitet. **Spezifische Defizite** insbesondere in 4 Bereichen der sprachlichen Informationsverarbeitung (auditives Kurzzeit- bzw. Arbeitsgedächtnis für die Verarbeitung und Speicherung sprachlichen Materials, Langsamkeit der Verarbeitungsprozesse, einzelheitliche Verarbeitungsstrategie und mangelnde Nutzung von prosodischen Hinweisreizen im Sprachangebot) führen mit der Zeit zu einer Erhöhung des Abstandes zu den Normalsprechern, die morphosyntaktischen Probleme weiten sich sukzessive auch auf das Sprachverstehen, die kognitive und sozial-emotionale Entwicklung aus (vgl. Grimm, 2003a).

Sprachschwierigkeiten aufgrund eingeschränkter Deutschkenntnisse

Bei Kindern ausländischer Herkunft treten Sprachschwierigkeiten häufiger aufgrund **eingeschränkter Entwicklungsbedingungen** auf. Sie sprechen in ihrer Familie oft die Herkunftssprache ihrer Eltern und haben zuweilen auch außerhalb der Familie wenig Kontakt zur deutschen Sprache und damit auch wenig Gelegenheit, diese in für sie wichtigen Handlungskontexten zu hören, zu erfahren und in ihr zu kommunizieren (Tiedemann & Billmann-Mahecha, 2007). Allerdings ist die Bevölkerungsgruppe der Migrantinnen und Migranten nicht homogen, vielmehr haben Unterschiede in **Herkunft** und **Milieu** Auswirkungen auf die Lernbedingungen im Allgemeinen und die Spracherwerbsbedingungen im Besonderen. Wer aus einem Milieu stammt, das durch eingeschränkte Entwicklungsbedingungen gekennzeichnet ist, wird ähnliche Sprachschwierigkeiten haben – unabhängig davon ob mit oder ohne Migrationshintergrund (vgl. Alt, 2006).

Folgen einer Sprachentwicklungsstörung und eingeschränkter Deutschkenntnisse

Sprachliche Defizite sind nicht selten der Beginn **persistierender** und **tief greifender Entwicklungsstörungen.** Die betroffenen Kinder werden generell beim Erwerb sprachlich vermittelten Wissens wie Lesen, Schreiben, logisches Denken, kulturelles Wissen und Rechnen mehr oder weniger stark eingeschränkt (Grimm, 2003a; Weinert, 2002). In diesem Zusammenhang wurden insbesondere 2 Phänomene beschrieben:

- Das **Phänomen des »Schereneffekts«** bezeichnet die wachsende Leistungsdiskrepanz zwischen sprachlich normal entwickelten und sprachentwicklungsverzögerten Kindern in Intelligenztests zugunsten der von der Sprache profitierenden normal entwickelten Kinder (Schakib-Ekbatan & Schöler, 1995).
- Das in mehreren Studien belegte **Phänomen des »abrutschenden IQs«** zeigt, dass die Intelligenz von sprachentwicklungsgestörten Kindern generell mit der Zeit sinkt. Viele ursprünglich umschriebene Sprachentwicklungsstörungen weiten sich zunehmend zu einer allgemeinen Lernbehinderung aus (Dannenbauer, 2001; Schöler, 1992).

Darüber hinaus beeinträchtigen sprachliche Defizite die **psychosoziale Entwicklung** erheblich.

- In ihrem transaktionalen Modell der sozialen Konsequenzen beschreibt Rice (1993) die mangelnde Fähigkeit, sich in sozialen Interaktionen kommunikativ zu verständigen, als »negative Spirale«. Demnach besteht für sprachentwicklungsgestörte Kinder eine erhöhte Gefahr, »eine Außenseiterkarriere mit niedrigem Selbstvertrauen und sozialen Problemen zu durchlaufen« (Grimm & Wilde, 1998, S. 471).

Dass die Sprachkompetenz eine unverzichtbare Grundlage für die Chancengleichheit in Bezug auf **Schulkarriere** und **Berufsleben** ist, zeigt sich auch bei den Kindern mit Migrationshintergrund: 20% aller Kinder mit Migrationshintergrund verlassen in Deutschland die Schule ohne Abschluss. Sie haben ein 3-mal so hohes Risiko, eine Klasse zu wiederholen, wie Kinder mit deutscher Herkunft. In der Grundschule ist das Risiko sogar 4-mal so groß. Kinder mit Migrationshintergrund sind an Haupt- und Sonderschulen überrepräsentiert (Baumert & Stanat, 2002). Laut den Ergebnissen mehrerer Grundschulstudien zeigen Kinder mit im Vergleich zu Kindern ohne Migrationshintergrund **verminderte Sprach-, Lese-, Rechtschreib-, Sachkunde- und Mathematikleistungen** (Tiedemann & Billmann-Mahecha, 2004). Vor allem die mangelnde Beherrschung der Sprache des Aufenthaltslandes, die zugleich Unterrichtssprache ist, führt zu gravierenden schulischen Misserfolgen von Kindern mit Migrationshintergrund.

Sprachentwicklungsdiagnostik als wichtige Voraussetzung für Sprachförderung

Therapiebedürftige, spezifische Sprachentwicklungsstörungen, die auf beeinträchtigte Entwicklungsvoraussetzungen zurückführbar sind, müssen von **förderungsbedürftigen** Sprachschwierigkeiten abgegrenzt werden, die auf eingeschränkte Entwicklungsbedingungen zurückgehen. Dafür bedarf es einer problemgerechten und zielgenauen Diagnostik, die den sprachlichen Entwicklungsstand in den Merkmalen erfasst, die **differenzierend, prognostisch valide** und **interventorisch relevant** sind. Im »Modellversuch Bielefeld« konnten durch den Einsatz des Sprachscreenings für das Vorschulalter (SSV; Grimm, 2003b) annähernd 10% der deutschsprachigen Kinder in Kindertageseinrichtungen als therapiebedürftig identifiziert werden. Annähernd 70% der Kinder mit Migrationshintergrund wiesen keine ausreichende deutsche Sprachkompetenz auf und bedürfen daher einer gezielten Förderung (vgl. Grimm, Aktas, Jungmann, Peglow, Stahn & Wolter, 2004).

Förderansätze

Im Zuge des schlechten Abschneidens bei der PISA-Studie haben Bildungspolitiker finanzielle Mittel für Sprachdiagnostik und -förderung bereitgestellt. Entsprechend der Einzelaktivitäten der Bundesländer ist das Spektrum von Sprachfördermaßnahmen breit. Es reicht von globalen, informellen Maßnahmebündeln bis hin zu theoretisch fundierten, oft als bereichsspezifisch ausgewiesenen Programmen. Die Vielzahl an Maßnahmen und Konzepten, ihre Zielsetzungen, Inhalte und ihre Bedeutung für die kindliche Sprachentwicklung und Mehrsprachigkeit sind kaum noch überschaubar. Grundsätzlich sind Fördermaßnahmen 4 Hauptrichtungen zuzuordnen:

Elementarpädagogisch orientierte Programme legen ihren Förderschwerpunkt auf die kommunikativen Fähigkeiten im Alltag. Als zentrale Elemente finden sich entsprechend gemeinsames Erleben und emotionales Wohlbefinden des Kindes. Für die Sprachförderung werden zumeist Spiele, Lieder, Bilderbücher und Reime eingesetzt, deren Erlernen und Gebrauch in den normalen Kindergartenalltag gut eingebettet werden können. Die Sprachproduktionen der Erzieherinnen dienen als Sprachvorbild. Als Beispiel für diese Sprachförderkonzepte wird das Programm »Wir verstehen uns gut« (Schlösser, 2007) vorgestellt.

Im Gegensatz dazu wird in **Förderprogrammen aus der Sprachdidaktik** die Sprache als System in den Vordergrund gerückt. Entsprechend geht es um sprachliche Regeln, um Imitieren und Wiederholen sowie um die kognitiven Prozesse des Erkennens und Erlernens von sprachlichen Strukturen und Mustern. Um auch hier einen spielerischen Regelerwerb zu gewährleisten, werden verschiedenste Materialien aus der Erlebniswelt der Kinder verwendet. Die systematische Förderung nach einem klaren theoretischen Konzept findet in der Regel in Kleingruppen statt. Als Beispiel für diese spezifischen Förderprogramme wird das »Kon-Lab-Programm« von Zvi Penner (2003) vorgestellt.

In der **interkulturellen Perspektive** werden unter Berücksichtigung der Erstsprache die beiden Hauptrichtungen miteinander verknüpft. Für die Identitätsentwicklung der Kinder wie auch für den Zweitspracherwerb wird die Erstsprache als zentraler Bestandteil gesehen. Als Beispiel für solche Ansätze wird das Programm »KIKUS« des Zentrums für kindliche Mehrsprachigkeit in München (Guadatiello, 2003) dargestellt.

Die **Förderung der Vorläuferfähigkeiten der Schriftsprache** mit den metalinguistischen Kompetenzen und der phonologischen Bewusstheit ist ebenso wie der **Einbezug der Eltern** ein weiteres zentrales Merkmal, das in den Sprachförderprogrammen realisiert wird. Exemplarisch für den Einbezug der Eltern ist das Heidelberger Elterntraining (Buschmann & Jooss, 2007) hervorzuheben. Das Würzburger Trainingsprogramm »Hören, Lauschen, Lernen« (Küspert & Schneider, 2006) für die Förderung der Vorläuferfähigkeiten der Schriftsprache wird in dem ► Kap. 8: Lese-Rechtschreib-Förderung beschrieben.

Für die Auswahl der Beispiele war die Beachtung der nach Kany (2007) aufgestellten Mindeststandards leitend: Transparenz, methodisch kontrollierte Konstruktion, Durchführungs- und Erfolgskontrolle, Implementierung und Qualifizierung/Supervision/Fortbildung der Anwender.

5.1 Die elementarpädagogische Perspektive am Beispiel von »Wir verstehen uns gut. Spielerisch Deutsch lernen«

Schlösser (2007)

Steckbrief

- **Problembereich:** Kinder nichtdeutscher Erstsprache, Kinder mit Sprachentwicklungsverzögerungen
- **Altersbereich:** Kinder im letzten Kindergartenjahr
- **Trainingsteilnehmer:** Kleingruppen von 8–10 Kindern
- **Dauer:** 1- bis 2-mal pro Woche jeweils 20–30 min über mindestens ein Jahr
- **Methode:** Ganzheitliche Sprachförderung, korrektives Feedback
- **Besonderheiten:** 9 Bausteine, die sich an der Lebenswelt von Kindern orientieren, stellen den Rahmen für verschiedene Sprachfördereinheiten dar, die themenbezogen sowie sprachdidaktisch aufbereitet sind

Zielgruppe

Das Sprachförderprogramm »Wir verstehen uns gut.« (Schlösser, 2007) richtet sich in erster Linie an **Kinder im letzten Kindergartenjahr**. Es eignet sich aber auch für jüngere Kinder (unter 5 Jahren), die dann die Möglichkeit haben, das Programm im Folgejahr als Vorschulkinder zu wiederholen sowie in den Eingewöhnungsphasen der Grundschule und im Schulkindergarten. Des Weiteren gibt es im Programmhandbuch Anregungen für Hortgruppen und die Hausaufgabenbetreuung. Der Förderschwerpunkt ist die **Sprachproduktion** mit den Bereichen **Wortschatz** und **Ausdrucksvermögen**. Kinder nichtdeutscher Erstsprache können ebenso wie Deutsch sprechende Kinder mit Entwicklungsbedarf im Grundwortschatz und in sprachlicher Ausdrucksfähigkeit mit dem Programm gefördert werden.

Rahmenbedingungen

Das gesamte Programm ist auf **mindestens ein Jahr** angelegt. Die Sprachförderung soll **1- bis 2-mal wöchentlich** jeweils **20–30 min** in der Kindertagesstätte durchgeführt werden. Es werden Kleingruppengrößen von **8–10 Kindern** empfohlen, wobei die Gruppengröße ins Verhältnis zu den sprachlichen Kenntnissen der Kinder gesetzt wird: Je geringer die deutschen Sprachkenntnisse sind, desto kleiner sollte die Gruppe sein. Das Sprachförderprogramm wird nicht von externen Kräften, sondern durch die Erzieherinnen und Erzieher, die in der Einrichtung arbeiten, durchgeführt. Da die einzelnen Arbeitseinheiten an traditionelle Inhalte und Methoden anknüpfen, ist das Konzept auch ohne spezielle Qualifizierungsmaßnahmen für Fachkräfte handhabbar. Es finden auch **Fortbildungsveranstaltungen** zum Sprachprogramm für die Erzieherinnen und Erzieher statt, zu denen allerdings keine näheren Informationen vorliegen.

Programmkonzept

Die **Programmziele** richten sich laut Manual auf
a) die Förderung der deutschen Sprache,
b) die Förderung kommunikativer Fähigkeiten im Alltag und
c) die Förderung grammatischer Inhalte.

Durch den Einbezug von Spielen, Liedern und Aktionen wird eine **ganzheitliche Förderung** von Kindern mit einer bewussten Akzentuierung des Förderaspekts Sprache angestrebt. Die Förderung der deutschen Sprachkompetenz steht im Vordergrund, daneben sollen jedoch auch die Erstsprachen von mehrsprachigen Kindern Berücksichtigung finden.

Das Programm ist streng genommen weder theoretisch noch didaktisch fundiert. Erkennbar ist die Vorstellung Schlössers, dass »der Spracherwerb mit dem Tun – also den kindlichen Handlungsformen – eng verwoben [ist]« (Schlösser, 2007, S. 17). Von besonderer Bedeutung ist zudem das **Modellverhalten** der Erzieherin bzw. des Erziehers, die Wirkmechanismen bleiben allerdings unreflektiert (vgl. Kany, 2007). Bezüge zur **Transaktionsanalyse**, bei der die positiv geprägte und auf Akzeptanz beruhende Beziehung zwischen Therapeut und Klient als wesentliches Element gesehen wird, werden hergestellt. Die sprachdidaktischen Hinweise sind an den **Sprachbaum von Wendlandt** (2000) angelehnt und bilden das Fundament der ganzheitlichen Förderung. Unter Bezugnahme auf die **situationsorientierte Arbeit** betont das Konzept die Einbeziehung aller am Entwicklungsprozess beteiligten Personen und Institutionen.

Ein klarer Sitzungsablauf wird nicht angegeben.

Vor Beginn des Programms werden die sprachlichen Voraussetzungen der Kinder durch einen **Aufnahmebogen** und einen **Sprachstandsbogen** erfasst. Prinzipien der Selbstverbalisation kommen während der Aufgabenbearbeitung zum Einsatz und werden durch den Therapeuten verstärkt. Nach und nach soll das Kind auf diese Weise an ein selbständigeres Bearbeiten der Aufgaben herangeführt werden. Nach jeder durchgeführten Einheit kann ein **Reflexionsbogen** eingesetzt werden. Dieser gibt Aufschluss über die Weiterentwicklung einzelner Kinder und der Kindergartengruppe. Die dort festgehaltenen Dokumentationen bilden die Grundlage für einen Austausch im Team und mit den Eltern.

Materialien

Das Material besteht aus **9 Bausteinen**, die vom Einfachen zum Komplexen geordnet sind und sich an der Lebenswelt von Kindern orientieren: **Ich, Du, Familie, Kindergarten, Schule, Stadtteil, Kranksein, Tiere und Formen/Farben/Mengen**. Die Bausteine stellen den Rahmen für verschiedene Sprachfördereinheiten dar, die themenbezogen sowie sprachdidaktisch aufbereitet sind.

Die einzelnen Sprachfördereinheiten sind wie folgt strukturiert:

- Das **Sprachziel** hält die zu erlernenden Wörter und sprachlichen Elemente fest.
- Die **Methodik** erläutert die Art und Weise der Umsetzung der Sprachinhalte (Geschichten, Lieder, Gedichte, Fingerspiele, Abzählreime, Rollenspiele, Gesellschaftsspiele, Malen, Einzel- und Gruppengespräche und Erkundungen).
- Das **Konzept** zeigt Variationsmöglichkeiten der Umsetzung auf, die es mit gruppenspezifischen Hinweisen und mit sprachdidaktischen Erkenntnissen verbindet.

- Der Unterpunkt **Material** gibt Hinweise auf didaktische Materialien, die zur Umsetzung geeignet erscheinen. Darin eingebettet findet sich passendes Bildmaterial, das speziell für einzelne Spielanregungen erstellt wurde.

Alle Methoden und Bausteine sind in dem Buch von Schlösser (2007) dokumentiert. Dem Programm liegen zudem detaillierte **Aufnahme-** und **Sprachstandsbögen** bei, die eine informelle Einschätzung des Sprachentwicklungsstandes ermöglichen. Sie ersetzen jedoch keine umfassende Diagnostik.

Für Kinder mit nur geringen Sprachkenntnissen ist es wichtig, die Bausteine in der vorgegebenen Reihenfolge zu bearbeiten. Je nach Bedarf können einzelne Bausteine auch situationsbedingt herausgegriffen werden; die sprachlichen Inhalte müssen dann jedoch unter Umständen modifiziert werden. Sprachlich konzentrieren sich die Arbeitseinheiten auf die thematisch eingebundene Erweiterung des Wortschatzes (lexikalische Fähigkeit).

Evaluation

Kontrollierte **Evaluationsstudien** liegen bisher **nicht vor**. Die **formative Evaluation** erfolgt als Selbstkontrolle anhand eines Reflexionsbogens. Zusätzlich wurde eine **Befragung der Erzieherinnen** und Erzieher 10 Monate nach Erscheinen des Materials durchgeführt. Sprachliche Fortschritte der Kinder waren demnach v. a. in einer Wortschatzerweiterung feststellbar. Die Vor- und Nachbereitungszeit, die ein strukturiertes Sprachprogramm erfordert, wird aber in der Praxis als problematisch eingeschätzt; der Reflexionsbogen als zu lang beurteilt. Des Weiteren merkten die Erzieherinnen an, dass die Kopiervorlagen oftmals nicht kindgerecht seien. Zur Erhöhung der Anwenderfreundlichkeit sollten alle eingesetzten Lieder, Fingerspiele, Geschichten etc. dem Anhang des Manuals beigefügt werden.

5.2 Die psycholinguistische/sprachdidaktische Perspektive am Beispiel des »Kon-Lab-Programms«

Penner (2003)

Steckbrief

- **Problembereich:** Kinder nichtdeutscher Erstsprache, Kinder mit Sprachentwicklungsverzögerungen
- **Altersbereich:** Vorschul- und Grundschulkinder (3–8 Jahre)
- **Trainingsteilnehmer:** Ganzgruppen, Kleingruppen oder Individualförderung
- **Dauer:** 32 Programmbausteine à 5–10 min, 3- bis 5-mal wöchentlich
- **Methode:** Sprachrhythmisches Training, Bootstrapping-Mechanismen
- **Besonderheiten:** 3 Förderbereiche: lexikalisches, grammatisches und semantisches Wissen; cross-mediale Materialien (Printmedien, Videos und Computerlernspiele, Audio-CDs und -Kassetten)

Zielgruppe

Penner (2003) bzw. die von ihm gegründete Firma Kon-Lab GmbH bietet eine Vielzahl von Programmen im Bereich von Spracherwerbsstörungen und Sprachförderung an, die inhaltliche Überschneidungen aufweisen. Das Kindergartenprogramm, das hier exemplarisch vorgestellt wird, wurde ursprünglich für die vorschulische Förderung von Kindern nichtdeutscher Erstsprache entwickelt. Angesichts der PISA-Ergebnisse hat eine Adaptierung für 3- bis 8-jährige Kinder mit Sprachauffälligkeiten bzw. Sprachstörungen und mit einer Lese-Rechtschreib-Schwäche stattgefunden. Der Einfachheit halber kann das Programm jedoch »mit allen Kindern im Kindergarten durchgeführt werden […]« (Penner, 2002, S. 11 zit. nach Kany, 2007). Allerdings ist dabei zu beachten, dass somit Kinder nichtdeutscher Erstsprache unzulässigerweise in ihrem Lernprozess mit jenen gleichgesetzt werden, die mit Deutsch als Erstsprache aufwachsen und Sprachentwicklungsstörungen aufweisen. Mit dieser Gleichsetzung wird auf die sinnvolle Unterscheidung zwischen dem Lehren von Deutsch als Zweitsprache und einer therapeutischen Intervention bei Sprachauffälligkeiten bzw. Sprachstörungen verzichtet (Jampert, Best, Guadatiello, Holler & Zehnbauer, 2007).

Rahmenbedingungen

Das Kindergartenprogramm ist als **Ganzgruppenförderung** konzipiert. Penner schlägt allerdings vor, den Akzent »je nach persönlicher Überzeugung [...] entweder auf das Lernen-im-sozialen-Kontext oder das individuelle Lernen [zu] setzen« (Penner, 2002, S. 4 zit. nach Kany, 2007). Die einzelnen Bausteine sind »cross-medial« gestaltet, wobei Audio-, Bild- und Computerbausteine sowie Erzähleinheiten geboten werden. Entsprechend hoch sind auch die Ansprüche an die mediale Ausstattung der Einrichtungen.

Materialien

Es gibt **32 Programmbausteine**, deren Durchführung jeweils **5–10 min** in Anspruch nimmt. Gefördert wird **3- bis 5-mal wöchentlich**. Während die Dauer der Einzelsitzungen klar bestimmt ist, sind die Durchführungsanweisungen im Programmhandbuch unzureichend, eine Gesamtstruktur ist nicht erkennbar. Der Anwender läuft Gefahr, den Überblick zu verlieren. Möglicherweise schafft hier die Teilnahme an den angebotenen Schulungen Abhilfe. Grundsätzlich sollten jedoch die zum Verständnis und zur Durchführung notwendigen Angaben vollständig im Programmhandbuch dargelegt sein.

Programmkonzept

Ein klarer Sitzungsablauf wird nicht angegeben.

Zu Beginn des Trainings findet eine **Diagnostik und Sprachstandserhebung** statt. Zur Feststellung der vorhandenen Defizite im Deutschen wird eine breite Palette von Methoden eingesetzt, die von Aufzeichnungen spontaner Äußerungen bis hin zu Tests reicht. Das bereits erlangte Wissen und Können der Kinder mit Migrationshintergrund bleibt dabei jedoch unberücksichtigt, da die Sprachfähigkeiten der Kinder mit der Erstsprache Deutsch den Maßstab für alle Kinder setzen.

Beim eigentlichen Training handelt es sich um ein **hierarchisches 3-Stufen-Programm** mit den Förderbereichen lexikalisches, grammatikalisches und semantisches Wissen. Zentraler Wirkmechanismus ist das **Bootstrapping**, »ein mehrmodulares Lernverfahren, im Rahmen dessen das Kind Informationen aus unterschiedlichen Komponenten der Grammatik und des Lexikons (Syntax, Semantik, Morphologie, Prosodie etc.) zu einer Schnittstelle zusammenführt« (Penner, 2002, S. 109, zit. nach Kany, 2007). Reduzierte Bootstrapping-Kapazitäten verursachen Sprachentwicklungsstörungen.

Theoretisch fundiert wird die erste Stufe, **Förderung des lexikalischen Wissen**, durch den Verweis auf Locke (1997): »Hauptziel der ersten Förderungsetappe ist es, dem sprachlernenden Kind die sprachrhythmischen Informationen zugänglich zu machen, die es für den Wortschatz und die Grammatik braucht« (Penner, 2002, S. 18 zit. nach Kany, 2007). Dies hängt mit der Annahme zusammen, dass Kinder in den Spracherwerb mit Hilfe prosodischer Informationen einsteigen, die rechtshemisphärisch verarbeitet werden. Dem Deutschen weist Penner einen trochäischen Rhythmus (Betonung auf der ersten Silbe) zu, der sich bereits dem Säugling aus dem sprachlichen Input erschließt. Kinder mit einer Erstsprache, die einen anderen Rhythmus aufweist, greifen zur Worterkennung im Deutschen auf Ersatzstrategien zurück. Dabei kommt es zu einer Mischung der Sprachrhythmen, was in einem Rhythmus resultiert, der keiner Sprache entspricht. Ohne gezielte Sprachförderung kann dies negative Folgen für das Wortverstehen, die Erkennung von Wortgrenzen und die Wortbildung haben. Durch spezifische Übungen (»Clipping«), sollen dem Kind die sprachrhythmischen Regeln – wie z. B. die Laut-Silben-Struktur von Wörtern – erschlossen werden (vgl. Penner & Schmid, 2005). Die Dauer von Stufe 1 wird mit ca. 3 Monaten angegeben.

Die 2. Stufe, **Förderung der Basisgrammatik der Nominalphrase** (Dauer: bis zu 1/2 Jahr), ist nicht theoretisch fundiert. Penner geht davon aus, dass Kinder nichtdeutscher Erstsprache v. a. Wissenslücken in den Bereichen Verstehen von Ergänzungs- bzw. W-Fragen, Verstehen resultativer bzw. nicht-resultativer Verben, Unterscheidung von Singular- und Pluralformen, Erwerb der Verbzweitstellung und v. a. der grammatikalischen Funktion des Artikels haben.

Kritisch anzumerken bleibt, dass die grammatikalischen Inhalte, die in den Vordergrund gestellt werden, oft spezifische Fälle sind, die einer näheren sprachwissenschaftlichen Betrachtung bedürfen.

Das, was als Fehler erscheint, kann darüber hinaus auch ein Zwischenergebnis im sprachlichen Wissen bei Kindern nichtdeutscher Erstsprache sein und wäre damit je nach Erstsprache und kindlichem Entwicklungsstand unterschiedlich zu interpretieren (vgl. Jampert et al., 2007).

In der 3. Stufe, **Förderung semantischen Wissens und weiterführender Verstehensmerkmale** (keine Angaben zur Dauer), erwerben die Kinder die Schnittstelle zwischen Grammatik und Satzbedeutung. Das Verstehen von Fragen, Mengen- und Zeitangaben sowie Ereignissen steht während dieser Phase im Vordergrund. Die konkreten Lernziele beziehen sich auf Artikel und Referenz, Artikel und Mengen bei zählbaren Objekten, Artikel und Mengen bei nichtzählbaren Objekten, Artikel als Ausdruck von Besitz und Frageverstehen. Theoretisch fundiert wird diese Stufe unter Rückgriff auf die von Cummins (1982) stammende Unterscheidung zwischen BICS (Basic Interpersonal Communicative Skills) und CALP (Cognitive Academic Language Proficiency). Dabei wird davon ausgegangen, dass Kinder nichtdeutscher Erstsprache alltägliche Kommunikationsfertigkeiten (BICS) mit oder ohne gesteuerte Unterstützung in den ersten 2 Jahren nach Beginn des Zweitspracherwerbs erreichen. Dagegen bleibt ein erhebliches Defizit bei der Schulsprache (CALP) bestehen (vgl. Penner, 2003).

Evaluation

Bisher hat lediglich eine **Eigenevaluation** nach Abschluss der ersten Endform in einem Prä-Posttest-Design stattgefunden. Pauschale Angaben, wie »das Ausgangsniveau ist 20–29%, nach dem Förderprogramm 82,4% in der Treatmentgruppe, 39,5% in der Kontrollgruppe« (Penner, 2002, S. 7) sind allerdings unzureichend. Veränderungen sind wissenschaftlichen Standards gemäß inferenzstatistisch abzusichern. Neben einer **Fremdevaluation** wären auch **Maßnahmen zur Selbstkontrolle, zur Kontrolle der Programmausführung** und **formative Evaluationen** zu berücksichtigen (vgl. Kany, 2007).

5.3 Die interkulturelle Perspektive am Beispiel von »Kinderkurse Deutsch – KIKUS«

Guadatiello (2003)

Steckbrief

- **Problembereich:** Kinder nichtdeutscher Erstsprache
- **Altersbereich:** Kinder im Alter von 3–10 Jahren
- **Trainingsteilnehmer:** Kleingruppen von 6–8 Kindern
- **Dauer:** 28 Sitzungen à 60 min einmal pro Woche
- **Methode:** Spezifische Lehr-Lern-Situationen mit integrierten sprachspezifischen Inhalten, Elternarbeit
- **Besonderheiten:** Arbeitsblätter für die Eltern-Kind-Zusammenarbeit, Schreibwerkstatt, theaterpädagogische Elemente

Zielgruppe

Das Sprachförderprogramm »KIKUS« richtet sich an **Kinder nichtdeutscher Erstsprache** im Alter von **3–10 Jahren**. Zieldimensionen sind v. a. die kommunikativen Fähigkeiten im Alltag, grammatikalische Fähigkeiten, sprachliche Handlungsmuster, sprachliche Bewusstheit durch Reflexion sprachlicher Regeln und durch den Vergleich von Erst- und Zweitsprache. »KIKUS« bietet eine regelmäßige, systematische, spielerische und handlungsorientierte Förderung, die am Sprachstand der Kinder ansetzt: Die Sprachkenntnisse der Kinder werden durch die Erzieherinnen der jeweiligen Einrichtung frei eingeschätzt. Sie wählen die Kinder nichtdeutscher Erstsprache aus, die ihrer Meinung nach gefördert werden sollten. Auch Kindergartenkinder mit deutscher Erstsprache, die Wahrnehmungsprobleme, Sprechhemmungen oder einen extrem kleinen Wortschatz haben, nehmen vereinzelt an »KIKUS« teil.

Rahmenbedingungen

Die »KIKUS«-Sprachförderung erfolgt über den Zeitraum eines Kindergartenjahres in **28 Sitzungen**. Gefördert wird **einmal pro Woche** für **ca. 60 min** in **Kleingruppen von 6–8 Kindern** in einem separaten

Raum der Einrichtung. Die Kinder sitzen im Stuhlkreis, der halbkreisförmig angeordnet ist (Guadatiello, 2003, S. 29).

Ein fester Baustein im »KIKUS«-Konzept ist die **Eltern-Kind-Zusammenarbeit**. Spezifische Arbeitsblätter bieten Sprachanlässe in der häuslichen Förderung. Anhand bildlicher Vorgaben sollen die Kinder gemeinsam mit ihren Eltern die entsprechenden Bezeichnungen in ihren Erstsprachen finden, die die Eltern dann auf den Arbeitsblättern schriftlich festhalten. Sie werden den Kindern als Hausaufgaben gegeben. Die Hausaufgaben werden dann in der nächsten Kleingruppensitzung besprochen, wodurch eine Integration der Erstsprachen in die Gruppenarbeit erfolgt. Um die Eltern bzw. Bezugspersonen der Kinder über die Wichtigkeit der Zusammenarbeit zu informieren, gibt es zum Kursbeginn einen Elterninformationsabend.

Programmkonzept

»KIKUS« ist ein Sprachförderprogramm aus der Praxis für die Praxis. Die theoretische Grundlage bildet die **»Funktionale Pragmatik«** (Ehlich, 1991; Guadatiello, 2003, S. 11 ff.), wonach Sprache eine menschliche Handlungsform ist, die bestimmt wird von einer »spezifischen Relation zwischen mentalen und aktionalen bzw. interaktionalen Aspekten des Handelns« (Ehlich, 1991, S. 133). Die Interaktion zwischen Sprecher und Hörer findet in der konkreten sprachlichen Handlung statt. Sprechhandlungen stellen gesellschaftlich gegebene Handlungsmuster dar. Jedes Kind erlernt im Prozess des Spracherwerbs durch die Interaktion mit kompetenten Sprechern, die einer Gesellschaft zugehören, nicht nur die Realisierung von Äußerungen (Grammatik), sondern auch die verschiedenen sprachlichen Handlungsmuster (Pragmatik). Der kindliche Spracherwerb wird dabei als ein Prozess betrachtet, der nicht kontinuierlich verläuft, sondern Phasen der Stagnation sowie Auf- und Ab-Bewegungen enthält. Als Wirkmechanismen aus der **Lehr-/Lernforschung** werden Wiederholung (Massierung), Imitation und Reparatur von eingeschliffenen, bereits verinnerlichten Fehlern genannt.

Sitzungsablauf

1. **Freies Sprechen**
2. **Anfangsritual**
3. **Betrachtung der Hausaufgaben**
4. **Einführung bzw. Fortsetzung eines Themas**
5. **Bewegungsübung**
6. **Austeilen der Hausaufgaben**
7. **Abschlussritual**

Das Konzept schafft bewusst **spezifische Lehr-/Lernsituationen**, die sich am Alltag und an den Themen der Kinder orientierten. Darin werden dann spezifische sprachliche Lerninhalte integriert. Folgende Themen werden behandelt: **Ich – Du, Farben, Zahlen, Körper, Tiere, Familie, Kleidung, Essen, Möbel/Haushalt, Lebenswelt/Stadt, Formen, Freizeit/Ferien, Länder/Sprachen, Kindergarten/Spielsachen, Berufe, Schule, Zeit (Jahreszyklus, Wochentage), Feiern/Feste**. Die Themen stellen gleichzeitig die Wortfelder dar (Substantive, Adjektive und Verben). Darüber hinaus werden sprachentwicklungsrelevante grammatikalische Strukturen (Verbkonjugation in Gegenwarts-, Vergangenheits- und Zukunftsformen; Personal- und Possessivpronomen; Artikel; Deklination; Steigerungsformen; Satz- und Wortstellung; Präpositionen; Wortbildung etc.) und für Kinder alltagsrelevante sprachliche Handlungsmuster, wie z. B. Erzählen, Beschreiben, Fragen – Antworten und Auffordern berücksichtigt. Über die **Arbeitsblätter** für die Eltern-Kind-Zusammenarbeit werden die Kinder zu elementaren Gegebenheiten der Schrift in ihrer Erstsprache und in der Zweitsprache hingeführt.

Materialien

Das eingesetzte Sprachfördermaterial ist zum einen über das Zentrum für kindliche Mehrsprachigkeit (ZKM) publiziert, zum anderen sind Bücher und Spiele zur Sprachförderung über den Handel zu beziehen. Bildkarten zum Wortschatz- und Grammatiktraining (Garlin & Merkle, 2003), Fingerpuppen für gezielte Sprachübungen und eine CD mit Kinderliedern zum Nachsingen (Garlin & Aguilar, 2002) sowie ein Zaubersack-Set mit Materialien für 60 min wurden im Projekt erstellt. Pro Kurs und Kind müssen die Eltern 150 Euro zuzüglich 25 Euro für Materialkosten bezahlen. Dies schafft eine Eingangsschwelle, die hinsichtlich der Motivation und Leistbarkeit eine Positivauslese bewirkt.

Evaluation

Das »KIKUS«-Projekt wird wissenschaftlich begleitet. Zur **formativen Evaluation** werden seit 1998 kontinuierlich Videoaufzeichnungen gemacht. 2003 folgte die erste wissenschaftliche Dokumentation durch Guadatiello, die mit ihren sprachwissenschaftlichen Analysen darauf hinweist, dass die Kinder in ihren sprachlichen und kommunikativen Fähigkeiten im Laufe der Deutschförderung v. a. in 3 Bereichen Fortschritte machen:

- in ihren metasprachlichen Fähigkeiten und in ihrem Bewusstsein für grammatische Strukturen,
- in ihren Lernstrategien und
- in dem Bewusstsein über ihre Mehrsprachigkeit.

Die Diagnose beinhaltet bislang allerdings nur Spontansprachanalysen (halbinterpretative Arbeitstranskriptionen, HIAT; Ehlich, 1991). Nichtsprachliche Leistungen bleiben unberücksichtigt. Im Rahmen der wissenschaftlichen Begleitung werden in Zusammenarbeit mit Sprachheilpädagoginnen vereinzelt auch Tests durchgeführt (Sprachverständnistest: SCAT, Wortschatztest: AWST und das Ravensburger Dysgrammatikermaterial). Die Ergebnisse wurden bislang aber nicht publiziert. Auf weitere Formen der Evaluation wird nicht eingegangen (vgl. Jampert et al., 2007; Kany, 2007).

5.4 Einbezug der Eltern am Beispiel des Heidelberger Elterntrainings

Buschmann und Jooss (2007)

Steckbrief

- **Problembereich:** Sprachentwicklungsverzögerungen
- **Altersbereich:** Kinder im Alter von 2–3 Jahren
- **Trainingsteilnehmer:** Eltern, deren Kinder im Rahmen der U7 einen aktiven Wortschatz von weniger als 50 Wörtern zeigen (Gruppen von 5–10 Teilnehmern)

▼

- **Dauer:** 7 Termine à 2 h im Abstand von 1–2 Wochen
- **Methode:** Präsentationen, Videoillustrationen, Kleingruppenarbeit zu sprachförderlichen elterlichen Verhaltensweisen
- **Besonderheiten:** Umfangreiches und anschauliches Begleitmaterial zu den Inhalten jeder Sitzung

Zielgruppe

Das Heidelberger Elterntraining von Buschmann und Jooss (2007) richtet sich an **Eltern 2- bis 3-jähriger Kinder**, die im Rahmen der pädiatrischen Vorsorgeuntersuchung U7 im Alter von 21–24 Monaten einen **aktiven Wortschatz** im ELFRA-2 (Grimm & Doil, 2000) von **weniger als 50 Wörtern** zeigen und bei denen keine Primärerkrankungen (z. B. hochgradige Störungen der Intelligenz, Autismus, Zerebralparesen oder Schwerhörigkeit) vorliegen. Da die Eltern die wichtigsten Bezugspersonen und Kommunikationspartner des jungen Kindes sind, wird das präventive Potenzial einer Frühintervention bei den Eltern angesetzt.

Rahmenbedingungen

Das Heidelberger Elterntraining ist als Gruppenprogramm für eine **Kleingruppe** von **5–10 Teilnehmern** konzipiert. Dabei können sowohl Elternpaare als auch ein Elternteil oder andere Bezugspersonen des Kindes teilnehmen. Das Training kann von einem oder 2 Trainingsleitern durchgeführt werden. Es findet an **7 zweistündigen Terminen** im Abstand von 1–2 Wochen statt. Zur Sicherung des Langzeiteffektes wird nach etwa einem halben Jahr eine **3-stündige Nachschulung** durchgeführt.

Materialien

Das Training besteht aus **7** aufeinander aufbauenden **Bausteinen**. Im Vordergrund stehen das gemeinsame Erarbeiten von Wissen z. B. über Voraussetzungen des gelungenen Spracherwerbs, Ursachen der verzögerten Sprachentwicklung und die Grundprinzipien sprachförderlicher Kommunikation, sowie das intensive Üben sprachförderlicher Verhaltensweisen in der Bilderbuchsituation, in Alltagssituationen und beim Spiel. Die **Arbeitsmethoden** sind sehr abwechslungsreich: Neben **Präsentationen, Videoillustrati-**

onen und **Kleingruppenarbeit** kommt dem **häuslichen Üben** im Sinne einer Anwendung der gelernten Strategien eine herausragende Bedeutung zu. Zu den Inhalten jeder Sitzung erhalten die Eltern für einen Unkostenbeitrag von 20 Euro umfangreiches und sehr anschauliches **Begleitmaterial**.

Es existiert kein Manual. Vielmehr ist eine umfangreiche **Ausbildung** erforderlich, die aus 3 Blöcken besteht. Personelle Voraussetzung ist eine mindestens 2-jährige Berufserfahrung im Bereich Diagnostik/Beratung/Therapie bei Sprachentwicklungsstörungen. Die Ausbildung erfolgt in **Gruppen von 12–16 Teilnehmern**, entweder in Neckargemünd oder in Inhouse-Seminaren vor Ort. Der Erwerb des Trainerzertifikats berechtigt zur selbstständigen Durchführung des Heidelberger Elterntrainings (@ http://www.heidelberger-elterntraining.de/).

Programmkonzept

Vor dem eigentlichen Elterntraining ist eine **Diagnostik und Sprachstandsbestimmung** geplant. Eine **differenzialdiagnostische Abklärung** der verzögerten Sprachentwicklung (Elternfragebogen für 2-jährige Kinder – ELFRA-2; Grimm & Doil, 2000, 2006) im Alter von 24 Monaten mit pädaudiologischer Untersuchung ist vor Beginn des Trainings obligatorisch. Später wird der Sprachentwicklungsstand der Kinder ebenfalls mit standardisierten Verfahren (SETK-2, Grimm, 2000b; SETK 3–5, Grimm, 2001) erfasst. Des Weiteren wird eine **Interaktionsdiagnostik** von der Mutter und ihrem Kind in der Bilderbuchsituation durchgeführt und die nonverbale Intelligenz der Kinder wird mit dem SON-R 2½–7 Jahre (Tellegen, Winkel & Laros, 2007) erfasst. Weiterhin werden das kindliche Verhalten mit der CBCL 1 ½–5 Jahre (Arbeitsgruppe Deutsche Child Behavior Checklist, 2002), der Lautbestand sowie der orofaziale Status erhoben.

Durch das Training werden die Eltern in ihrer Kompetenz als wichtigste Bezugspersonen und Interaktionspartner des Kindes gestärkt. Es findet eine Sensibilisierung für die Möglichkeiten zur Sprachförderung in der Bilderbuchsituation, im Alltag und im Spiel sowie eine gezielte Schulung im Einsatz von Sprachlehrstrategien statt. Sprachhemmende Verhaltensweisen und bereits etablierte negative Interaktionsmuster werden thematisiert und sukzessive abgebaut. Beim Kind sollen durch die im Elterntraining erworbenen Kompetenzen Sprech- und Kommunikationsfreude geweckt werden. Dies soll zu einer schnellen Wortschatzerweiterung führen und den Einstieg in die Grammatik unterstützen. In einem **individuellen Vorgespräch** oder einem **Informationsabend** werden die Eltern über Inhalte und Ziele sowie die Organisation des Elterntrainings aufgeklärt. Etwa ein halbes Jahr nach dem Elterntraining findet ein **Nachschulungstermin** statt, der dazu genutzt wird, das Elternverhalten optimal an den Sprachentwicklungsstand ihrer Kinder anzupassen. Als zentrale und langfristig bedeutsame Sprachlehrstrategie werden Möglichkeiten zum **korrektiven Feedback** anhand einer Videoillustration und eigenen Beispielsätzen der Kinder eingeübt. Abschließend erhalten die Eltern Anregungen, um das Vorlesen für die Erweiterung der sprachlichen Kompetenzen des Kindes zu nutzen, sowie spielerische Anregungen zur **Förderung der Mundmotorik**.

Die einzelnen Trainingssitzungen verlaufen nach einer gleichbleibenden Struktur, die im Kasten exemplarisch für das gemeinsame Bilderbuchanschauen wiedergeben wird.

Sitzungsablauf

1. **Begrüßung, Vorstellung des Ablaufs**
2. **Besprechung der Hausaufgaben**
3. **Einführung in das Thema:** z. B. gemeinsames Bilderbuchanschauen
4. **Videoillustration**
5. **Kleingruppenarbeit:** z. B. Rollenspiel zum gemeinsamen Bilderbuchanschauen
6. **Fragen, Abschluss, Aufgaben für zu Hause**

Die Inhalte der einzelnen Sitzungen sind vor dem theoretischen Hintergrund der **Motherese-Forschung** (für einen Überblick: Grimm, 2003a), des **sozialen Interaktionismus** (soziale Routinen und Formate; Bruner, 1987), der Annahme einer Beziehung zwischen Schwierigkeiten bei der Nutzung des Sprachrhythmus für den Einstieg in die Sprache und einer verzögerten Sprachentwicklung (**Bootstrapping-Kapazitäten**, Penner, 2000) sowie des Zusammenhangs zwischen Sprachentwicklungsstörungen, Schwächen in der **phonologischen Bewusstheit** im weiteren und engeren Sinne und späteren Lese-Rechtschreib-Schwierigkeiten (vgl. Küspert, Weber, Marx & Schneider, 2007) konzipiert.

Evaluation

Summative Evaluation

Nach erfolgter Eingangsdiagnose mit dem ELFRA-2 (Grimm & Doil, 2000, 2006) im Alter von 24 Monaten wurden Kinder mit einer isolierten Verzögerung ihrer expressiven und rezeptiv-expressiven Sprachentwicklung nach Zufall einer Trainings- und einer Kontrollgruppe zugewiesen (**randomisiertes Kontrollgruppendesign**). Die standardisierten Nachuntersuchungen wurden von einer Untersucherin durchgeführt, der weder die Vortestergebnisse noch die Gruppenzugehörigkeit der Kinder bekannt war (»**Verblindung**«). Bisher konnten die Daten von 54 Kindern ausgewertet werden (vgl. Buschmann & Jooss, 2007).

Bereits mit 2 1/2 Jahren zeigten die Kinder der Trainingsgruppe eine deutlich akzeleriertere sprachliche Entwicklung als die Kontrollkinder. Im Alter von 3 Jahren erzielten 3/4 der Kinder der Trainingsgruppe durchschnittliche Ergebnisse im standardisierten Sprachentwicklungstest, während in der Kontrollgruppe nur etwa 40% der Kinder in der Lage waren, den sprachlichen Rückstand aufzuholen.

Formative Evaluation

Im Rahmen der Evaluationsstudie haben aus Gründen der besseren Vergleichbarkeit nur Mütter an dem Elterntraining teilgenommen. Nach Abschluss jeder Sitzung wurde ein Fragebogen zu den Inhalten und deren Vermittlung ausgefüllt. Am Ende des Trainings und zur Nachuntersuchung im Alter von 3 Jahren erhielten die Mütter erneut einen Fragebogen, um das Training rückblickend zu beurteilen. Die Teilnehmerinnen fühlten sich nach dem Training sicherer im Umgang mit ihrem Kind und sahen sich in der Lage, ihr Kind adäquat sprachlich zu unterstützen. Die Möglichkeit zum Austausch in der Gruppe wurde als entlastend, aber auch motivierend erlebt. Direkt nach Abschluss des Trainings sowie 9 Monate nach dem Training würden alle Teilnehmerinnen das Training anderen betroffenen Eltern weiterempfehlen.

Fazit und Ausblick

Mittlerweile liegt eine fast unüberschaubare Anzahl von Sprachförderprogrammen vor. Nahezu jedes Bundesland hat seine eigene Sprachstandsdiagnostik und sein eigenes Programm (für eine Übersicht vgl. Jampert et al., 2007). Wenngleich alle Programme dasselbe fördern wollen, sind die Unterschiede größer als die Gemeinsamkeiten. Die Mindeststandards Transparenz, methodisch kontrollierte Konstruktion, Durchführungs- und Erfolgskontrolle, Implementierung und Qualifizierung/Supervision/Fortbildung der Anwender (nach Kany, 2007), die auswahlleitend waren, werden vielfach bereits bedacht. Da die Standards von unterschiedlicher Bedeutung für den Forscher und den Praktiker sind, werden bei ihrer gegenwärtigen Beachtung beide nicht zufrieden sein: Der an wissenschaftlichen Maßstäben Orientierte vermisst bei dem Programm von Schlösser (2007) ebenso wie bei dem Programm von Guadatiello (2003) die theoretische Fundierung und Evaluation; der Anwender vermisst insbesondere bei dem Programm von Penner (2003) Angaben zur Implementierung und Qualifikation. Das Programm, das nahezu alle Standards beachtet und sowohl den Forscher als auch den Praktiker erfreuen dürfte, ist das Heidelberger Elterntraining (Buschmann & Jooss, 2007). Ein ähnliches Programm für außerfamiliäre Bildungskontexte fehlt bisher noch.

Wünschenswert wären weitere Studien, die die unterschiedlichen Programme evaluativ vergleichen und möglicherweise auch eine differentielle Indikation (Welche Kinder profitieren von welchem Programm am meisten?) herausstellen. Dabei sollte jedoch nicht übersehen werden, dass die Ansprüche an Diagnostik und Evaluation vielfältig und hoch sind. Ihre Einhaltung setzt Kompetenzen voraus, die in unterschiedlichen Disziplinen wie Pädagogik, Psychologie und Linguistik angesiedelt sind. Da Einzelpersonen zumeist weder alle Kompetenzen in sich vereinigen, noch die Kapazitäten haben, alle Forderungen einzulösen, wäre es wünschenswert, Arbeitsteiligkeit und Interdisziplinarität mit der Institutionalisierung von Programmkonstruktion und -evaluation zu koppeln (vgl. auch Kany, 2007).

Literatur

Alt, C. (2006). *Milieu oder Migration – Was zählt mehr?* DJI-Bulletin 76, Jugend und Migration, www.dji.de/bulletins, 11.03.08.

Arbeitsgruppe Deutsche Child Behavior Checklist (2002). *Elternfragebogen für Klein- und Vorschulkinder (CBCL/1 ½–5).* Köln: Arbeitsgruppe Kinder-, Jugend- und Familiendiagnostik (KJFD).

Baumert, J. & Stanat, P. (2002). PISA 2000: Erste Ergebnisse und die Identifikation von Handlungsfeldern. *Schulmanagement, 33*, 30–32.

Bruner, J. S. (1987). *Wie das Kind sprechen lernt*. Bern: Huber.

Buschmann, A. & Jooss, B. (2007). Frühintervention bei verzögerter Sprachentwicklung: »Heidelberger Elterntraining zur frühen Sprachförderung«. *Forum Logopädie, 5*, 6–11.

Cummins, J. (1982). Die Schwellenniveau- und die Interdependenz-Hypothese: Erklärungen zum Erfolg zweisprachiger Erziehung. In J. Swift (Hrsg.), *Bilinguale und multikulturelle Erziehung* (S. 34–43). Würzburg: Königshausen & Neumann.

Dannenbauer, F. M. (2001). Chancen der Frühintervention bei spezifischer Sprachentwicklungsstörung. *Die Sprachheilarbeit, 46*, 103–111.

Ehlich, K. (1991). Funktional-pragmatische Kommunikationsanalyse. Ziele und Verfahren. In D. Flader (Hrsg.), *Verbale Interaktion. Studien zur Empirie und Methodologie der Pragmatik* (S. 127–143). Stuttgart: Metzler.

Garlin, E. & Aguilar, C. A. (2002). *KIKUS CD Guten Morgen*. München: Zentrum für kindliche Mehrsprachigkeit e. V.

Garlin, E. & Merkle, S. (2003). *KIKUS Bildkarten für Kursleiter/innen*. München: Zentrum für kindliche Mehrsprachigkeit e. V.

Grimm, H. (2000a). Entwicklungsdysphasie: Kinder mit spezifischer Sprachentwicklungsstörung. In H. Grimm (Hrsg.), *Enzyklopädie der Psychologie, CIII, Bd. 3: Sprachentwicklung* (S. 603–640). Göttingen: Hogrefe.

Grimm, H. (2000b). *SETK-2: Sprachentwicklungstest für zweijährige Kinder. Diagnose rezeptiver und produktiver Sprachverarbeitungsfähigkeiten*. Göttingen: Hogrefe.

Grimm, H. (2001). *SETK 3–5. Sprachentwicklungstest für 3- bis 5-jährige Kinder. Diagnose von Sprachverarbeitungsfähigkeiten und auditiven Gedächtnisleistungen*. Göttingen: Hogrefe.

Grimm, H. (2003a). *Störungen der Sprachentwicklung: Grundlagen – Ursachen – Diagnose – Intervention – Prävention* (2. Aufl.). Göttingen: Hogrefe.

Grimm, H. (2003b). *SSV. Sprachscreening für das Vorschulalter. Kurzform des SETK 3–5*. Göttingen: Hogrefe.

Grimm, H., Aktas, M., Jungmann, T., Peglow, S., Stahn, D. & Wolter, E. (2004). Sprachscreening im Vorschulalter: Wie viele Kinder brauchen tatsächlich eine Sprachförderung? *Frühförderung Interdisziplinär, 23*, 108–117.

Grimm, H. & Doil, H. (2000, 2006). *Elternfragebögen für die Früherkennung von Risikokindern (ELFRA-1 und ELFRA-2;* 1. und 2. Aufl.). Göttingen: Hogrefe.

Grimm, H. & Wilde, S. (1998). Sprachentwicklung: Im Zentrum steht das Wort. In H. Keller (Hrsg.), *Lehrbuch Entwicklungspsychologie* (S. 445–473). Bern: Huber.

Guadatiello, A. (2003). *KIKUS – Sprachförderung Deutsch für Kinder im Vor- und Grundschulalter. Projektdokumentation – Linguistische Analysen – Empfehlungen*. München: Zentrum für kindliche Mehrsprachigkeit e. V.

Jampert, K., Best, P., Guadatiello, A., Holler, D. & Zehnbauer, A. (2007). *Schlüsselkompetenz Sprache. Sprachliche Bildung und Förderung im Kindergarten. Konzepte, Projekte und Maßnahmen* (2. Aufl.). Weimar: Das Netz.

Kany, W. (2007). Sprachförderprogramme. In H. Schöler & A. Welling (Hrsg.), *Handbuch der Sonderpädagogik, Bd. 1: Sonderpädagogik der Sprache* (S. 767–813). Hogrefe: Göttingen.

Küspert, P. & Schneider, W. (2006). *Hören, Lauschen, Lernen: Sprachspiele für Kinder im Vorschulalter; Würzburger Trainingsprogramm zur Vorbereitung auf den Erwerb der Schriftsprache (5. Aufl.)*. Göttingen: Vandenhoeck & Ruprecht.

Küspert, P., Weber, J., Marx, P. & Schneider, W. (2007). Prävention von Lese- und Rechtschreibschwierigkeiten. In W. von Suchodoletz (Hrsg.), *Prävention von Entwicklungsstörungen* (S. 81–96). Göttingen: Hogrefe.

Locke, J. (1997). A theory of neurolinguistic development. *Brain and Language, 58*, 553–559.

Penner, Z. (2000). Phonologische Entwicklung. In H. Grimm (Hrsg.), *Enzyklopädie der Psychologie CIII, Bd. 3: Sprachentwicklung* (S. 105–139). Göttingen: Hogrefe.

Penner, Z. (2003). *Neue Wege der sprachlichen Frühförderung von Migrantenkindern*. Frauenfeld: Kon-Lab GmbH.

Penner, Z. & Schmid, J. (2005). Über Regellernen und Sprachfördermaßnahmen: Das Kon-Lab-Programm. *Die Sprachheilarbeit, 50*, 293–299.

Rice, M. (1993). Social consequences of specific language impairment. In H. Grimm & H. Skowronek (Eds.), *Language acquisition problems and reading disorders: Aspects of diagnosis and intervention* (pp. 111–128). Berlin: de Gruyter.

Schakib-Ekbatan, K. & Schöler, H. (1995). Zur Persistenz von Spracherwerbsstörungen. *Heilpädagogische Forschung, 16*, 77–84.

Schlösser, E. (2007). *Wir verstehen uns gut. Spielerisch Deutsch lernen. Methoden und Bausteine zur Sprachförderung für deutsche und zugewanderte Kinder als Integrationsbeitrag in Kindergarten und Grundschule* (5. überarbeitete Aufl.). Münster: Ökotopia Verlag.

Schöler, H. (1992). Wirkt sich die (Sonder-)Schulzeit negativ auf die Intelligenzleistung aus? – Anmerkungen zu empirischen Beobachtungen an Schulen für Sprachbehinderte. *Sonderpädagogik, 22*, 144–146.

Tellegen, P. J., Winkel, M. & Laros, J. A. (2007). *SON-R 2 ½–7. Nonverbaler Intelligenztest*. Göttingen: Hogrefe.

Tiedemann, J. & Billmann-Mahecha, E. (2004). Kontextfaktoren der Schulleistung im Grundschulalter. Ergebnisse aus der Hannoverschen Grundschulstudie. *Zeitschrift für Pädagogische Psychologie, 18*, 113–124.

Tiedemann, J. & Billmann-Mahecha, E. (2007). Leseverständnis, Familiensprache und Freizeitsprache. Ergebnisse aus der Hannoverschen Grundschulstudie. *Zeitschrift für Pädagogische Psychologie, 21*, 41–49.

Weinert, S. (2002). Therapie bei Sprachentwicklungsstörungen: Forschung und Praxis. In W. v. Suchodoletz (Hrsg.), *Therapie von Sprachentwicklungsstörungen – Anspruch und Realität* (S. 46–69). Stuttgart: Kohlhammer.

Wendlandt, W. (2000). *Sprachstörungen im Kindesalter* (4. Aufl.). Stuttgart: Thieme.

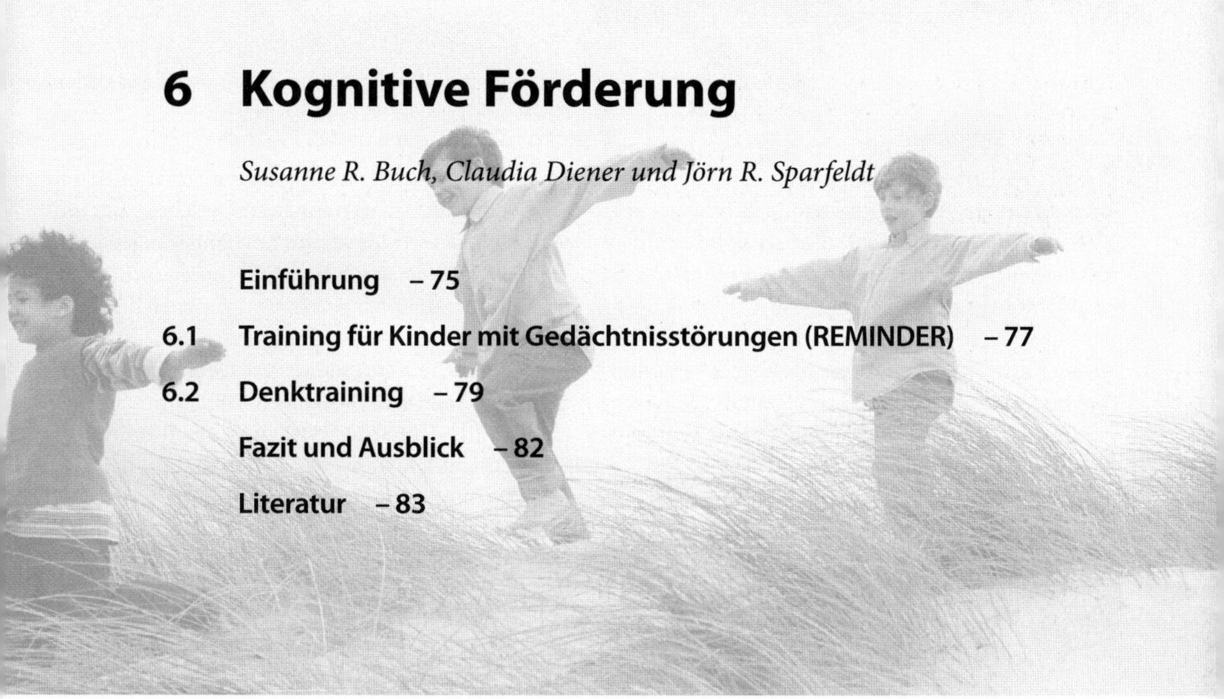

6 Kognitive Förderung

Susanne R. Buch, Claudia Diener und Jörn R. Sparfeldt

Einführung

Im **Alltag** und in der **Schule** begegnen Kinder und Jugendliche zahlreichen **kognitiven Leistungsanforderungen**. Neben spezifischen Fertigkeiten und Fähigkeiten sind (allgemeinere) **kognitive Grundlagen** wie **Aufmerksamkeit, Gedächtnis** sowie **Denk- und Problemlösefähigkeiten** zentrale Determinanten nicht nur schulischer Leistungen. Sind diese Grundfähigkeiten nicht hinreichend entwickelt, können Überforderungssituationen resultieren, die nicht selten weitere negative Effekte im motivationalen und emotionalen Bereich nach sich ziehen – mit entsprechenden Auswirkungen auf das psychische Wohlbefinden sowie das Lern- und Leistungsverhalten. Die Förderung kognitiver Fähigkeiten bei Kindern und Jugendlichen ist daher von hoher praktischer Relevanz. Entsprechende Fördermaßnahmen fokussieren häufig auf **die Behandlung von Defiziten** in bestimmten Funktionsbereichen. Darüber hinaus existieren aber auch zahlreiche pädagogisch-psychologische Programme, die auf eine **allgemeine Förderung** (im Sinne einer Optimierung) der kognitiven Funktionen bzw. der kognitiven Entwicklung zielen. Neben umfassenderen und allgemeineren Programmen, die oft nicht allein auf eine Verbesserung kognitiver Fähigkeiten abzielen (am bekanntesten sicherlich das in den 60er-Jahren begonnene US-amerikanische HEAD-START-Projekt zur vorschulischen Förderung sozial benachteiligter Kinder, vgl. z. B. Zigler, 1993), existieren eine Reihe **spezifisch kognitiver Trainingsverfahren**, die im Mittelpunkt dieses Kapitels stehen sollen.

Kognitive Trainings

Nach Hasselhorn und Hager (2006) versteht man unter **kognitiven Trainings** in der Pädagogischen Psychologie »Präventions- und Interventions- bzw. Fördermaßnahmen, bei denen entweder das **Ziel** darin besteht, **kognitive Fertigkeiten, Funktionen** bzw. **Fähigkeiten** zu **verbessern** und/oder bei denen die Erreichung des Förderzieles über die Veränderung kognitiver Prozesse angestrebt wird« (S. 341). Im Rahmen dieses Kapitels möchten wir kognitive Trainings für Kinder und Jugendliche im **engeren Sinne**, wie sie im 1. Teil der Definition fokussiert werden, vorstellen. Nicht eingegangen wird auf kognitive Trainings im weiteren Sinne, bei denen die Veränderung kognitiver Prozesse »lediglich« das Vehikel potenzieller Veränderungen in anderen Bereichen (z. B. Sozialverhalten, Motivation) darstellt. Auch Interventionen, bei denen in erster Linie die Wahrnehmung (als basale Grundvoraussetzung weiterer kognitiver Funktionen) verbessert werden soll (z. B. das

Training von Frostig, deutsch von Reinartz & Reinartz, 1979), werden hier nicht betrachtet.

Bei kognitiven Trainings im engeren Sinne kann eine weitere Unterscheidung getroffen werden: Hierunter fallen einerseits Interventionen, die in erster Linie eine **Verbesserung** der für einen bestimmten Anwendungsbereich **spezifischen Funktionen und Fertigkeiten** (wie z. B. Lesen, Rechtschreiben, Rechnen) anstreben. Diese können anderseits von Verfahren unterschieden werden, die kognitive Grundfunktionen relativ breit und weniger auf spezifische Fertigkeiten bezogen trainieren möchten (vgl. auch die Differenzierung nach »inhaltlichem Anwendungsbereich« und »kognitionspsychologischem Inhaltsbereich« von Souvignier, 2000). Wir beschränken uns hier auf die evaluierten Trainings, die **kognitive Grundfunktionen** relativ unabhängig von spezifischen Anwendungsbereichen wie Sprache (► Kap. 5), Lesen und Schreiben (► Kap. 8) sowie Rechnen (► Kap. 9) zu optimieren suchen.

Hasselhorn und Gold (2006) unterscheiden in diesem Zusammenhang Trainings in den Bereichen »Aufmerksamkeit«, »Arbeitsgedächtnis« sowie »Lernstrategien und deren metakognitive Regulation«. Dies entspricht im Großen und Ganzen auch der Einteilung von Klauer (1993a; 2001a), der bei kognitiven Trainings im engeren Sinne die Bereiche »Aufmerksamkeit«, »Gedächtnis« und »Denkstrategien« unterscheidet. Über Konzentrations- und Aufmerksamkeitsförderung informiert ► Kap. 7 ausführlich. Hier soll daher v. a. auf die **Förderung des Denkens**, der **Metakognition** sowie des **Gedächtnisses** kurz eingegangen werden. Da leider nur wenige der entsprechenden Programme **manualisiert** vorliegen, soll im einführenden Teil – neben der theoretischen Einordnung der ausführlich vorzustellenden Trainingsverfahren – kurz über weitere wissenschaftlich begründete und evaluierte kognitive Trainings für Kinder und Jugendliche mit entsprechendem Fokus informiert werden.

Gedächtnis

Nach dem **Modell** von Baddeley (z. B. 1986) unterscheidet man beim Arbeitsgedächtnis mehrere Komponenten mit jeweils limitierter Kapazität: einerseits die beiden »Hilfssysteme« **visuell-räumlicher Speicher** (zur Verarbeitung visuell-räumlicher Informationen) sowie **sprachlich-phonologischer Speicher** (zur Verarbeitung insbesondere sprachlicher Informationen) und andererseits die **zentrale Exekutive** (insbesondere zur Steuerung und Kontrolle). Letztere ist nach Hasselhorn und Gold (2006) analytisch kaum mehr von den metakognitiven Funktionen der Strategieregulation zu trennen, auf welche später unter dem Stichwort **Metakognition** eingegangen wird. Da die Kapazität des Arbeitsgedächtnisses für nicht bzw. kaum trainierbar gehalten wird, setzen die meisten Ansätze zur Verbesserung von Gedächtnisleistungen auf die Vermittlung von **Gedächtnisstrategien** (vgl. Mähler & Hasselhorn, 2001).

Von Bee-Göttsche (1992) liegt ein **Training** zur Förderung der **Arbeitsgedächtnisleistung** bei Kindergartenkindern durch Vermittlung einer **Gedächtnisstrategie** vor. Gehörte sprachliche Information bleibt lediglich für ca. 1,5–2 Sekunden im (passiven) phonetischen Speicher, bevor sie verfällt. Das Training baut darauf auf, dass durch aktive subvokale artikulatorische **Rehearsal-Prozesse** (ein »inneres Nachsprechen«) die Information des phonetischen Speichers länger **aktiv** gehalten werden kann. Mittels Geschichten und Spielen soll Kindern die Strategie vermittelt werden, Wörter so lange innerlich zu wiederholen, bis sie abgerufen werden. Diese **»Repetierstrategie«** soll zu einer besseren Ausnutzung der Gedächtniskapazität führen. Zum Training liegen 2 Evaluationsstudien vor (Bee-Göttsche, 1993; Hasselhorn, Hager & Sümpelmann, 1998): Die **Leistung** des verbalen Kurzzeitgedächtnisses konnte nicht verbessert werden. Lediglich ein erhöhter Einsatz der **Rehearsal-Strategie** wurde – zumindest für jüngere Vorschulkinder – berichtet.

Viele Trainings sind sehr bereichsspezifisch konzipiert, z. B. bezogen auf das Lernen von Wortlisten oder Vokabeln, was den Nutzen prinzipiell auf bestimmte Inhaltsbereiche beschränkt. Andere – bereichsübergreifende – Ansätze sind »bisher kaum einer wissenschaftlichen Evaluation unterzogen worden« (Hasselhorn & Gold, 2006, S. 387). Ein allgemeines und damit **bereichsübergreifendes** Training, das »Training für Kinder mit Gedächtnisstörungen (REMINDER)« von Lepach, Heubrock, Muth und Petermann (2003), wird später noch ausführlich vorgestellt.

Denken

Die Förderung intellektueller Fähigkeiten hat in der Psychologie eine lange Tradition (im Überblick vgl. z. B. Klauer, 1994; 2006). So konnte beispielsweise die spezifische Intelligenzfacette »Raumvorstellung« oder »räumliches Denken« erfolgreich trainiert werden. Ein spielbasiertes, stark handlungsorientiertes Training zur **Raumvorstellung** für 9-jährige Kinder legte Rost (1977) vor. Bei diesem Training beschäftigen sich die Kinder mit verschiedenen Spielmaterialien, z. B. dem »Soma-Würfel«, bei dem aus Einzelteilen, die aus kleineren Würfeln bestehen, ein größerer Würfel zusammengesetzt werden soll. Dabei resultierten Trainingsgewinne in Komponenten der Raumvorstellung. Bei Souvignier (2000) führte die Bearbeitung des bekannten Computerspieles **Tetris** kombiniert mit der Vermittlung von **Strategien** zum räumlichen Denken zu deutlichen Trainingserfolgen.

Andere Ansätze zielen darauf ab, über die Vermittlung kognitiver Strategien, die für eine Vielzahl intellektueller Leistungen bedeutsam sind, die allgemeine intellektuelle Leistungsfähigkeit nachhaltig zu verbessern. So ist das **induktive Denken** in klassischen Intelligenztheorien eng mit dem Konstrukt der allgemeinen Intelligenz **g** (Spearman, 1923) bzw. dem Faktor **»reasoning«** (Thurstone, 1938) bzw. der fluiden Intelligenz (Cattell, 1963) verknüpft. Entsprechend scheint die Förderung induktiver Denkprozesse besonders vielversprechend zu sein. Klauer (2004) geht davon aus, dass eine solche Fördermaßnahme zum einen die **allgemeine Intelligenz** fördert, zum anderen aber auch direkt auf **schulisches Lernen** wirken soll, »weil die meisten Lehrstoffe die Strategie des induktiven Denkens erfordern« (S. 188). Klauers Denktrainings (1989; 1991; 1993b) werden weiter unten detaillierter vorgestellt.

Das Programm **»DenkMit«** von Sydow und Meincke (1994) möchte das **analoge Denken** und die Wahrnehmung trainieren und liegt in 2 Versionen vor: für 3- bis 4-jährige und für 5- bis 6-jährige Kinder. Den Kindern wird u. a. Bildmaterial mit Motiven wie einem Schneemann oder einem Krug präsentiert. Daneben gibt es Abbildungen, die die Motive in veränderter Form darstellen, etwa in anderer Größe, Farbe, Lage im Raum oder ohne bestimmte Teile. Mittels 8 Aufgabentypen lernen die Kinder das **Vergleichen** von **Bildpaaren** (mit einem oder mehreren **Merkmalsunterschieden**) bis hin zu **analogem Konstruieren**. Das Programm wurde erfolgreich evaluiert (vgl. dazu Sydow, 1993; Sydow & Schmude, 2001), das **Manual** und die Materialien sind jedoch nur sehr schwer erhältlich.

Metakognition

Metakognitive Elemente wie die **Planung, Überwachung** und **Steuerung** des eigenen Lernprozesses, aber auch **Wissen** über den Nutzen und die Grenzen der Anwendung der trainierten Strategien sollen maßgeblich zur Wirksamkeit kognitiver Trainings beitragen (vgl. z. B. Brown, Bransford, Ferrara & Campione, 1983) und sind sehr häufig implizit oder explizit Bestandteil kognitiver Trainingsmaßnahmen. Metakognitive Funktionen sind als solche den Grundfunktionen überzuordnen. Ein **Training metakognitiver Kompetenzen** für kognitiv retardierte Kinder wurde von Lauth (1988) entwickelt, das mittlerweile integrativer Bestandteil des Trainings mit aufmerksamkeitsgestörten Kindern ist (Lauth & Schlottke, 2002; vgl. ► Kap. 7). Ein weiteres Beispiel für ein Training metakognitiver Elemente stellt das von Fritz, Hussy und Bartels (1997) vorgelegte spielbasierte »Programm zur Förderung der **Planungsfähigkeit**« (erfasst mit dem »Zoospiel«, Fritz & Hussy, 1995; 2000) bei Grundschulkindern dar. Dabei lernen die Kinder schrittweise, für Spielhandlungen Ziele zu formulieren, diese zu planen, durchzuführen und zu kontrollieren. Das Training wurde erfolgreich evaluiert (Fritz & Hussy, 2001), es liegt jedoch leider kein Manual vor.

6.1 Training für Kinder mit Gedächtnisstörungen (REMINDER)

Lepach, Heubrock, Muth und Petermann (2003)

Steckbrief

- **Problembereich:** Gedächtnisstörungen
- **Altersbereich:** Kinder im Alter von 7–14 Jahren
- **Trainingsteilnehmer:** Einzeltraining, Elternberatung
- **Dauer:** 10–15 Trainingssitzungen im Umfang von je 60 min
- **Methode:** Neuropsychologische und verhaltenstherapeutische Prinzipien, Vermittlung von Gedächtnisstrategien, Elternarbeit
- **Besonderheiten:** Umfassendes Manual

Zielgruppe

Das Training richtet sich an Kinder zwischen **7 und 14 Jahren**, bei denen eine **Merkfähigkeits- bzw. Gedächtnisstörung** leichter bis mittelschwerer Ausprägung als isolierte Störung oder in Kombination mit anderen Teilleistungsstörungen diagnostiziert wurde. Voraussetzung für die erfolgreiche Durchführung des Trainings ist nach Angabe der Autoren eine ausreichende Konzentrationsfähigkeit der Kinder. Eine allgemeine Intelligenzminderung ist kontraindiziert.

Rahmenbedingungen

6

Das Training untergliedert sich in Grund- und Aufbaueinheiten. Die **Grundeinheiten** bestehen aus **10 Sitzungen** à 60 min mit **begleitendem Übungsprogramm** für zu Hause. Zur Vertiefung der Inhalte des Grundprogramms sollen vom Trainer weitere **5 (Aufbau-) Einheiten** zusammengestellt werden. Ergänzend zu Grund- und Aufbaueinheiten sollen 3 Treffen mit den **Eltern** stattfinden. Die Übungen sind nach ihrem Schwierigkeitsgrad 2 Gruppen zugeordnet (A und B). Jüngere Kinder (7–10 Jahre) und/oder stärker beeinträchtigte Kinder lösen Aufgaben der Gruppe A, während Kinder zwischen 11 und 14 Jahren und/oder gering beeinträchtigte Kinder Aufgaben der Gruppe B lösen. Zudem können fast alle Aufgaben in ihrem Schwierigkeitsgrad an das jeweilige Kind angepasst werden, indem die vorgegebene Anzahl der Items variiert wird. Zu jeder Trainingseinheit gibt es eine zugehörige Einheit als Hausaufgabe, um das Gelernte zu vertiefen. Da eine Einheit (60 min) einmal in der Woche durchgeführt wird, dauert das Grund- und Aufbautraining insgesamt 15 Wochen. Das Training soll als **Einzeltraining** durchgeführt werden.

Programmkonzept

Es handelt sich um ein Interventionsprogramm auf der Basis **neuropsychologischer Erkenntnisse** mit Trainingseinheiten, die in ihrer Abfolge und den zu verwendenden Methoden, Medien und Materialien weitgehend festgelegt und damit standardisiert sind. Im Mittelpunkt des Programms steht das Trainieren verschiedener **Speicher- und Abrufstrategien**. Damit sollen die Kinder unterschiedliche Strategien an die Hand bekommen, um ihre Defizite im Bereich Gedächtnis zu kompensieren.

Für jede Übung sind spezifische Lernziele formuliert. Außerdem soll durch ein für das Programm spezifisch entwickeltes Belohnungssystem (**Token-System**) die Lernbereitschaft der Kinder aufrechterhalten werden. Zur Förderung der Motivation leiten zudem verschiedene Figuren (Fuchs, Gans und Wolf) die Kinder durch die unterschiedlichen Übungen. Flankiert wird das Training durch Elterngespräche zu Beginn, während und nach Abschluss des Trainings.

Im Folgenden soll das Programm in seiner Struktur näher dargestellt werden:

a) Das **Grundprogramm** mit 10 Einheiten und 36 Übungsaufgaben fokussiert v. a. die Vermittlung von Speicher- und Abrufstrategien. Durch »Chaining« lassen sich beispielsweise Dinge in einer bestimmten Reihenfolge merken, indem man die Dinge durch eine Geschichte miteinander verbindet. Weitere Strategien sind u. a. Fokussierung (sich auf das Wesentliche konzentrieren), multimodales Erfassen (mehrere Sinne einsetzen), Verbalisierung (z. B. etwas in eigene Worte fassen) und kategoriales Organisieren (Dinge Oberbegriffen zuordnen).
b) Für das **Aufbauprogramm** sollen 5 Einheiten zur Vertiefung der Inhalte des Grundprogramms vom Trainer eigenständig zusammengestellt werden. Für Gruppe A und B liegt je eine Beispielübung vor.
c) **Übungsprogramm** für zu Hause: Für jede Einheit im Grundprogramm existiert eine zugehörige Einheit zum Üben zu Hause (insgesamt 9 Trainingsübungen).

Im Folgenden ist der Trainingsverlauf einer Stunde exemplarisch dargestellt:

Sitzungsablauf

1. **Besprechung und Auswertung** der Hausaufgaben der letzten Sitzung
2. **Einführung** der 1. (und jeder weiteren) Übung durch den Trainer
3. **Übungsphase:** Bearbeitung der Aufgaben durch das Kind
4. **»Trickkiste«:** Am Ende jeder Sitzung soll das Kind die Trainingsinhalte kurz zusammenfassen, um die erlernten Strategien und »Tricks« besser behalten zu können
5. Vorstellung der **Übungsaufgaben für zu Hause**

Materialien

Das **Manual** umfasst neben Angaben zum theoretischen Hintergrund und entwicklungsneuropsychologischen Grundlagen auch Hinweise zur Diagnostik sowie allgemeine Informationen zum Training und eine Beschreibung des Trainingsprogramms. Außerdem wird auf die Beratung von Angehörigen während des Trainings eingegangen. Für das vom Trainer selbst zusammenzustellende Aufbauprogramm liegt für Gruppe A und B je eine Beispielübung vor. Für jede Übung ist angegeben, welche **Materialien zusätzlich** zu den im Manual vorhandenen **Kopiervorlagen** benötigt werden (z. B. Farbstifte, Kassettenrecorder, Spiele, PC mit Trainings-Software).

Evaluation

Leider existiert (bislang) nur eine einzige Evaluationsstudie zum Training. Die Autoren des Trainings realisierten neben der Trainingsgruppe ($n = 21$) eine **Wartekontrollgruppe** ($n = 9$). In der Trainingsgruppe zeigten sich statistisch signifikante **Leistungszuwächse** in Testverfahren mit unterschiedlichen Anforderungen zur Merkfähigkeit, während dies bei der Wartekontrollgruppe nicht der Fall war. Allerdings wurde kein statistischer Vergleich, der beide Gruppen simultan berücksichtigte, durchgeführt. Daher sind die berichteten Ergebnisse mit Vorsicht zu interpretieren. Außerdem nahmen die Eltern bei ihren trainierten Kindern deutliche **Verbesserungen in einzelnen Leistungsbereichen** wahr. Die Befunde stimmen vorsichtig optimistisch. Der Nachweis langfristiger Effekte sowie der Vergleich der Trainingseffekte mit Alternativtrainings, aber auch z. B. Replikationsstudien (an weiteren bzw. größeren Stichproben) stehen jedoch noch aus.

6.2 Denktraining

Klauer (1989; 1991; 1993b)

Steckbrief

- **Problembereich:** Allgemeine Lern- und Leistungsschwächen; allgemeine Förderung normalbegabter Kinder; Förderung hochbegabter Kinder (Enrichment)

▼

- **Altersbereich:** Vor- und Grundschulkinder (ab etwa 5 Jahren) und Jugendliche
- **Trainingsteilnehmer:** Einzel-, Paar- oder Gruppentraining
- **Dauer:** 10 Sitzungen von ca. 20 (Vorschüler) bis ca. 45 min
- **Methode:** Gelenktes »Entdeckenlassen«, Verbalisieren und Selbstreflexion, verbale Selbstinstruktion
- **Besonderheiten:** 3 Versionen (Manuale und Aufgaben) für unterschiedliche Altersgruppen (5–7 Jahre, 10–13 Jahre, 14–16 Jahre)

Zielgruppe

Das Denktraining von Klauer liegt in 3 Versionen für unterschiedliche Altersgruppen vor. Die Angaben zu Altersgrenzen in neueren Publikationen des Trainingsautors weichen leicht von den Angaben in den Trainingsmanualen ab, auf die sich die vorliegende Übersicht stützt. Das **Denktraining für Kinder I** (Klauer, 1989) richtet sich laut Handbuch an **5- bis 7-jährige Vor- und Grundschüler**, das **Denktraining für Kinder II** (Klauer, 1991) an **10- bis 13-jährige Schüler**. Primär zur Förderung normalbegabter Kinder konzipiert, eignen sich beide Versionen des Trainings auch, um hochbegabte oder lern- und leistungsschwache Kinder zu fördern, wenn – den Bedürfnissen der Zielgruppe entsprechend – die für ältere bzw. jüngere Altersstufen empfohlenen Materialien und Methoden eingesetzt werden (vgl. Klauer, 2004). Das **Denktraining für Jugendliche** (Klauer, 1993b) richtet sich an **lernschwache Schüler** im Alter von **14–16 Jahren**. Auch hier sind die **Altersgrenzen nur als Richtwerte** zu verstehen, relevant ist die **Passung** bezogen auf den **kognitiven Entwicklungsstand**. Seit Kurzem liegt mit »Keiner ist so schlau wie ich« (Marx & Klauer, 2007) zusätzlich ein Arbeitsheft mit Denktrainingsaufgaben für Kinder ab 4 Jahren vor. Da sich die bisher veröffentlichten Evaluationsergebnisse auf das Denktraining für Kinder I und II sowie das Denktraining für Jugendliche beziehen, wird im Folgenden nur auf diese 3 Programme eingegangen.

Rahmenbedingungen

Das Training besteht aus **10 Lektionen** bzw. Sitzungen. Klauer (2004) empfiehlt, das Training im

Zeitraum von **5 Wochen** (2 Sitzungen pro Woche) durchzuführen. Das Denktraining kann – je nach Zielgruppe – in unterschiedlichen Sozialformen, d. h. als **Einzel-, Paar- oder Kleingruppentraining** (ca. 3–4 Teilnehmer) bzw. auch in größeren Gruppen bzw. **im Klassenverband** durchgeführt werden. Für Kindergartenkinder empfiehlt sich im Allgemeinen ein Einzeltraining, ältere Kinder und Jugendliche können auch in größeren Gruppen trainiert werden. Vor- und Nachteile der unterschiedlichen Sozialformen werden in den einzelnen Manualen diskutiert. Insbesondere bei älteren Kindern scheint ein Gruppentraining günstig zu sein (Klauer, 1998). Die **Dauer** einer Trainingssitzung **variiert** in Abhängigkeit von Zielgruppe und Sozialform zwischen ca. 20 und ca. 45 min.

6

Programmkonzept

Nach Klauer besteht **induktives Denken** in der **Entdeckung von Regelhaftigkeiten** durch Feststellung der »(a1) Gleichheit oder (a2) Verschiedenheit oder (a3) Gleichheit und Verschiedenheit bei (b1) Merkmalen oder (b2) Relationen« (Klauer, 2003, S. 163) an unterschiedlichem Material (verbal, bildhaft, geometrisch-figural, numerisch etc.). Aus der Kombination der Komponenten »a« und »b« lassen sich demnach **6 grundlegende Aufgabenklassen des induktiven Denkens** ableiten, die durch Varianten einer Vergleichsstrategie lösbar sind:

- Generalisierung (Gleichheit von Merkmalen),
- Diskrimination (Verschiedenheit von Merkmalen),
- Kreuzklassifikation (Gleichheit und Verschiedenheit von Merkmalen),
- Beziehungserfassung (Gleichheit von Relationen),
- Beziehungsunterscheidung (Verschiedenheit von Relationen) und
- Systembildung (Gleichheit und Verschiedenheit von Relationen).

Alle 3 Programme enthalten jeweils 20 Aufgaben pro Aufgabenklasse, insgesamt also 120 Aufgaben. Idealerweise sollen jeweils 12 Aufgaben pro Sitzung durchgeführt werden. Die Grundstruktur der 3 Trainingsversionen ist identisch, lediglich das Aufgabenmaterial unterscheidet sich je nach Altersgruppe.

Der Aufbau des Trainings über 10 Lektionen entspricht dem, was Klauer **paradigmatisches Training** nennt. Die zur Lösung der 6 Aufgabenklassen jeweilig notwendigen Erkennens-, Lösungs- und Kontrollprozesse werden an musterhaften (paradigmatischen) Beispielen eingeführt und im Laufe des Trainings in wechselnden Zusammenhängen eingeübt. Er unterscheidet 3 Phasen: Hinführung, Erarbeitung und Anwendung. Lebensnahe Aufgaben dienen im **hinführenden Teil** der Motivierung der Teilnehmer. Bei der **Erarbeitung** geht es um den Erwerb der grundlegenden Strategien. Die **Anwendung** zielt darauf ab, das Gelernte zu sichern. Die Aufgabenklassen sollen in unterschiedlichen Kontexten wiedererkannt werden.

In jeder Lektion des Denktrainings I werden mindestens 2 Aufgabenklassen behandelt. Bei den Versionen für ältere Kinder und Jugendliche werden in allen Trainingssitzungen Aufgaben aller 6 Aufgabenklassen – mit unterschiedlicher Schwerpunktsetzung – vorgegeben (»**spiraliger Lehrgang**« nach Klauer). Jede Sitzung fokussiert jeweils ein spezifisches Trainingsziel:

a) Die 1. Sitzung dient dem Zweck, die Teilnehmer mit dem Material und der Methode **vertraut zu machen**. Die Teilnehmer bearbeiten die Aufgaben »naiv« ohne Vorgabe bestimmter Lösungsstrategien.
b) In den Sitzungen 2–4 sollen die Teilnehmer die **unterschiedlichen Aufgabenklassen unterscheiden** lernen. Die Begriffe »Eigenschaft« und »Beziehung« werden eingeführt. Gemeinsamkeiten und Unterschiede zwischen den Aufgabenklassen werden erarbeitet, die Teilnehmer üben die Zuordnung von Aufgaben zu den unterschiedlichen Aufgabenklassen.
c) In den Lektionen 5–7 steht der **Erwerb von Lösungs- und Kontrollprozessen** bei der Aufgabenbearbeitung im Vordergrund. Für die unterschiedlichen Problemstellungen (»Gemeinsamkeiten gesucht«, »Unterschiede gesucht«, »Gemeinsamkeiten und Unterschiede gesucht«) sollen anhand der 3 Leitfragen »Was ist gesucht?«, »Was kann ich tun, um die Lösung zu finden?« und »Wie kann ich meine Lösung kontrollieren?« systematisch Lösungs- und Kontrollstrategien erarbeitet und angewandt werden.
d) Die abschließenden Lektionen 8–10 dienen der Wiederholung – mit dem Ziel, die **erworbenen Erkennens-, Lösungs- und Kontrollprozesse zu automatisieren**.

Die Sitzungen 2–7 folgen in etwa dem hier dargestellten exemplarischen Sitzungsablauf:

Sitzungsablauf
1. **Hinführung** und Anknüpfung an vorherige Sitzungen
2. **Erarbeitung der Lernziele** der Sitzung anhand von exemplarischen Übungsaufgaben
3. **Wiederholung** und **Anwendung** der neu und in früheren Sitzungen erworbenen Erkennens-, Lösungs- und Kontrollprozesse

Aufbau und Ablauf der Sitzungen werden in den Manualen zum **Denktraining für Kinder II** und zum **Denktraining für Jugendliche** beschrieben, detailliertere Ausführungen zum paradigmatischen Training sind im Manual zum **Denktraining für Kinder I** enthalten.

Klauer empfiehlt als Standardmethode zur Durchführung des Trainings das **»gelenkte Entdeckenlassen«**. Die Teilnehmer erhalten nur die Unterstützung durch den Trainer, die sie benötigen, um die Aufgabe zu lösen und die Lösung zu kontrollieren. Dies wird durch gezielte Anregungen und Hilfen erreicht (z. B. durch Fragen wie »Weißt Du noch, wie Du beim letzten Mal vorgegangen bist?«). Zusätzlich sorgt der Trainer dafür, dass wesentliche Erkenntnisse zusammengefasst und wiederholt werden. Für Kinder und Jugendliche, die mehr Unterstützung benötigen, schlägt der Autor die Methode der **verbalen Selbstinstruktion** vor. Als weitere mögliche Methoden werden **Verbalisieren und Selbstreflexion** genannt. Diese bieten weniger Hilfen als das »gelenkte Entdeckenlassen« und sollen sich eher für begabtere Teilnehmer sowie für Paar- oder Gruppentrainings eignen.

Materialien

Jede der 3 Versionen des Denktrainings umfasst ein **Manual** sowie die zur Durchführung benötigten **Trainingsaufgaben**. Im 1. Teil der Handanweisung wird jeweils ausführlich über den theoretischen Hintergrund und Aufbau des Trainings sowie vorliegende Evaluationsstudien informiert. Der 2. Teil des Manuals enthält eine Anleitung zur Durchführung des Trainings. Für die Durchführung des Denktrainings I benötigt der Anwender zusätzlich Bauklötze, worauf im Manual hingewiesen wird.

Evaluation

Es dürfte kaum ein pädagogisch-psychologisches Training im deutschen Sprachraum geben, das so **umfassend evaluiert** wurde wie das »Klauer'sche Denktraining« und dessen (potenzielle) Wirksamkeit ähnlich gut belegt ist. Dies ist nicht zuletzt darauf zurückzuführen, dass die Frage, was denn nun beim Denktraining wirke (Verbesserung induktiver Denkleistungen, Coachingeffekte, Zuwendungseffekte, Verbesserung der Wahrnehmungsleistungen) – zwischen Klauer einerseits und der Arbeitsgruppe um Hasselhorn und Hager andererseits – intensiv und kontrovers diskutiert wurde; dies trug zu zahlreichen empirischen Überprüfungen der Trainingseffekte bei (vgl. z. B. die – exemplarische – Kontroverse in der Zeitschrift für Pädagogische Psychologie, 1995, Jg. 9). Die Wirkung des Trainings wurde in Prä-Post-Designs nicht nur im Vergleich zu untrainierten Kontrollgruppen, sondern auch gegenüber Kontrolltrainingsbedingungen überprüft. Zudem liegen Befunde zur **zeitlichen Stabilität bzw. Nachhaltigkeit der Trainingseffekte (Follow-up-Erhebungen)** sowie zu **nahen** (Intelligenztestergebnisse) und **weiten** (schulisches Lernen) **Transferleistungen** vor. Mittlerweile wurden neben der **Metaevaluation** von Hager und Hasselhorn (1998) **Metaanalysen** von Klauer (1998; 2001b; 2003) und von Klauer und Phye (2008) durchgeführt. Die wichtigsten Ergebnisse der neuesten Metaanalyse, die auf Ergebnissen von insgesamt 74 Einzelstudien basiert, lassen sich wie folgt zusammenfassen:

Die **mittlere gewichtete Effektstärke** bezogen auf die **fluide Intelligenz** beträgt $d = 0{,}52$. Dieser Trainingseffekt nimmt über die Zeit (Nachtest im Zeitraum zwischen 3 und 15 Monaten) nicht ab, sondern die Effektstärke **steigt über die Zeit leicht an**. Das Training wirkt sich auch **positiv** auf **schulisches Lernen** aus (mittlere gewichtete Effektstärke: $d = 0{,}69$). Obwohl sich **keine Hinweise** auf eine bedeutsame **moderierende Funktion** des Alters der Trainingsteilnehmer, der eingesetzten Trainingsversion, der Sozialform des Trainings und der Schulform ergaben, zeigte sich – zumindest deskriptiv – der größte Effekt auf schulisches Lernen bei lernschwachen Jugendlichen (Sonderschülern). Für Transfereffekte auf schulisches Lernen scheint das Training in Kleingruppen dem im Klassenverband ebenfalls leicht überlegen zu sein.

Wie bei allen psychologischen Interventionen ist nicht davon auszugehen, dass das Training bei allen Teilnehmern gleichermaßen wirkt: Der Autor schätzt, dass vermutlich etwa 1/3 der trainierten Kinder und Jugendlichen nicht vom Training profitieren und »nicht alle Trainingsleiter gleich effektiv sind« (Klauer, 2003, S. 166).

Fazit und Ausblick

Das Problem der nicht gleichzeitigen Optimierbarkeit von Effektstärke bzw. **Wirkungsintensität** und Effektbreite bzw. **Wirkungsextensität** (Klauer, 2001a; Hasselhorn & Hager, 2006), was auch als **»power-generality tradeoff«** bezeichnet wird (Perkins & Salomon, 1989), stellt sich prinzipiell bei allen kognitiven Trainingsverfahren, aber in besonderem Maße bei Interventionen, die relativ inhaltsunabhängig generellere kognitive Funktionen fördern möchten. Einerseits führen sehr spezifische Trainings (z. B. Vermittlung der Schlüsselwortmethode zum Lernen von Vokabeln) zu starken Effekten, mögliche Anwendungsbereiche sind aber sehr schmal. Andererseits führt die Vermittlung von allgemeinen Strategien mit breiter Anwendbarkeit zu relativ geringen Wirkungen. Dies ist ein hinreichender Grund dafür, solche Programme mit gesunder Skepsis zu betrachten, die versprechen »das Gedächtnis« oder »das Denken« bzw. »die Problemlösefähigkeit« oder gar »die Intelligenz« umfassend zu fördern (vgl. Souvignier, 2008). Worin unterscheiden sich aber erfolgreiche oder Erfolg versprechende kognitive Trainings von anderen bzw. wie ist mit diesem Dilemma umzugehen?

Nach Hasselhorn und Hager (2006, S. 342–343) zeichnen sich erfolgreiche kognitive Trainings durch folgende Komponenten aus:

- Einüben bereichsspezifischer Strategien,
- explizites Vermitteln von Informationen über Nutzen und Anwendungsmöglichkeiten der Strategien,
- Einüben genereller Techniken und Prinzipien der Selbstkontrolle und Lernregulation,
- direktes Einüben des Strategietransfers durch Variation der Aufgabenstellungen sowie
- Verknüpfen der Inhalte mit persönlicher Zielmotivation der Teilnehmer.

Werden also **spezifische und umgrenzte Strategien** (z. B. zum induktiven Denken) in **unterschiedlichen Anwendungskontexten** (z. B. an unterschiedlichen Aufgaben) geübt und wird gleichzeitig die **Selbststeuerung und -kontrolle** bei der Strategieanwendung angeregt (metakognitive Elemente), können durchaus beachtliche Ergebnisse – sowohl was Wirkungsintensität als auch -extensität betrifft – resultieren. Dies zeigen beispielsweise die berichteten Evaluationsbefunde zum Klauer'schen Denktraining.

Insbesondere wenn kognitive Trainings zur Förderung lern- und leistungsschwacher Kinder und Jugendlicher eingesetzt werden, bietet es sich an, diese mit Maßnahmen, die auf die **Verbesserung der Lern- und Leistungsmotivation** zielen, zu **kombinieren**. Für das Denktraining von Klauer liegt eine Studie von Fries (2002) vor, die bei Gesamtschülern der 6. Klassenstufe zeigt, dass ein integriertes Training (aus Denktraining und Motivationstraining) stärkere Effekte in Bezug auf die kognitive Förderung aufwies als ein reines Denktraining. Zu diesem Ansatz wären weitere Untersuchungen wünschenswert – insbesondere an lern- und leistungsschwachen Teilnehmern.

Aus einer Praxisperspektive scheint es bei kognitiven Fördermaßnahmen wichtig zu sein, das Training möglichst flexibel auf den kognitiven Entwicklungsstand der zu Trainierenden abstimmen zu können. Beide hier ausführlich vorgestellten Trainings sind als **Einzeltraining** durchführbar bzw. durchzuführen und in ihrem **Schwierigkeitsgrad variierbar**. Insbesondere das Denktraining bietet – durch unterschiedliche Materialien für verschiedene Altersgruppen bei strukturell gleichem Aufbau – dem Praktiker vielfältige Möglichkeiten der **Individualisierung**.

Die Kluft zwischen »Wissenschaft« und »Praxis« wird bei der Sichtung von Trainingsverfahren im Bereich der Förderung kognitiver Fähigkeiten besonders deutlich. Einerseits gibt es eine Fülle von Angeboten, die aber in den meisten Fällen weder theoretisch fundiert noch wissenschaftlich evaluiert sind. Auf der anderen Seite gibt es vielversprechende, wissenschaftlich fundierte und zumindest in Ansätzen positiv evaluierte Verfahren, deren Verbreitung auch daran scheitern dürfte, dass es keine für den Praktiker (leicht) zugänglichen Materialien und Manuale gibt. Auch bei den vorliegenden manualisierten Trainings kann die **Anwenderfreundlich-**

keit teilweise noch **optimiert** werden: So ist beim Klauer'schen Denktraining zu bemängeln, dass der Anleitung zur Durchführung des Trainings im Manual relativ wenig Raum eingeräumt wird. Klauer (2001b, S. 202–203) erkennt auch an, dass »es zweckmäßig zu sein [scheint], dem Training der Trainerinnen und Trainer vielleicht mehr Aufmerksamkeit zuzuwenden«. So wäre beispielsweise ein Demonstrationsvideo sicherlich hilfreich, um Anwendern die unterschiedlichen Trainingsmethoden zu verdeutlichen. Dies würde auch dazu beitragen, die manualgemäße **Implementation** des Trainings in Praxisbezügen **zu sichern**.

Insgesamt fällt zudem auf, dass für die meisten Trainingsverfahren – ob manualisiert oder nicht – nur **wenige Evaluationsstudien** vorliegen. Das Denktraining von Klauer bildet hier eine positive Ausnahme. Es ist nicht nur wünschenswert, sondern auch notwendig, weitere Evaluationsstudien zu Erfolg versprechenden Trainingsmaßnahmen – wie dem hier vorgestellten Programm für Kinder mit Gedächtnisstörungen von Lepach et al. (2003) – durchzuführen. Zumindest die Untersuchung **langfristiger Effekte** (zeitlicher Transfer) und der **Vergleich** der Trainingseffekte **mit Kontrolltrainings** (bzw. **Alternativtrainings**) wären zu fordern (zu weiteren Aspekten der Evaluation vgl. die umfassenden Darstellungen in Hager, 1995). Trotz vielversprechender Ansätze besteht weiterer Forschungsbedarf beispielsweise zur Klärung der Fragen, inwieweit sog. Auffrischungssitzungen nach einem gewissen zeitlichen Abstand zum Trainingsende zur Sicherung von Nachhaltigkeit und Transfer notwendig und/oder hilfreich sind (vgl. z. B. beim Denktraining von Klauer die Untersuchung von Möller, 1999), und zur Klärung, inwieweit sich entsprechende Trainings in den regulären Unterricht integrieren lassen. Auch sollten die für Praktiker wichtigen Fragen einer differenziellen Trainingsindikation und eines »optimalen« Trainingszeitpunkts weiter verfolgt werden.

Literatur

Baddeley, A. D. (1986). *Working memory*. Oxford: Claredon Press.

Bee-Göttsche, P. (1992). *Teufelsgeschichten und Teufelsspiele*. Tübingen: DGVT-Verlag.

Bee-Göttsche, P. (1993). Effekte der Förderung des Kurzzeitgedächtnisses auf die Entwicklung phonemischer Bewusstheit im Kindergartenalter. *Psychologie in Erziehung und Unterricht, 40*, 182–190.

Brown, A. L., Bransford, J. D., Ferrara, R. A. & Campione, J. C. (1983). Learning, remembering, and understanding. In J. H. Flavell & E. M. Markman (Eds.), *Cognitive development* (Handbook of child psychology, Vol. 3, 4th ed., pp. 77–166). New York: Wiley.

Cattell, R. B. (1963). Theory of fluid and crystallized intelligence: A critical experiment. *Journal of Educational Psychology, 54*, 1–22.

Fries, S. (2002). *Wollen und Können: Ein Training zur gleichzeitigen Förderung des Leistungsmotivs und des induktiven Denkens*. Münster: Waxmann.

Fritz, A. & Hussy, W. (1995). »Zoo-Spiel«: Zur Analyse der Planungsfähigkeit bei Kindern. In J. Funke & A. Fritz (Hrsg.), *Neue Konzepte und Instrumente zur Planungsdiagnostik* (S. 229–256). Bonn: Deutscher Psychologenverlag.

Fritz, A. & Hussy, W. (2000). *Das Zoo-Spiel. Ein Test zur Planungsfähigkeit bei Grundschulkindern*. Göttingen: Hogrefe.

Fritz, A. & Hussy, W. (2001). Training der Planungsfähigkeit bei Grundschulkindern – eine Evaluationsstudie. In K. J. Klauer (Hrsg.), *Handbuch Kognitives Training* (2. Aufl., S. 97–127). Göttingen: Hogrefe.

Fritz, A., Hussy, W. & Bartels, S. (1997). Ein spielbasiertes Training zur Verbesserung der Planungsfähigkeit bei Kindern. *Psychologie in Erziehung und Unterricht, 44*, 110–124.

Hager, W. (Hrsg.). (1995). *Programme zur Förderung des Denkens bei Kindern. Konstruktion, Evaluation und Metaevaluation*. Göttingen: Hogrefe.

Hager, W. & Hasselhorn, M. (1998). The effectiveness of the cognitive training for children from a differential perspective: A metaevaluation. *Learning and Instruction, 8*, 411–438.

Hasselhorn, M. & Gold, A. (2006). *Pädagogische Psychologie. Erfolgreiches Lehren und Lernen*. Stuttgart: Kohlhammer.

Hasselhorn, M. & Hager, W. (2006). Kognitives Training. In D. H. Rost (Hrsg.), *Handwörterbuch Pädagogische Psychologie* (3. Aufl., S. 341–349). Weinheim: Beltz PVU.

Hasselhorn, M., Hager, W. & Sümpelmann, C. (1998). »Teufelsgeschichten und Teufelsspiele«: Konzeption, Wirksamkeit und Akzeptanz eines Kurzzeitgedächtnis-Trainings zur Prävention von Lese-Rechtschreib-Schwächen. In M. Beck (Hrsg.), *Evaluation als Maßnahme der Qualitätsicherung: Pädagogisch-psychologische Interventionen auf dem Prüfstand* (S. 145–160). Tübingen: DGVT-Verlag.

Klauer, K. J. (1989). *Denktraining für Kinder I*. Göttingen: Hogrefe.

Klauer, K. J. (1991). *Denktraining für Kinder II*. Göttingen: Hogrefe.

Klauer, K. J. (Hrsg.). (1993a). *Kognitives Training*. Göttingen: Hogrefe.

Klauer, K. J. (1993b). *Denktraining für Jugendliche*. Göttingen: Hogrefe.

Klauer, K. J. (1994). Drei Trainingsprogramme zur Förderung des Denkens bei geistig retardierten und normal begabten Kindern. In H. Grimm & S. Weinert (Hrsg.), *Interventionen bei sprachgestörten Kindern: Voraussetzungen, Möglichkeiten und Grenzen* (S. 59–72). Jena: G. Fischer.

Klauer, K. J. (1998). Wie viele dürfen es denn sein? Über den Einfluß der Gruppengröße auf die Effekte eines kognitiven

Trainings. In K. C. Klauer & H. Westmeyer (Hrsg.), *Psychologische Methoden und soziale Prozesse* (S. 299–327). Lengerich: Pabst.

Klauer, K. J. (Hrsg.). (2001a). *Handbuch Kognitives Training* (2. Aufl.). Göttingen: Hogrefe.

Klauer, K. J. (2001b). Training des induktiven Denkens. In K. J. Klauer (Hrsg.), *Handbuch Kognitives Training* (2. Aufl., S. 165–209). Göttingen: Hogrefe.

Klauer, K. J. (2003). Positive Effekte für Intelligenz und schulisches Lernen: Wie stellt sich ein Training des induktiven Denkens dar und was bewirkt es bei Kindern und Jugendlichen? – Ergebnisse einer Metaanalyse. *Report Psychologie, 28*, 162–167.

Klauer, K. J. (2004). Förderung des induktiven Denkens und Lernens. In G. W. Lauth, M. Grünke & J. C. Brunstein (Hrsg.), *Interventionen bei Lernstörungen* (S. 187–196). Göttingen: Hogrefe.

Klauer, K. J. (2006). Förderung kognitiver Fähigkeiten. In D. H. Rost (Hrsg.), *Handwörterbuch Pädagogische Psychologie* (3. Aufl., S. 201–205). Weinheim: Beltz PVU.

Klauer, K. J. & Phye, G. D. (2008). Inductive reasoning: a training approach. *Review of Educational Research, 78*, 85–123.

Lauth, G. W. (1988). *Trainingsmanual zur Vermittlung kognitiver Fertigkeiten bei retardierten Kindern*. Tübingen: Deutsche Gesellschaft für Verhaltenstherapie.

Lauth, G. W. & Schlottke, P. F. (2002). *Training mit aufmerksamkeitsgestörten Kindern* (5. Aufl.). Weinheim: Beltz PVU.

Lepach, A. C., Heubrock, D., Muth, D. & Petermann, F. (2003). *Training für Kinder mit Gedächtnisstörungen. Das neuropsychologische Einzeltraining REMINDER*. Göttingen: Hogrefe.

Mähler, C. & Hasselhorn, M. (2001). Lern- und Gedächtnistraining bei Kindern. In K. J. Klauer (Hrsg.), *Handbuch Kognitives Training* (2. Aufl., S. 407–429). Göttingen: Hogrefe.

Marx, E. & Klauer, K. J. (2007). *Keiner ist so schlau wie ich: Ein Förderprogramm für Kinder von vier bis acht Jahren*. Göttingen: Vandenhoeck & Ruprecht.

Möller, J. (1999). Denktraining für Jugendliche: Homogenität der Trainingsgruppen und Booster-Sessions. *Heilpädagogische Forschung, 25*, 2–7.

Perkins, D. N. & Salomon, G. (1989). Are cognitive skills context-bound? *Educational Researcher, 18*, 16–25.

Reinartz, A. & Reinartz, E. (1979). *Visuelle Wahrnehmungsförderung*. Hannover: Schrödel.

Rost, D. H. (1977). *Raumvorstellung: Pädagogische und Psychologische Aspekte*. Weinheim: Beltz.

Souvignier, E. (2000). *Förderung räumlicher Fähigkeiten*. Münster: Waxmann.

Souvignier, E. (2008). Förderung intellektueller Kompetenz. In F. Petermann und W. Schneider (Hrsg.), *Angewandte Entwicklungspsychologie* (S. 389–411). Göttingen: Hogrefe.

Spearman, C. (1923). *The nature of intelligence and the principles of cognition*. London: Macmillan.

Sydow, H. (1993). Zum Training kognitiver Operationen im Vorschulalter. In K. J. Klauer (Hrsg.), *Kognitives Training* (S. 125–140). Göttingen: Hogrefe.

Sydow, H. & Meincke, J. (1994). *DenkMit – Das Berliner Programm zur Förderung des Denkens und der Wahrnehmung von drei- bis sechsjährigen Kindern*. Kirchdorf: ZAK.

Sydow, H. & Schmude, C. (2001). Training des analogen Denkens und des Zahlbegriffs im Vorschulalter – Analysen der Wirkung von drei Programmen zum kognitiven Training. In K. J. Klauer (Hrsg.), *Handbuch Kognitives Training* (2. Aufl., S. 129–164). Göttingen: Hogrefe.

Thurstone, L. L. (1938). *Primary mental abilities*. Chicago: University of Chicago Press.

Zigler, E. (1993). *Head Start: The inside story of America's most successful educational experiment*. New York: Basic Books.

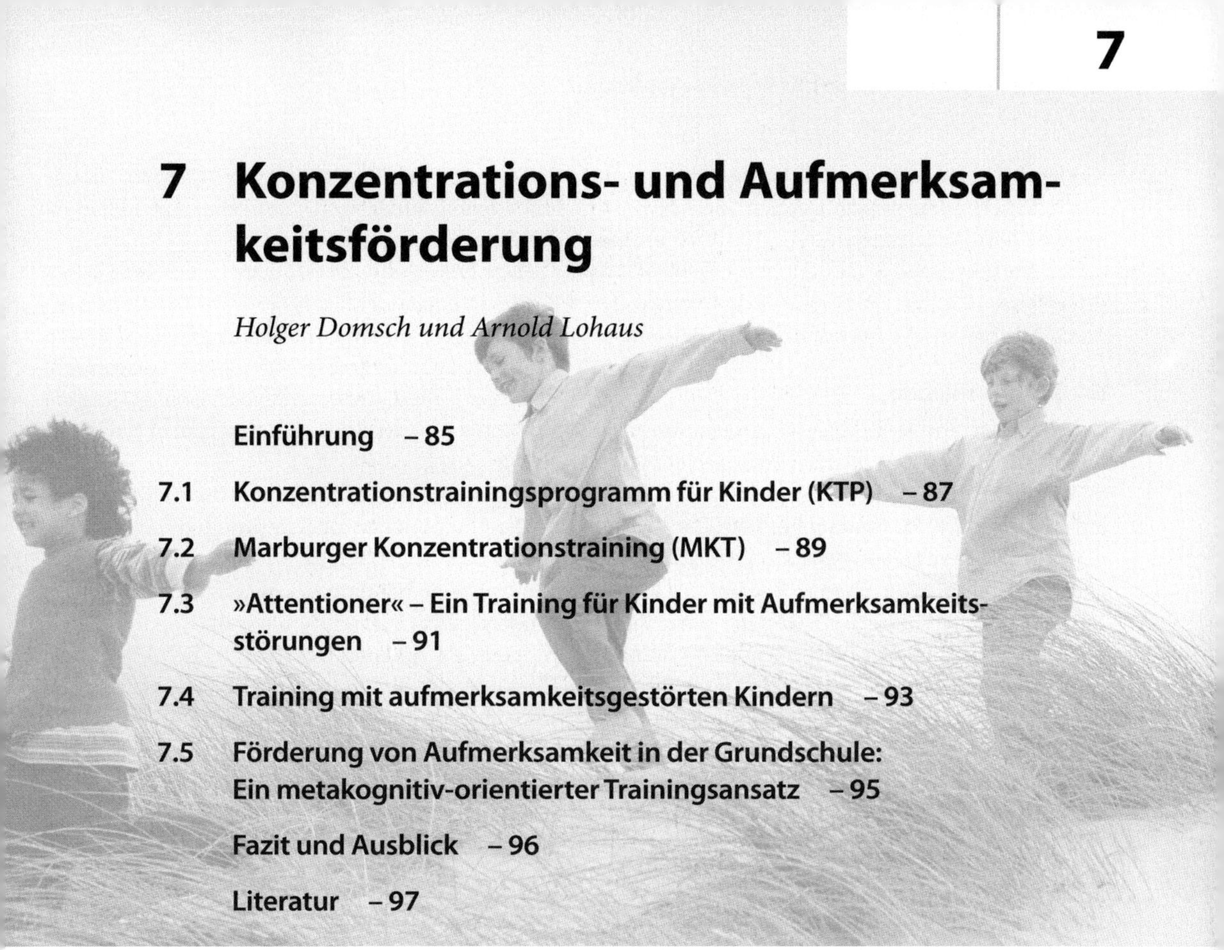

7 Konzentrations- und Aufmerksamkeitsförderung

Holger Domsch und Arnold Lohaus

Einführung

Unkonzentriertheit in der Schule

Unkonzentriertheit wird von vielen Lehrkräften als ein wichtiges Problem in der Schule beschrieben. So schätzten in einer Studie beispielsweise 246 der befragten Grundschullehrer, dass 9% ihrer Schüler als übermäßig unkonzentriert und gleichzeitig überaktiv zu bezeichnen sind (Domsch, Lißmann & Lohaus, zur Veröffentlichung eingereicht). Andere Studien kommen sogar auf Werte von bis zu 17% (Baumgaertel, Wolraich & Dietrich, 1995). Folgt man diesen Angaben, so würden damit in jeder Klasse mindestens ein und durchschnittlich sogar 2–3 Kinder mit ausgeprägtem unkonzentriertem und impulsivem Verhalten anzutreffen sein.

ADHS

Im amerikanischen Diagnosesystem »Diagnostic and Statistical Manual of Mental Disorders« (DSM-IV) wird eine deutliche Konzentrationsschwäche als **A**ufmerksamkeits**d**efizit-/**H**yperaktivitäts**s**törung (ADHS) des **vornehmlich unaufmerksamen Typus** klassifiziert. Solche Kinder zeichnen sich dabei unter anderem durch viele Flüchtigkeitsfehler bei der Bearbeitung von Aufgaben, Organisationsproblemen, Vermeidung geistiger Tätigkeiten oder eine geringe Ausdauer aus. Kommen neben Problemen im Bereich der Konzentration zudem eine hohe Unruhe und Impulsivität hinzu, erweitert sich die Diagnose auf eine **ADHS des Mischtypus**. Im deutschen Gesundheitssystem werden diese Auffälligkeiten im ICD-10 (Internationale statistische Klassifikation der Krankheiten und verwandter Gesundheitsprobleme) als **»Hyperkinetische Störung«** erfasst. Epidemiologische Studien schätzen den **Anteil von ADHS-Kindern auf 2–5%** (Barkley, 2006; Cuffe, Moore & McKeown, 2005); somit gilt diese Störung als eine der häufigsten im Kindes- und Jugendalter. Dabei findet sich ADHS bei Jungen 3- bis 9-mal häufiger als bei Mädchen (Gaub & Carlson, 1997).

Befasst man sich jedoch generell mit dem Problem der Konzentrationsschwäche, so fallen auch Kinder mit **anderen Störungen** in diese Kategorie. Auch

Kinder mit einer andauernden Lernstörung zeigen häufig Probleme in diesem Bereich (Betz & Breuninger, 1998). Weiterhin können z. B. Auffälligkeiten durch neurologische Schädigungen (Heubrock & Petermann, 2000) als Folge einer Erkrankung oder durch eine psychische Beeinträchtigung entstehen.

Erklärungsansätze

Es existieren einige Erklärungsansätze für eine ADHS. Als unbestritten dürfte inzwischen der große **genetische Einfluss** gelten (Rappley, 2005). Weiterhin zeigen zahlreiche Studien bei betroffenen Kindern Auffälligkeiten auf **neuroanatomischer und neurophysiologischer Ebene** (Bradley & Golden, 2001; Konrad & Gilsbach, 2007), die unter anderem in einer Störung der **Selbstregulation** münden (Döpfner, Frölich & Lehmkuhl, 2000) können. Nach Borkowski (1992) ist zur Aufmerksamkeits- bzw. Konzentrationsleistung die Fähigkeit der Selbstregulation bzw. der Selbstkontrolle maßgebend. Die Selbstregulation bestimmt demnach die willkürliche Aufmerksamkeit und regelt darüber das Leistungsverhalten, während eine unwillkürliche Aufmerksamkeit mehr durch Außenreize als durch den eigenen Willen gelenkt wird. Folglich kann eine mangelhafte Konzentrationsfähigkeit u. a. als Ergebnis einer schwachen Selbststeuerung und ausgeprägter unwillkürlicher Aufmerksamkeit angesehen werden. Dieser Gedanke findet sich auch in anderen Erklärungsmodellen (Barkley, 2006; Douglas, 1980) und in unterschiedlichen Trainingsprogrammen wieder, die eine Erhöhung der Selbststeuerungsfähigkeiten des Kindes bzw. Jugendlichen anstreben.

Folgen einer Konzentrationsstörung

Zwar fallen einige der Kinder bereits im **Kindergarten** durch ihr Verhalten auf, dennoch treten die Schwierigkeiten v. a. mit der **Einschulung** zu Tage. Schließlich ist die Konzentrationsleistung direkt mit dem Lernverhalten der Kinder verknüpft. Bewusstes Lernen ist ohne Aufmerksamkeit bzw. Konzentration nicht denkbar. Es muss dem Schüler gelingen, seine Aufmerksamkeit aktiv auf den Lernstoff zu lenken (Selektivität) und beizubehalten (Daueraufmerksamkeit). Als Hauptproblematiken im **schulischen Setting** dürften u. a. die verminderte Fähigkeit der dauerhaften Aufmerksamkeitssteuerung auf eine von außen gesetzte Aufgabe, die geringe Organisationsleistung innerhalb der Ausführung von Aktivitäten und der Bearbeitung von Aufgaben, häufige Flüchtigkeitsfehler sowie die hohe Ablenkbarkeit durch Außenreize gelten.

Das hohe Aktivitätsbedürfnis eines Teils dieser Kinder bedingt oder katalysiert zum Teil die hier genannten Problematiken. Dementsprechend zeigen ADHS-Kinder **geringere schulische Leistungen**, als dies aufgrund ihrer kognitiven Leistungsfähigkeit zu erwarten wäre (DeShazo Barry, Lyman & Klinger, 2002).

Doch nicht nur in der Schule tritt die Symptomatik der Unaufmerksamkeit in Konflikt mit den situationalen Anforderungen. Auch bei den **Hausaufgaben** zeigt sich häufig die Schwierigkeit von ADHS-Kindern, ihre Aufmerksamkeit dauerhaft auf eine Aufgabe zu lenken. Dementsprechend stellt die Hausaufgabensituation für die Eltern oft eine der stressigsten Situationen des Tages dar. Insgesamt berichten Eltern von ADHS-Kindern über eine vermehrte elterliche Stressbelastung (Mash & Johnston, 1990).

Durch **negative Interaktionen** zwischen Eltern und Kind, aber auch Lehrkräften und Schülern kann es zu weiteren Auffälligkeiten bei den Kindern kommen (Döpfner et al., 2000). Es muss daher konstatiert werden, dass oftmals eine alleinige Förderung der Konzentrationsleistung des Kindes nicht ausreicht, sondern auch eine Beratung der Eltern und möglicherweise auch der unterrichtenden Lehrkräfte notwendig erscheint (Anastopoulos, Rhoads & Farley, 2006; Pfiffner, Barkley & DuPaul, 2006). Dies ist besonders zentral, wenn konzentrationsschwache Kinder aufgrund ihrer mangelnden schulischen Leistung in einen **Teufelskreis** aus vermehrter Kritik, zunehmender Misserfolgserwartung und daraus resultierend aus sinkender Lernmotivation und unkonzentriertem Verhalten gelangen (Krowatschek & Domsch, 2007).

Förderansätze

Mittlerweile gibt es eine Vielzahl an Methoden, Übungen und Trainings zur Förderung der Aufmerksamkeits- und Konzentrationsleistung. Diese reichen von reinen Materialsammlungen bis hin zu aus Theorien abgeleiteten Therapie- und Trainingsprogrammen. Materialsammlungen umschließen dabei sowohl Spiele zur Konzentrationsförderung als auch lose Zusammenstellungen von Arbeitsblättern.

Die meisten hier vorgestellten Trainingsprogramme lehnen sich zumindest in Teilen an das **Selbstinstruktionstraining von Meichenbaum und Goodman** (1971) an. Ihr kognitiv-behaviorales Training hat zum Ziel, mit unaufmerksamen und kognitiv impulsiven Kindern die Methode des inneren Sprechens einzuüben. Durch eine schrittweise Heranführung sollen die Kinder durch die Verinnerlichung der Selbstgespräche in die Lage versetzt werden, ihr eigenes Handeln besser zu lenken und bei Aufgaben überlegter vorzugehen. Die Sprache dient dabei als strukturierte Selbstanweisung, um so ein reflexiveres Arbeitsverhalten aufzubauen. Tatsächlich konnte gezeigt werden, dass ADHS-Kinder sich von unauffälligen Kindern in ihren **verbalen Selbstinstruktionen** unterscheiden (Berk & Potts, 1991; Kopecky, Chang, Klorman, Thatcher & Borgstedt, 2005). Weiterhin deuten Studien darauf hin, dass das Ausmaß des handlungsleitenden Sprechens in einem bedeutsamen Maß nicht nur mit der fokussierten Aufmerksamkeit, sondern auch mit der Aufrechterhaltung der Aufmerksamkeit zusammenhängt (Berk & Potts, 1991).

In vielen Programmen finden sich zudem Strategien aus der **Denkpsychologie** (Ziel-, Material- und Konfliktanalyse) und **verhaltenstherapeutische Bausteine** (z. B. das Setzen von Zwischenzielen, gezielter Einsatz von Verstärkung oder Bewältigung von Frustration). Ebenso sind Übungen zur **Wahrnehmungsförderung** oder **Entspannung** in einigen Programmen enthalten.

Eines der ersten Trainings in Deutschland, welches auf dem **Selbstinstruktionstraining** aufbaut, stammt von Wagner (1984). Ihr Aufmerksamkeitstraining wird in den Klassenunterricht eingebunden, wobei die Lehrkraft den Schülern als Modell fungiert. Der Erwachsene leitet die Kinder zu einer Reaktionsverzögerung und zum sorgfältigeren Arbeiten an. Spätere Programme, die ebenfalls die Methode der Selbstinstruktion aufgreifen, stammen von Ettrich (2004a; b; c; Krowatschek, 1995; Krowatschek, Albrecht & Krowatschek, 2004a; b; Krowatschek, Krowatschek & Wingert, 2007) sowie Lauth und Schlottke (2002).

Im Bereich der **Neuropsychologie** existiert ein Training von Jacobs, Heubrock, Muth und Petermann (2005; Jacobs & Petermann, 2008). Weiterhin publizierte Schöll (1997) ein Training zur Förderung der Aufmerksamkeit in der Grundschule, welches auf einem metakognitiven Ansatz basiert.

Schließlich sei erwähnt, dass die Förderung der Konzentration und Aufmerksamkeit auch in einigen **Elterntrainings** (▶ Kap. 22) oder in **anderen Programmen** (▶ Kap. 2) aufgegriffen wird.

7.1 Konzentrationstrainingsprogramm für Kinder (KTP)

Ettrich (2004a; b; c)

Steckbrief

- **Problembereich:** Konzentrationsstörungen
- **Altersbereich:** Vorschul- und Grundschulkinder
- **Trainingsteilnehmer:** Gruppen von 3–5 Kindern
- **Dauer:** 20 Trainingssitzungen von 35 (Vorschulalter) oder 45 min (Grundschulalter)
- **Methode:** Verhaltenstherapeutische Prinzipien, Selbstinstruktionstraining
- **Besonderheiten:** 3 Manuale/Arbeitshefte (Vorschulalter, 1. und 2. Klasse, 3. und 4. Klasse)

Zielgruppe

Das Konzentrationstrainingsprogramm für Kinder (KTP, Ettrich 2004a; b; c) richtet sich an **Vorschulkinder** im Alter von 5–6 Jahren sowie an **Grundschulkinder** der 1.–4. Klasse. Zielgruppe sind **Kinder mit Konzentrationsstörungen**, wobei hierzu sowohl motorisch unruhige, impulsive und leicht ablenkbare Kinder als auch ruhige, aber antriebsarme, lustlose und interessensarme Kinder gezählt werden.

Rahmenbedingungen

Das Training besteht aus einer **Serie von Aufgaben**, die **über 20 Tage** hinweg eingesetzt werden. Pro **Trainingssitzung** ist dabei im Vorschulalter ein Zeitraum von **35 min** und im Grundschulalter von **45 min** vorgesehen.

Die Durchführung sollte in kleinen **Gruppen von 3–5 Kindern** vergleichbaren Alters erfolgen. Es wird darauf hingewiesen, dass bei sehr jungen bzw. sehr unruhigen Kindern gegebenenfalls zunächst mit 2–3 Einzelsitzungen begonnen werden sollte, um dann zum Gruppentraining überzugehen.

Das Training kann **stationär und ambulant** durchgeführt werden, wobei im stationären Setting ein täglicher Zeitabstand zwischen den Trainingssitzungen denkbar ist, während im ambulanten Setting eine wöchentliche Durchführung von 2 Übungsstunden (am selben Nachmittag) empfohlen wird.

Obwohl regulär vorgesehen ist, dass das Training von **Therapeuten oder Beratungslehrern** durchgeführt wird, ist auch denkbar, dass die **Eltern** das Training bei ihren Kindern einsetzen. In diesem Fall sollte jedoch im Vorhinein eine Beratung durch einen Therapeuten stattfinden, um individuelle Trainingsschwerpunkte festzulegen. Auch trainingsbegleitend empfiehlt sich ein regelmäßiger Austausch, um auftretende Schwierigkeiten und Probleme rechtzeitig auffangen zu können.

Programmkonzept

Die **Programmziele** richten sich laut Manual auf

a) die Vermittlung eines reflexiven kognitiven Arbeitsstils,
b) die Verbesserung der Selbststeuerung beim Lösen von fremdgesetzten Aufgaben,
c) die Vermeidung von Fehlern,
d) die Verbesserung der Ausdauer und
e) eine verbesserte Verfügbarkeit über intellektuelle und energetische Ressourcen.

Das KTP ist grundsätzlich verhaltenstherapeutisch aufgebaut und verwendet somit **verhaltenstherapeutische Prinzipien** (z. B. Verstärker-System), die im Manual kurz definiert werden, beim Einsatz der Trainingsaufgaben zur Konzentrationssteigerung.

Neben den klassischen verhaltenstherapeutischen Prinzipien kommen in dem Training auch Elemente des **Selbstinstruktionstrainings** nach Meichenbaum (1979) zur Anwendung. Es geht dabei insbesondere um Prinzipien der Selbstverbalisation:

- Problembestimmung (Was soll ich tun?),
- Art der Ausführung (Wie soll ich es tun?),
- aufgabenbezogene Selbstanweisung (Selbstinstruktion während der Aufgabenlösung) und
- selbständige Überprüfung der Ergebnisse (Ist alles richtig? Fehlt nichts?).

Die Prinzipien der Selbstverbalisation kommen während der Aufgabenbearbeitung zum Einsatz und werden durch den Therapeuten verstärkt. Nach und nach soll das Kind auf diese Weise an ein selbständigeres Bearbeiten der Aufgaben herangeführt werden.

Sitzungsablauf

1. **Rückblick** auf die vorherige Trainingssitzung
2. **Setzen von Zielen:** Wie viele Punkte werde ich diese Stunde erreichen?
3. **Aufgaben:** Durchführung von 2–3 Aufgaben und jeweils Vergabe der Punkte
4. **Abschluss:** Zusammenaddieren der Punkte und Nachbesprechung

Die einzelnen Trainingssitzungen laufen nach dem gleichen Schema ab: Zunächst wird ein **Rückblick** auf die Inhalte der letzten Trainingsstunde gegeben und Erfahrungen im Umsatz der Trainingsinhalte in den Alltag werden ausgetauscht.

Weiterhin setzen sich die Kinder am Beginn jeder Trainingssitzung eine Punktemenge als Ziel (**Setzen von Zielen**), welche sie in der Sitzung erreichen möchten. Auf diese Weise sollen die Kinder mit der Zeit zu einer besseren Selbsteinschätzung ihrer Leistung gelangen.

Pro Sitzung werden nun 2–3 **Aufgaben** bearbeitet. Beispielaufgaben sind das Finden von Gemeinsamkeiten und Unterschieden aus einer Wortliste, Labyrinthe oder Suchbilder. Die meisten Aufgaben werden in einem Arbeitsheft (für jedes Kind separat zu erweben) bearbeitet. Während am Anfang des Trainings Hilfen und Unterstützungen durch den Trainer einen großen Umfang einnehmen, reduzieren sich diese über das Training hinweg – im Sinne eines schrittweisen Rückzugs des Therapeuten. Für jede durchgeführte Aufgabe erhalten die Kinder je nach Lösungsqualität Punkte.

In der **Nachbesprechung** werden die Ergebnisse aller Kinder vorgelesen und besondere Ergebnisse einzelner Kinder besprochen. Überschreiten die Punktwerte der gesamten Gruppe nach 10 Tagen einen bestimmten Richtwert (etwa 60–80% der erreichbaren Gesamtpunktzahl), wird eine außerplanmäßige Veranstaltung nach den Wünschen der Kinder durchgeführt. Gleiches gilt ebenfalls nach 20 Tagen.

Materialien

Zu dem Konzentrationstraining gibt es **3 Manuale**: für das Vorschulalter, für die 1. und 2. sowie für die 3. und 4. Grundschulklasse (Ettrich 2004a; b; c). Die Manuale sind analog zueinander aufgebaut mit weitgehend gleichen Inhalten. **Abweichungen zwischen den Manualen** finden sich lediglich bei Passagen, bei denen Unterschiede zwischen den Altersgruppen auftreten. Zu den Manualen gibt es weiterhin **Arbeitshefte** für die einzelnen Altersgruppen, die sich separat vom Manual erwerben lassen. Pro Kind ist dabei ein Arbeitsheft vorgesehen.

Evaluation

In den Trainingsmanualen finden sich Ergebnisse von Studien, die auf eine Wirksamkeit des Trainings hinweisen. Es handelt sich dabei überwiegend um Diplomarbeiten und Dissertationen. Für das **Vorschulalter** wird im Manual über mehrere Studien berichtet, in denen das KTP mit einer untrainierten Kontrollgruppe verglichen wird. Dabei zeigte sich als wesentliches Ergebnis, dass das KTP einen **reflexiven Arbeitsstil fördert** (Reduktion des Arbeitstempos bei gleichzeitiger Abnahme der Fehlerzahl).

In einer weiteren Studie zeigte sich, dass ein **intensives Kurzzeittraining** mit täglichen Trainingseinheiten über einen Zeitraum von 4 Wochen einem Langzeittraining mit 2 Trainingseinheiten pro Woche über einen Zeitraum von 10 Wochen überlegen war. Weiterhin konnte ein **positiver Effekt für** eine Trainingsversion nachgewiesen werden, die zusätzlich zu dem KTP die »**Progressive Muskelrelaxation**« einsetzte.

Im **Grundschulalter** ist eine Studie hervorzuheben, bei der das KTP mit dem Einsatz von Medikamenten (Aponeuron, Haloperidon) verglichen wurde. Auch hier ergab sich eine **Verbesserung der Leistungsgüte in einem Konzentrationstest** durch das KTP. Gleichzeitig ließ sich zeigen, dass auch die Wirkung der medikamentösen Interventionen durch das KTP verbessert werden konnte.

7.2 Marburger Konzentrationstraining (MKT)

Krowatschek, Albrecht und Krowatschek (2004a; b); Krowatschek, Krowatschek und Wingert (2007)

Steckbrief

- **Problembereich:** Konzentrationsstörungen; Probleme im selbständigen Arbeiten (sekundärpräventiv); Schulvorbereitung für Kinder vor der Einschulung (primärpräventiv)
- **Altersbereich:** Vorschul-, Grundschulkinder und Jugendliche, Eltern
- **Trainingsteilnehmer:** 1–8 Kinder (Einzel- oder Gruppensetting)
- **Dauer:** 6 Trainingssitzungen von 75 min, 4 Elternabende
- **Methode:** Kognitiv-verhaltenstherapeutische Prinzipien, Selbstinstruktionstraining, Elternarbeit
- **Besonderheiten:** 3 Manuale (Vorschulkinder, Kinder und Jugendliche)

Zielgruppe

Das Marburger Konzentrationstraining (MKT) liegt in **3 Versionen** für unterschiedliche Altergruppen vor: Das MKT für **Kindergarten- und Vorschulkinder** (Krowatschek et al., 2004a), das MKT für **Schulkinder** (Krowatschek et al., 2004b) sowie das MKT für **Jugendliche** (Krowatschek et al., 2007).

Hauptzielgruppe des Trainings sind Kinder mit einer Konzentrationsschwäche. Das Training richtet sich laut den Autoren jedoch ebenfalls an Kinder, die z. B. nicht selbstständig arbeiten können, schulmüde sind oder schlecht mit Misserfolgen umgehen können.

Das MKT für Kindergarten- und Vorschulkinder ist von der Zielgruppe her weiter gefasst. Es kann mit allen Kindern durchgeführt werden, die sich kurz vor der Einschulung befinden. In diesem Fall wird das Training als Schulvorbereitung eingesetzt und erhält damit zum Teil präventiven Charakter.

Rahmenbedingungen

Zwar geben die Autoren an, dass das Training auch als **Einzeltraining** durchgeführt werden kann, es ist von seiner ursprünglichen Konzeption jedoch für den Einsatz in Gruppen von einer **Größe von bis zu 8 Kindern** gedacht. Dabei ist das angestrebte Verhältnis zwischen Trainern und Kindern 1:4. Das Training erstreckt sich über **6 Wochen** bei wöchentlichen Trainingsitzungen im Umfang von **75 min**. Parallel werden im MKT für Vorschul- und Kindergartenkinder sowie im MKT für Schulkinder **4 Elternabende** durchgeführt, für die jeweils eine Stunde angesetzt ist. Im MKT für Jugendliche wird dagegen auf Elternabende verzichtet, da diese laut Autoren von den Jugendlichen eher abgelehnt werden. Hier soll jedoch im Bedarfsfall eine Elternberatung mit einzelnen Eltern stattfinden.

Die Autoren weisen darauf hin, dass je nach situationalen Bedingungen der durchführenden Institution eine andere zeitliche Struktur festgelegt werden kann. Das Training lässt sich zudem modifiziert auch in den Unterrichtsablauf integrieren.

Programmkonzept

Jede Trainingsstunde verläuft nach einer festen, gleichbleibenden Struktur.

Sitzungsablauf

1. **Dynamische Übung:** Spiel zum Spannungsabbau
2. **Entspannung:** Traumreise
3. **Arbeitsphase 1:** Bearbeitung von Arbeitszetteln mit Hilfe der verbalen Selbstinstruktion
4. **Merk- und Wahrnehmungsförderung:** Förderung der Sinne
5. **Arbeitsphase 2:** Bearbeitung von Aufgaben mit Hilfe der verbalen Selbstinstruktion
6. **Freie Spielphase:** Konzentrationsspiele

Die Trainingssitzungen beginnen mit einer **dynamischen Übung** zum Spannungsabbau. Anschließend wird mit den Kindern eine Traumreise (**Entspannungsübung**) durchgeführt, die Elemente des autogenen Trainings enthält. Nach dieser Ruhephase bearbeiten die Trainingsteilnehmer in einer **1. Arbeitsphase** Arbeitsblätter. Dabei erfolgt das Training eines reflexiveren Arbeitsstils mit Hilfe der verbalen Selbstinstruktion in 5 Schritten:

a) Zunächst führt der Trainer die Aufgabe als Modell vor. Alle Kinder schauen lediglich zu.
b) Im nächsten Schritt instruiert der Trainer die Kinder, wie sie bei der Aufgabe vorzugehen haben.
c) Der eigentliche Trainingsschritt besteht darin, dass ein Kind der Gruppe die restlichen Gruppenmitglieder instruiert. Der Trainer gibt zunächst noch Hilfestellung und lobt die Kinder bei richtiger Aufgabenbearbeitung.
d) Im 4. Schritt instruiert sich jedes Kind selbst, wobei es nur noch flüstert.
e) Im letzten Schritt instruiert sich jedes Kind nur noch in Gedanken.

Das MKT für das Kindergarten- und Vorschulalter verzichtet auf die Schritte 4 und 5, da diese beiden Schritte nicht dem Entwicklungsstand der Kinder entsprechen.

Nach dem Training an Arbeitsblättern erfolgt eine Phase zur **Merk- und Wahrnehmungsförderung**. Auf spielerische Art müssen die Kinder beispielsweise Gegenstände ertasten oder Riech- bzw. Geschmacksproben erraten und über einen gewissen Zeitraum im Gedächtnis behalten. In einer **2. Arbeitsphase** erfolgt das weitere Training eines reflexiven Arbeitsstils anhand von Bildkarten. Jede Trainingsstunde endet schließlich mit einer **freien Spielphase**.

Neben der Selbstinstruktionsmethode aus der kognitiven Verhaltenstherapie enthält das Training einige weitere zentrale Methoden. Vor allem sollen die Lernmotivation, die Selbstwirksamkeitserwartung bei schulischen Aufgaben und ein angemesseneres Arbeits- und Lernverhalten des Kindes durch den Einsatz von **gezielter Verstärkung** (z. B. Lob, Token-System, Ignorieren mit »Positivem Modell«) gefördert werden. Daneben wird auch ein **positiver Umgang mit Fehlern** eintrainiert. Weiterhin liegt ein Programmschwerpunkt in der Förderung der **Selbstständigkeit** sowie der Fähigkeit zur **Entspannung**.

Im MKT für Vorschul- und Kindergartenkinder sowie im MKT für Schulkinder finden trainingsbegleitend **4 Elternabende** statt. Eltern mehrerer Trainingsgruppen können auf einem Elternabend zusammengefasst werden, sodass eine größere **Gruppe von Eltern** teilnehmen kann. Durch die Gruppensituation haben die Eltern die Möglichkeit, sich bei Bedarf gegenseitig auszutauschen und zu erleben, dass andere Eltern ähnliche Probleme erfahren. Pro

Elternabend wird ein umgrenztes Thema angesprochen. Neben Informationen zum **Aufbau des Trainings** erhalten die Eltern zudem Hinweise über förderliche und hemmende **Faktoren der Konzentration** (z. B. Gestaltung des Arbeitsplatzes, Schlafbedürfnis, Pausen etc.) sowie über **Fördermöglichkeiten** für zu Hause (z. B. elterliches Verhalten während der Hausaufgabensituation, gezielter Einsatz von Lob und Punkteplänen).

Nach Abschluss des Trainings erhält jedes Kind einen **persönlichen Brief**, in dem seine Stärken aufgelistet werden mit einem Hinweis, in welchem Bereich es sich noch weiterhin verbessern sollte.

Materialien

Die Trainingsmappen sind als **Ringordner** gestaltet, sodass alle Arbeitsblätter entnommen und fotokopiert werden können. Als **Kopiervorlage** enthalten sind Arbeitsblätter, Punktepläne und Folienvorlagen für die Elternabende. Die Trainingsmappen sind jeweils an die entsprechende Altersgruppe angepasst.

Zusätzlich sollten für das Training **weitere Materialien**, wie beispielsweise Spiele für die freie Spielphase (s. unten) oder Materialien für Wahrnehmungsübungen, zur Verfügung stehen. Des Weiteren sieht das Programm vor, dass jedes Kind während des Trainings einen Punkteplan führt, sodass es in der letzten Sitzung einen kleinen Preis erhält.

Evaluation

Im Manual werden mehrere Diplomarbeiten zur Evaluation des MKT für Schulkinder benannt. Einschränkend zu den Evaluationsergebnissen muss allerdings erwähnt werden, dass **zum Teil keine Kontrollstichproben** erhoben wurden und die Ergebnisse somit mit einer gewissen Vorsicht zu interpretieren sind.

Krowatschek (1996) befragte die Eltern der Trainingsteilnehmer vor und nach dem Training. Nach den Elternangaben führte das Training zu einer **Reduktion der emotional bedingten Verhaltensprobleme** sowie zu einer **Abnahme des instabilen Lernverhaltens** der Kinder. Die Eltern gaben bezüglich ihres eigenen Erziehungsverhaltens zwar eine **Abnahme strafenden Verhaltens**, aber keine wesentlichen Veränderungen bezüglich ihres belohnenden Verhaltens an. Im Gegensatz zu den Eltern nahmen die Kinder **mehr positive Erziehungspraktiken** bei ihren Eltern wahr.

In einer weiteren Studie wurde die Mutter-Kind-Interaktion ($n = 25$) per Videoanalyse betrachtet (Claes, 1996). Die Aufnahmen fanden während einer Hausaufgabensituation jeweils vor und nach dem Training statt. Es zeigte sich, dass die Kinder nach dem MKT ein **zielgerichteteres und selbstständigeres Arbeitsverhalten** an den Tag legten und sich die **Mutter-Kind-Interaktion während der Hausaufgaben verbesserte**. Die Mütter zeigten eine zweckmäßigere Steuerung und Unterstützung des kindlichen Verhaltens und gaben weniger negatives Feedback. Auf Seiten der Kinder konnte festgestellt werden, dass diese weniger oppositionelles Verhalten zeigten und stattdessen auch von sich aus in eine positivere Mutter-Kind-Interaktion eintraten. Weiterhin arbeiteten die Kinder nach dem Training strukturierter und selbstständiger. Evaluative Ergebnisse zu dem Training für jüngere Kinder (Kindergarten- und Vorschulkinder) sowie für Jugendliche sind im Manual nicht enthalten.

7.3 »Attentioner« – Ein Training für Kinder mit Aufmerksamkeitsstörungen

Jacobs, Heubrock, Muth und Petermann (2005); Jacobs und Petermann (2008)

Steckbrief

- **Problembereich:** Probleme bei der selektiven oder geteilten Aufmerksamkeit
- **Altersbereich:** Kinder im Alter von 7–14 Jahre
- **Trainingsteilnehmer:** Gruppen mit 4 Kindern, Eltern
- **Dauer:** 15 Trainingssitzungen à 60 min
- **Methode:** Neuropsychologische und verhaltenstherapeutische Prinzipien, Elternarbeit
- **Besonderheiten:** Arbeitsblätter auf einer beiliegenden DVD enthalten

Zielgruppe

Das »Attentioner«-Training von Jacobs et al. (2005) richtet sich an **7- bis 14-jährige** Kinder mit Aufmerksamkeitsstörungen. Zieldimensionen sind v. a. die Verbesserung der selektiven Aufmerksamkeit sowie der parallelen Reizverarbeitung. Eine Indikation ist dementsprechend laut Trainingsmanual v. a. bei Kindern mit Problemen bei der selektiven bzw. fokussierten Aufmerksamkeit sowie mit Problemen bei der geteilten Aufmerksamkeit gegeben.

Zur Feststellung einer Indikation für das Training empfehlen die Autoren die **Testbatterie zur Aufmerksamkeitsprüfung (TAP)** von Zimmermann und Fimm (2002a; b). Die Trainingsteilnehmer sollten in einem der Untertests »GO/NOGO« bzw. »Geteilte Aufmerksamkeit« einen Prozentrang unter 16 erreichen und gleichzeitig eine deutliche Diskrepanz zwischen Aufmerksamkeits- und Intelligenztestwerten aufweisen. Darüber hinaus sollte die Anamnese ein auffälliges Verhalten in der Schule und zu Hause ergeben (auch in Bezug auf das Lernverhalten).

Deutlich **schlechtere Erfolge** werden laut Autoren mit dem »Attentioner«-Training erzielt, wenn die Probleme primär im Bereich der Aufmerksamkeitsintensität liegen (beispielsweise wenn eine Minderung der Aktivierungsbereitschaft oder der Daueraufmerksamkeit vorliegt). Weiterhin werden bei Kindern mit einer allgemeinen Lernbehinderung eher geringere Trainingserfolge erwartet, da sie mit dem Trainingsmaterial überfordert sein könnten. Bei Vorliegen einer leichteren Hyperaktivität erwarten die Autoren gute Interventionserfolge, während bei stärker ausgeprägter Hyperaktivität eine begleitende medikamentöse Therapie empfohlen wird. Bei Kindern mit Lese-Rechtschreib- bzw. Rechenstörung ist eine erfolgreiche Teilnahme an dem Training möglich, wobei in diesem Fall gegebenenfalls einige Aufgaben an die Kompetenzen der Kinder anzupassen sind.

Rahmenbedingungen

Das Trainingsprogramm besteht aus **15 Sitzungen** mit einer Dauer von **jeweils 60 min**, die im wöchentlichen Abstand durchgeführt werden. In jeder der Sitzungen bearbeiten die Kinder bis zu 4 Trainingsaufgaben. Das Training ist als **Gruppentraining** mit Gruppen von jeweils **4 Kindern** vergleichbaren Alters konzipiert. Idealerweise sollten **2 Trainer pro Gruppe** zur Verfügung stehen, wobei jedoch auch eine Trainingsdurchführung mit einem Trainer möglich ist.

Begleitend ist seit der 2. Auflage (Jacobs & Petermann, 2008) ein **Elterntraining** vorgesehen, das den Transfer der Trainingsergebnisse in den Alltag unterstützen soll. Das Elterntraining findet in einer Gruppengröße von **6 Elternpaaren über 5 Sitzungen** statt, wobei die letzte der 5 Sitzungen gemeinsam mit den Kindern gestaltet wird. Jede der wöchentlichen Elternsitzung dauert **100 min**.

Programmkonzept

Das »Attentioner«-Training geht von einem **neuropsychologischen Therapieansatz** aus. Zentral ist dabei insbesondere die Differenzierung verschiedener Aufmerksamkeitskomponenten, die sich auf der Basis neuropsychologischer Untersuchungsmethoden abgrenzen lassen. Das Training ist dementsprechend auf bestimmte Aufmerksamkeitskomponenten (selektive Aufmerksamkeit und geteilte Aufmerksamkeit) gerichtet. Daher sollte vor dem Training eine **intensive neuropsychologische Diagnostik** stattfinden, um die spezifischen Aufmerksamkeitsdefizite abzuklären.

Sitzungsablauf
1. **Aufgaben:** Bearbeitung von 1–3 Aufgaben
2. **Punktevergabe:** zwischen den Aufgaben Vergabe oder Abzug von Punkten
3. **Abschluss:** Verteilung der Hausaufgaben

Zum Training der selektiven Aufmerksamkeit werden die Kinder während der Bearbeitung von Aufgaben **ablenkenden Reizen** ausgesetzt. Zum Training der geteilten Aufmerksamkeit müssen die Kinder beispielsweise auf **mehrere Reize gleichzeitig** achten (z. B. rhythmische Bewegungen nachmachen und währenddessen auf eine Geschichte achten). Über das Training hinweg nehmen die Komplexität der Aufgaben und das Ausmaß der ablenkenden Reize zu. Die Kinder sollen bei unterschiedlichen Aufgaben zudem nach dem Prinzip von Versuch und Irrtum **eigene Lösungsmöglichkeiten** generieren und diese ausprobieren.

Der größte Teil der Aufgaben wird im **Team** bearbeitet, wobei jeweils 2 Kinder ein Team bilden. Durch die Aufgabenbearbeitung in konkurrierenden Teams soll eine Situation geschaffen werden, die die Leistungsmotivation der Kinder erhöht.

Während der Trainingsdurchführung kommen zusätzlich verschiedene **verhaltenstherapeutische**

Techniken zum Einsatz, die die Verhaltensregulierung während des Trainings verbessern und die Trainingsmotivation der Kinder steigern sollen. Dabei kommt ein »Response-Cost-Token-System« zur Anwendung, welches die Vergabe von Punkten für erfolgreiche Aufgabenlösungen sowie die Wegnahme von Punkten beim Verstoß gegen Basisregeln festlegt.

Weiterhin soll das Training zu einer **Steigerung der Selbstregulationsfähigkeit** der Kinder führen. Durch die Vergabe von Hausaufgaben sollen die Kinder z. B. eigenverantwortliches Handeln lernen.

Das **Elterngruppentraining** dient der Vermittlung von Informationen zum Störungsbild, dem besseren Verstehen der Situation des Kindes und der Vermittlung von möglichen neuen Verhaltens- und Kommunikationsmustern. Themen der Elternabende sind unter anderem: das Störungsbild, Situationsanalyse, wirkungsvolle Anforderungen, Belohnungs- und Verstärkersystem und das Setzen von Konsequenzen. Zu Beginn jeder Sitzung wird der **theoretische Hintergrund** des Themas erörtert. Einzelne Problemsituationen werden im **Rollenspiel** nachgespielt. Während der Sitzungen erhalten die Eltern darüber hinaus eine Reihe an **Merk- und Arbeitsblättern**, die zum Teil zu Hause bearbeitet und als **Hausaufgabe** umgesetzt werden sollen.

Materialien

Zu dem »Attentioner«-Training gibt es ein **Manual**, das einen Überblick über den aktuellen Stand der Aufmerksamkeitsforschung gibt und in das Training einführt. Hervorzuheben ist, dass dem Manual eine DVD beigefügt ist, auf der sich farbige Druckvorlagen für sämtliche Aufgaben befinden. Die **DVD** enthält weiterhin zu einem Teil der Aufgaben Audiosequenzen, die für die Aufgabenbearbeitung genutzt werden können. Zusätzlich schlagen die Autoren kleinere **materielle Preise** vor, die die Kinder am Ende des Trainings erhalten.

Evaluation

Zu dem Programm liegt eine Evaluationsstudie vor, an der 18 Gruppen mit jeweils 4 Kindern im Alter von 8–13 Jahren (55 Jungen und 17 Mädchen) teilnahmen (Jacobs & Petermann, 2005). Bei einem großen Teil der Kinder lagen neben Problemen in der selektiven und/oder fokussierten Aufmerksamkeit auch komorbide Störungen vor (wie Störungen der Lern- und Merkfähigkeit, der Rechtschreibung etc.). Es erfolgte eine Prä- und Postmessung mit den Untertests »GO/NOGO« des TAP sowie mit dem »Wiener Reaktionsgerät«. Weiterhin kam ein Elternfragebogen zum Einsatz. Die Ergebnisse deuten darauf hin, dass das Trainingsziel einer **verbesserten Aufmerksamkeit** erreicht werden konnte. Es ist allerdings zu bedenken, dass eine Ausgangsselektivität bestand, da offenbar die Prätest-Werte zum Einschluss in die Evaluationsstichprobe genutzt wurden und daher eine Regression zur Mitte bei der Wiederholungsmessung nicht auszuschließen ist. Weiterhin **fehlt eine Kontrollstichprobe**, sodass die Ergebnisse mit einiger Vorsicht zu betrachten sind. Weitere Evaluationsstudien erscheinen daher wünschenswert.

7.4 Training mit aufmerksamkeitsgestörten Kindern

Lauth und Schlottke (2002)

Steckbrief

- **Problembereich:** Aufmerksamkeitsstörungen
- **Altersbereich:** Kinder im Alter von 7–12 Jahren
- **Trainingsteilnehmer:** 1–3 Kinder (Einzel- oder Gruppensetting), Eltern
- **Dauer:** Variabel
- **Methode:** Kognitiv-verhaltenstherapeutische Prinzipien, Selbstinstruktionstraining, Elternarbeit
- **Besonderheiten:** 4 Trainingsbausteine, umfassendes Manual

Zielgruppe

Das Training von Lauth und Schlottke (2002) richtet sich an aufmerksamkeitsgestörte Kinder im Altersbereich zwischen **7 und 12 Jahren**, für die eine **ADHS-Diagnose** nach DSM-IV zutrifft. Weiterhin kann das Programm bei nicht erfüllten Diagnosekriterien **präventiv** eingesetzt werden. **Ausschlusskriterium** ist ein IQ unter 85. Außerdem ist das Training nach Angabe der Autoren nicht vorrangig indiziert, wenn die Aufmerksamkeitsprobleme durch eine andere Diagnose wie beispielsweise eine reaktive Anpassungsstörung erklärbar sind.

Rahmenbedingungen

Das Training ist in 4 Trainingsbausteine mit unterschiedlicher Dauer aufgeteilt:

- ein Basistraining von **ca. 13 Trainingsstunden**,
- ein Strategietraining von **ca. 12 Trainingsstunden**,
- eine Wissensvermittlung sowie
- eine Vermittlung sozialer Kompetenzen mit jeweils **variabler Anzahl an Trainingsstunden**.

Das Therapieprogramm soll individuell an das jeweilige Kind angepasst werden. Dies bedeutet, dass möglicherweise einzelne Trainingsbausteine entfallen, andere dagegen in Teilen wiederholt werden, bis der Inhalt des betreffenden Bausteins beherrscht wird. Dementsprechend kann auch der Umfang des Trainings von Kind zu Kind variieren.

Prinzipiell ist das Training sowohl als **Einzel-** als auch **Gruppentraining** mit **maximal 3 Kindern** anwendbar, wenn die Kinder bezüglich ihrer Leistungsfähigkeit und ihren Störungsschwerpunkten eine hinreichende Homogenität aufweisen. Für jüngere Kinder (7–8 Jahre) und Kinder mit gravierender Symptomatik wird ein Training maximal in 2er-Gruppen empfohlen. Neben dem Training mit den Kindern sollen zudem eine Anleitung der **Eltern (mind. 4 Sitzungen)** sowie eine Beratung der **Lehrkräfte** erfolgen.

Programmkonzept

Das Trainingsmanual enthält ein umfassendes Kapitel zur **Diagnostik** von Aufmerksamkeitsstörungen. Dieses umfasst u. a. einen Gesprächsleitfaden für ein Elterngespräch, einen Fragebogen für die Eltern sowie Hinweise zu Konzentrationstests. Weiterhin schlagen die Autoren eine Unterrichtsbeobachtung in der Schule vor.

Ausgehend von der Diagnostik sollen die einzelnen **Therapiebausteine individuell angepasst** werden. Liegen beispielsweise sichtbare Mängel in der Beherrschung notwendiger Grundfertigkeiten (z. B. mangelnde visuelle Diskriminationsfähigkeit) vor, soll mit einer Einübung von Basisfertigkeiten begonnen werden. Bei Mängeln in der Regulation von Handlungen (z. B. Ziel aus den Augen verlieren) wird auf Übungen zur Reaktionsverzögerung und zu kontrollierter Aufgabenbearbeitung zurückgegriffen. Im Folgenden sollen die einzelnen Bausteine näher erläutert werden:

a) **Basistraining:** Dieser Baustein fokussiert das Üben von Basisfertigkeiten wie genaues Hinschauen, genaues Zuhören, genaues Nacherzählen oder das Wiedergeben von Wahrgenommenem. Die Übungen erfolgen u. a. mit Hilfe von Arbeitsblättern, Hörproben und Filmmaterial. Ein weiterer Schwerpunkt bezieht sich auf das Üben von Verhaltenssteuerung (Reaktionskontrolle).

b) **Strategietraining:** Im 2. Trainingsbaustein werden handlungsorientierte Strategien eingeübt, deren Umsetzung mit einzelnen Signalkarten (z. B. »Was ist meine Aufgabe?«, »Ich mache mir einen Plan!«) unterstützt werden. Geübt wird zunächst an wissensfreiem Material und schließlich an schulischen Inhalten.

c) **Wissensvermittlung:** Sitzungen zur Wissensvermittlung sind für Kinder gedacht, bei denen keine gravierende Aufmerksamkeitsbeeinträchtigung (mehr) vorliegt. Die im vorangegangenen Baustein erlernten Strategien sollen nun bei schulnahen Aufgaben weiter vertieft werden. Des Weiteren werden Lernstrategien vermittelt, die Wissens- und Lerndefizite des einzelnen Kindes berücksichtigen sollen.

d) **Vermittlung sozialer Kompetenzen:** Dieser Baustein bietet eine Ergänzung, falls Probleme in der sozialen Interaktion vorhanden sind. Die Übungen lehnen sich an das sozial-kognitive Modell von Dodge (1985) an. Die Autoren geben 8 Beispiele, wie einzelne Übungen aussehen können.

Die einzelnen Trainingsstunden verlaufen nach einer gleichbleibenden Struktur bestehend aus 4 Phasen. Im Folgenden ist exemplarisch der Ablauf der Trainingsstunden im Basistraining wiedergegeben:

Sitzungsablauf

1. **Einführung:** Einführung in das Thema der Trainingsstunde
2. **Modellieren erwünschten Verhaltens:** Erarbeitung erwünschten Verhaltens (z. B. durch Therapeut als Modell)
3. **Übungsphase:** Bearbeiten von Aufgaben
4. **Spielerischer Ausklang:** Aufmerksamkeitsspiele

In den einzelnen Bausteinen kommen unterschiedliche therapeutische Verfahren zur Anwendung. Beim **kognitiven Modellieren** fungiert der Therapeut als Modell und veranschaulicht damit beispielsweise die Bearbeitung neuer Aufgaben. Des Weiteren wird mit **Selbstinstruktionen** und der **Verwendung operanter Verstärkung und Bestrafung** (Vergabe und Wegnahme von Token) gearbeitet.

Neben dem Training mit dem Kind besteht ein Baustein zur **Elternanleitung**. Dieser sieht vor, dass die Eltern **Informationen** zur Diagnose und Therapie ihres Kindes erhalten. Ein weiteres Ziel besteht darin, die **Eltern-Kind-Beziehung** und die **elterliche Unterstützung bei Problemen** wie der Hausaufgabenbearbeitung zu verbessern sowie die elterliche Belastung zu reduzieren. Zusätzlich sollte eine Zusammenarbeit mit den Lehrkräften erfolgen. Das Manual gibt hierzu einige Hinweise und enthält einen Konzeptvorschlag für ein **Lehrertraining**.

Mittlerweile liegen in der Praxis **einige Weiterentwicklungen des Trainings** vor, die im Manual benannt werden. Diese betreffen v. a. den Einsatz des Trainings im Vorschul-, Jugend- und jungen Erwachsenenalter. Des Weiteren finden sich Hinweise für potenzielle Materialien und Hinweise auf Besonderheiten bei der Trainingsdurchführung in diesen Altersbereichen.

Materialien

Insgesamt kann das **Manual** als sehr umfassend bezeichnet werden. Neben einem ausführlich dargestellten theoretischen Hintergrund enthält es u. a. auch Hinweise zu Diagnostik und therapeutischen Methoden sowie eine Beschreibung der einzelnen Trainingsbausteine. Abschließend werden Hinweise zu Medikation und Arztkontakten gegeben. Im Trainingsmanual sind **Kopiervorlagen** enthalten, die für die Trainingsteilnehmer vervielfältigt werden können.

Als **zusätzliche Materialien** schlagen die Autoren des Weiteren eine Reihe von Tests, Materialien und Spielen vor, die gekauft werden müssen. Auch liegen einige Filme und Hörproben vor, die für eine Verwendung im Training konzipiert wurden und bezogen werden können. Schließlich werden für ein Punktesystem **Preise** benötigt.

Evaluation

Das Training wurde mittlerweile in **relativ zahlreichen Studien** evaluiert. Hier sollen nur einige Evaluationsstudien herausgegriffen werden. Schlottke (1984) verglich das Basistraining, das Strategietraining und eine Kontrollgruppe miteinander. In beiden Trainingsgruppen berichteten Eltern und Lehrer über **Verbesserungen des Alltagsverhaltens und der Selbstständigkeit** der Kinder. Weiterhin fanden sich **Verbesserungen in Aufmerksamkeitstests**. Die Studie von Lauth (1996) kommt mit anderen Messverfahren zu ähnlichen Ergebnissen, wobei hier nur das Strategietraining durchgeführt wurde. Des Weiteren konnte diese Studie die **Bedeutsamkeit der begleitenden Elternarbeit** unterstreichen.

Zwei Studien zu **Langzeitwirkungen** des Trainings (Linderkamp, 2002; Naumann, 2000) deuten darauf hin, dass auch nach 1- und 2-Jahreskatamnesen von Langzeiteffekten auszugehen ist. Es muss jedoch einschränkend darauf hingewiesen werden, dass die Studien keine Kontrollgruppen eingebunden hatten. Zusammenfassend belegen die Studien gute Trainingseffekte.

Dem gegenüber steht eine Studie von Dreisörner (2006), der eine Durchführung des Trainings in 2 unterschiedlichen therapeutischen Einrichtungen evaluierte. Es zeigten sich **Verbesserungen im Bereich der kognitiven Hemmungskontrolle** und der **Nutzung des phonologischen Arbeitsgedächtnisses**. Allerdings ließen sich keine Verbesserungen bezüglich der Kernsymptomatik finden. Lauth und Schlottke (2007) weisen jedoch auf einige Kritikpunkte hin, sodass die Ergebnisse von Dreisörner mit einiger Vorsicht zu interpretieren sind. Evaluationsergebnisse zu den Bausteinen »Wissensvermittlung« und »Soziale Kompetenzen« werden im Manual nicht aufgeführt.

7.5 Förderung von Aufmerksamkeit in der Grundschule: Ein metakognitiv-orientierter Trainingsansatz

Schöll (1997)

Steckbrief
- **Zielgruppe:** Aufmerksamkeitsförderung in der Schule (primärpräventiv)
- **Altersbereich:** Grundschulkinder
- **Trainingsteilnehmer:** Gesamte Schulklasse
- **Dauer:** 10 Einheiten à 45 Minuten
- **Methode:** Metakognitiv orientierter Ansatz
- **Besonderheiten:** Integration des Trainings in den normalen Unterricht

Zielgruppe

Der Ansatz von Schöll (1997) zur Förderung von Aufmerksamkeit richtet sich an Schüler der Grundschule. Da die **gesamte Schulklasse** an dem Training teilnimmt, schließt das Training nicht ausschließlich aufmerksamkeitsgestörte Kinder ein. Das Programm verfolgt das Ziel, allen Schülern der Klasse Strategien an die Hand zu geben, um ihre Aufmerksamkeitsleistung zu erhöhen.

Rahmenbedingungen

Das Training ist als Fördermaßnahme während des **regulären Unterrichts** konzipiert und findet daher innerhalb der Schulklasse statt. Das Training erstreckt sich über **10 Trainingseinheiten** und soll vom **Lehrer** in den Unterrichtsablauf integriert werden.

Programmkonzept

Ziel ist es, über **metakognitives Wissen** Techniken und Strategien zur Kontrolle und Steuerung von Aufmerksamkeitsprozessen zu vermitteln. Dies soll die Kinder befähigen, Aufmerksamkeit über einen längeren Zeitraum aufrechtzuerhalten. Nach einer ersten **Wissensvermittlung** werden **Aufgabenvariablen** (z. B. die Auswirkung flüchtigen Arbeitens), **Situationsvariablen** (z. B. die Auswirkung von Lärm), **Personenvariablen** (z. B. Auswirkungen ablenkender Gedanken) und **Strategievariablen** (z. B. Verhalten bei Störungen von außen) besprochen. Daneben werden **Lernstrategien und Selbstkontrolltechniken** aus der kognitiven Verhaltensmodifikation trainiert. Hierzu zählen u. a. Aufgabenanalyse, Selbstbeobachtung, Selbstinstruktion, Analyse unaufmerksamen Verhaltens und Fehlerkontrolle. Die einzelnen Strategien werden anhand von schulischen Lernaufgaben eingeführt und geübt (s. unten, Sitzungsablauf). Darüber hinaus soll es durch **reflexive Gespräche** in der Klasse zu einem Austausch unter den Schülern kommen. In den ersten 5 Trainingssitzungen werden die einzelnen Strategien sukzessiv eingeführt. Die restlichen Stunden dienen v. a. der Wiederholung und Festigung der gelernten Inhalte.

Sitzungsablauf

1. **Informationseinheit:** Erarbeitung von metakognitivem Wissen
2. **Vor der Arbeit:** Aufgabenanalyse (z. B. »Was ist zu tun?«) und Vorhersage der eigenen Leistung (z. B. »Fällt es mir heute schwer, aufmerksam zu arbeiten?«)
3. **Während der Arbeit:** Anwenden der gelernten Strategien bei schulischen Aufgaben
4. **Nach der Arbeit:** Analyse des gezeigten Verhaltens

Materialien

Für das Training liegt kein Manual im eigentlichen Sinne vor. Das von Schöll publizierte Buch entspricht vielmehr ihrer **Dissertationsarbeit**. Dementsprechend steht weniger die Programmbeschreibung als vielmehr der theoretische Hintergrund sowie die empirische Durchführung der Evaluationsstudie im Vordergrund. Lediglich im Anhang werden Instruktionen für einzelne Übungen gegeben. Eine Durchführung des Trainings allein anhand des Buches erscheint daher schwierig.

Evaluation

In ihrer Dissertation ordnete Schöll 3 Klassen der Kontrollgruppe und 4 Klassen der Trainingsgruppe zu. Insgesamt lässt sich konstatieren, dass durch die Trainingsmaßnahme der **Anteil aufmerksamen Verhaltens erhöht** wurde. Trotz des erhöhten Aufmerksamkeitsverhaltens zeigten die Kontrollklassen nach dem Trainingszeitraum jedoch weniger Fehler in der Bearbeitung von Aufgaben als die Trainingsklassen. Schöll interpretiert dies dahingehend, dass sich möglicherweise ein verzögerter Gewinn durch die neu erworbenen Strategien einstellt, da zunächst Nutzungsdefizite vorliegen könnten. Follow-up-Ergebnisse, die diese Annahme untermauern könnten, liegen jedoch offenbar nicht vor.

Fazit und Ausblick

Mittlerweile liegen einige Trainings zur Förderung der Konzentrations- und Aufmerksamkeitsleistung vor, die **in der Praxis eine große Verbreitung** gefunden haben. Es dürfte auffallen, dass zwischen den hier vorgestellten Trainings eine **deutliche Überschneidung** besteht. So arbeiten beispielsweise fast alle Trainings mit **Token-Systemen** (Eintauschverstärker), um die Motivation der Kinder zu fördern.

Des Weiteren nehmen alle Trainings für sich in Anspruch, dass sie in der **Gruppensituation** durchführbar sind. Neben Kostenfragen hat dies auch den Vorteil, dass der Transfer in die Schule erleichtert wird. Gerade leicht ablenkbare Kinder und Jugendliche haben somit die Gelegenheit, in einer Situation zu trainieren, die ihnen im Alltag Probleme bereitet. Aber auch Kinder, die viel Aufmerksamkeit verlangen oder Schwierigkeiten haben abzuwarten, zeigen in der Gruppensituation eher ihr typisches problematisches Verhalten. Zudem kann das gemeinsame Trainieren mit anderen Kindern auch die Motivation fördern, da in diesem Setting beispielsweise Spiele oder wettkampfähnliche Übungen eingebaut werden können. Schließlich stellen die Kinder in der Gruppensituation Modelle für einander dar und können so miteinander und voneinander lernen.

Als weitere Gemeinsamkeit vieler Trainings dürfte der **kognitiv-behaviorale Ansatz** gelten, dem in einer Analyse verschiedener Wirksamkeitsstudien **befriedigende Effekte** bescheinigt wurden (Purdie, Hattie & Carroll, 2002). Bis auf das Training von Jacobs et al. (2005) integrieren alle Programme die Methode der verbalen Selbstinstruktion. Diese ist jedoch nicht losgelöst von den anderen Trainingsinhalten zu sehen. So spielt **positive Verstärkung** zur Modifikation von Verhalten, zur Motivationsförderung, aber auch zur Förderung der oft problematischen Lernmotivation eine bedeutsame Rolle in den Trainings. Sie ist insbesondere bei der Methode der Selbstinstruktion gezielt und systematisch einsetzbar. Die Wirksamkeit solcher verhaltenstherapeutischer Techniken konnte in Studien gerade bei Kindern mit Aufmerksamkeitsproblemen immer wieder belegt werden (Barkley, 2006; DuPaul & Eckert, 1997; Saile, 1996).

Darüber hinaus werden in den Trainings **Strategien** besprochen und trainiert, um beispielsweise Aufgaben angemessener zu bearbeiten, die eigene Leistung zu überprüfen und das Aufmerksamkeitsverhalten bewusst zu überwachen und zu steuern.

Schließlich wird in einem Teil der Trainings auch eine **Beratung der Eltern** (oder sogar **Lehrer**) aufgegriffen. Damit liegt der Fokus nicht allein auf dem Kind, sondern wird um sein Umfeld erweitert. Studien zu Elterntrainings zeigen, dass solche Interventionen ihre Berechtigung haben und als wichtige Komponente in Trainings Berücksichtigung finden sollten (Anastopoulos et al., 2006).

Wünschenswert wären weitere Studien, die die unterschiedlichen Programme evaluativ vergleichen und möglicherweise auch eine differenzielle Indikation (welche Kinder profitieren von welchem Programm am meisten) herausstellen. Weiterhin deutet die Studie von Dreisörner (2006) darauf hin, dass eine Überprüfung der Programmeffektivität im praxisnahen Setting eine sinnvolle und notwendige Ergänzung zu den bisherigen Studien darstellt.

Literatur

Anastopoulos, A. D., Rhoads, L. H. & Farley, S. E. (2006). Counseling and training parents. In R. A. Barkley (Ed.), *Attention Deficit Hyperactivity Disorder: A handbook for diagnosis and treatment* (pp. 453–479). New York: Guilford Press.

Barkley, R. A. (2006). *Attention-deficit hyperactivity disorder: A handbook for diagnosis and treatment*. New York: Guilford Press.

Baumgaertel, A., Wolraich, M. L. & Dietrich, M. (1995). Comparison of diagnostic criteria for attention deficit disorders in a German elementary school sample. *Journal of the American Academy of Child & Adolescent Psychiatry, 34*, 629–638.

Berk, L. E. & Potts, M. K. (1991). Development and functional significance of private speech among attention-deficit hyperactivity disordered and normal boys. *Journal of Abnormal Child Psychology, 19*, 357–377.

Betz, D. & Breuninger, H. (1998). *Teufelskreis Lernstörungen*. Weinheim: Beltz.

Borkowski, J. G. (1992). Metacognitive theory: A framework for teaching literacy, writing, and math skills. *Journal of Learning Disabilities, 254*, 253–257.

Bradley, J. D. D. & Golden, C. J. (2001). Biological contributions to the presentation and understanding of attention-deficit/hyperactivity disorder: A review. *Clinical Psychology Review, 21*, 907–929.

Claes, M. (1996). *Auswirkungen des Marburger Konzentrationstrainings auf das Verhalten von Mutter und Kind*. Unveröffentlichte Diplomarbeit an der Universität Marburg.

Cuffe, S. P., Moore, C. G. & McKeown, R. E. (2005). Prevalence and correlates of ADHD symptoms in the National Health Interview Survey. *Journal of Attention Disorders, 9*, 392–401.

DeShazo Barry, T., Lyman, R. D. & Klinger, L. G. (2002). Academic underachievement and attention-deficit/hyperactivity disorder: The negative impact of symptom severity on school performance. *Journal of School Psychology, 40*, 259–283.

Dodge, K. A. (1985). Attributional bias in aggressive children. In P. C. Kendall (Ed.), *Advances in cognitive behavioral research and therapy*. Orlando: Academic Press.

Döpfner, M., Frölich, J. & Lehmkuhl, G. (2000). *Hyperkinetische Störungen*. Göttingen: Hogrefe.

Domsch, H., Lißmann, I. & Lohaus, A. (zur Veröffentlichung eingereicht). *Knowledge about ADHD and Social Anxiety: A Comparison of Teachers and Students*.

Douglas, V. I. (1980). Treatment and training approaches to hyperactivity: Establishing internal or external control. In C. K. Whalen & B. Henker (Eds.), *Hyperactive children. The social ecology of identification and treatment* (pp. 282–318). New York: Academic Press.

Dreisörner, T. (2006). Wirksamkeit verhaltenstherapeutischer Gruppenprogramme bei Kindern mit Aufmerksamkeitsdefizit- und Hyperaktivitätsstörungen (ADHS). *Kindheit und Entwicklung, 15*, 255–266.

DuPaul, G. J. & Eckert, T. L. (1997). The effects of school-based interventions for Attention Deficit Hyperactivity Disorder: A meta-analysis. *School Psychology Review, 26*, 5–27.

Ettrich, C. (2004a). *Konzentrationstrainings-Programm für Kinder I: Vorschulalter*. Göttingen: Vandenhoeck & Ruprecht.

Ettrich, C. (2004b). *Konzentrationstrainings-Programm für Kinder II: 1. und 2. Schulklasse*. Göttingen: Vandenhoeck & Ruprecht.

Ettrich, C. (2004c). *Konzentrationstrainings-Programm für Kinder III: 3. und 4. Schulklasse*. Göttingen: Vandenhoeck & Ruprecht.

Gaub, M. & Carlson, C. L. (1997). Gender differences in ADHD: A meta-analysis and critical review. *Journal of the American Academy of Child & Adolescent Psychiatry, 36*, 1036–1045.

Heubrock, D. & Petermann, F. (2000). *Lehrbuch der Klinischen Kinderneuropsychologie*. Göttingen: Hogrefe.

Jacobs, C., Heubrock, D., Muth, D. & Petermann, F. (2005). *Training für Kinder mit Aufmerksamkeitsstörungen – ATTENTIONER*. Göttingen: Hogrefe.

Jacobs, C. & Petermann, F. (2005). Aufmerksamkeitsstörungen im Kindesalter: Konzept und Wirksamkeit des ATTENTIONER-Programms. *Verhaltenstherapie und Verhaltensmedizin, 26*, 317–341.

Jacobs, C. & Petermann, F. (2008). *Training für Kinder mit Aufmerksamkeitsstörungen. Das neuropsychologische Gruppenprogramm ATTENTIONER*. Göttingen: Hogrefe.

Konrad, K. & Gilsbach, S. (2007). Aufmerksamkeitsstörungen im Kindesalter. *Kindheit und Entwicklung, 16*, 7–15.

Kopecky, H., Chang, H. T., Klorman, R., Thatcher, J. E. & Borgstedt, A. D. (2005). Performance and private speech of children with attention-deficit/hyperactivity disorder while taking the Tower of Hanoi Test: Effects of depth of search, diagnostic subtype, and methylphenidate. *Journal of Abnormal Child Psychology, 33*, 625–638.

Krowatschek, D. (1995). *Marburger Konzentrationstraining*. Dortmund: Verlag Modernes Lernen.

Krowatschek, D., Albrecht, S. & Krowatschek, G. (2004a). *Marburger Konzentrationstraining (MKT) für Kindergarten- und Vorschulkinder*. Dortmund: Verlag Modernes Lernen.

Krowatschek, D., Albrecht, S. & Krowatschek, G. (2004b). *Marburger Konzentrationstraining (MTK) für Schulkinder*. Dortmund: Verlag Modernes Lernen.

Krowatschek, D. & Domsch, H. (2007). Lernverhalten und Aufmerksamkeit. In T. Fleischer, N. Grewe, B. Jötten, K. Seifried & B. Sieland (Hrsg.), *Handbuch Schulpsychologie* (S. 114–123). Stuttgart: Kohlhammer.

Krowatschek, D., Krowatschek, G. & Wingert, G. (2007). *Das Marburger Konzentrationstraining für Jugendliche (MKT-J)*. Dortmund: Verlag Modernes Lernen.

Krowatschek, G. (1996). *Evaluation des Marburger Konzentrationstrainings und des Marburger Verhaltenstrainings für überaktive Kinder unter besonderer Berücksichtigung der Elternarbeit*. Unveröffentlichte Diplomarbeit an der Universität Marburg.

Lauth, G. W. (1996). Dortmunder Aufmerksamkeitstest (DAT). In G. W. Lauth & K. D. Hänsgen (Hrsg.), *Kinderdiagnostisches System*. Göttingen: Hogrefe.

Lauth, G. W. & Schlottke, P. F. (2002). *Training mit aufmerksamkeitsgestörten Kindern*. Weinheim: Beltz.

Lauth, G. W. & Schlottke, P. F. (2007). Wenn man sich schon in die Praxis begibt… *Kindheit und Entwicklung, 16*, 152–157.

Linderkamp, F. (2002). Katamnetische Untersuchung zum Training mit aufmerksamkeitsgestörten Kindern. *Verhaltenstherapie und Verhaltensmedizin, 23*, 53–73.

Mash, E. J. & Johnston, C. (1990). Determinants of parenting stress: Illustrations from families of hyperactive children and families of physically abused children. *Journal of Clinical Child Psychology, 19*, 313–328.

Meichenbaum, D. H. (1979). *Kognitive Verhaltensmodifikation*. München: Urban und Schwarzenberg.

Meichenbaum, D. H. & Goodman, J. (1971). Training impulsive children to talk to themselves: A means of developing self-control. *Journal of Abnormal Psychology, 77*, 115–126.

Naumann, K. (2000). Katamnestische Untersuchung eines kognitiv-behavioralen Therapieprogramms für aufmerksamkeitsgestörte Kinder: Ein- bis Zwei-Jahres-Follow-Up. Unveröffentlichte Diplomarbeit an der Universität Köln.

Pfiffner, L. J., Barkley, R. A. & DuPaul, G. J. (2006). Treatment of ADHD in school settings. In R. A. Barkley (Ed.), *Attention-deficit hyperactivity disorder: A handbook for diagnosis and treatment* (pp. 547–589). New York: Guilford Press.

Purdie, N., Hattie, J. & Carroll, A. (2002). A review of the research on interventions for attention deficit hyperactivity disorder: What works best? *Review of Educational Research, 72*, 61–99.

Rappley, M. D. (2005). Attention deficit-hyperactivity disorder. *New England Journal of Medicine, 352*, 165–173.

Saile, M. (1996). Metaanalyse zur Effektivität psychologischer Behandlung hyperaktiver Kinder *Zeitschrift für Klinische Psychologie, 25*, 190–207.

Schlottke, P. F. (1984). *Psychologische Behandlung von Aufmerksamkeitsstörungen bei Kindern*. Unveröffentlichte Habilitationsschrift an der Universität Tübingen.

Schöll, G. (1997). *Förderung von Aufmerksamkeit in der Grundschule: Ein metakognitiv orientierter Trainingsansatz*. Münster: Waxmann.

Wagner, I. (1984). *Aufmerksamkeitsförderung im Unterricht*. Frankfurt/M.: Peter Lang.

Zimmermann, P. & Fimm, B. (2002a). *Testbatterie zur Aufmerksamkeitsprüfung (TAP). Handbuch – Teil 1*. Würselen: Psytest.

Zimmermann, P. & Fimm, B. (2002b). *Testbatterie zur Aufmerksamkeitsprüfung (TAP). Handbuch – Teil 2*. Würselen: Psytest.

8 Lese-Rechtschreib-Förderung

Tanja Jungmann

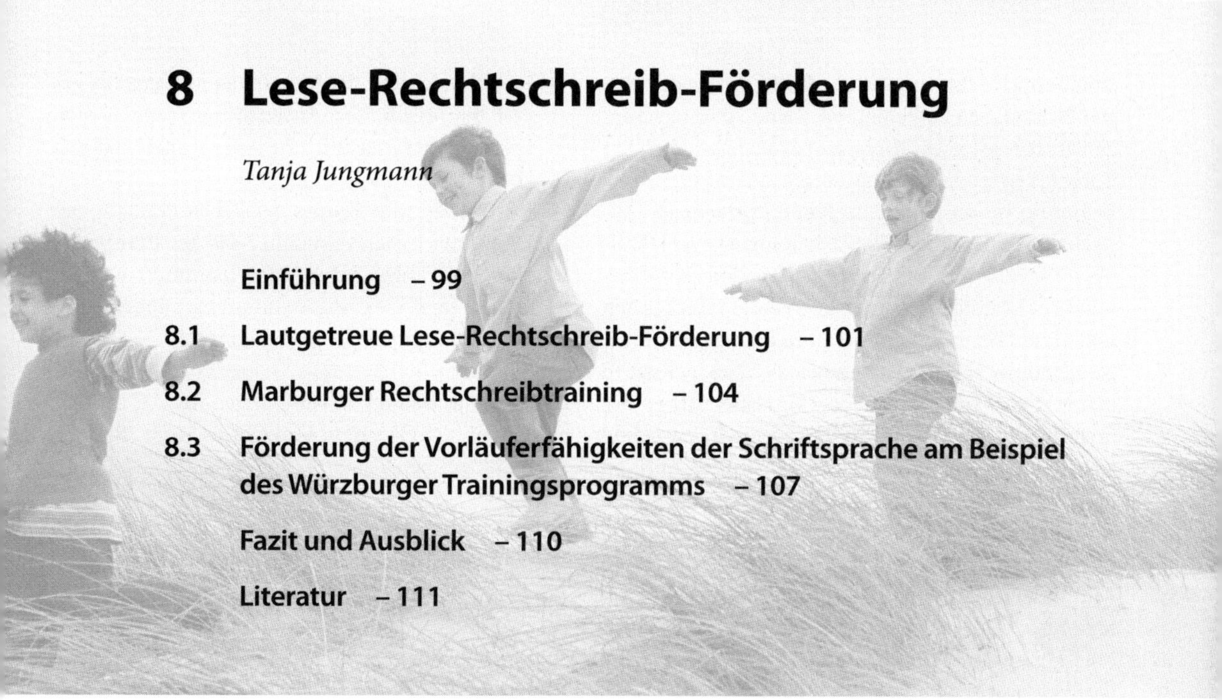

Einführung

Lese-Rechtschreib-Störung (LRS) vs. Lese-Rechtschreib-Schwäche

Die Lese-Rechtschreib-Störung (LRS) wird im »Internationalen Klassifikationsschema psychischer Störungen« (ICD-10; Dilling, Mambour & Schmidt, 1991) zu den umschriebenen Entwicklungsstörungen schulischer Fertigkeiten gezählt. In der einschlägigen Literatur wird zwischen allgemeiner **Lese-Rechtschreib-Schwäche** und **Legasthenie (Lese-Rechtschreib-Störung)** unterschieden.

Während bei der **Lese-Rechtschreib-Schwäche** eine defizitäre intellektuelle Grundausstattung und/oder ungünstige psychosoziale Umstände für die schwachen Leistungen verantwortlich gemacht werden, spricht man von einer **Legasthenie** oder **Lese-Rechtschreib-Störung** nur dann, wenn die Kinder über mindestens durchschnittliche Intelligenz verfügen, ausreichend unterrichtet werden und adäquate Seh- und Hörfähigkeiten haben, allerdings im Lesen und Rechtschreiben erwartungswidrig deutlich unterdurchschnittliche Leistungen zeigen **(Diskrepanzdefinition)**. Die Lese-Rechtschreib-Störung ist somit als eine »Teilleistungsschwäche« definiert (vgl. Küspert, Weber, Marx & Schneider, 2007). Von einer Lese-Rechtschreib-Störung oder Legasthenie im Sinne der ICD-10-Definition sind etwa 4–7% aller Schulkinder betroffen, davon Jungen etwa doppelt so häufig wie Mädchen. Eine allgemeine Lese-Rechtschreib-Schwäche kommt deutlich häufiger vor (Hasselhorn & Schuchardt, 2006).

Neuere Untersuchungen haben allerdings gezeigt, dass sich beide Teilgruppen zwar in der allgemeinen Intelligenz, jedoch weder in den problemrelevanten kognitiven Bereichen (Marx, Weber & Schneider, 2001) noch in ihrer Ansprechbarkeit auf Förderung oder Therapie voneinander unterscheiden (Weber, Marx & Schneider, 2002). Auch die Annahme der Umschriebenheit der Störung im Sinne einer Teilleistungsschwäche ist nicht zutreffend, da Probleme im Schriftspracherwerb schon zu Beginn der Grundschulzeit Auswirkungen auf das Verständnis mathematischer Probleme (z. B. das Lösen von Textaufgaben) haben (Schwenck & Schneider, 2002).

Von der Lese-Rechtschreib-Störung können zusätzlich 2 isolierte Lernstörungen, die Lese- und die Rechtschreibstörung, abgegrenzt werden. Lese- und Rechtschreibleistung hängen allerdings eng zusammen ($r = .65$ bis $r = .85$; vgl. Warnke, 2003).

Zur Symptomatik der Lesestörung

Die Lesestörung äußert sich in schweren Fällen schon zu Beginn des Leselernprozesses. Es bestehen zum Beispiel Schwierigkeiten, das Alphabet aufzusagen, Buchstaben zu benennen, Laute zu unterscheiden und diese Laute (Phoneme) den entsprechenden Buchstabenzeichen (Grapheme) zuzuordnen. Die Betonung ist zumeist nicht sinnentsprechend. Zusätzlich zeigen sich oft Schwächen im **Leseverständnis**. Hinweise auf Lesefehler helfen dem Kind bei schwerer Lesestörung nicht, den Fehler zu erkennen und diesen bei erneutem Lesen zu korrigieren. Einigen Kindern, die zu Hause intensiv üben, gelingt in den ersten Schuljahren eine »Verschleierung« der bestehenden Probleme, indem sie z. B. Lesetexte auswendig lernen oder sich Wortbilder anhand hervorstechender visueller Details merken. Diese Kinder fallen jedoch spätestens mit zunehmender Komplexität der schriftsprachlichen Anforderungen beim lauten Vorlesen durch ein **verlangsamtes Lesetempo**, Auslassungen, Ersetzungen, Verdrehen oder Hinzufügen von Worten und Wortteilen sowie das Vertauschen von Wörtern im Satz oder von Buchstaben in Wörtern auf.

Zur Symptomatik der Rechtschreibstörung

Die Rechtschreibfehler sind wie die Lesefehler abhängig von dem Entwicklungsstand des Kindes in der schriftsprachlichen Ausbildung. Eine Fehlertypologie, die eine zweifelsfreie Diagnose ermöglichen würde, gibt es nicht. Regelhaft finden sich **Rechtschreibfehler** wie Buchstabenverdrehungen im Wort (Reversionen, wie b/d, p/q, u/n), Umstellungen von Buchstaben im Wort (Reihenfolgefehler, z. B. Tor/Rot), Buchstabenauslassungen (wie ihn/in), Einfügungen von falschen Buchstaben, Regelfehler (z. B. Groß- und Kleinschreibung, Dehnungsfehler wie wahr/war), Wahrnehmungsfehler (Verwechselung von d/t oder g/k), Wortverstümmelungen (z. B. Mase statt Maschine) sowie die Fehlerinkonstanz, die sich in einem permanenten fehlerhaften Schreiben desselben Wortes äußert. Nach Reuter-Liehr (2001) hat sich folgende Einteilung der Fehlerart für die Rechtschreibförderung als sinnvoll erwiesen:

- **Phonemfehler** als Verstöße gegen die lautgetreue Schreibung wie Phonem-Graphem-Zuordnungsprobleme oder Probleme bei der Wortdurchgliederung,
- **Regelfehler** als Verstöße gegen die regelhaften Abweichungen von der lautgetreuen Schreibung wie Ableitungsfehler, Groß- und Kleinschreibungsfehler,
- **Speicherfehler** oder Merkfehler als Verstöße gegen die regelhaften Abweichungen, da es sich hierbei überwiegend um Ausnahmen handelt sowie
- **Restfehler**, die keinen typischen legasthenen Charakter haben und daher aus der Interpretation der Fehleranalyse ausgeklammert werden sollten (z. B. Zeichensetzungsfehler, Fremdwörterbesonderheiten).

Diese Fehler treten v. a. beim ungeübten Diktat und beim Schreiben aus dem Gedächtnis auf (z. B. beim Aufsatzschreiben).

Folgen einer Lese-Rechtschreib-Störung

Die Lese- und Rechtschreibstörung ist relativ stabil (Klicpera & Gasteiger-Klicpera, 1995). Die schulische Entwicklung ist erheblich gefährdet, da Kinder mit Lese-Rechtschreib-Störungen nicht nur im Fach Deutsch, sondern auch in anderen Schulfächern nicht die ihrer Begabung entsprechenden Leistungen erbringen können. Auch die berufliche Bildung und die Alltagsbewältigung (z. B. Lesen von Straßenschildern, Ausfüllen von Formularen) im Erwachsenenalter werden durch die Lese- und Rechtschreibstörung beeinträchtigt. Vielfach wird das Lesen und Schreiben trotz intensiven Übens nur lückenhaft erlernt und nicht selten endet eine solche »Rechtschreibkarriere« in **Analphabetismus bei Erwachsenen** (vgl. Schneider & Küspert, 2006).

Da zudem das Versagen im Lesen- und Schreibenlernen vielfach zu psychischen Begleitsymptomen (**Sekundärsymptomatik**) wie emotionalen Auffälligkeiten und Verhaltensstörungen führt, ist es eine vordringliche Aufgabe, diese Kinder möglichst frühzeitig zu erkennen und ihnen bei der Bewältigung effektiv zu helfen (vgl. Gasteiger-Klicpera, Klicpera & Schabmann, 2006).

Diagnostik als wichtige Voraussetzung für Lese-Rechtschreib-Förderung

Vor Beginn der Förderung eines Kindes mit Schwierigkeiten beim Schriftspracherwerb ist eine **ausführliche Diagnostik** unerlässlich. In deren Rahmen sind zum einen andere Ursachen für die Schulprobleme auszuschließen (z. B. Seh- oder Hörstörungen, eine Intelligenzminderung oder sozial-emotionale Konflikte). Neben der Durchführung von **standardisierten Lese- und Rechtschreibtests**, wie z. B. der

»Würzburger Leise Leseprobe« (Küspert & Schneider, 1998) oder dem »Salzburger Lese- und Rechtschreibtest« (Landerl, Wimmer & Moser, 1997), denen man lediglich einen Prozentrangwert zum Leistungsstand des Kindes entnehmen kann, sind **förderorientierte Verfahren**, aus denen sich Schlüsse für die Förderplanung ziehen lassen, wie z. B. die »Hamburger Schreibprobe« von May (1995), empfehlenswert (vgl. Mannhaupt, 2006).

Förderansätze

Es lassen sich grob 3 Gruppen von Förderprogrammen bei der Lese-Rechtschreib-Störung unterscheiden (vgl. Schulte-Körne & Mathwig, 2004):

- **Training basaler kognitiver Funktionen**, wie der visuell-räumlichen Wahrnehmung durch ein Blickbewegungstraining.
- **Re-Programmierung neurologischer Defizite**, wie das Lateralitäts- und Hörtraining oder das Tonschwellenunterscheidungstraining.
- **Symptomspezifische Trainings**, die einen direkten Bezug zur Symptomatik der Lese-Rechtschreib-Störung erkennen lassen. Darunter werden im Wesentlichen **Trainings zur phonologischen Bewusstheit** und **Regeltrainings** gefasst.

Hinzu kommen heute eine fast unübersichtliche Vielfalt von **computergestützten Trainingsverfahren** zur Lese- und Rechtschreibförderung (für einen Überblick s. Zimdars & Zink, 2006) sowie eine Reihe von **alternativen Therapiemethoden** (für einen Überblick s. von Suchodoletz, 2006). Die Wirksamkeitsnachweise für das Training basaler kognitiver Funktionen, die Re-Programmierung oder die alternativen Therapiemethoden können nicht als gesichert betrachtet werden, da die durchgeführten Effektivitätsstudien die folgenden wissenschaftlichen Mindeststandards nicht erfüllen:

- Vorhandensein einer **Kontrollgruppe**, die kein oder ein anderes Training erhält, um Effekte tatsächlich auf die Wirkung des Trainingsprogramms zurückführen zu können.
- **Stichprobengrößen** von mindestens 5 Kindern, um Effekte mit statistischen Methoden absichern zu können.
- Prinzipielle Wiederholbarkeit der Interventionsstudie durch **transparente und vollständige Beschreibungen** der Überprüfung der Interventionen. Erst wenn sich in mehreren Studien von (möglichst) verschiedenen Forschern vergleichbare Befundmuster zeigen, können sie als Grundlage für Praxisempfehlungen herangezogen werden.
- **Repräsentativität** der in den Studien untersuchten Kinder für jene, für die die Empfehlungen ausgesprochen werden, sowie Repräsentativität hinsichtlich der Dauer, die Trainings in der alltäglichen Praxis aufweisen.

Zur Effektivität von computergestützten Trainingsverfahren liegen mittlerweile 5 Evaluationsstudien vor. Demnach können sie im Rahmen der Förderung von LRS zwar eine **wertvolle Ergänzung** darstellen, ersetzen aber keine strukturierten Programme (vgl. Zimdars & Zink, 2006).

Mit der »Lautgetreuen Lese-Rechtschreib-Förderung« (Reuter-Liehr, 2001; 2006a; b), dem »Marburger Rechtschreibtraining« (Schulte-Körne & Mathwig, 2004) und dem Präventionsprogramm »Hören, Lauschen, Lernen« (Küspert & Schneider, 2006) werden in dem vorliegenden Beitrag Förderprogramme vorgestellt, die der Gruppe der symptomspezifischen Trainings zuzuordnen sind, die sich durch die Merkmale **Schriftsprachorientierung, Entwicklungsorientierung** und **Strategieorientierung** auszeichnen und deren Effektivität relativ gut durch sorgfältige Wirksamkeitsstudien belegt ist.

8.1 Lautgetreue Lese-Rechtschreib-Förderung

Reuter-Liehr (2001; 2006a; b)

Steckbrief

- **Problembereich:** Kinder mit ausgeprägten Lese-Rechtschreib-Problemen, Kinder mit schwachen Lese-Rechtschreib-Leistungen
- **Altersbereich:** Grundschulkinder (3.–7. Schuljahr)
- **Trainingsteilnehmer:** Individualförderung; Kleingruppen von 4–6 Kindern
- **Dauer:** 1 × wöchentlich 90 min über einen Zeitraum von 1,5–2 Jahren
- **Methode:** Zweckbezogene Sprachsystematik; lautanalytisch ausgewähltes Wort-

▼

material; sprachstrukturierende Methoden (z. B. Lautgebärden); verhaltenstherapeutische Verstärkung
- **Besonderheiten:** Zusammenarbeit mit den Eltern, Einsatz verhaltenstherapeutischer Verstärkung und nichtdirektiver Gesprächspsychotherapie

Zielgruppe

Das Programm »Lautgetreue Lese-Rechtschreib-Förderung« von Reuter-Liehr (2001; 2006a; b) wurde für den **schulischen Förderunterricht** entwickelt und richtet sich an Kinder mit ausgeprägten Lese-Rechtschreib-Problemen und Kinder mit schwachen Lese-Rechtschreib-Leistungen (Prozentrang unter 15 in einem standardisierten Lese-Rechtschreib-Test). Ungeübte Klassendiktate sollten ebenfalls hinzugezogen und **fehleranalytisch** ausgewertet werden.

Auch Kinder, die einen deutlich höheren Prozentrang erzielen, aber im Bereich des lautgetreuen Schreibens mehr als 10 Phonemfehler machen, können von dem Training profitieren. Zumeist sind bei diesen Kindern sehr schnelle und deutliche Erfolge zu erzielen, sodass sie nach dem Aufbau des lautgetreuen Schreibens wieder aus der Fördermaßnahme genommen werden können (vgl. Reuter-Liehr, 2001, S. 219).

Wird das Training in der Kleingruppe durchgeführt, können aggressive, hyperaktive und milieugeschädigte Kinder oft nur in Einzelfällen integriert werden, da laut Autoren ansonsten die Arbeitsfähigkeit und die Lernatmosphäre der Gruppe von Beginn an gefährdet wäre. Bei diesen Kindern ist eine Einzelförderung, ggf. mit psychotherapeutischen Maßnahmen vorzuschalten.

Rahmenbedingungen

Das vorliegende Material wurde für eine Gruppengröße von **4 bis maximal 6 Kindern** zusammengestellt. Es hat sich bewährt, die Vorteile der Einzelförderung – enge, vertraute Beziehung, gezieltes Eingehen auf kindspezifische Fehler und mehr verfügbare Zeit für das individuelle Kind – mit den Vorteilen der Gruppenförderung zu verbinden. Diese bestehen in den vielfältigen Beziehungsmöglichkeiten, mehr Spaß am Spielen und Lernen und den sozialen Lernerfahrungen, die die Integration des lese-/rechtschreibschwachen Kindes in seine Klasse erleichtern.

Zeitlich sind die Förderstunden jeweils für eine **Schuldoppelstunde** konzipiert. Jedes Kind sollte in jedem Spiel, bei jeder Übung und in jedem Gespräch mindestens einmal an die Reihe kommen. Eine Verkürzung der Zeit kann nur parallel zu einer Verringerung der Gruppengröße erfolgen. Während für eine 4er- bis 6er-Gruppe die Schuldoppelstunde vorgesehen ist, benötigt eine 3er-Gruppe mindestens 60 min und eine 2er-Gruppe 50–60 min. In der Einzelförderung sind in der Regel 45–50 min ausreichend.

Bei der **räumlichen Gestaltung** sollte auf bewegliches Mobiliar geachtet werden, um verschiedene Sitzgruppenformen ohne Mühe herstellen zu können. Außerdem sollte der Raum groß genug für die Durchführung sensomotorisch orientierter Methoden (z. B. Einsatz von Lautgebärden, rhythmisches Syllabieren mit Silbenbögenschwingen und -tanzen) sein. Laut Autorin steuern und unterstützen diese Methoden die Zerlegung von Wörtern in Silben und damit den Lese- und Schreibvorgang.

Programmkonzept

Grundlage der »Lautgetreuen Lese-Rechtschreib-Förderung« und des weiteren Trainings zum Erlernen von Regeln und Ausnahmen ist das konzeptionelle Vorgehen **vom Häufigen zum Seltenen** und **vom Leichten zum Schweren**. Damit orientiert sich das Programm an dem Vorkommen von Wörtern in der **deutschen Orthografie**, wobei 60% als lautgetreu bzw. mitsprechbar definiert werden, 30% weisen regelhafte Abweichungen von der Lauttreue auf (**Regelwörter**) und ca. 10% sind Ausnahmefälle (**Speicherwörter**).

Das Training orientiert sich dabei konsequent am natürlichen **Lese- und Rechtschreiberwerbsprozess** sowie den **individuellen Lern- und Leistungsmöglichkeiten** eines Kindes. Es wird an der jeweiligen **Nullfehlergrenze** gestartet, um dann dem Lerntempo angemessen im Schwierigkeitsgrad steigend voranzuschreiten. Das Programmkonzept integriert dabei sensomotorisch orientierte, den Lese- und Schreibvorgang steuernde Methoden (Lautgebärdeneinsatz und rhythmisches Syllabieren) sowie **verhaltenstherapeutische Verstärker**.

Primäres Ziel ist die langfristige Sicherung einer lautgetreuen Schreibung. Dem Kind sollen die Gesetzmäßigkeiten der deutschen Schriftsprache Stück für Stück in ihrer Gesamtheit verständlich und nachvollziehbar werden. Dies erleichtert die Übertragung des Gelernten (**Transfer**) auf nicht geübte Wörter gleichen Schwierigkeitsgrades. Ein weiteres Ziel ist der konsequente **Abbau der emotionalen Belastung** durch die schulische und häusliche Überforderungssituation.

Die »Lautgetreue Lese-Rechtschreib-Förderung« gliedert sich in 3 Phasen:

a) In **Phase I** wird die **lautorientierte/phonemische Strategie** trainiert. Neben der sicheren Laut-Buchstaben-Zuordnung (**Phonem-Graphem-Korrespondenz**) beim Schreiben ist das Erlernen der richtigen Silbengliederung zentral. Hier macht sich das Programm die gesamte Körpermotorik (z. B. Silbentanzen) mit anschließendem synchronem Sprechschreiben (rhythmisches Syllabieren) zu Nutze. Die Lesefertigkeit wird bei Bedarf mit Hilfe von **Lautgebärden** entwickelt. Das Lesetraining erfolgt mit lautem Silbenbögenlesen unter lautgetreuem Wort- und Textmaterial, das wiederum in 6 aufsteigende Schwierigkeitsstufen (Phonemstufen) eingeteilt ist.

b) In **Phase II** wird schrittweise die **Morphemsegmentierung** (Durchgliederung von Wörtern nach Bedeutungseinheiten) trainiert, um regelhafte Abweichungen von der Lauttreue besser erfassen zu können. Begonnen wird mit Anfangsmorphemen (Vorsilben), um Interferenzen mit der zuvor trainierten Silbengliederung zu vermeiden. Sobald Anfangs- und Endmorpheme sicher abgegliedert werden können, ist der Wortstamm (Hauptmorphem) erkennbar. Dieser enthält oft das eigentliche Rechtschreibproblem (Ableitungsfehler). Vier übergeordnete **Ableitungsstrategien** helfen dem Kind, die korrekte Ableitung zu finden.

c) In **Phase III** wird die orthografisch/morphemische Strategie um **Ausnahmefälle** erweitert, die in Form von Speicherwörtern gelernt werden.

Die möglichen Phasen im Sitzungsablauf werden nachfolgend exemplarisch beschrieben. Die Spielphasen können variieren. Die Kinder bestimmen oft selbst, wann die Anzahl der Spiele reduziert werden kann. Das **Lernspiel »SpielSpirale«** bleibt allerdings fester Bestandteil jeder Doppelstunde.

Sitzungsablauf

1. **Warming-up-Phase:** Gespräch als Einstiegsritual
2. **Integriertes Spiel** in der Kleingruppe zur Verbesserung der Gruppenatmosphäre und zur Motivationsförderung; in der Einzelsituation auch zur Förderung von Konzentration und Merkfähigkeit
3. **Lernspiel »SpielSpirale«** mit schriftsprachrelevantem Lern- und Übungsanteil, der von allen Kindern zu bewältigen ist
4. **Tafelübungen:** Anschreiben von Wörtern oder Sätzen mit individuell variierendem Schwierigkeitsgrad, um dem Kind Erfolgserlebnisse vor der Kleingruppe mit dem Medium Tafel zu verschaffen
5. **Strategietraining am Text (Diktat)** mit anschließendem Silbenbögenmalen unter den geschriebenen Wörtern und Sätzen; Eigenkontrolle nach Textvorlage, wobei die richtig geschriebenen Wörter farblich markiert werden
6. **Häusliches Strategietraining (Hausaufgaben):** regelmäßiges, verteiltes Üben (täglich an 4 Wochentagen jeweils 10 min) der im Förderunterricht angelegten Strategien

Materialien

Es liegen mittlerweile **5 Bände** zur »Lautgetreuen Lese-Rechtschreib-Förderung« vor, die neben einer Beschreibung des Vorgehens bei der Förderung auch umfangreiches Trainingsmaterial enthalten.

Band 1 gibt eine Einführung in das strategiegeleitete Lernen zum Training von Phonemstufen auf der Basis des rhythmischen Syllabierens (Reuter-Liehr, 2001). In Band 2 wird das Elementartraining mit lautgetreuem Lese- und Rechtschreibmaterial zur Phonemstufe 1 für Lese- und Schreibanfänger, stark ausgeprägte Legasthenien und Analphabeten beschrieben (Reuter-Liehr, 2006a). Band 3 enthält 40 Stundenabläufe und die dazugehörigen Materialien für Kinder ab Mitte der 3. Klasse und ältere Kinder mit ausgeprägten Lese-Rechtschreib-Problemen (Lerngruppe I); Band 4 enthält 30 Stundenabläufe und Materialien für lese-/rechtschreibschwache Kinder ab der 5. Klasse (Lerngruppe II). Das Lernspiel »SpielSpirale« mit Spielbrett, 240 Spielkarten,

Spielsteinen und Anleitung liegt ebenfalls als Veröffentlichung vor (Band 5; Reuter-Liehr, 2006b).

Evaluation

Die Wirksamkeit der »Lautgetreuen Lese-Rechtschreib-Förderung« wurde erstmals für die Lerngruppe II (ab der 5. Klasse) in einer **Selbstevaluation** (Reuter-Liehr, 1993) belegt. Dabei hielten geschulte Lehrer einen speziellen Förderunterricht für Fünftklässler mit Lese-Rechtschreib-Schwäche über einen Zeitraum von 1 1/2–1 3/4 Jahren ab. Die Förderung erfolgte in Kleingruppen von 6 Kindern. Im 1. Versuchsdurchgang wurde wöchentlich eine Doppelstunde lang trainiert (60 Sitzungen in 20 Monaten). Im 2. Versuchsdurchgang wurde ein leicht modifiziertes Konzept eingesetzt (ca. 50 Sitzungen). Bei den Nachtests zeigten sich im Vergleich zu den **Kontrollgruppen** lese-/rechtschreibschwacher Kinder mit vergleichbarer Intelligenz bei allen Trainingsgruppen hochsignifikante Verbesserungen. **Qualitative Fehleranalysen** ergaben, dass diese v. a. in den trainierten Bereichen liegen. Das mittlere Rechtschreibniveau reichte an den Durchschnittswert der entsprechenden Altersgruppe heran. Die leistungsschwachen, nichttrainierten Kinder der Versuchsschulen, die lediglich am Unterricht der speziell geschulten Lehrer teilnahmen, zeigten ebenfalls signifikante Verbesserungen im Rechtschreiben, allerdings nicht in dem Maße wie die in Kleingruppen trainierten Schüler.

Die Wirksamkeit eines leicht modifizierten Programms bei Viertklässlern mit Lese-Rechtschreib-Schwäche und Lese-Rechtschreib-Störung (Legasthenie) konnte durch Weber, Marx und Schneider (2002) bei Viertklässlern nachgewiesen werden. Hierbei handelt es sich um eine **Fremdevaluation**, allerdings ohne Kontrollgruppe. Die Studie konnte Fortschritte in der Rechtschreibung unabhängig von der Intelligenz belegen.

In der Studie von Unterberg (2005) wurde die langfristige Effektivität im Rahmen eines **längsschnittlichen Prä-Post-Vergleichs** mit einem **Follow-up-Zeitpunkt** überprüft und bestätigt. In dieser Studie ist allerdings ebenfalls das Fehlen einer Kontrollgruppe zu konstatieren.

8

8.2 Marburger Rechtschreibtraining

Schulte-Körne & Mathwig (2. Aufl., 2004)

Steckbrief

- **Problembereich:** Kinder mit besonderen Schwierigkeiten beim Rechtschreiben; Kinder mit einer Rechtschreibstörung
- **Altersbereich:** Kinder der 2.–5. Klasse
- **Trainingsteilnehmer:** Einzeltraining, im Rahmen schulischer Förderung Gruppen von max. 5 Kindern
- **Dauer:** Wöchentlich 2 Trainingseinheiten à 45 min (effektive Übungszeit max. 20–30 min sowie 20 min Spiel und Bewegung) über einen Zeitraum von 2 Jahren
- **Methode:** Wortmaterial aus dem Grundwortschatz von Pregel und Rickheit (1987), Vermittlung von 8 Regeln und Lösungsalgorithmen zur richtigen Verschriftlichung eines Wortes, Erfolgskontrollen zum Abschluss jedes Kapitels
- **Besonderheiten:** Vermittlung von Lösungsstrategien in Form von speziellen Rechtschreib-Algorithmen (Entscheidungsbäume, die »Kathis« genannt werden); sehr gute grafische Gestaltung des Programms (z. B. das Auftauchen des Ausrufezeichens »Anton« als zusätzliche Markierung wichtiger Regeln)

Zielgruppe

Das Marburger Rechtschreibtraining von Schulte-Körne und Mathwig (2004) richtet sich an **Kinder mit besonderen Schwierigkeiten beim Rechtschreiben** und **Kinder mit einer Rechtschreibstörung**. Es ist für Erstklässler nicht geeignet, da der Einsatz von Regeltrainings sinnvollerweise erst stattfinden kann, wenn die Kinder sich die Laut-Buchstaben-Beziehungen angeeignet haben und auch aufgrund ihrer kognitiven Entwicklung in der Lage sind, Regeln zu lernen und anzuwenden. Von seiner Konzeption her setzt es folglich an dem Entwicklungsstand von **Zweit- und Drittklässlern** auf der orthografischen Stufe des Schriftspracherwerbs an.

Eine umfassende **Eingangsdiagnostik** zur Feststellung der kindlichen Voraussetzungen vor Beginn des Trainings ist unverzichtbar. Es werden dezidierte Empfehlungen zum Aufbau der Überprüfung gegeben, die den Ausführungen zur Diagnostik zu Beginn dieses Kapitels ähneln. Neben Lese- und Rechtschreibtests sollte ein zumindest in Teilen **sprachfreier Intelligenztest**, wie z. B. der Grundintelligenztest 1 oder 20 (CFT 1 – Weiß & Osterland, 1997; CFT 20-R – Weiß, 2008) durchgeführt werden. Außerdem sollten eine **neurologische Untersuchung** einschließlich der Überprüfung der Seh- und Hörfähigkeit sowie die Überprüfung von sozial-emotionalen Auffälligkeiten erfolgen. Letztere sind kein Ausschlusskriterium vom Training, bedürfen aber einer entsprechenden Behandlung.

Rahmenbedingungen

Die Übungs- und Lerneinheiten sind auf **2 Einheiten pro Woche** zu verteilen, die jeweils eine Dauer von 45 min nicht überschreiten. Da auch Spiel- und Entspannungsphasen eingeplant werden sollten, beträgt die effektive Lern- und Übungszeit **maximal 20–30 min**. Generell richtet sich die Dauer der Übungseinheiten nach der individuellen Belastbarkeit des Kindes. Für manche Kinder sind häufigere, aber kürzere Einheiten sinnvoller. Die Lernzeiten sollten möglichst nicht in den Abendstunden liegen und an einem ruhigen Ort stattfinden.

Für die Durchführung in der Schule wird eine **2-stündige Förderung pro Woche** empfohlen, die möglichst am frühen Nachmittag erfolgen sollte.

Das Training ist als **Einzeltraining** konzipiert. Im Rahmen einer schulischen Förderung sollte eine **Gruppengröße von 5 Kindern** nicht überschritten werden. Die Gruppen sollten **homogen** in ihrer Zusammensetzung sein, d. h. dass ausschließlich lese- und/oder rechtschreibschwache Kinder mit ähnlich schwachen Lese-Rechtschreib-Leistungen zusammen gefördert werden. Weder die Kombination mit anderen Entwicklungsstörungen (z. B. Dyskalkulie) oder Kindern, die aufgrund einer anderen Erstsprache Schwierigkeiten beim Erlernen der deutschen Schriftsprache aufweisen, noch die gemeinsame Förderung von Kindern mit relativ guten und sehr schlechten Rechtschreibleistungen ist empfehlenswert.

Das Training kann von **Eltern** und **Fachkräften** (Pädagogen, Psychologen, Ergotherapeuten, Logopäden, Ärzten) durchgeführt werden, sofern bestimmte Voraussetzungen erfüllt sind (Anleitung und Unterstützung der Eltern durch Fachkräfte; Kenntnisse über die Lese-Rechtschreib-Störung bei den Fachkräften, möglichst psychotherapeutische Zusatzqualifikation).

Programmkonzept

Das Marburger Rechtschreibtraining kann konzeptuell den **kognitiven Verfahren** zugeordnet werden. Es basiert auf expliziten Annahmen über die Teilprozesse des Lesens und Rechtschreibens sowie über die Stufenabfolge des Lernprozesses. Hierfür ist das **Phasenmodell des Schriftspracherwerbs von Frith (1985)** relevant. Demnach durchlaufen Kinder beim Schriftspracherwerb 3 aufeinander aufbauende Phasen:

- Die 1. der Phasen wird als **logografisch** bezeichnet und ist im Wesentlichen durch ein ganzheitliches Malen von Wörtern gekennzeichnet.
- In der 2. Phase lernen Kinder die Zuordnung von Lauten und Schriftzeichen. Entsprechend wird diese als **alphabetische Phase** bezeichnet.
- In der 3. und letzten, der **orthografischen Phase**, wird zunehmend orthografisches Regelwissen berücksichtigt.

Insgesamt werden im Rahmen des Marburger Rechtschreibtrainings **8 Rechtschreibregeln** vermittelt, die anschaulich auf **Regelkarten** dargestellt sind. Damit sind zwar nicht alle Rechtschreibprobleme lösbar, die Ausnahmen sind aber vergleichsweise selten.

Neben der reinen Vermittlung von **Regelwissen** ist ein Ziel des Marburger Rechtschreibtrainings auch die Bereitstellung von **Lösungsstrategien** (vgl. Scheerer-Neumann, 1988). »Dies trägt der Tatsache Rechnung, dass rechtschreibschwache Kinder nicht nur einfach quantitativ mehr und intensivere, sondern auch eine qualitativ andere Förderung als andere Kinder benötigen. Das mehr oder weniger intuitive (automatisiert ablaufende) Schreibenlernen steht ihnen nicht zur Verfügung« (Schulte-Körne, 2006, S. 51). Zur Vermittlung von neuen Strategien zum Erlernen der Rechtschreibung dienen spezielle **Rechtschreib-Algorithmen**. Diese werden grafisch als **Entscheidungsbäume** (den »Kathis«, die aus einem Gesicht und langen Armen bestehen) dargestellt, anhand derer die Kinder Schritt für Schritt zur richtigen Verschriftlichung eines Wortes gelangen. Die Struktur der Algorithmen ist immer gleich, die Symbolik der »Kathis« wird konsequent beibehalten, sodass die Kinder sich schnell und sicher im Programm orientieren können.

Da eine Reihe von Kindern bei der Unterscheidung von lang und kurz gesprochenen Selbstlauten Schwierigkeiten hat, wird eine Lösungsstrategie vermittelt, die auf **Visualisierung** und **graphomotorische Umsetzung** aufbaut: Für einen kurz gesprochenen Selbstlaut wird ein Punkt, für einen lang gesprochenen ein horizontaler Strich unter dem Selbstlaut eingeführt. Für einen auf den Selbstlaut folgenden Mitlaut wird ein senkrechter Strich gesetzt, für 2 auf einen Selbstlaut folgende Mitlaute 2 Striche. Auch bei den Regeln wird auf diese Markierungstechniken zurückgegriffen.

Zusätzlich umfasst das Programm **Merkkarten** zum selbststrukturierten Lernen und **regelmäßige Erfolgskontrollen** (Lückentexte) am Ende jeden Kapitels zur Selbstüberwachung. Dabei wird allerdings zunächst das Prinzip des gemeinsamen Erarbeitens der einzelnen Lern- und Übungsbereiche verfolgt. Erst nach dem Durcharbeiten der einzelnen Kapitel sollen die Kinder die Rechtschreibregeln, zunächst mit Hilfe des Materials, z. B. bei den Hausaufgaben, anwenden.

Die Empfehlungen für das Übungs- und Lernverhalten, wie der **stufenweise Aufbau** des Programms, **regelmäßige Wiederholungen** der Lerninhalte, die zeitlich günstig verteilt sind (zunächst in kürzeren Abständen, dann einige spätere Auffrischungen), sind konsequent aus der empirischen Lernforschung abgeleitet.

Der Ablauf einer Trainingssitzung ist im Handbuch nicht beschrieben, da sich die Anzahl der Übungen nach dem Leistungsniveau und dem Lerntempo des Kindes bzw. der Kinder in der Kleingruppe richtet. Im Folgenden werden exemplarisch die Übungen 1–8 für die Einführung der Selbstlaute (▶ Kap. 1) beschrieben, die sich über mehrere Sitzungen verteilen:

Sitzungsablauf

1. **Ausschneiden des Zeilenlineals:** Das Zeilenlineal ist ein Hilfsmittel für Kinder mit Leseschwierigkeiten. Wenn diese nicht vorliegen, kann auf das Zeilenlineal verzichtet werden

▼

2. **Einführung der Selbstlaute (a, i, e, o, u):** Das Kind soll alle Selbstlaute aus dem Alphabet heraussuchen und sie in einen gelben Kasten schreiben
3. **Übung 1:** Hauptwörter mit **einem Selbstlaut** im Wortstamm sollen vom Kind erlesen werden. Die Übung kann je nach individuellem Leistungsstand variiert werden (gemeinsames Erlesen der Wörter, Vorlesen der Wörter und Nachsprechen durch das Kind)
4. **Übung 2 und 3:** Erkennen von Selbstlauten unter Verwendung der **Selbstlautkarten**
5. **Übung 4 und 5: Erkennen** und **Ersetzen von Selbstlauten** in Pseudowörtern, sodass ein sinnvolles Wort entsteht (Übung 4) bzw. Bildung eines neuen Wortes durch den Austausch des Selbstlautes (Übung 5)
6. **Übung 6:** Einführung des 1. **Lernkastens** als Hilfe zur Umsetzung einer neuen Strategie (Anwendung der visuellen Markierung für lang und kurz gesprochene Selbstlaute)
7. **Übung 7:** Ausschneiden und Basteln des **Selbstlautwürfels**. Finden von Wörtern, die den abgebildeten Selbstlaut enthalten. Zu Beginn wird festgelegt, ob Wörter mit lang oder kurz gesprochenen Selbstlauten gesucht werden müssen
8. **Übung 8:** Unterscheidung von lang und kurz gesprochenen Selbstlauten in Wörtern, die nur als Bild dargestellt sind (Lebensmittel, die einem von 2 Kochtöpfen zugeordnet werden sollen). Diese Übung ist schwierig, weil bereits Wörter mit mehreren Selbstlauten vorkommen

Materialien

Der **Trainingsordner** zum Marburger Rechtschreibtraining (Schulte-Körne & Mathwig, 2004) umfasst **12 Kapitel** oder Lernbereiche, die in einen Anleitungs-, einen Lern- und einen Übungsbereich gegliedert sind. Sie bauen in ihrem Komplexitäts- und Schweregrad aufeinander auf. Innerhalb der Kapitel sind jeweils die ersten Übungen einfach, werden dann zunehmend komplexer und häufig auch schwieriger (vgl. oben »Sitzungsablauf«). Zusätzlich sind im Anhang alle genannten **Arbeits- und Lernmaterialen** zusammengestellt. Das Wortmaterial des Trainings (Pregel & Rickheit, 1987) ist in einem **Wortindex** zusammengefasst.

Evaluation

Zum Marburger Rechtschreibtraining liegen bisher 3 **Eigenevaluationen** mit und ohne Kontrollgruppe vor.

In der **Eltern-Kind-Studie** (Schulte-Körne, Schäfer, Deimel & Remschmidt, 1997) wurde untersucht, inwieweit Eltern in der Lage sind, unter Anleitung über einen Zeitraum von 2 Jahren die Rechtschreibfähigkeit ihres Kindes zu verbessern. Bereits nach einem Jahr zeigte sich ein signifikanter Therapieeffekt im Bereich der spezifischen Rechtschreibfehler, die gesamte Rechtschreibleistung verbesserte sich aber erst nach 2 Jahren (Schulte-Körne, Deimel & Remschmidt, 1998). Des Weiteren konnte das Selbstvertrauen der Kinder durch das Training signifikant gesteigert werden. Die Eltern gaben an, die Rechtschreibschwäche ihres Kindes anders zu bewerten, wodurch sich auch der Umgang miteinander positiv verändert habe. Mangels Kontrollgruppe bleibt aber unklar, inwieweit die Effekte tatsächlich trainingsbedingt sind.

In einer weiteren Studie wurde das Marburger Rechtschreibtraining als **Kurzintervention** in der **Einzelförderung** evaluiert (Schulte-Körne, Deimel, Hülsmann, Seidler & Remschmidt, 2001). Zweimal wöchentlich wurden 10 rechtschreibschwache Kinder für die Dauer von jeweils 45 min (ca. 30 min Förderung, ca. 20 min Spiel und Bewegung) über einen Zeitraum von 3 Monaten einzeln gefördert. Die Kinder der Kontrollgruppe erhielten ein Phonologietraining. Beide Gruppen setzten sich aus Schülern der 2.–4. Grundschulklasse zusammen. Bereits nach 12 Wochen zeigte sich eine signifikante Verbesserung der Lese- und Rechtschreibleistung bei den Kindern, die nach dem Marburger Rechtschreibtraining gefördert worden waren. Eine Verbesserung des Selbstvertrauens konnte in der kurzen Zeit allerdings nicht nachgewiesen werden.

Im Rahmen des Modellprojektes »MONA« wurde der **Einsatz des Trainings in der Grundschule** evaluiert (Schulte-Körne, Deimel & Remschmidt, 2003). Jeweils 4 Gruppen von 5–7 Dritt- und Viertklässlern mit Schwierigkeiten im Schriftspracherwerb wurden entweder mit einem schuleigenen Programm (**Kontrollgruppe**) oder dem Marburger Rechtschreibtraining über einen Zeitraum von 2 Jahren gefördert. Wöchentlich fanden 2 Förderstunden parallel zum Regelunterricht statt. Nach 2 Jahren verbesserten sich sowohl die Kinder, die nach dem Marburger Rechtschreibtraining gefördert wurden, als auch Kinder, die das schuleigene Programm erhalten hatten, signifikant in ihrer Lese- und Rechtschreibfähigkeit. Dieser Effekt zeigte sich auch im Lehrerurteil und nach Einschätzung durch die Eltern. Es zeigte sich allerdings keine Veränderung der schulbezogenen emotionalen Befindlichkeit.

Neben der Vielzahl von Eigenevaluationen wäre auch eine **Fremdevaluation** des Marburger Trainingsprogramms wünschenswert.

8.3 Förderung der Vorläuferfähigkeiten der Schriftsprache am Beispiel des Würzburger Trainingsprogramms

Küspert und Schneider (5. Aufl., 2006); Plume und Schneider (2004)

Steckbrief

- **Problembereich:** Kinder mit Defiziten in der phonologischen Bewusstheit, Kinder nichtdeutscher Erstsprache
- **Altersbereich:** Kinder im letzten Kindergartenjahr sowie im 1. und 2. Grundschuljahr
- **Trainingsteilnehmer:** Kleingruppen von 5–10 Kindern
- **Dauer:** Täglich 10–20 min über einen Zeitraum von mindestens 20 Wochen
- **Methode:** Formalisierte Übungen und Spiele nach einem strikten Wochenplan
- **Besonderheiten:** Arbeitsbücher »Hören, lauschen, lernen« und »Hören, lauschen, lernen 2« (Plume & Schneider, 2004); Multimediaprogramm; Video-Demonstration der einzelnen Spiele in der 5. Aufl.; Einbezug der Eltern

Zielgruppe

Das Würzburger Trainingsprogramm richtet sich im Allgemeinen an **Kinder im letzten Kindergartenjahr** und im Besonderen an **Risikokinder für die Ausbildung von Lese-Rechtschreib-Schwierigkeiten**. Für die Ermittlung von Risikokindern wird das »Bielefelder Screening« (BISC; Jansen, Mannhaupt, Marx & Skowronek, 1999) vorgeschlagen. Eine generelle Erhebung des Sprachstandes der teilnehmenden Kinder wird jedoch nicht als zwingend erforderlich angesehen. Der Einsatz für **Kinder mit nichtdeutscher Erstsprache** ist möglich und erste Befunde sprechen dafür, dass Kinder mit Deutsch als Zweitsprache auch von dem Training der phonologischen Bewusstheit profitieren können. Allerdings sind bei einzelnen Spielen zusätzliche Hilfen notwendig, um das grundsätzliche Verständnis der Aufgabenstellung zu sichern.

Rahmenbedingungen

Das Programm ist auf einen Zeitraum von **mindestens 20 Wochen** angelegt. Die Förderung der phonologischen Bewusstheit soll **täglich 10–20 min** in der Kindertagesstätte, aber außerhalb des Kindergartenalltags durchgeführt werden. Die Förderung der phonologischen Bewusstheit kann in **Kleingruppen von 5–10 Kindern** stattfinden, optimal sind jedoch Kleingruppen von 4–8 Kindern, da in größeren Gruppen nur schwer auf individuelle Schwierigkeiten eingegangen werden kann. Ein wesentliches Prinzip besteht darin, dass alle Kinder an allen Spielen beteiligt werden und sich das Lerntempo immer am schwächsten Kind orientiert. Das Würzburger Trainingsprogramm wird von Erzieherinnen der Kindertagesstätte durchgeführt und orientiert sich an den Arbeitsbüchern »Hören, lauschen, lernen« (Küspert & Schneider, 2006) und »Hören, lauschen, lernen 2« (Plume & Schneider, 2004). Eine **Fortbildung** ist nicht erforderlich, wird jedoch empfohlen (vgl. auch Jampert, Best, Guadatiello, Holler & Zehnbauer, 2007).

Programmkonzept

Beim Würzburger Trainingsprogramm handelt es sich um die deutsche Adaptation eines schwedischen Vorschulprogramms, dessen Wirksamkeit bereits in den 80er-Jahren nachgewiesen wurde (Lundberg, Frost & Petersen, 1988).

Programmziele sind

a) Förderung der deutschen Sprache,
b) Förderung des Schriftspracherwerbs,
c) Förderung grammatischer Lerninhalte,
d) Förderung sprachlicher Bewusstheit und Reflexion sprachlicher Regeln.

Zur theoretischen Fundierung des Trainingsprogramms wird auf das **Stufenmodell des Schriftspracherwerbs als Entwicklungsprozess nach Günther (1989)** verwiesen, der als Vorläufer des Schriftspracherwerbs eine präliteral-symbolische Stufe postuliert. Die weiteren Phasen (logographemische, alphabetische, orthographische Phase und integrativ-automatisierte) entsprechen dem **Stadienmodell von Frith (1985)**, allerdings geht Günther in Anlehnung an die entwicklungspsychologischen Vorstellungen Piagets davon aus, dass das Symbolbewusstsein im Vorschulalter sich zunächst in allgemeiner Weise entwickelt und damit die Grundlage für die eigentliche Phase des Schriftspracherwerbs schafft.

Für die Entwicklung schriftsprachlicher Fähigkeiten wird darüber hinaus das **Konzept der phonologischen Bewusstheit** im engeren und weiteren Sinne thematisiert. Die einzelnen Übungsbausteine sind darauf ausgerichtet, die teilnehmenden Kinder von phonologischer Bewusstheit im weiteren Sinne (z. B. Reime) zur phonologischen Bewusstheit im engeren Sinne (bewussterer Umgang mit Einzellauten und deren bedeutungsdifferenzierender Funktion) zu führen.

Das Programm setzt sich aus **6 Bausteinen** zusammen, die inhaltlich aufeinander aufbauen, sukzessive in ihrem Schwierigkeitsniveau ansteigen und die zunehmend auf phonologische Bewusstheit im engeren Sinne abzielen. Jeder Baustein besteht aus einer Auswahl von **7–15 Spielen**.

Am Beginn des Trainings stehen die **»Lauschspiele«**. Sie sollen v. a. das Gehör der Kinder für Geräusche in ihrer Umgebung sensibilisieren (vgl. unten »Sitzungsablauf«). Auch die **»Reimspiele«** sind bereits in der 1. Woche Trainingsinhalt, erstrecken sich aber im Vergleich zu den Lauschspielen über mehrere Wochen. Mit Hilfe der Reimaufgaben wird die Aufmerksamkeit der Kinder auf die Lautstruktur von Wörtern gelenkt, wodurch Parallelen in der Lautstruktur als sprachliches Prinzip erkannt und auf die Produktion von Reimen selbst angewendet werden. Der Trainingsbaustein **»Sätze und Wörter«** bildet den Schwerpunkt der 3. und 4. Trainingswoche. Die Kinder erfahren, dass sich Sprache in kleinere Einheiten zerlegen lässt, und umgekehrt, dass sich Sprachteile zu größeren Einheiten verbinden lassen. In der 5. und 6. Trainingswoche wird der analytische und synthetische Umgang mit Sprache auf die **Silben**ebene übertragen. Durch Klatschübungen und rhythmisches Sprechen gelingt es Kindern zumeist problemlos, die akustische Einheit von Silben wahrzunehmen. Im 5. Baustein **»Anlauterkennung«** und im 6. Baustein **»Lautsynthese und -analyse«** wird die phonologische Bewusstheit im engeren Sinne trainiert. Dies fällt den Kindern erfahrungsgemäß schwerer, denn während das Silbieren noch dem natürlichen Sprachrhythmus entspricht, ist der Umgang mit Einzellauten neu. Die Fähigkeit, einzelne Laute aus einem Wort herauszuhören oder mehrere Laute zu einem Wort zu verschmelzen, erwerben Kinder normalerweise erst, wenn sie bereits Schriftspracherfahrungen gemacht haben. Die Spiele zur Anlauterkennung beginnen in der 7. Woche und nehmen bis zum Ende des Trainings breiten Raum ein. Die Kinder lernen zunächst, den ersten Laut eines Wortes herauszuhören. Im nächsten Schritt sollen sie dann diesen Anlaut vom Rest des Wortes trennen, d. h. Anlaut und »Restwort« getrennt sprechen. Ab der 11. Trainingswoche üben die Kinder, sich nicht nur auf den Anlaut sondern auf alle Einzellaute innerhalb eines Wortes zu konzentrieren und deren Lautgrenzen bewusst wahrzunehmen. Sie lernen, Laute zu einem Wort zu verbinden oder Wörter in Einzellaute zu zerlegen. Dabei werden zur Veranschaulichung der Laute Bauklötze herangezogen.

Die Konzeption der Übungen zum **»Hören, Lauschen, Lernen 2«** entstand in Anlehnung an Ball und Blachman (1991). Ziel des Trainings ist es, die Fähigkeit zur Laut-Buchstabe-Zuordnung bei Vorschulkindern spielerisch aufzubauen. Insgesamt werden 12 Buchstaben, deren Vorkommenshäufigkeit im Grundwortschatz der 1. Klasse am höchsten ist, anhand von »Buchstabe-Laut-Geschichten« eingeführt. Die Kinder werden dazu angeregt, auf ihre Mundstellung zu achten, wenn sie den Laut sagen und auch ihren Nachbarn dabei zu beobachten. Sie können Bildkarten mit dem eingeführten Buchstaben betrachten, auf speziell gestalteten Tastkärtchen erfühlen oder den Buchstaben nachturnen. Dieser 2. Programmteil ist problemlos in das bisherige Training der phonologischen Bewusstheit integrierbar, ab der 11. Woche kommen lediglich Übungen zur Buchstabe-Laut-Zuordnung hinzu.

Der Ablauf einer Trainingssitzung wird im Folgenden exemplarisch für den Baustein **»Lauschspiele«** beschrieben:

Sitzungsablauf

1. **Einführung in das Thema:** Sprache ist etwas, worauf man hören und lauschen muss
2. **Aufforderung an die Kinder**, den Geräuschen in der Umgebung zu lauschen (z. B. versteckt die Erzieherin einen tickenden Wecker, den die Kinder suchen sollen, oder erzeugt ein Geräusch, das die Kinder mit geschlossenen Augen erraten sollen)
3. **Differenzierung der Übung:** z. B. Geräusche drinnen, draußen
4. **Fragen:** Was hören wir? Zum Beispiel Hundegebell, fahrende Autos etc.
5. **Abschluss**

Materialien

Alle Programmbausteine für das Gruppentraining und Anleitungen zu deren Durchführung sind den Arbeitsbüchern **»Hören, Lauschen, Lernen: Sprachspiele für Kinder im Vorschulalter«** (Küspert & Schneider, 2006) und **»Hören, Lauschen, Lernen 2: Spiele mit Buchstaben und Lauten für Kinder im Vorschulalter«** (Plume & Schneider, 2004) zu entnehmen.

Zusätzlich zu dem Gruppentraining liegt eine **Multimediaversion** des Trainings vor (Küspert, Roth, Schneider & Laier, 2001). Diese bietet Kindern, die mehrere Übungseinheiten versäumt haben, die Möglichkeit zum Nachholen der Lerninhalte. Auch Kinder mit größeren Lernschwierigkeiten können mit Hilfe des Computers unter Einbezug der Eltern intensiver gefördert werden. Die Multimediaversion ist jedoch nicht als Alternative zum Gruppentraining zu betrachten.

Evaluation

Mittlerweile gibt es 3 große **kontrollierte Evaluationsstudien** mit längsschnittlichem Kontrollgruppendesign und Nachfolgeuntersuchung zum Würzburger Trainingsprogramm. Die ersten beiden Studien aus den Jahren 1991–1994 (Schneider, Visé, Reimers & Blässer, 1994) sowie 1993–1997 (Schneider, Küspert, Roth, Visé & Marx, 1997) wurden jeweils mit »unausgelesenen« Stichproben durchgeführt. »Unausgelesen« bedeutet an dieser Stelle, dass alle Kinder eines Kindergartens einbezogen wurden, unabhängig davon, ob bei ihnen ein Risiko für spätere Probleme mit dem Lesen und Schreiben bestand oder nicht. In den Nachtests stellt sich der erwartete Trainingseffekt auf die phonologische Bewusstheit und die positive Auswirkung auf das Lesen- und Schreibenlernen im Vergleich zur nichttrainierten Kontrollgruppe nur dann ein, wenn das Training **konsequent** und bis zum Ende durchgeführt wurde und die Erzieherinnen **gut praxisbegleitend beraten (supervidiert)** wurden.

In der 3. Studie wurden erstmals speziell »Risikokinder« im Hinblick auf die spätere Lese-Rechtschreib-Entwicklung trainiert (Schneider, Roth & Ennemoser, 2000), die zuvor durch das »Bielefelder Screening« identifiziert worden waren. In dieser Studie wurde auch die **Effektivität dreier Trainingsvarianten** (Training der phonologischen Bewusstheit vs. Buchstabe-Laut-Training vs. kombiniertes Training mit 75% der phonologischen und 60% der Buchstabe-Laut-Einheiten) miteinander verglichen. Die phonologische Bewusstheit der Risikokinder konnte durch das phonologische und das kombinierte Training sehr erfolgreich gefördert werden. Allerdings schnitt die »unausgelesene« Kontrollgruppe, die größtenteils aus Nichtrisikokindern bestand, sowohl im Lesen als auch im Rechtschreiben am besten ab. Gegenüber der »phonologischen Bewusstheitsgruppe« und der »Buchstabe-Laut-Gruppe« war ihr Leistungsvorsprung signifikant, nicht aber gegenüber den kombiniert geförderten Kindern. Hinsichtlich des späteren Lesens und Schreibens profitierte somit die kombiniert trainierte Risikokindergruppe am meisten.

Der erfolgreiche Einsatz des Präventionsprogramms bei Kindern mit Migrationshintergrund wird ebenfalls durch eine **längsschnittliche Studie** belegt (Weber, Marx & Schneider, 2007a). Dabei wurden die Effekte des Trainings bei einer Gruppe von Vorschulkindern mit Erstsprache Deutsch und einer Gruppe von Kindern mit Migrationshintergrund verglichen. Vor Trainingsbeginn (**Prätest**) und unmittelbar nach Trainingsende (**Posttest**) wurde eine umfangreiche Testbatterie zur Erfassung der phonologischen Informationsverarbeitung und der Buchstabenkenntnis eingesetzt. Am Ende des 1. Schuljahres wurden dann die Lese-Rechtschreib-Leistungen erfasst (**Follow-up-Untersuchung**). Kinder mit Migrationshintergrund zeigten im Vortest deutlich niedrigere Leistungen in der phonologischen Informationsverarbeitung als Kinder mit Deutsch als Erstsprache. Sie profitierten jedoch in vergleichbarem Ausmaß vom Training der phonologischen Bewusstheit hinsichtlich der Effekte im Posttest. In der Follow-up-Untersuchung zeigten sie geringfügig schlechtere Lese- und Rechtschreibleistungen als die Kinder mit Deutsch als Erstsprache.

Darüber hinaus liegen zahlreiche **Erfahrungsberichte zur Durchführbarkeit** des »Hören, Lauschen, Lernen« vor. Die bei weitem überwiegende Mehrzahl der Kindergärten, die dieses Training in ihr tägliches Programm integriert haben, gaben positive Rückmeldungen.

Allerdings weist das Programm hinsichtlich seiner Durchführbarkeit auch einige Schwächen auf. So moniert Schmid-Barkow (1999) zum einen, dass die Auswahl des verwendeten Sprachmaterials wenig kindgerecht erscheine und darüber hinaus aus linguistischer Perspektive nicht immer stimmig sei. Zum anderen werde ein hoher Anspruch an die Disziplin von Erzieherinnen und Kindern durch die strikte Festlegung der einzelnen Übungseinheiten in Ablauf und Abfolge gestellt. Die Multimediaversion und die Videodemonstrationen der einzelnen Spiele bieten sowohl eine kindgerechtere Aufarbeitung des Materials als auch eine Erleichterung der individuellen Anpassung an die jeweilige Kindergruppe und den Kindergartenalltag. Für eine effektive Durchführung des Gruppentrainings sind sicherlich eine aufmerksame Beobachtung der individuellen Schwierigkeiten einzelner Kinder, Kreativität im Umgang mit solchen Problemen sowie eine regelmäßige Reflexion im pädagogischen Team und Erfahrungsaustausch zwischen den Erzieherinnen notwendig (vgl. Weber, Marx & Schneider, 2007b).

Fazit und Ausblick

Der vorliegende Beitrag zeigt, dass es mittlerweile gute, evidenzbasierte Möglichkeiten der Prävention von und der Förderung bei Lese- und Rechtschreibproblemen gibt. Weitere evaluierte Verfahren, allerdings älteren Datums, sind der Leitfaden zur Bekämpfung der Lese-Rechtschreib-Schwäche von Kossow (1992) und der Kieler Lese- und Rechtschreibaufbau (Dummer-Smoch & Hackethal, 1994; 1996).

Dennoch bleibt zu konstatieren, dass es im Allgemeinen nach wie vor zu wenig wissenschaftlich evaluierte Interventionsprogramme für das Grundschulalter gibt. Insbesondere fällt auf, dass Förderprogramme für die 1. Klassenstufe gänzlich fehlen und damit auch die Möglichkeit, schon zu Beginn des Lese-Rechtschreib-Erwerbs steuernd einzugreifen. Darüber hinaus liegt der Schwerpunkt der Interventionsforschung zur Lese-Rechtschreib-Störung im deutschen Sprachraum eindeutig auf der Rechtschreibung. Trotz der eindrücklichen Ergebnisse der PISA-Studie wird dem Lesen und insbesondere dem Leseverständnis immer noch ein zu geringer Stellenwert beigemessen.

Wünschenswert wäre es, Initiativen einzelner Bundesländer zur Früherkennung sowie zu einer engeren Überwachung der frühen Phasen des Schriftspracherwerbs und die Erkenntnisse der PISA-Studie gezielt mit der Weiterentwicklung bestehender oder der Entwicklung neuer Lese-Rechtschreib-Programme zu verknüpfen, um insbesondere die Fördermöglichkeiten in der frühen Schulzeit optimaler zu gestalten (vgl. auch Küspert et al., 2007).

Literatur

Ball, E. W. & Blachman, B. A. (1991). Does phoneme segmentation training in kindergarten make a difference in early word recognition and developmental spelling? *Reading Research Quarterly, 26*, 49–86.

Dilling, H., Mambour, W. & Schmidt, M. H. (1991). *Internationale Klassifikation psychischer Störungen*. Bern: Huber.

Dummer-Smoch, L. & Hackethal, R. (1994). *Handbuch zum Kieler Leseaufbau*. Kiel: Veris.

Dummer-Smoch, L. & Hackethal, R. (1996). *Handbuch zum Kieler Rechtschreibaufbau*. Kiel: Veris.

Frith, U. (1985). Beneath the surface of developmental dyslexia. In K. E. Patterson, J. C. Marshal & M. Coltheart (Eds.), *Surface dyslexia* (pp. 300–330). London: Lawrence Erlbaum Associates.

Gasteiger-Klicpera, B., Klicpera, C. & Schabmann, A. (2006). Der Zusammenhang zwischen Lese-Rechtschreib- und Verhaltensschwierigkeiten. *Kindheit & Entwicklung, 15*, 55–67.

Günther, K. B. (1989). *Ontogenese, Entwicklungsprozess und Störungen beim Schriftspracherwerb*. Heidelberg: Schindele.

Hasselhorn, M. & Schuchardt, C. (2006). Lernstörungen. Eine kritische Skizze zur Epidemiologie. *Kindheit & Entwicklung, 15*, 208–215.

Jampert, K., Best, P., Guadatiello, A., Holler, D. & Zehnbauer, A. (2007). *Schlüsselkompetenz Sprache. Sprachliche Bildung und Förderung im Kindergarten. Konzepte, Projekte und Maßnahmen* (2. Aufl.). Weimar: Das Netz.

Jansen, H., Mannhaupt, G., Marx, H. & Skowronek, H. (1999). *Bielefelder Screening zur Früherkennung von Lese-Rechtschreibschwierigkeiten (BISC)*. Göttingen: Hogrefe.

Klicpera, C. & Gasteiger-Klicpera, B. (1995). *Psychologie der Lese- und Schreibschwierigkeiten*. Weinheim: Beltz.

Kossow, H.-J. (1992). *Leitfaden zur Bekämpfung der Lese-Rechtschreibschwäche*. Berlin: Deutscher Verlag der Wissenschaften.

Küspert, P., Roth, E., Schneider, W. & Laier, R. (2001). *Würzburger Trainingsprogramm zur phonologischen Bewusstheit und Sprachprogramm zur Buchstaben-Laut-Verknüpfung (Multimediaversion 1.0)*. Dielheim: Laier & Becker.

Küspert, P. & Schneider, W. (1998). *Würzburger Leise Leseprobe (WLL)*. Göttingen: Hogrefe.

Küspert, P. & Schneider, W. (2006). *Hören, Lauschen, Lernen: Sprachspiele für Kinder im Vorschulalter; Würzburger Trainingsprogramm zur Vorbereitung auf den Erwerb der Schriftsprache* (5. Aufl.). Göttingen: Vandenhoeck & Ruprecht.

Küspert, P., Weber, J., Marx, P. & Schneider, W. (2007). Prävention von Lese- und Rechtschreibschwierigkeiten. In W. von Suchodoletz (Hrsg.), *Prävention von Entwicklungsstörungen* (S. 81–96). Göttingen: Hogrefe.

Landerl, K., Wimmer, H. & Moser, E. (1997). *Salzburger Lese- und Rechtschreibtest*. Bern: Huber.

Lundberg, I., Frost, J. & Petersen, O. P. (1988). Effects of an extensive program for stimulating phonological awareness in preschool children. *Reading Research Quarterly, 23*, 263–284.

Mannhaupt, G. (2006). Ergebnisse von Therapiestudien. In W. von Suchodoletz (Hrsg.), *Therapie der Lese-Rechtschreib-Störung (LRS*; S. 93–110). Stuttgart: Kohlhammer.

Marx, P., Weber, J.-M. & Schneider, W. (2001). Legasthenie versus allgemeine Lese-Rechtschreib-Schwäche: Ein Vergleich der Leistungen in der phonologischen und visuellen Informationsverarbeitung. *Zeitschrift für Pädagogische Psychologie, 15*, 85–98.

May, P. (1995). *Hamburger Schreibprobe (HSP 1–5)*. Hamburg: vpm.

Plume, E. & Schneider, W. (2004). *Hören, Lauschen, Lernen 2: Spiele mit Buchstaben und Lauten für Kinder im Vorschulalter*. Göttingen: Vandenhoeck & Ruprecht.

Pregel, D. & Rickheit, G. (1987). *Der Grundwortschatz im Grundschulalter*. Hildesheim: Olms.

Reuter-Liehr, C. (1993). Behandlung der Lese-Rechtschreibschwäche nach der Grundschulzeit: Anwendung und Überprüfung eines Konzeptes. *Zeitschrift für Kinder- und Jugendpsychiatrie, 21*, 135–147.

Reuter-Liehr, C. (2001). *Lautgetreue Lese-Rechtschreibförderung, Bd. 1: Einführung in das strategiegeleitete Lernen zum Training von Phonemstufen auf der Basis des rhythmischen Syllabierens*. Bochum: Winkler Verlag.

Reuter-Liehr, C. (2006a). *Lautgetreue Lese-Rechtschreibförderung, Bd. 2/1: Elementartraining – Phonemstufe 1*. Bochum: Winkler Verlag.

Reuter-Liehr, C. (2006b). *Lautgetreue Lese-Rechtschreibförderung, Bd. 3 (Lerngruppe I), Bd. 4 (Lerngruppe II), Bd. 5 (Lernspiel SpielSpirale)*. Bochum: Winkler Verlag.

Scheerer-Neumann, G. (1988). *Rechtschreibtraining mit rechtschreibschwachen Hauptschülern auf kognitionspsychologischer Grundlage: Eine empirische Untersuchung*. Opladen: Westdeutscher Verlag.

Schmid-Barkow, I. (1999). »Phonologische Bewusstheit« als Teil der metasprachlichen Entwicklung im Kontext von Spracherwerbsprozessen und Spracherwerbsstörungen. *Die Sprachheilarbeit, 44*, 307–317.

Schneider, W. & Küspert, P. (2006). Frühe Prävention der Lese-Rechtschreib-Störungen. In W. von Suchodoletz (Hrsg.), *Therapie der Lese-Rechtschreib-Störung (LRS*; S. 111–134). Stuttgart: Kohlhammer.

Schneider, W., Küspert, P., Roth, E., Visé, M. & Marx, H. (1997). Short- and long-term effects of training phonological awareness in kindergarten: Evidence from two German studies. *Journal of Experimental Child Psychology, 66*, 311–340.

Schneider, W., Roth, E. & Ennemoser, M. (2000). Training phonological skills and letter knowledge in children at risk for dyslexia: A comparison of three kindergarten intervention programs. *Journal of Educational Psychology, 92*, 284–295.

Schneider, W., Visé, M., Reimers, P. & Blässer, B. (1994). Auswirkungen eines Trainings der sprachlichen Bewusstheit auf den Schriftspracherwerb in der Schule. *Zeitschrift für Pädagogische Psychologie, 8*, 177–188.

Schulte-Körne, G. (2006). Lerntheoretisch begründete Therapieverfahren bei der Lese-Rechtschreib-Störung. In W. von Suchodoletz (Hrsg.), *Therapie der Lese-Rechtschreib-Störung (LRS*; S. 33–57). Stuttgart: Kohlhammer.

Schulte-Körne, G., Deimel, W., Hülsmann, J., Seidler, T. & Remschmidt, H. (2001). Das Marburger Rechtschreib-Training – Ergebnisse einer Kurzzeit-Intervention. *Zeitschrift für Kinder- und Jugendpsychiatrie und Psychotherapie, 29*, 7–15.

Schulte-Körne, G., Deimel, W. & Remschmidt, H. (1998). Das Marburger Eltern-Kind-Rechtschreibtraining – Verlaufsuntersuchung nach 2 Jahren. *Zeitschrift für Kinder- und Jugendpsychiatrie, 26*, 167–173.

Schulte-Körne, G., Deimel, W. & Remschmidt, H. (2003). Rechtschreibtraining in schulischen Fördergruppen – Ergebnisse einer Evaluationsstudie in der Primarstufe. *Zeitschrift für Kinder- und Jugendpsychiatrie und Psychotherapie, 31*, 85–98.

Schulte-Körne, G. & Mathwig, F. (2004). *Das Marburger Rechtschreibtraining*. Bochum: Winkler Verlag.

Schulte-Körne, G., Schäfer, J., Deimel, W. & Remschmidt, H. (1997). Das Marburger-Eltern-Kind-Rechtschreibtraining. *Zeitschrift für Kinder- und Jugendpsychiatrie, 25*, 151–159.

Schwenck, C. & Schneider, W. (2002). Der Zusammenhang zwischen Rechen- und Schriftsprachenkompetenz im frühen Grundschulalter. *Zeitschrift für Pädagogische Psychologie, 17*, 261–267.

Suchodoletz, W. von. (2006). Alternative Therapieangebote im Überblick. In W. von Suchodoletz (Hrsg.), *Therapie der Lese-Rechtschreib-Störung (LRS*; S. 167–279). Stuttgart: Kohlhammer.

Unterberg, D. (2005). *Die Entwicklung von Kindern mit LRS nach Therapie durch ein sprachsystematisches Förderkonzept. Kurz- und langfristige Wirksamkeit des Förderkonzepts nach Reuter-Liehr*. Bochum: Winkler.

Warnke, A. (2003). Umschriebene Entwicklungsstörung des Lesens und der Rechtschreibung. In B. Herpertz-Dahlmann, F. Resch, M. Schulte-Markwort & A. Warnke (Hrsg.), *Entwicklungspsychiatrie* (S. 404–436). Stuttgart: Schattauer.

Weber, J., Marx, P. & Schneider, W. (2002). Profitieren Legastheniker und allgemein lese-rechtschreibschwache Kinder in unterschiedlichem Ausmaß von einem Rechtschreibtraining? *Psychologie in Erziehung und Unterricht, 49*, 56–70.

Weber, J., Marx, P. & Schneider, W. (2007a). Die Prävention von Lese- und Rechtschreibschwierigkeiten bei Kindern nichtdeutscher Herkunftssprache durch ein Training der phonologischen Bewusstheit. *Zeitschrift für Pädagogische Psychologie, 21*, 65–75.

Weber, J., Marx, P. & Schneider, W. (2007b). Die vorschulische Förderung der phonologischen Bewusstheit. In H. Schöler & A. Welling (Hrsg.), *Handbuch der Sonderpädagogik, Bd. 1 Sonderpädagogik der Sprache* (S. 746–761). Hogrefe: Göttingen.

Weiß, R. H. (2008). *Grundintelligenztest Skala 2 – Revision (CFT 20-R)*. Göttingen: Hogrefe.

Weiß, R. H. & Osterland, J. (1997). *Grundintelligenztest Skala 1 (CFT 1, 5. Aufl.)*. Göttingen: Hogrefe.

Zimdars, K. & Zink, S. (2006). Computergestützte Trainingsverfahren. In W. von Suchodoletz (Hrsg.), *Therapie der Lese-Rechtschreib-Störung (LRS*; S. 58–81). Stuttgart: Kohlhammer.

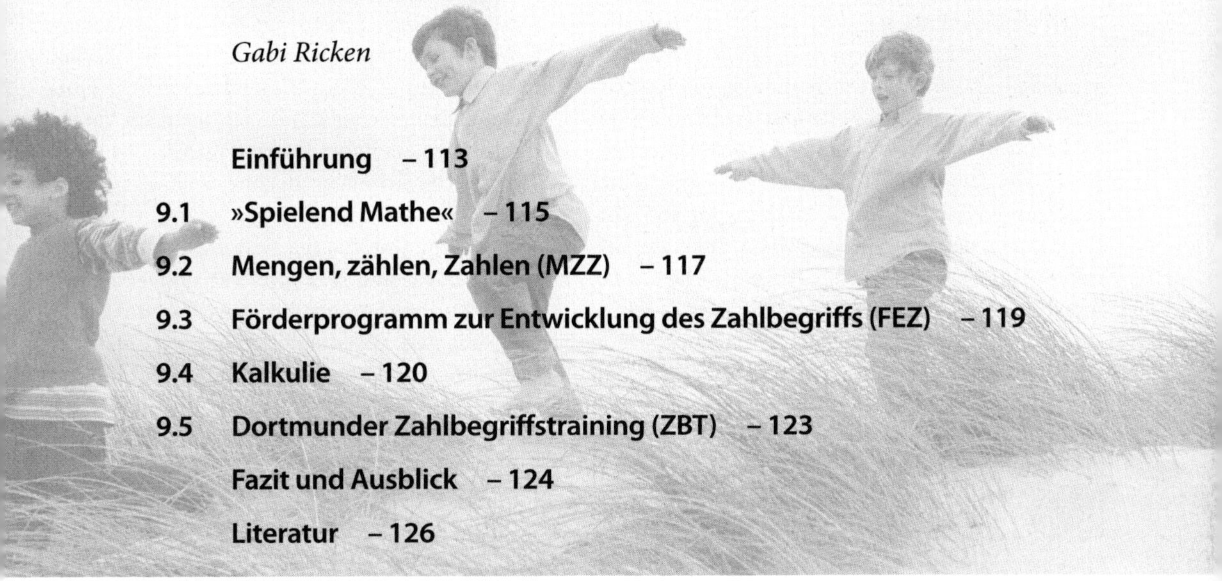

9 Dyskalkulie

Gabi Ricken

Einführung

Prävalenzraten

Störungen in der Entwicklung **mathematischer Kompetenzen** werden immer häufiger in der Praxis wahrgenommen. In der Forschung wurden v. a. in den letzten 10 Jahren Arbeiten publiziert, in denen die Bedingungen der Entstehung dieser Entwicklungsbeeinträchtigungen aus unterschiedlichen Perspektiven untersucht und diskutiert wurden. Um die Frage zu beantworten, wie viele Kinder davon betroffen sind, sind Definitionskriterien erforderlich. Bezieht man Kinder und Jugendliche mit ein, die im Vergleich zu ihren Klassenkameraden deutliche Schwierigkeiten haben, ist mit etwa 15% Schülern zu rechnen (Schipper, 2003). Verwendet man strengere Kriterien (ICD-10; Dilling, Mombour & Schmidt, 1993) dann schwanken Angaben **zwischen 4,7 und 10,9%**, (Jacobs & Petermann, 2007). Diese deutlich kleinere Gruppe kommt zustande, wenn die Intelligenz im Sinne der ICD-10-Kriterien für eine Diagnose der **umschriebenen Rechenstörungen** berücksichtigt wird.

Definitionen von Rechenstörungen nach ICD-10

Analog zur Diagnose der umschriebenen Entwicklungsstörung des Lesens und Schreibens (Lese-Recht-schreib-Schwäche oder Legasthenie) wird in der ICD-10 (Dilling, Mombour & Schmidt, 1993) eine Rechenschwäche dann diagnostiziert, wenn die Leistungen des Kindes in einem standardisierten und normierten Rechentest weit unter dem Wert liegen, der aufgrund des Alters und der Intelligenz zu erwarten wäre. Das zentrale Kriterium für die Diagnose ist die Diskrepanz zwischen den Leistungen im Intelligenztest und den Leistungen im Rechentest.

Begründet wird das **Diskrepanzkriterium** damit, dass von Kindern mit einer durchschnittlichen Intelligenz zu erwarten ist, dass sie angemessen vom Unterricht profitieren und im gleichen Tempo wie ihre Klassenkameraden lernen. Voraussetzung dafür ist natürlich, dass die Kinder weder durch Krankheiten lange Fehlzeiten in der Schule hatten, noch durch Sinnesbehinderungen in ihrem Lernen eingeschränkt sind. Die Diskrepanz zwischen den Testergebnissen muss deutlich sein; gefordert wird ein Unterschied von 1 1/2–2 Standardabweichungen (Forschungskriterien 2 Standardabweichungen, Praxis 1 1/2). Bei einer sehr schwachen Rechenleistung (PR ≤10 in einem Rechentest) soll die Leistung im Intelligenztest im Durchschnittsbereich liegen (IQ >85); um die Diskrepanz zu erfüllen also über einem IQ von 102,5. Außerdem müssen die **Schwie-**

rigkeiten von Anfang an bestehen und die **schulische Entwicklung behindern**.

Diese Definition ist nicht unumstritten, insbesondere das Diskrepanzkriterium ist vielfach problematisiert und kritisiert worden, da so die Rechenschwäche nur deskriptiv bestimmt wird und Kinder mit geringeren IQ-Werten nur sehr geringe Rechenwerte erreichen dürfen. Ein solches pragmatisches Verständnis erlaubt zwar die Eingrenzung von Kindergruppen, aber keine **Annahmen über die Entstehung** dieser Auffälligkeiten (Fritz & Ricken, 2008; Schipper, 2003).

Welche Konzepte innerhalb des arithmetischen Vorwissens erweisen sich als besonders schwierig in ihrem Erwerb? Welche Konzepte erweisen sich durch ihre besondere Relevanz für das Erlernen des Rechnens als »Nadelöhre« oder Hürden (Fritz & Ricken, 2008)? Warum bleiben einige Kinder in einer Sackgasse des zählenden Rechnens (z. B. an den Fingern abzählen) hängen?

Entwicklungspsychologische Ansätze

Fragen dieser Art führen zu anderen begrifflichen Fassungen hinsichtlich der Äußerungsformen von »Rechenstörungen«. Gemeinsamkeiten in den Annahmen sind in zwei Richtungen auszumachen:

1. Rechenstörungen entstehen durch ein kompliziertes Zusammenwirken verschiedener Faktoren: **Unterricht** spielt eine wichtige Rolle v. a. dann, wenn zählende Rechenstrategien kultiviert und Zusammenhänge zwischen Aufgaben nicht oder nur unzureichend erarbeitet werden, sodass Aufgaben nur unzureichend voneinander abgeleitet werden können (vgl. z. B. Baroody, 2006; Gaidoschik, 2009). So wie bei Schulleistungen im Allgemeinen sind auch Einflüsse **familiärer Bedingungen** bei der Entwicklung von schwachen Rechenleistungen anzunehmen, auch wenn diese bislang kaum betrachtet wurden. Am besten untersucht sind die Aspekte, die beim Kind selbst an der Entwicklung mathematischer Kompetenzen beteiligt sind. Dazu zählen v. a. die **allgemeinen kognitiven Bedingungen** und die **fertigkeitsspezifischen Voraussetzungen**.
2. Rechenstörungen entwickeln sich nicht erst im Laufe der Schulzeit. Vielmehr sind es die **frühen spezifischen Voraussetzungen**, die sich normalerweise im Vorschulalter entwickeln, die bei Kindern mit späteren Rechenstörungen in nicht ausreichender Weise erworben wurden. In mehreren Längsschnittstudien wurde ein Zusammenhang zwischen Rechenleistungen im Vorschulalter und Rechenleistungen im Verlaufe der Grundschuljahre belegt (z. B. Krajewski & Schneider, 2006). Das bedeutet, dass Kinder mit geringen Voraussetzungen ein hohes Risiko tragen, im Schulalter erhebliche Störungen zu entwickeln.

Um Ansatzpunkte für die Diagnostik und Förderung zu finden, sind die **kognitiven und fertigkeitsspezifischen Voraussetzungen** weiter zu differenzieren. Zu den allgemeinen kognitiven Defiziten rechenschwacher Kinder zählt z. B. Geary (2003) prozedurale Defizite (Kinder nutzen unreife, für jüngere Kinder übliche Strategien), semantische Defizite in Form fehlenden Faktenwissens und visuell-räumliche Defizite. Allerdings zeigen Meta-Analysen (Swanson & Jerman, 2006), dass diese kognitiven Leistungsdefizite keineswegs spezifisch für die Rechenproblematik und deshalb auch für andere Kindergruppen zu belegen sind. In den letzten Jahren wurde des Weiteren intensiv geprüft, wie Arbeitsgedächtnisprobleme Rechenschwierigkeiten induzieren (vgl. Butterworth, 2005; Grube, 2009).

In einer zweiten Forschungsrichtung sucht man nach den **spezifischen Fähigkeiten**, die an der Entstehung von Rechenstörungen beteiligt sind. Derzeit kristallisieren sich Befunde heraus, die dafür sprechen, dass Schwierigkeiten in der Entwicklung mathematischer Konzepte auf ein fehlendes **Anzahl-(Kardinalitäts-)** sowie **Teil-Ganzes-Verständnis** zurückzuführen sind. Annahmen dieser Art werden in den folgenden Förderkonzepten vertreten.

Förderansätze

Bislang liegen für die gezielte Förderung rechenschwacher Kinder nur **wenige systematisch erarbeitete und evaluierte Programme** vor. Dies ist damit zu begründen, dass sich Theorien über die Entstehung der Störungen erst in der Entwicklung befinden. So hat die Anzahl von diagnostischen Verfahren und eben auch publizierten Förderkonzepten erst seit 2000 deutlich zugenommen. Übereinstimmend findet sich die Aussage, dass rechenschwache Kinder solche Wissensrepräsentationen entwickeln müssen, mit denen sie das zählende Rechnen überwinden und Beziehungen zwischen Zahlen erkennen (Gaidoschik, 2009).

Die im Folgenden dargestellten Programme repräsentieren den aktuellen Forschungsstand. Entsprechend den Annahmen über den **Entwicklungsprozess** von Rechenstörungen wurden sie für den Vorschul- und Grundschulbereich entwickelt und setzen gleichermaßen an der Entwicklung der Zahlenrepräsentationen, des spezifischen mathematischen Wissens und spezifischen Kompetenzen an. In allen Programmen gehen die Autoren von **Vorläuferfähigkeiten aus, die im Vorschulalter entstehen**. Es geht darum, entwicklungsrelevante Fähigkeiten zu bestimmen und in Beziehung zueinander zu setzen. Dies erfolgt dann von Programm zu Programm unterschiedlich differenziert. Gemeinsamkeiten in der Auswahl von Übungen und Aufgabenformaten entstehen dabei zwangsläufig und überraschen nicht.

Die Evaluationsergebnisse zeigen insgesamt, dass die Beschäftigung mit mathematischen Inhalten grundsätzlich zu einem **Wissensaufbau und Kompetenzanstieg** führt. Die Hoffnung, dass auf diese Weise auch Kinder mit wenig entwickelten mathematischen Kompetenzen zu fördern sind, liegt nahe, erfüllt sich aber nicht automatisch. Vielmehr drängt der erreichte Forschungsstand dazu, die Frage zu beantworten, ob und wie dies bei entwicklungsgefährdeten, rechenschwachen Kindern erreicht werden kann. Insofern stellen die vorgestellten Programme den aktuellen Stand der jeweiligen Forschergruppen dar, der durch weitere Arbeiten zu präzisieren ist.

9.1 »Spielend Mathe«

Quaiser-Pohl, Meyer und Köhler (2008)

Steckbrief

- **Förderbereich:** Aufbau von Vorläuferfähigkeiten bei allen Begabungsausprägungen
- **Altersbereich:** Vorschulkinder im Alter von 5 und 6 Jahren
- **Trainingsteilnehmer:** Begabungshomogene Kleingruppen
- **Dauer:** 10 Wochen à 30–45 min pro Woche
- **Methode:** Spielerische Anregung mathematischen Denkens
- **Besonderheiten:** Flexible Abfolge der Fördereinheiten

Zielgruppe

Das Programm wurde zur Förderung mathematischer Kompetenzen im **Elementarbereich** entwickelt. Es handelt sich somit um einen Ansatz, der sich problemlos in die tägliche Arbeit im Kindergarten integrieren lässt und somit für die **Förderung aller Kinder** verwendet werden kann. Damit wird auf interessante Weise ein Bezug zwischen jenen Kindern hergestellt, die schnell im Erwerb von Konzepten und Kompetenzen sind, und solchen Kindern, denen der Wissensaufbau und die Entwicklung von Fähigkeiten ohne Unterstützung nur schwer gelingt.

Rahmenbedingungen

Die Förderung findet unter Kindergartenbedingungen am Vormittag statt und wird von den Erziehern mit jeweils einem Teil der Kindergruppe durchgeführt. Die bisherigen Evaluationen zeigen, dass eine Förderung in Kleingruppen **einmal pro Woche** (kann auf 2 h pro Woche erweitert werden) für etwa **30–45 min** sinnvoll ist.

Programmkonzept

Nach dem Konzept der Autoren stellen **5 Fähigkeitsbereiche** eine entscheidende Bedingung für die Entwicklung mathematischer Kompetenzen dar. Dabei handelt es sich einerseits um **spezifische mathematische Fähigkeiten** und andererseits um **allgemeine kognitive Fähigkeiten:**

a) die visuelle Differenzierung und der Umgang mit Symbolen,
b) die Mengenauffassung,
c) den Zahlbegriff,
d) einfache Rechenoperationen und
e) Raumvorstellungen.

Ihre Relevanz für die Entwicklung mathematischen Denkens wird aus entwicklungspsychologischen Befunden und Befunden über Rechenstörungen abgeleitet (Quaiser-Pohl, 2008; Rademacher, Trautewig, Günther, Lehmann & Quaiser-Pohl, 2005). Es wird davon ausgegangen, dass diese Bereiche gleichermaßen von Bedeutung sind, also nicht aufeinander aufbauen. Ebenso wirken die Bereiche bei der Bewältigung von Aufgaben zusammen, sodass der Schwerpunkt in der Förderung immer nur relativ in einem Bereich liegt.

Pro Fähigkeitsbereich stehen jeweils 2 **Fördereinheiten** zur Verfügung. Die Übungen sind jeweils so angelegt, dass sie im Schwierigkeitsgrad variiert werden können. Dadurch kann das Programm für die Förderung mathematischer Kompetenzen bei Kindern mit **unterschiedlichen Voraussetzungen** eingesetzt werden. In jeder Förderstunde steht *ein* Fähigkeitsbereich im Mittelpunkt. Die Kinder lösen während einer Sitzung unterschiedlich schwierige Aufgaben eines Typs (z. B. Nachbauen von Bildvorlagen mit Bausteinen).

Im Einzelnen sind die Übungen z. B. wie folgt gestaltet: Um die **visuelle Differenzierung** zu fördern, sollen gleiche Bilder aus einer Menge von Bildern ausgewählt werden. Ein **Symbolverständnis** wird angeregt, indem Kinder geometrische Formen mit Objekten (Backzutaten) verbinden. Um **Mengenauffassungen** zu fördern, vergleichen die Kinder und stellen fest, wo sich mehr Objekte befinden. Des Weiteren werden Gläser mit Perlen nach ihrer Anzahl geordnet. **Einfache Rechenoperationen** werden z. B. in eine Verkaufssituation eingebunden, in der die Kinder für 10 Euro verschiedene Spielzeuge und Lebensmittel erwerben können.

Die Fördereinheiten sind so aufgebaut, dass die Kinder in die Aufgabe eingeführt werden und dass alle Kinder die Aufgaben üben. Die Struktur der Aufgabe bleibt gleich, verändert werden die Mengen oder Objekte, mit denen die Kinder arbeiten (Bildpaare mit unterschiedlich großen Mengen werden z. B. verglichen).

Sitzungsablauf

1. **Einführung in die Spielsituation:** Einführung der Materialien und der Aufgabe
2. **Übungen in der Gruppe:** Kinder lösen abwechselnd Aufgaben und beobachten sich dabei

Materialien

Verwendet werden Materialien, die Kindern aus anderen Spielen weitgehend bekannt sind: Memory-Spiel, Zahlenmatte, Spielgeld und Waren, Tangram, Bauvorlagen und Bausteine. Weitere Materialien wie Behälter mit unterschiedlich vielen Murmeln, Ziffernkarten, Bilder mit unterschiedlich vielen Tieren und Abbildungen von Backzutaten, Zeitungen oder Papier zum Zerreißen und ansteckbare geometrische Formen komplettieren den Materialsatz.

Für die Erzieher steht ein Manual mit Instruktionen zur Verfügung.

Evaluation

Von der Arbeitgruppe um Quaiser-Pohl wurden bisher 2 Evaluationsstudien publiziert (Rademacher et al., 2005; Quaiser-Pohl, 2008). In beiden Studien wurden die **Prä- und Posttestwerte** von Trainingskindern ($n = 92$) mit denen einer nach Prätestleistungen parallelisierten Kontrollgruppe ($n = 88$) verglichen. Als Kriterien für die Veränderungen wurden für jeden Förderbereich gängige psychometrische Verfahren eingesetzt: z. B. der Osnabrücker Test zur Zahlbegriffsentwicklung (OTZ; van Luit, van de Rijt & Hasemann, 2001) für die Prüfung des Zahlbegriffs, der Test zur Prüfung optischer Differenzierungsleistungen (POD; Sauter, 1979) zur Kontrolle der visuellen Differenzierung und der Untertest Rechnen aus der K-ABC (Melchers & Preuß, 2001).

Signifikante Leistungsanstiege waren in einer multivariaten Varianzanalyse für die **Trainingsgruppe** im OTZ, im POD und im Bilder-Rotations-Test (Hinze & Quaiser-Pohl, 2008) nachzuweisen. Diese sind insofern zu differenzieren, als die Veränderungen bei leistungsstarken Kindern deutlich besser erreicht werden können als bei leistungsschwachen Kindern. In 6 von 8 Untertests im OTZ verbesserten sich die **guten Rechner** weiter, während die **schwachen Rechner** lediglich Verbesserungen in der Zahlwortreihe und im Vergleichen von Objekten zeigten.

Die Effekte des Trainings wurden mit 2 weiteren Messungen auf ihre Langzeitwirkung hin geprüft. Die Lehrer wurden **8 Wochen nach Schulbeginn** gebeten, die Leistungsfähigkeit der Kinder einzuschätzen. Die Trainingskinder wurden signifikant besser beurteilt in ihrem Selbstkonzept, in ihren Kompetenzen zum Zahlbegriff, beim räumlichen Vorstellen und bei den einfachen Rechenoperationen. Ebenso wurden sie als weniger ängstlich wahrgenommen.

Auch eine weitere Follow-up-Untersuchung am **Ende der 1. Klasse** mit dem Heidelberger Rechentest (HRT; Haffner, Baro, Parzer & Resch, 2005) zeigte nicht ganz einheitliche Befunde. Bessere Leistungen wiesen die ehemaligen Trainingskinder gegenüber den Kontrollkindern beim Plus-Rechnen, beim Längenschätzen und bei einer Würfelaufgabe (Anzahl der dargestellten Würfel angeben) auf. In den anderen 6 Untertests war dies nicht der Fall.

Insgesamt bietet sich dieser Ansatz als ein Konzept für die elementare Bildungsarbeit an, durch den spezifische mathematische Voraussetzungen, allgemeine kognitive sowie nichtkognitive Faktoren in ihrer Entwicklung angeregt werden. In einigen Bereichen kann dies auch für Kinder mit gering entwickelten Fähigkeiten erreicht werden. Allerdings müsste die jetzt vorliegende Programmkonzeption noch weiter differenziert werden, um die Entwicklung von Kindern mit gering entwickelten Vorläuferfähigkeiten zu fördern.

9.2 Mengen, zählen, Zahlen (MZZ)

Krajewski, Nieding und Schneider (2007)

Steckbrief

- **Förderbereich:** Zahlwort- und Mengenkenntnis
- **Altersbereich:** Kinder im letzten Kindergartenjahr
- **Trainingsteilnehmer:** 3–9 Kinder, bei geringen Vorkenntnissen bis 6 Kinder
- **Dauer:** 8 Wochen bei 3 wöchentlichen Förderstunden von 30 min
- **Methode:** Aufgaben sind nach einem Entwicklungsmodell systematisiert, werden spielerisch mit ausgewählten Materialien bearbeitet und verbal reflektiert
- **Besonderheiten:** Exakte Vorgabe von Aufgaben und deren Durchführung sowie Leitfragen

Zielgruppe

Das Programm wurde für die Förderung von Kindern im **letzten Kindergartenjahr** konzipiert. Es stellt ein Angebot für Vorschulkinder dar, die nur geringe Mengen-Zahlen-Kompetenzen entwickelt haben. Außerdem empfehlen die Autoren das Konzept für rechenschwache Kinder im Grundschulalter (Ennemoser & Krajewski, 2007; Krajewski, Nieding & Schneider, 2007). Die Befunde belegen allerdings, dass **alle Kinder** im letzten Kindergartenjahr von der Arbeit mit dem Programm profitieren.

Rahmenbedingungen

Das Training ist für die Arbeit mit **Kindergruppen** konzipiert. Nehmen Kinder mit wenigen mathematischen Vorkenntnissen teil, sollte die Gruppe aus 6 Kindern bestehen. Wird im präventiven Sinne mit dem Programm gearbeitet, haben sich Gruppen von **bis zu 9 Kindern** bewährt (Krajewski, Nieding & Schneider, 2008). Des Weiteren empfehlen die Autoren das Konzept für **die individuelle Förderung**. Das Training erstreckt sich über **8 Wochen** bei **3 Förderstunden** pro Woche **à 30 min**. Die Förderung wird durch die **Erzieher/innen** der Gruppen realisiert.

Kennzeichnend ist für den Ansatz, dass die Inhalte mit explizit formulierten Übungen, Materialien und Leitfragen zu erarbeiten sind. Der Ablauf ist durch einen differenzierten **Zeitplan** festgelegt, die Übungen sind exakt den Sitzungen zugeordnet. Dies trifft auch auf Wiederholungen von Aufgaben und Angebote für leistungsstarke Kinder zu. Diese Abfolge ist aufgrund des systematischen Aufbaus einzuhalten.

Programmkonzept

Die Zusammenstellung der Übungen erfolgte nach Annahmen über die **Entwicklung mathematischer Kompetenzen**. Die Autoren gehen von 3 Kompetenzebenen aus, die sich im Vorschulalter nacheinander entwickeln:

1. **Ebene:** Beherrschen numerischer Basisfertigkeiten,
2. **Ebene:** Verstehen der Zahlen als Anzahlen,
3. **Ebene:** Verstehen von Anzahlrelationen.

Die Einsichten, die die **3 Ebenen** ausmachen, sind wie folgt zu skizzieren: Zu den früh entstehenden Fertigkeiten zählt, dass Kinder Mengen unterscheiden und Zahlworte in stabilen Reihenfolgen nennen, ohne diese mit Mengenvorstellungen zu verbinden (**Ebene I**). Daran anschließend beginnen Kinder, ein Mengenbewusstsein zu entwickeln (**Ebene II**). Zunächst entsteht ein unpräzises Anzahlkonzept. Kinder unterscheiden Zahlen nach »viel« und »wenig«. Somit können Mengen erfolgreich verglichen werden, wenn sie sich deutlich unterscheiden: 2 ist wenig, 20 ist viel. Feinere Unterschiede sind erst bestimmbar, wenn im nächsten Entwicklungsschritt Zahlworte mit Mengen verbunden werden. Damit ist eine Basis für die **Ebene III** geben. Auf dieser differenziert sich das Wissen über Relationen zwischen

Mengen. Diese können zerlegt und zusammengesetzt, Differenzen zwischen Mengen als Mengen verstanden werden.

Die Kompetenzentwicklung soll entsprechend dieser Folge angeregt werden. Dafür wurden den 3 Ebenen Übungen zugeordnet. Die so gebildeten **Förderschwerpunkte** bestehen aus 4–6 Übungen, die jeweils in einer Förderstunde bearbeitet werden.

Die Förderung beginnt immer mit dem 1. Förderschwerpunkt und wird mit dem 2. sowie 3. fortgesetzt. In allen Stunden werden die Einsichten explizit **sprachlich erarbeitet**, um sie bewusst werden zu lassen. Die Erarbeitung soll in spielerischer Form stattfinden, wobei die **numerischen Aspekte** der Aufgaben im Mittelpunkt stehen. Dies soll durch »abstrakte« Materialien (Zahlentreppe) erreicht werden: Die Förderstunden laufen folgendermaßen ab:

Sitzungsablauf

1. **Einstieg:** Zusammenfassung der letzten Stunde, Vorgabe der neuen Aufgaben
2. **Aufgabenstellung:** Ausgangssituation wird mit Material (Chips, Kärtchen) hergestellt, Aufgabe wird benannt: »Wir wollen wissen, wie viele Chips es insgesamt sind« (Manual, S. 65)
3. **Übungsaufgaben:** Kinder lösen Aufgaben mit gleicher Anforderung (»Sucht Dinge im Raum, die 7-mal da sind«) oder verschiedene Anforderungen werden aufeinanderfolgend geübt (Beispiel: Sitzung 2.1)
4. **Überprüfung der Lösung:** Lösungen werden geprüft und begründet
5. **Abschluss:** Zusammenfassung der Stunde

Material

Im Manual sind für alle 3 Förderschwerpunkte und die Stunden **Ziele und Leitfragen** vorgegeben. Durch Letztere soll die sprachliche Reflexion der Aufgaben unterstützt werden. Beim Zählen wird so z. B. ein Nachdenken über die Zuordnung eines Zahlwortes zu einem Objekt provoziert: »Warum sage ich *4* (bzw. andere Zahl), tippe aber nur *eins* an?« (Manual, S. 5). Ebenso sind im Manual die Aufgaben für alle 24 Sitzungen detailliert dargestellt.

Zum Training gehört weiterhin eine Förderbox mit Materialien wie z. B. Karten mit verschiedenen Mengendarstellungen (Würfelbilder, Fingerkarten), Holzchips, Zahlenstreifen, Zahlenhaus und Zahlentreppe. Für die Zusammenstellung der Materialien war entscheidend, dass einerseits **unterschiedliche Aspekte** mit einem Material (Zahlentreppe: Erkennen der Zahlenfolge, Erkennen der Veränderung von Mengen) und andererseits **gleiche Aspekte** mit verschiedenen Materialien dargestellt werden können (Punktekarten, Fingerbilder).

Evaluation

Die Überprüfung des Programms erfolgte in einer Pilotstudie (Krajewski, Nieding & Schneider, 2008). Das Ziel bestand darin, die **spezifischen Wirkungen** des Förderkonzepts nachzuweisen, während Effekte auf nichtmathematische Variablen wie die Intelligenz, Arbeitsgedächtnisleistungen, phonologische Bewusstheit und sprachliche Fähigkeiten ausbleiben sollten.

Dafür wurde das folgende **Trainingsdesign** realisiert: 71 Kinder wurden mit dem Förderkonzept »MZZ« gefördert, 45 Kinder mit dem »Denktraining I« von Klauer (Klauer, 1989) und 143 Kinder wurden als Kontrollkinder nur wiederholt getestet. Als Kriterien für die **mathematischen Vorläuferfertigkeiten** wurde ein Aufgabenset der Autorengruppe verwendet. Die **unspezifischen Variablen** wurden mit Aufgaben zur Prüfung der phonologischen Bewusstheit sowie des Arbeitsgedächtnisses, Aufgaben aus dem Heidelberger Sprachentwicklungstest (HSET; Grimm & Schöler, 1991) und dem CFT 1 (Cattell, Weiß & Osterland, 1997) erhoben. Testwerte wurden vor, unmittelbar nach dem Training (10 Wochen), nach weiteren 10 Wochen und am Ende der 1. Klasse erhoben.

Die Ergebnisse belegen, dass alle Kinder im letzten Kindergartenjahr ihre mathematischen, kognitiven und sprachlichen Kompetenzen enorm entwickelten. Der **Zugewinn** der mit dem Konzept »MZZ« geförderten Kinder fiel dabei in allen Posttestmessungen am deutlichsten aus. Folglich sind die Übungen und ihr Aufbau für die Entwicklung mathematischer Vorläuferfähigkeiten förderlich. Im Unterschied dazu waren keine Effekte der spezifischen Förderung auf die kognitiven und sprachlichen Fähigkeiten nachweisbar. Transfereffekte auf spätere Schulleistungen blieben trotz der gefundenen Leistungsanstiege im Kindergartenjahr zunächst aus.

9.3 Förderprogramm zur Entwicklung des Zahlbegriffs (FEZ)

Peuker und Weißhaupt (2008)

Steckbrief

- **Förderbereich:** Quantitative Zahlvorstellungen- und Teil-Ganzes-Konzepte
- **Altersbereich:** Kinder im letzten Kindergartenjahr, Grundschulförderklassen
- **Trainingsteilnehmer:** Gruppen von 6 Kindern
- **Dauer:** 10 Wochen bei 2 wöchentlichen Förderstunden von 45 min
- **Methode:** Systematisch zusammengestellte Aufgaben, Herausarbeiten von Beziehungen zwischen Mengen
- **Besonderheiten:** Rahmenhandlung (Zoogeschichte), Einsatz strukturierter Mengendarstellungen

Zielgruppe

Die Autoren legen mit ihrem Ansatz ein Programm vor, das explizit zur **Prävention** von Rechenschwierigkeiten beitragen soll. Wie die unter ▶ Kap. 9.1 und ▶ Kap. 9.2 dargestellten Programme wird es im Kindergartenalltag eingesetzt. Das heißt, auch in diesem Programm werden alle Kinder einbezogen. Die Auswahl der Aufgaben erfolgt aber »enger« als in den Programmen »MZZ« und »Spielend Mathe«. Sie ist an den »Hürden« rechenschwacher Kinder orientiert. Folglich sollen sehr gezielt Kompetenzen gefördert werden, die schwache Kinder von allein nicht entwickeln. In diesem Sinne ist das Programm für Kinder geeignet, die ein Risiko für die Entwicklung von Rechenstörungen tragen. Dabei richtet sich das Programm an Kinder im **letzten Kindergartenjahr** oder an Kinder aus **Grundschulförderklassen**.

Rahmenbedingungen

Das Programm wird in **Kleingruppen** am Vormittag von den **Erziehern** in den Kindergärten bzw. von den **Lehrern** der Grundschulförderklassen durchgeführt. Die Einarbeitung erfolgte bisher durch eine intensive Kooperation mit der Pädagogischen Hochschule in Freiburg und umfasst eine theoretische Einführung sowie eine Supervision während der Durchführung.

Das Programm besteht aus **vorgegeben Aufgaben**, die den **20 Sitzungen** zugeordnet sind und deren Reihenfolge aufgrund der Hierarchie der Aufgaben einzuhalten ist.

Die Autoren schlagen die Bildung **homogener Leistungsgruppen** vor. Die Möglichkeit der Nutzung für die Einzelförderung wird nahegelegt, dazu existieren jedoch keine Erfahrungsberichte oder Evaluationsstudien.

Programmkonzept

Im Unterschied zu den beiden zuerst dargestellten Programmen setzen die Programmautoren gezielt an den **Kompetenzbereichen** an, die von **rechenschwachen Kindern** ohne Hilfe nicht oder sehr mühsam entwickelt werden. Diese fehlenden Konzepte führen zum zählenden Rechnen, wodurch zwar Aufgaben gelöst werden können, sich aber stattfindende Veränderungen nicht erschließen (z. B. beim Zusammensetzen von Teilmengen zu Gesamtmengen). Die »Hürde« in der Entwicklung stellt so betrachtet das Verstehen von **Zahlen als Quantitäten und das Erkennen von Zahl- bzw. Mengenbeziehungen** dar. Die Aufgaben wurden deshalb so ausgewählt, dass Kinder

a) die Mächtigkeit von Mengen erkennen (Kardinalzahlkonzept),
b) quantitative Zahlvorstellungen als strukturierte Zahlenbilder mit Hilfe z. B. des 10er-Rahmens (mit 2-mal 5 Feldern) entwickeln und
c) Teil-Ganzes-Beziehungen anhand von konkreten Mengen und strukturierten Punktbildern entdecken.

Diese 3 Bereiche strukturieren zugleich das Programm. Im 1. Teil werden Menge-Zahl-Zuordnungen mit Abzähl- und Zuordnungsaufgaben geübt. In den weiteren Stunden entdecken die Kinder selbst strukturierte Anordnungen von Mengen bzw. experimentieren mit Zerlegungen von Mengen. Sie lernen strukturiert dargestellte Punktmuster kennen; die ersten sind an Würfelbilder angelehnt, später folgen Darstellungen im 10er-Rahmen. Im letzten Teil werden Zerlegungen von Mengen mit konkreten Mengen und mit dem 10er-Rahmen erarbeitet.

Der **Zahlenraum** wird systematisch erweitert. Begonnen wird jeweils mit der Erarbeitung der Beziehungen im Zahlenbereich 1–5. Daran schließt sich der Zahlenraum von 6–10 an, der dann in der letzten Trainingsphase auf den Gesamtbereich von 1–10 erweitert wird.

Die jeweiligen Einsichten werden aus der Auseinandersetzung mit den Aufgaben heraus erarbeitet, **sprachlich reflektiert** und durch verschiedene Spielsituationen gefestigt. In jeder Trainingssitzung wird zuerst mit konkretem Material gearbeitet, dann mit Bild- und mit symbolischem Material. Besonderer Wert wird auf das Entdecken von Beziehungen zwischen diesen **verschiedenen Darstellungsformen** gelegt.

Alle Aufgabenstellungen sind in eine **Rahmenhandlung** (Zoogeschichte) eingebettet. Im Rahmen einer Sitzung sind verschiedene Aufgabenstellungen allein oder mit Partnern zu lösen. Der mittlere Stundenteil variiert von Stunde zu Stunde, ähnelt aber dem folgenden Beispiel (Beispiel Sitzung 7: Zahlvorstellung 6–10, strukturierte Bilder im 10er-Rahmen):

9

Sitzungsablauf

1. **Konkrete Tätigkeit:** z. B. Eier müssen so einsortiert werden, dass die Menge rasch zu sehen ist. Welche Möglichkeiten gibt es dafür?
2. **Übertragen auf die bildliche Ebene:** Anordnungen der Eier werden dann z. B. im 10er-Rahmen und mit Punkten dargestellt
3. **Aufgaben**, die die erarbeiteten Beziehungen vertiefen, wie das Erfühlen strukturierter Mengen oder das Legen und Beschreiben gesehener Punktebilder
4. **Spiel zur Festigung:** Memory mit Punktdarstellungen von Mengen
5. **Bewegungsspiel:** Zahl wird genannt, Kinder laufen in mit Punktekarten markierte Ecken des Raumes

Material

Das Material besteht aus einem Zoo mit Tieren. Für die Visualisierung der Mengen werden 10er-Rahmen (2 Punktreihen mit je 5 Punkten) benutzt. Für die Gestaltung der Förderstunden steht für die Erzieher ein **Manual** zur Verfügung.

Evaluation

Die Autoren haben mehrere Evaluationsstudien mit **Kindergartenkindern** sowie in **Grundschulförderklassen** durchgeführt. Als Kriterium wurde ein von ihnen entwickeltes Diagnostikum zur Entwicklung des Zahlkonzepts (DEZ; Weishaupt, Peuker & Wirtz, 2006) verwendet. Die Messungen erfolgten als Prä- und Posttesterhebungen. An der 2005 publizierten Studie nahmen 130 Kinder teil, die jeweils zu etwa gleichen Anteilen der Trainings- und Kontrollgruppe zugeordnet wurden. In den Posttestwerten zeigte sich ein klarer **Haupteffekt** für die Trainingskinder, die bei Zunahme der Leistungen auch homogener wurden. Entwicklungseffekte ließen sich wie schon beim Programm »MZZ« auch für die nichttrainierten Kontrollkinder belegen.

Eine **differenzierte Analyse** der Wirkung des Programms bei den Kindern mit geringeren Leistungen wurde bisher nicht publiziert. Gleichwohl lässt sich aus einer Effektstärke von $d = 1{,}18$ für die Leistungssteigerung von Grundschulförderkindern, also Kindern die aufgrund ihres Gesamtentwicklungsstandes noch nicht eingeschult aber spezifisch pädagogisch gefördert werden, annehmen, dass auch schwache Kinder vom Ansatz profitieren (persönliche Information der Autoren). Inwieweit aber die Förderung zu einer Risikoreduzierung führt, kann derzeit nicht beantwortet werden.

9.4 Kalkulie

Gerlach, Fritz, Ricken und Schmidt (2007)

Steckbrief

- **Problembereich:** Rechenschwierigkeiten
- **Altersbereich:** Grundschulkinder der 1. bis 3. Klasse
- **Trainingsteilnehmer:** Kleingruppen von 3–4 rechenschwachen Kindern
- **Dauer:** Variabel je nach den Fortschritten der Kinder, Förderstunde 30–45 min
- **Methode:** Entwicklungspsychologisch abgeleiteter Aufgabenaufbau, intensive Reflexion von Lösungsstrategien
- **Besonderheiten:** Aufgabenstrukturen sind dargestellt, aber kein komplett vorgegebener Satz von Trainingsaufgaben, Zuordnung zu Trainingsbausteinen über eine Ausgangsdiagnostik

Zielgruppe

Das Programm wurde für die Förderung von **Grundschulkindern** entwickelt, die mathematische Kompetenzen nicht altersgemäß entwickeln. Damit sollte so früh wie möglich auch schon im **1. Schulhalbjahr** begonnen werden. Wenn ältere Kinder die Basiskompetenzen nicht ausreichend entwickelt haben, bietet sich die Arbeit mit dem Konzept auch bei diesen Kindern an. Erprobungen des Konzepts im Rahmen der Konzeptentwicklung belegen, dass auch Kinder mit einem **Förderbedarf im Lernen** von der Arbeit mit dem Konzept profitieren.

Rahmenbedingungen

Das Konzept wurde bisher im Rahmen von **Förderstunden in der Schule** (1–2 h pro Woche) erprobt. Die Förderung erfolgte in Kleingruppen, um die Möglichkeit zu haben, über Aufgaben reflektieren zu können. Aufgrund der geringen Anzahl rechenschwacher Kinder an einer Schule, die jeweils ähnliche Entwicklungsstände erreicht haben, können auch **leistungsstärkere Kinder** besuchsweise teilnehmen. Dies hat den Vorteil, dass sich die Anzahl von Strategien, mit denen die Aufgaben zu lösen sind, erhöht und dass die besseren Rechner als **Modelle für die Lösung** und die sprachliche Reflexion der Aufgaben und Lösungen wirken.

Erste Erfahrungen sprechen auch dafür, dass das Konzept im Rahmen der Binnendifferenzierung unmittelbar **im Unterricht** der Grund- und der Förderschule verwendet werden kann (Fritz & Ricken, 2009).

Für das Programm stehen **Durchführungsmanuale** zur Verfügung. Die Einarbeitung in den theoretischen Ansatz des Konzepts und die Begleitung während der Förderung erfolgt derzeit im Rahmen von Seminaren über 2 Semester an den Universitäten Duisburg-Essen und Hamburg.

Die **Dauer** der Förderung richtet sich nach den **Fortschritten** der Kinder. Aufgrund der Ergebnisse der Lernstandsbestimmung und der Beobachtungen im Unterricht wird der entsprechende Baustein ausgewählt. Nach dessen Bearbeitung ist mit einer **wiederholten Lernstandserhebung** festzustellen, wie sich die Kompetenzen der Kinder verändert haben und wie die Förderung fortzusetzen ist.

Programmkonzept

Das Förderkonzept basiert auf der Annahme, dass für den Wissensaufbau Meilensteine in der Konzeptbildung der Kinder auszumachen sind, die die jeweiligen Kompetenzen ermöglichen. Dies bedeutet, dass vom Stand der jeweiligen Konzeptentwicklung ausgehend mit Hilfe spezifischer Aufgaben an der Entwicklung der nächstmöglichen Konzepte gearbeitet wird. Dafür wurde ein Kompetenzmodell entworfen, dessen Modellierung von den Arbeiten von Fuson (1988) und Resnick (1989) ausgeht und empirisch belegt werden konnte (Ricken & Fritz, 2009). Unterschieden werden **5 Niveaus**:

1. **Entwicklungsniveau I:** Zahlen werden als Zählzahlen verstanden. Das Kind verfügt über die Zahlwortreihe, die es Objekten zuordnet.
2. **Entwicklungsniveau II:** Die Kinder haben eine Zahlenstrahl-ähnliche Vorstellung von der Anordnung von Zahlen entwickelt. Sie können Nachbarzahlen bestimmen, verstehen, dass man beim Zutun mehr erhält und weiterzählen muss.
3. **Entwicklungsniveau III:** Das Zahlwort- und das Mengenwissen verknüpfen sich. Mächtigkeiten von Mengen können erfasst werden. Dies ermöglicht ein erstes Verstehen von Verknüpfungen zweier Mengen zu einer Gesamtmenge.
4. **Entwicklungsniveau IV:** Kinder verstehen, dass Mengen aus Teilmengen gebildet werden können. Sie erkennen erste Beziehungen zwischen Mengen.
5. **Entwicklungsniveau V:** Das Wissen über Beziehungen zwischen Mengen differenziert sich weiter v. a. unter dem relationalen Aspekt. Somit können Differenzen zwischen Mengen bestimmt werden.

Entsprechend dieser Stufen wurden Aufgaben entwickelt und zu Bausteinen zusammengefasst:

- Im **Baustein 1 »Fertigkeitsspezifische Voraussetzungen«** steht die Vermittlung der mathematischen Konzepte der Stufen I–III im Mittelpunkt. Erste relationale Beziehungen zwischen Mengen und Teil-Teil-Ganzes-Beziehungen werden erarbeitet (Stufen IV und V).
- Im **Baustein 2** wird mit dem **Strukturieren des Zwanzigerraums** der Übergang vom Auszählen zum Rechnen geschaffen. Kinder sollen Zahlen als gliederbare Quantitäten verstehen, sodass sie Mengen als aus Teilmengen zusammengesetzt begreifen können. Dazu werden unterschiedliche Materialien verwendet (z. B. Rechenschiffchen).

- Auf dieser Basis werden im **Baustein 3 nichtzählende Rechenstrategien** entwickelt und automatisiert. Dazu werden Stützpunktzahlen (z. B. 10er-Zahlen) sowie z. B. Operationen des Verdoppelns verwendet. Auch in diesem Teil geht es darum, das Wissen über die Zerlegungen von Zahlen und über die Beziehungen zwischen Zahlen zu entwickeln.
- Damit stehen in beiden Bausteinen **die Konzepte der IV. und V.** Stufe im Zentrum.

In allen Bausteinen werden für die Aufgaben verschiedene **Darstellungsformen** verwendet und miteinander in Beziehung gesetzt. Außerdem soll ein intensiver Austausch über **Strategien** und deren Vor- und Nachteile erreicht werden.

Der Arbeit mit dem Kalkulie-Konzept geht eine **Diagnostikphase** voraus. Zu jedem Baustein gehört ein Set von Diagnoseaufgaben mit Normwerten für verschiedene Zeitpunkte in der 1., 2. und 3. Klasse. Diese Aufgaben können als Gruppentest verwendet werden, wenn Kinder mit Problemen erkannt werden sollen. Ab einem Prozentrangwert von 15 wird eine spezifische Förderung empfohlen. Der Stand eines Kindes kann im Einzeltest genauer bestimmt werden, da hier eine Beurteilung von Strategien vorgenommen wird.

Auf der Basis dieser Informationen und weiteren Beobachtungen wird eine **Auswahl des Bausteins** vorgenommen. Innerhalb eines Bausteins werden die Aufgaben in der entsprechenden Abfolge durchlaufen. Nach bisherigen Beobachtungen entsteht für die rechenschwachen Kinder der positive Effekt, dass ihre Förderung mit Anforderungen beginnt, die sie bereits bewältigen. Der Ablauf der einzelnen Sitzungen gestaltet sich wie folgt:

Sitzungsablauf

1. **Anknüpfung** an die letzte Stunde
2. **Einführung der neuen Aufgabe:** Aufgaben werden abwechselnd oder paarweise erprobt
3. **Vergleich von Lösungen:** Ergebnisse werden verglichen und Lösungsstrategien betrachtet: »Wie hast du die Aufgabe gelöst?«, »Kann man das anders machen?«, »Was ist leichter?«

▼

4. **Weitere Aufgaben**, die aufeinander aufbauen oder durch Variationen von Material entstehen
5. **Abschluss:** Zusammenfassung der Stunde

Material

Es wird kein vollständiger Satz von Übungsaufgaben angeboten. Die jeweiligen Aufgaben sind als **exemplarisch** zu verstehen. Bei einigen Kindern mögen die Aufgaben ausreichen, um die jeweilige Einsicht zu erreichen, bei anderen Kindern müssen die Aufgaben vervielfacht werden. Folglich können auch weitere Materialien verwendet werden, wenn sich damit die Struktur der Aufgabe darstellen lässt.

Für die Durchführung steht für die Bausteine ein **Manual** mit den Aufgaben und Kopiervorlagen zur Verfügung, ebenso sind Varianten für weitere Übungsaufgaben enthalten (Gerlach et al., 2007). Ein 2. Manual enthält alle Aufgaben, Instruktionen und Normdaten für die **Diagnoseaufgaben** (Fritz, Ricken & Gerlach, 2007).

Evaluation

Aufgrund der flexiblen Gestaltung des Konzepts, durch die ein Ansetzen an den individuellen Bedingungen des Kindes möglich ist, liegt bislang **keine kontrollgruppengestützte** Evaluation vor.

Die Zielrichtung war zunächst die, ein Programm zu entwickeln, das ein individuelles, adaptives Vorgehen unter schulischen Bedingungen erlaubt. Deshalb erfolgte eine intensive Zusammenarbeit mit Lehrern hinsichtlich der Frage, wie die Aufgaben im Einzelnen und deren Ablauf zu gestalten ist. Seit 2 Jahren wird das Förderkonzept in verschiedenen Schulen in enger Kooperation mit der Universität Essen-Duisburg und Hamburg sowohl in der Umsetzung durch Lehrer als auch Studenten erprobt. Dazu liegen **Einzelfallberichte** vor. Gegenwärtig wird eine standardisierte Fassung erprobt, mit der dann ein Vergleich unter Kontrollgruppenbedingungen möglich wird.

9.5 Dortmunder Zahlbegriffstraining (ZBT)

Moog und Schulz (2005)

Steckbrief

- **Problembereich:** Rechenschwierigkeiten
- **Altersbereich:** Grundschulkinder der 1. und 2. Klasse, Förderschüler der 2. und 3. Klasse
- **Trainingsteilnehmer:** Kleingruppen, Einzeltraining
- **Dauer:** 19 Förderstunden von 30 min, ein- bis 2-mal pro Woche
- **Methode:** Entwicklungspsychologisch abgeleiteter Aufgabenaufbau, Modellieren von Lösungsstrategien, systematische Variation von Aufgabenmerkmalen
- **Besonderheiten:** Kombination mit dem Dortmunder Rechentest zur Prüfung der Effekte

Zielgruppe

Das Training wurde für die Förderung **rechenschwacher Grundschulkinder der 1. und 2. Klasse** und **Kinder mit sonderpädagogischem Förderbedarf im Lernen in der 2. und 3. Klasse** erarbeitet. Damit kann es im Rahmen der spezifischen Förderung am Ende der 1. Klasse und zu Beginn der 2. Klasse für jene Kinder eingesetzt werden, die zu diesem Zeitpunkt noch auf das **Fingerzählen** oder andere konkrete Veranschaulichungsmittel fixiert sind. Anders ausgedrückt heißt dies, dass die Kinder noch **keine integrierten Konzepte** entwickelt haben und zunächst nur über einzelne Fähigkeiten wie das Zählen verfügen.

Zur Zielgruppe gehören auch Kinder, die bereits im Kopfrechnen erfolgreich sind, deren Fehlerzahlen jedoch vermuten lassen, dass die entsprechenden Vorstellungen nur gering entwickelt sind und richtige Lösungen eher dem Auswendiglernen zuzuschreiben sind.

Aufgrund der vergleichbaren Schwierigkeiten von Förderschülern wurde das Programm auch als Konzept für die Förderung von Kindern mit umfassenden Lernschwierigkeiten verwendet (Schulz, 2000).

Rahmenbedingungen

Dem Programm geht der Einsatz eines **Tests** voraus, der von der Autorengruppe entwickelt wurde und der ein Bestandteil des Programms ist. Die Auswahl der Testaufgaben folgt der Struktur des Programms. Somit kann der Effekt der Förderung trainingsnah nach Abschluss der Förderung überprüft werden.

Die Evaluationen erfolgten unter der Bedingung, dass das Programm additiv im Förderunterricht eingesetzt wurde. Das Programm gehört aber auch zu jenen, die derzeit in der **außerschulischen Förderung** (Studienkreis) verwendet werden.

Die Förderung umfasst je nach Fortschritt der Kinder **19 wöchentliche Stunden mit jeweils 30 min**, die sowohl in **Einzelsituationen** als auch mit **Kleingruppen** stattfinden. Alle Kinder bearbeiten unabhängig von ihren individuell erreichten Entwicklungsständen **alle Programmstufen**.

Programmkonzept

Auch dieses Konzept basiert auf Vorstellungen über die **Entwicklung von Vorläuferfähigkeiten** und **empirischen Daten** über die mathematischen Konzepte von Schülern aus Schulen für Lernbehinderte (Moog & Schulz, 2005). Beobachtet wurden Unsicherheiten in Zählhandlungen, ein ordinaler Zahlbegriff und unzureichende und unsystematische Vorgehensweisen der Kinder (Schulz, van Bebber & Moog, 1998).

Das Ziel des Programms besteht darin, ausgehend vom **konkret-handelnden Rechnen** das Niveau des **symbolischen Rechnens** zu erreichen. Es besteht aus 8 Trainingsstufen, die zu 3 Anforderungsbereichen zusammengefasst wurden:

a) Zähl- und Abzählhandlungen,
b) Mengen- und Zahlrelationen,
c) Vertiefung und Anwendung.

Im Unterschied zu den oben dargestellten Programmen gehen Moog und Schulz (2005) im **1. Programmteil** sehr systematisch und kleinschrittig bei der **Entwicklung von Zählhandlungen** vor. Das Training beginnt damit, dass Gegenstände beim Zählen zuerst berührt und dann nur mit den Augen gezählt werden. Im Anschluss daran werden Sequenzen wie Töne oder Berührungen gezählt, und es wird zu einer sprachlich-symbolischen Zählweise (Vor- und Rückwärtszählen in der Zahlwortfolge) übergegangen. Zu diesem Teil gehören auch Übungen zum Auffinden von Zahlen in einer Zahlenreihe (ordinaler Aspekt). Auf diese Weise werden sensorisch-kontrollierte Zählhandlungen (Zählen mit den Fingern) durch **interne Zähl- und Abzählhandlungen** abgelöst.

Im **2. Programmteil** werden Zahl- und Mengenrelationen und Mengenoperationen erarbeitet. Mit konkreten Materialien werden über ein verbales Zählen und das Nutzen der Min-Prozedur (kleinere Menge zu größerer dazuzählen) Zusammenfassungen von Mengen geübt. Weiterhin werden Zahlzerlegungen vorgenommen, um **Teil-Teil-Ganzes-Beziehungen** zu erarbeiten. Dies schließt ein, dass Zusammenhänge zwischen Aufgaben (z. B. Tauschaufgaben 4 + 5 und 5 + 4) gesucht werden. Das Ziel besteht für diesen Teil darin, **Mengen und Zahlfolgen** zu verknüpfen.

Im abschließenden Teil werden im Zahlenraum bis 10 (evtl. auch bis 20) Aufgaben in **Form von Gleichungen** geübt. In einer Erweiterung des Programms werden **Übungen** für die Erarbeitung des **Zahlenraums bis 100** angeboten (Schulz, 2005).

9

Prinzipien, die bei allen Übungen eine Rolle spielen, sind eine **Versprachlichung mathematischer Handlungen** durch intensive Dialoge über Vorgehensweisen, Übertragungen von Aufgaben in **verschiedene Darstellungsebenen** (konkret, bildlich, symbolisch), ein Anknüpfen an das **Alltagswissen** und ein **Modellieren** von Lösungsstrategien durch die fördernde Person.

Die einzelnen Sitzungen folgen in etwa diesem Aufbau:

Sitzungsablauf

1. **Begrüßung:** Kurze Reflexion der Woche
2. **Wiederholung letzte Stunde:** Was haben wir gemacht? Wiederholung von 2–3 Aufgaben
3. **Neue Übungen** entsprechend der Reihenfolge, Lehrer entscheidet über das Weitergehen im Programm oder Wiederholen von Aufgaben je nach Leistung des Kindes
4. **Abschluss:** Erfolgreich bearbeitete Aufgabe

Material

Das Programm enthält die **Testinstruktionen und Auswertungstabellen** für die Fehlerbeurteilung. Ein **Manual** enthält für alle Förderstunden Aufgabeninstruktionen und Kopiervorlagen.

Aufgrund des Trainingsprinzips, zuerst mit realen Gegenständen zu arbeiten, um dann zu abstrakten Darstellungen wie Symbolen zu gelangen, spielen Veranschaulichungsmittel eine zentrale Rolle. Verwendet werden »Muggelsteine« (einfache Zählsteine), Kuehnel'sche Zahlenbilder (strukturierte Zahlbild-Darstellungen – Punkte in 2er-Reihen ohne 5er-Gliederung), Zahlenkarten mit den Zahlen 0–10 und Rechenketten (10 aufgefädelte Perlen, dabei sind die ersten 5 rot, die anderen sind blau).

Evaluation

Die Wirksamkeit des Dortmunder Zahlbegriffstrainings wurde durch mehrere Evaluationsstudien unter experimentell kontrollierten Bedingungen belegt (Schulz, 2000). Sowohl bei **Förderschülern** (Klasse 2 und 3) als auch bei **rechenschwachen Grundschülern** (Klasse 1 und 2) wurden im Vergleich zu Kontrollkindern signifikante Lernzuwächse nachgewiesen, die über einen **Follow-up-Zeitraum von 5–6 Wochen** erhalten blieben. Die Effekte wurden mit dem Dortmunder Rechentest bestimmt.

Damit konnte mit diesem Programm der Nachweis erbracht werden, dass **rechenschwache Kinder** von der Förderung früh entstehender Vorläuferfähigkeiten (z. B. Zählen, Mengenzerlegungen) profitieren. Problematisch ist bei diesem Design, dass nur Trainingsgruppen mit wenigen Kindern (z. B. $n = 10$) gefördert wurden. Das liegt naturgemäß daran, dass rechenschwache Kinder nur in geringer Anzahl an einer Schule lernen oder aber auch Klassen für Kinder mit einem Förderbedarf im Lernen klein sind. Deshalb sind hier wiederholte Evaluationen besonders wichtig. Hervorzuheben ist, dass Schulz (2000) eine vergleichende Untersuchung von Trainingsvarianten durchführte und somit erste Hinweise auf die **Bedeutsamkeit einzelner Trainingsbausteine** erhielt (Grafische Darstellungen von Aufgaben), die zu einer Verstärkung des Trainingseffekts beitragen.

Fazit und Ausblick

Der Überblick über die Programme zeigt, dass der **Schwerpunkt** eindeutig im **Vorschul- bzw. frühen Grundschulalter** liegt. Für ältere Kinder existieren keine ausreichend evaluierten Programme. Gleichwohl tragen eine Vielzahl von **Therapieinstitutionen** dazu bei, dass auch diese Kinder ihre Schwierigkeiten beim Rechnen überwinden oder zumindest reduzieren. Meist werden jedoch die Konzepte nicht transparent oder nur grob dargestellt. So werden Ziele wie die Verbesserung der emotionalen Befindlichkeit des Lernenden, der Aufbau der grundlegenden Inhalte des Faches sowie einzelne Bausteine wie Gespräche oder Gedächtnistraining usw. genannt, die dann individuell ausgewählt und zusammengestellt werden (Schulz, 2009). Effektnachweise gestalten sich dann aufgrund der Einzelfallarbeit und fehlender Kontrollgruppen in lerntherapeutischen Instituten als schwierig. Damit erübrigt sich aber nicht die Notwendigkeit, Wirkungen zu belegen.

Durch alle dargestellten Ansätze sind **Verbesserungen** hinsichtlich der jeweils definierten Kriterien zu erreichen. Dabei zeigen die Befunde auch **Grenzen** (Quaiser-Pohl, Meyer & Köhler, 2008). Nicht alle Kinder profitieren in dem erwarteten Umfang und nicht alle geförderten Fähigkeiten lassen sich steigern. Warum bleiben Effekte aus?

Dass es sich nicht nur um kurzfristige Effekte handelt, ist einerseits ermutigend. Kinder sollen nachhaltig in ihrer Entwicklung angeregt werden. Andererseits sind **langfristige Effekte** an einige Bedingungen gebunden. Kinder müssten ihre erworbenen Kompetenzen im sich anschließenden Unterricht zeigen und einsetzen können. Sie müssten die Situationen als solche wiedererkennen, in denen ihr erworbenes Wissen gefragt ist, und sie müssten dafür Anerkennung erfahren. Das mag nicht immer der Fall sein. Auch kann ein zunächst aufs Zählen setzender Unterricht Kinder irritieren und Entwicklungen ausbremsen (Gaidoschik, 2009). Letztlich wäre der Vorteil der trainierten Kinder nur dann über einen längeren Zeitraum zu erhalten, wenn im Unterricht Differenzen zwischen Kindern stabilisiert werden würden. Dies ist aber weder wünschenswert noch mit modernen Unterrichtskonzepten zu vereinbaren.

Was ist die Konsequenz? Wir müssen genauer schauen, wie sich erworbene Kompetenzen bei allen Kindern und insbesondere den rechenschwachen unter **Unterrichtsbedingungen** weiterentwickeln und wie stark sie vom methodisch-didaktischen Ansatz beeinflusst werden. Dies nur von den Voraussetzungen und von den trainierten Vorläuferfähigkeiten her zu beantworten, gelingt nicht.

Bezieht man nun noch die Prozesse der **spontanen Entwicklung** ein (Krajewski, Nieding & Schneider, 2007), dann relativiert sich der Zuwachs der Trainingsgruppen, da viele Kinder auch Wissen ohne systematische Förderung entwickeln. Nun ist gegen Programme, die die Entwicklung der Kinder positiv unterstützen und den Kindergartenalltag anregungsreicher gestalten, grundsätzlich nichts einzuwenden.

Mit Blick auf die Kinder, die ein **Risiko für die Entwicklung einer Rechenstörung** tragen, reicht es aber nicht aus, summative Effekte zu betrachten; v. a. dann nicht, wenn von der Förderung eher die gut entwickelten Kinder profitieren (Quaiser-Pohl, Meyer & Köhler, 2008). Auch hier muss genauer auf die schwachen Kinder geschaut werden. Wie muss die Förderung für diese Kinder gestaltet werden? Wie ist die Förderung hier den Entwicklungsfortschritten der Kinder anzupassen (vgl. Schulz, 2000)?

Das Ansetzen an **Entwicklungslinien** führt nicht automatisch zum Erfolg. Der entwicklungspsychologische Zugang ist außerordentlich bedeutsam für die Erkenntnis, dass Rechenschwierigkeiten dann entstehen, wenn »Meilensteine« in der Entwicklung nicht »angemessen« bewältigt werden, wenn sich Konzepte nicht weiterentwickeln (Fritz & Ricken, 2008). Aber eine allgemeine Ausrichtung der Förderung entlang der Entwicklungsstufen oder -niveaus bei Kindern, die diesen Weg eben nicht so ohne weiteres gehen, genügt nicht. Hier müssen sehr differenziert Wirkungen beobachtet werden, und im Sinne einer **formativen Evaluation** sind Förderziele und -maßnahmen zu verändern und anzupassen. Spätestens hier muss Förderung der Entwicklung des Kindes folgen oder aber an den (jeweiligen) »Nadelöhren« ansetzen.

Alle Programme wurden bislang unter den Bedingungen der **universitären Begleitung** durch die Autoren erprobt und evaluiert. Studien über die Wirksamkeit unter Feldbedingungen stehen aus. Langzeitstudien zur **Entwicklung von Risikokindern**, die u. a. durch eines der Konzepte gefördert wurden, fehlen ebenso noch.

Die Liste offener Fragen kann fortgesetzt werden. Alle Programme arbeiten mit relativ langen Förderzeiträumen bei einer mäßigen Trainingsintensität (1–2 h pro Woche). In der Schule erleben die Kinder jedoch 3–4 weitere Mathematikstunden, von denen sie eher nicht profitieren. Hier drängt sich die

Frage auf, inwieweit durch zeitlich kompakte Unterstützungen der Entwicklung der relevanten Kompetenzen, also durch eine tägliche Arbeit mit Förderkonzepten im Rahmen der Binnendifferenzierung, auch schwache Kinder tragende Konzepte wie das Kardinalzahlkonzept oder ein Teil-Ganzes-Verständnis entwickeln können und somit Strukturen von und Beziehungen zwischen Aufgaben erkennen und zum Rechnen nutzen lernen.

Literatur

Baroody, A. J. (2006). Why children have difficulties mastering the basic number combinations and how to help them. *Teaching Children Mathematics, 13*, 22–31.

Butterworth, B. (2005). Developmental dyscalculia. In J. I. D. Campbell (Ed.), *Handbook of mathematical cognition* (pp. 455–467). Hove: Psychology Press.

Cattell, R. B., Weiß, R. H. & Osterland, J. (1997). *Grundintelligenztest Skala 1 (CFT 1*; 5. Aufl.). Göttingen: Hogrefe.

Dilling, H., Mombour, W. & Schmidt, M. H. (Hrsg.). (1993). *Internationale Klassifikation psychischer Störungen ICD-10 Kapitel V (F) Klinisch-diagnostische Leitlinien*. Bern: Huber.

Ennemoser, M. & Krajewski, K. (2007). Effekte der Förderung des Teil-Ganzes-Verständnisses bei rechenschwachen Erstklässlern. *Vierteljahreszeitschrift für Heilpädagogik und ihre Nachbargebiete, 76*, 228–240.

Fritz, A. & Ricken, G. (2008). *Rechenschwäche*. München: Reinhardt.

Fritz, A. & Ricken, G. (2009). Grundlagen des Förderkonzepts »Kalkulie«. In A. Fritz, G. Ricken & S. Schmidt (Hrsg.), *Handbuch Rechenschwäche*, 2. überarbeite Aufl. (S. 374–395). Weinheim: Beltz.

Fritz, A., Ricken, G. & Gerlach, M. (2007). *Kalkulie. Diagnose- und Trainingsprogramm für rechenschwache Kinder. Handreichung zur Durchführung der Diagnose*. Berlin: Cornelsen.

Fuson, C. K. (1988). *Children's counting and concepts of number*. Berlin: Springer.

Gaidoschik, M. (2009). Didaktogene Faktoren bei der Verfestigung des »zählenden Rechnens«. In A. Fritz, G. Ricken & S. Schmidt (Hrsg.), *Handbuch Rechenschwäche*, 2. überarbeite Aufl. (S. 166–180). Weinheim: Beltz.

Geary, D. C. (2003). Learning disabilities in arithmetic: Problem-solving differences and cognitive deficits. In H. L. Swanson, K. R. Harris & S. Graham (Eds.), *Handbook of learning disabilities* (pp 199–212). New York: Guilford.

Gerlach, M., Fritz, A., Ricken, G. & Schmidt, S. (2007). *Kalkulie. Diagnose- und Trainingsprogramm für rechenschwache Kinder. Bausteine 1–3*. Berlin: Cornelsen.

Grimm, H. & Schöler, H. (1991). *Heidelberger Sprachentwicklungstest* (2. Aufl.). Göttingen: Hogrefe.

Grube, D. (2009). Kognitive Bedingungen der Rechenschwäche. In A. Fritz, G. Ricken & S. Schmidt (Hrsg.), *Handbuch Rechenschwäche*, 2. überarbeite Aufl. (S. 181–196). Weinheim: Beltz.

Haffner, J., Baro, K., Parzer, P. & Resch, F. (2005). *Heidelberger Rechentest – HRT 1–4*. Göttingen: Hogrefe.

Hinze, S. & Quaiser-Pohl, C. (2008). *Der Bilder-Rotations-Test (BiRT) – Ein Test zur Erfassung der mentalen Rotation im Vorschulalter* (in Vorbereitung).

Jacobs, C. & Petermann, F. (2007). *Rechenstörungen*. Göttingen: Hogrefe.

Klauer, K. J. (1989). *Denktraining für Kinder I*. Göttingen: Hogrefe.

Krajewski, K., Nieding, G. & Schneider, W. (2007). *Mengen, zählen, Zahlen: Die Welt der Mathematik verstehen (MZZ)*. Berlin: Cornelsen.

Krajewski, K., Nieding, G. & Schneider, W. (2008). Kurz- und langfristige Effekte mathematischer Frühförderung im Kindergarten durch das Programm »Mengen, zählen, Zahlen«. *Zeitschrift für Entwicklungspsychologie und Pädagogische Psychologie, 40*, 135–146.

Krajewski, K. & Schneider, W. (2006). Mathematische Vorläuferfertigkeiten im Vorschulalter und ihre Vorhersagekraft für die Mathematikleistungen bis zum Ende der Grundschulzeit. *Psychologie in Erziehung und Unterricht, 53*, 246–262.

Melchers, P. & Preuß, U. (2001). *K-ABC Kaufman Assessment Battery for Children, Deutsche Version Individualtest zur Messung von Intelligenz und Fertigkeit bei Kindern* (6. teilweise ergänzte Aufl.). Göttingen: Hogrefe.

Moog, W. & Schulz, A. (2005). *Zahlen begreifen. Diagnose und Förderung bei Kindern mit Rechenschwäche* (2. Aufl.). Weinheim: Beltz.

Peucker, S. & Weißhaupt, S. (2005). FEZ – Ein Programm zur Förderung mathematischen Vorwissens im Vorschulalter. *Zeitschrift für Heilpädagogik, 56*, 300–305.

Peucker, S. & Weißhaupt, S. (2008). *FEZ – Förderprogramm zu Entwicklung des Zahlkonzepts. Programmmanual*. Freiburg: Pädagogische Hochschule.

Quaiser-Pohl, C. (2008). Förderung mathematischer Vorläuferfähigkeiten im Kindergarten mit dem Programm »Spielend Mathe«. In F. Hellmich & H. Köster (Hrsg.), *Vorschulische Bildungsprozesse in Mathematik und in den Naturwissenschaften* (S. 62–81). Bad-Heilbrunn: Klinkhardt-Verlag.

Quaiser-Pohl, C., Meyer, S. & Köhler, A. (2008). *Spielend Mathe – ein Programm zur* Förderung *mathematischer Fähigkeiten beim Übergang vom Kindergarten in die Grundschule*. Oberursel: Finken Verlag (in Vorbereitung).

Rademacher, J., Trautewig, N., Günther, A., Lehmann, W. & Quaiser-Pohl, C. (2005). Wie können mathematische Fähigkeiten im Kindergarten gefördert werden? Ein Förderprogramm und seine Evaluation. *Report Psychologie, 9*, 366–376.

Resnick, L. B. (1989). Developing mathematical knowledge. *American Psychologist, 44*, 162–169.

Ricken, G. & Fritz, A. (2009). Überblick über Ansätze zur Diagnostik arithmetischer Kompetenzen. In A. Fritz, G. Ricken & S. Schmidt (Hrsg.), *Handbuch Rechenschwäche*, 2. überarbeite Aufl. (S. 308–331). Weinheim: Beltz.

Sauter, F. C. (1979). *Prüfung optischer Differenzierungsleistungen (POD)*. Göttingen: Hogrefe.

Schipper, W. (2003). Thesen und Empfehlungen zum schulischen und außerschulischen Umgang mit Rechenstörungen. In

F. Lenart, N. Holzer & H. Schaupp (Hrsg.), *Rechenschwäche, Rechenstörung, Dyskalkulie* (S. 103–121). Graz: Leykam.

Schulz, A. (2000). Formative Evaluation des Dortmunder Zahlbegriffstrainings. *Zeitschrift für Heilpädagogik, 51*, 13–20.

Schulz, A. (2005). *Trainingsprogramm der Rechen-Schule im Studienkreis.* Internes Manuskript. Bochum: Studienkreis.

Schulz, A. (2009). Integrative Lerntherapie – eine außerschulische Hilfe für Kinder mit Rechenschwäche. In A. Fritz, G. Ricken & S. Schmidt (Hrsg.), *Handbuch Rechenschwäche*, 2. überarbeite Aufl. (S. 459–474). Weinheim: Beltz.

Schulz, A., van Bebber, N. & Moog, W. (1998). Mathematische Basiskompetenzen lernbehinderter Sonderschüler – Eine Erhebung mit dem Dortmunder Rechentest für die Eingangsstufe. *Zeitschrift für Heilpädagogik, 49*, 402–411.

Swanson, H. L. & Jerman, O. (2006). Math Disabilities: A selective meta-analysis of the literature. *Review of Educational Research, 76*, 249–274.

van Luit, J. E., van de Rijt, B. A. M. & Hasemann, K. (2001). *Osnabrücker Test zur Zahlbegriffsentwicklung: OTZ*. Göttingen: Hogrefe.

Weißhaupt, S., Peucker, S. & Wirtz, M. (2006). Diagnose mathematischen Vorwissens im Vorschulalter und Vorhersage von Rechenleistungen und Rechenschwierigkeiten in der Grundschule. *Psychologie in Erziehung und Unterricht, 53*, 236–245.

Gesundheitsförderung

10 Stressbewältigungskompetenzen

Arnold Lohaus

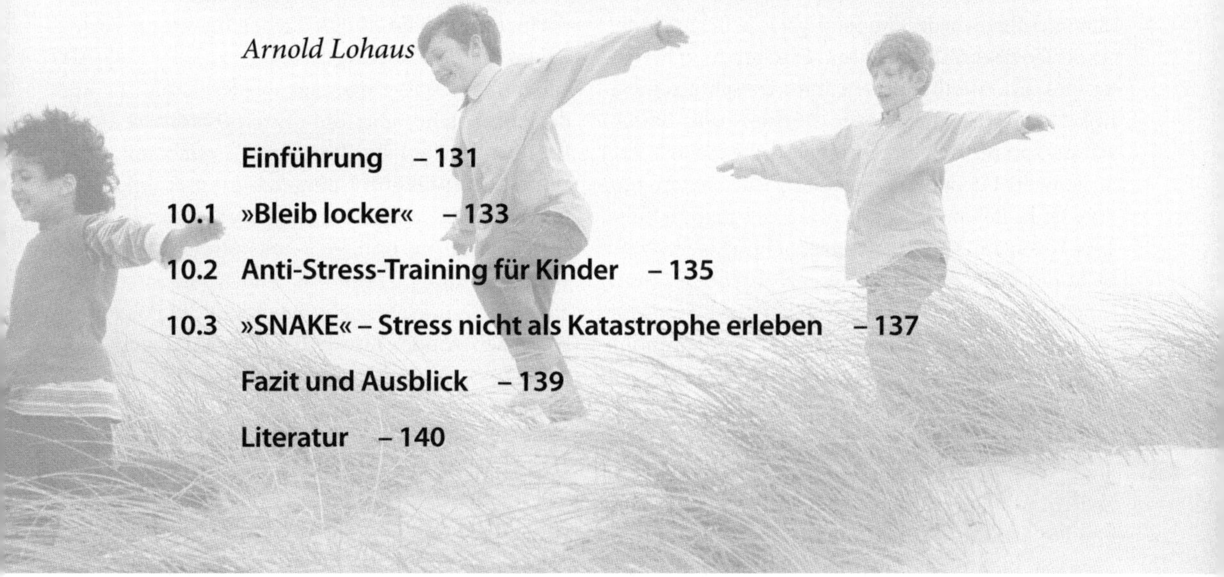

Einführung

Arten von Stressoren

Schon an Kinder und Jugendliche werden vielfach **Anforderungen** gestellt, die ihre Bewältigungsmöglichkeiten übersteigen. Es kann sich dabei um **kritische Lebensereignisse** (wie Trennung der Eltern), **Entwicklungsaufgaben** (wie Schuleintritt) oder **alltägliche Spannungen** handeln, die sich über längere Zeiträume hinziehen (wie dauerhafte Streitereien mit Geschwistern). Wenn die wahrgenommenen Anforderungen ein Ausmaß erreichen, das nicht mehr zu bewältigen ist, kann es zu einem **Stresserleben** kommen. Eine besondere Rolle spielen hierbei insbesondere dauerhafte Beanspruchungen durch alltägliche Spannungen, die sich über längere Zeiträume hinziehen und dadurch einen chronischen Charakter erhalten.

Konsequenzen eines Stresserlebens

Wenn dauerhafte Beanspruchungen auftreten, ohne dass ein hinreichendes Bewältigungspotenzial zur Verfügung steht, kann es zu vielfältigen **Beanspruchungssymptomen** kommen, die als Hinweis auf eine Überlastung zu interpretieren sind. Beanspruchungssymptome können sich auf der **physiologisch-vegetativen Ebene** zeigen (z. B. durch Kopf- und Bauchschmerzen, Schlafstörungen etc.), sie können jedoch auch auf der **kognitiv-emotionalen Ebene** (z. B. durch kognitive Leistungsbeeinträchtigungen oder das Auftreten von Ängsten) sowie auf der **Verhaltensebene** (z. B. durch körperliche Unruhe oder Konzentrationsschwierigkeiten) in Erscheinung treten.

Zur Verbreitung von Stress im Kindes- und Jugendalter

Nicht nur im Erwachsenenalter, sondern auch im Kindes- und Jugendalter lässt sich bereits das Auftreten von Beanspruchungssymptomen konstatieren. In einer Studie mit 1.699 Schülern der Klassen 5–10 wurde nach Symptomen gefragt, die bei den Schülern in der vorausgegangenen Woche aufgetreten waren (Lohaus, Beyer & Klein-Heßling, 2004). Hier zeigte sich, dass 22,3% der Schüler angaben, mehrmals **Kopfschmerzen** gehabt zu haben. Bei weiteren 32,2% waren einmal Kopfschmerzen aufgetreten. **Bauchschmerzen** waren bei 14,3% der Schüler mehrfach und bei 23,9% einmal in Erscheinung getreten. Ein Gefühl der **Unruhe** hatten 35,2% der Schüler mehrfach und weitere 31,6% der Schüler mindestens einmal in der vorausgegangenen Woche. Zu ähnlichen Ergebnissen gelangt auch die internationale Studie »Health Behaviour in School-Aged Children« (HBSC; s. Ravens-Sieberer, Thomas &

Erhart, 2003), die mit einer repräsentativen Stichprobe von Schülern der Klassenstufen 5, 7 und 9 durchgeführt wurde. Am häufigsten wird nach dieser Studie über **Müdigkeit** und **Erschöpfung** berichtet und am zweithäufigsten über **Einschlafschwierigkeiten**. Aber auch **Kopf-, Rücken- und Bauchschmerzen** nehmen nach dieser Studie einen hohen Stellenwert bei den Schülern ein. Wie weitere Studien (z. B. Lohaus, Fleer, Freytag & Klein-Heßling, 1996) zeigen, treten Beanspruchungssymptome nicht nur bei Schülern der weiterführenden Schule, sondern bereits im Grundschulalter auf.

Nun lässt sich einwenden, dass die Symptome auch auf **somatische (körperliche) Erkrankungen** zurückgehen können und nicht Ausdruck psychischer Beanspruchung sein müssen. In verschiedenen Studien wurde jedoch explizit nach chronischen und akuten Erkrankungen gefragt und somatisch erkrankte Schüler wurden bei den obigen Symptomangaben nicht weiter berücksichtigt (z. B. in der Studie von Lohaus et al., 2004). Hinzu kommt, dass in dieser Studie eine Korrelation zwischen dem Ausmaß des wahrgenommenen Stresserlebens und der Symptomatik in einer Größenordnung von $r = .33$ bis $r = .49$ bestand, die darauf hinweist, dass die angegebene Symptomatik mit dem Erleben von Stress in Beziehung steht.

Zum Stellenwert frühzeitiger Prävention und Intervention

Vor diesem Hintergrund kann es sinnvoll sein, Kindern und Jugendlichen **rechtzeitig** adäquate Bewältigungsmöglichkeiten zum Umgang mit potenziell belastenden Situationen zu vermitteln. Selbst wenn das Belastungserleben aktuell noch nicht sehr hoch ist, kann man davon ausgehen, dass viele Kinder und Jugendliche zumindest zukünftig mit schwierigen Situationen konfrontiert werden, die ein erhöhtes Beanspruchungspotenzial enthalten. Sie sind dann darauf vorbereitet, auf angemessene Weise mit derartigen Situationen umzugehen. Dabei ist auch zu bedenken, dass gerade Kinder und Jugendliche ein erhöhtes Gefährdungspotenzial aufweisen, auf **unangemessene Bewältigungsformen** zurückzugreifen, da ihr Bewältigungsrepertoire noch wenig gefestigt ist. Dazu gehört beispielsweise der **Konsum von Alkohol und Drogen**, um Probleme zu verdrängen. Ein weiteres Beispiel ist der Versuch, durch risikoreiches Verhalten Anerkennung bei Gleichaltrigen zu finden.

Der Anspruch der im deutschsprachigen Raum vorhandenen Stresspräventionsprogramme besteht darin, Kindern und Jugendlichen bereits im Vorfeld ein breites Bewältigungspotenzial zu vermitteln, das situationsgerecht eingesetzt werden kann. Im Vordergrund steht dabei die **primärpräventive Orientierung**, obwohl die Programme **auch sekundär- und tertiärpräventiv einsetzbar** sind. Sekundärpräventiv lassen sich die Programme nutzen, wenn Kinder und Jugendliche bereits Stress erleben und Beanspruchungssymptome zeigen. Sie lassen sich auch tertiärpräventiv einsetzen, um die Folgen von psychischen oder physischen Erkrankungen abzumildern (z. B. um mit einer chronischen Erkrankung besser umgehen zu können).

Das transaktionale Stressmodell als theoretische Basis

Alle vorhandenen Stresspräventionsprogramme orientieren sich theoretisch an dem **transaktionalen Stressmodell** (Lazarus, 1966; Lazarus & Folkmann, 1984; Lazarus & Launier, 1981). Nach diesem Modell findet zunächst eine **primäre Bewertung** der Ausgangslage (bzw. des potenziellen Stressors) statt, wobei die Ausgangslage als positiv, irrelevant oder stressbezogen bewertet werden kann. Falls die Ausgangslage als stressbezogen bewertet wird, kommt es im Rahmen der **sekundären Bewertung** zu einer Einschätzung der vorhandenen Ressourcen zur Bewältigung der Situation. Auf der Basis der daraufhin eingesetzten Bewältigungsmaßnahmen erfolgt eine **Neubewertung** der Situation. Neben dem transaktionalen Stressmodell finden teilweise weitere theoretische Konzeptionen wie beispielsweise **Problemlöseansätze** (s. D'Zurilla & Goldfried, 1971) Berücksichtigung.

Das transaktionale Stressmodell zeigt die **Ansatzpunkte**, an denen Stresspräventionsmaßnahmen angreifen können:
- Ein erster wichtiger Ansatzpunkt ist dabei in einer **Umbewertung der Ausgangslage** zu sehen, wobei dazu v. a. Maßnahmen zur kognitiven Umstrukturierung in Frage kommen. Hier geht es beispielsweise darum, nicht nur die negativen (und potenziell bedrohlichen) Aspekte einer Situation zu sehen, sondern auch positive Aspekte wahrzunehmen.
- Ein 2. wichtiger Ansatzpunkt ist in der **Stärkung der vorhandenen Bewältigungsressourcen** zu

sehen, indem neue Bewältigungsstrategien vermittelt werden und der situationsgerechte Einsatz von Bewältigungsstrategien trainiert wird.
- Ein 3. wichtiger Ansatzpunkt liegt darin, **Stresssignale rechtzeitig wahrzunehmen** und ein Gespür für psychische und physische Stressreaktionen zu entwickeln, um dadurch frühzeitig gegensteuern zu können. Dies bedeutet gleichzeitig, dass auch die Situationen erkannt werden, die im individuellen Fall zu einem Stresserleben führen.
- In der **Identifikation der individuell Stress auslösenden Situationen** liegt damit der 4. wichtige Ansatzpunkt für Stresspräventionsprogramme.

Die nachfolgend beschriebenen Stresspräventionsprogramme nutzen diese 4 zentralen Ansatzpunkte und bieten Programmelemente dazu an. Es sei an dieser Stelle darauf hingewiesen, dass Programmelemente zur Stressprävention auch in Trainingsprogrammen Verwendung finden, deren hauptsächliches Ziel auf andere Problembereiche gerichtet ist. So können beispielsweise Programme, die Kindern und Jugendlichen den Umgang mit chronischen Erkrankungen erleichtern, Elemente zur Stressbewältigung enthalten. Im Folgenden sind jedoch nur solche Programme beschrieben, deren **primäres Ziel auf Stressprävention und Stressbewältigung** gerichtet ist.

10.1 »Bleib locker«

Klein-Heßling und Lohaus (2000)

Steckbrief
- **Problembereich:** Verbesserung des Umgangs mit Stress (vorrangig primärpräventiv)
- **Altersbereich:** Grundschulkinder der 3. und 4. Klasse
- **Trainingsteilnehmer:** Gruppen von 5–8 Kindern
- **Dauer:** 8 Trainingssitzungen im Umfang von jeweils 90 min
- **Methode:** Verhaltenstherapeutische Prinzipien, Entspannung
- **Besonderheiten:** Manual und Arbeitsmaterialien sowie CD-Rom mit Entspannungsinstruktionen

Zielgruppe

Das Programm richtet sich an **Grundschüler der 3. und 4. Klasse**, wobei in Ausnahmefällen auch Schüler der 2. und 5. Klasse einbezogen werden können, wenn das Material für geeignet gehalten wird. Die Ausrichtung des Programms ist vorrangig **primärpräventiv**, obwohl sicherlich auch einzelne Schüler im Grundschulalter durch Stress belastet sein können. **Kontraindikationen** für die Teilnahme an diesem Gruppenprogramm sind
a) eine übermäßige soziale Ängstlichkeit und
b) ein stark aggressives Verhalten.

Im Fall hoher sozialer Ängstlichkeit ist zu befürchten, dass mit der Teilnahme an der Gruppe zusätzlicher Stress ausgelöst wird, ohne dass primär an der sozialen Ängstlichkeit gearbeitet wird. Im Fall aggressiven Verhaltens ist zu befürchten, dass die Gruppenarbeit so sehr gestört wird, dass ein Arbeiten mit der übrigen Gruppe erschwert wird.

Rahmenbedingungen

Es handelt sich um ein **Programm für Gruppen von 5–8 Kindern**, das sich über **8 Doppelstunden** erstreckt. Die Doppelstunden finden typischerweise im wöchentlichen Abstand statt, wobei dies jedoch variabel gehandhabt werden kann. Ergänzend sind **2 Elternabende** vorgesehen, wobei einer der Elternabende am Anfang des Trainings stattfinden sollte, um die Eltern kennen zu lernen und ihnen die Programminhalte vorstellen zu können. Der 2. Elternabend sollte am Ende des Trainings stattfinden, um Trainingserfahrungen austauschen zu können und gegebenenfalls Möglichkeiten zur Weiterarbeit an der Thematik zu vermitteln.

Das Programm »Bleib locker« ist in erster Linie als **außerschulisches Angebot** für interessierte Eltern und Kinder gedacht, das über Institutionen (wie Krankenkassen, psychologische Praxiseinrichtungen etc.) angeboten wird. Es lässt sich jedoch mit entsprechenden Anpassungen **auch in Schulsettings** integrieren. Obwohl das Programm primär ein Gruppenprogramm ist, können einzelne Elemente (teilweise nach entsprechender Modifikation) auch im Einzelsetting Verwendung finden.

Programmkonzept

Das Programm enthält **4 zentrale Bausteine**:
- Vermittlung eines Stressmodells,
- Wahrnehmung von Stressreaktionen,
- Wahrnehmung von Stresssituationen und
- Vermittlung von Bewältigungsstrategien.

Als **Stressmodell** wird das Modell einer Stresswaage genutzt, das den Kindern auf verständliche Weise den Prozess der Stressentstehung erläutert. Das **Erkennen von Stresssymptomen und Stresssituationen** wird anhand von Fallgeschichten und Gruppenübungen vermittelt. Im Bereich der **Bewältigungsstrategien** wird auf 4 Bewältigungsstrategien eingegangen:

a) Kommunikation eigenen Stresserlebens an andere,
b) Ruhepausen und Entspannung,
c) Kognitive Strategien der Stressbewältigung und
d) Spielen und Spaß als Stressbewältigungsstrategie.

Als Entspannungsverfahren wird die **progressive Muskelrelaxation** eingeführt. Es gelangt eine Vielzahl von **Vermittlungsmethoden** zum Einsatz, zu denen Fallgeschichten, Rollenspiele, Comics, Malübungen, Interviews, Entspannungsübungen und Brainstormings gehören. In besonderem Maße wird auf Spielen und Spaß Wert gelegt, da dies einerseits das Interesse der Kinder am Training aufrechterhält und andererseits gleichzeitig eine wichtige Bewältigungsstrategie zum Umgang mit Stress darstellt.

An den beiden trainingsbegleitenden **Elternabenden** erhalten die Eltern Gelegenheit, ihren eigenen Anteil an der Stressbewältigung ihrer Kinder zu reflektieren (etwa durch zu hohe Leistungsansprüche oder eine geringe Strukturierung des Alltags) und es wird überlegt, wie die Eltern ihre Kinder entlasten bzw. bei der Erprobung neuer Stressbewältigungsstrategien unterstützen können. Auch hierzu liegen Programmelemente vor. Ein typischer Sitzungsablauf gestaltet sich wie folgt:

Sitzungsablauf
1. **Rückblick:** Auf die vorherige Trainingssitzung
2. **Inhaltliche Bausteine:** 2–3 inhaltliche Bausteine (z. B. Bearbeitung von Comics zum Kennenlernen stressinduzierender und stressreduzierender Gedanken oder Durchführung einer Entspannungsübung)
3. **Auflockerungsspiele:** Zwischen den inhaltlichen Bausteinen Durchführung von Auflockerungsspielen
4. **Abschluss:** Nachbesprechung der Sitzung

Materialien

Zu dem Programm existiert ein **Manual**, das sich sowohl auf das Kindertraining als auch auf die begleitenden Elternabende bezieht (s. Klein-Heßling & Lohaus, 2000). Es ist weiterhin eine **Entspannungs-CD** erhältlich, die sowohl Entspannungsinstruktionen zur progressiven Muskelrelaxation als auch Imaginationsübungen enthält. Die Entspannungs-CD kann nach einer entsprechenden Einführung im Training an die Kinder weitergegeben werden, damit sie gegebenenfalls angeleitete Entspannungsübungen zuhause durchführen können. Für weitere Materialien (Arbeitsblätter für die Kinder sowie Folien für die Elternabende) liegen **Kopiervorlagen** vor, die im Manual enthalten sind.

Evaluation

Zu dem Training liegt eine Evaluationsstudie vor, an der 170 Schüler der 3.–5. Klasse teilnahmen (s. zusammenfassend Klein-Heßling, 1997; Lohaus, Klein-Heßling & Shebar, 1997). Im Rahmen der Evaluationsstudie wurden 4 verschiedene Trainingsvarianten eingesetzt, die die zentralen Programmelemente mit unterschiedlichen Schwerpunktsetzungen vermittelten. In der wissensorientierten Trainingsvariante wurde vorrangig auf Wissensvermittlung zu Stress und Stressbewältigung gesetzt, während verhaltensorientierte Übungen in dieser Trainingsvariante eine untergeordnete Rolle spielten. In der entspannungsorientierten Trainingsvariante wurde ebenfalls ein Basiswissen zu Stress und Stressbewältigung vermittelt, wobei zusätzlich ein Schwerpunkt auf Ruhe und Entspannung gesetzt wurde. In der problemlöseorientierten Trainingsvariante stand neben der Vermittlung eines Basiswissens die Einübung von Problemlösekompetenzen im Vordergrund. In dem Kombinationstraining wurden die zentralen Elemente der 3 zuvor beschriebenen Trainingsvarianten kombiniert. Mit der Einführung der verschiedenen Trainingsvarianten sollte eine Identifizierung von wirksamen und weniger wirksamen Trainingsschwerpunkten ermöglicht werden. Weiterhin wurden bei der Hälfte der Trainings zu jeder Trainingsvariante 3 Elternabende realisiert, die andere Hälfte fand ohne Elternbeteiligung statt.

Als Evaluationsergebnisse zeigten sich nicht nur **Wissensverbesserungen bei den Schülern**, sondern auch eine **Abnahme des Stresserlebens und der körperlichen Stresssymptomatik**. Die Trainingswirkungen ließen sich **nicht nur kurzfristig, sondern auch längerfristig** nachweisen. Teilweise fanden sich in der Follow-up-Erhebung nach 6 Monaten sogar noch deutlichere Trainingswirkungen. Die Variation der Elternbeteiligung führte zu keinen messbaren Effekten bei den einbezogenen Evaluationskriterien, wodurch zu erklären ist, dass in dem nun vorliegenden Trainingsmanual nur noch 2 begleitende Elternabende vorgesehen sind.

Es zeigten sich weiterhin Unterschiede zwischen den Trainingsvarianten. Die **günstigsten Effekte** fanden sich **bei der problemlöseorientierten Trainingsvariante**, gefolgt vom kombinierten Training, dem Wissenstraining und der entspannungsorientierten Trainingsvariante. In dem Trainingsmanual wurde dementsprechend der Entspannungsanteil zugunsten der Problemlöseanteile reduziert.

10.2 Anti-Stress-Training für Kinder

Hampel und Petermann (2003)

Steckbrief

- **Problembereich:** Verbesserung des Umgangs mit Stress (vorrangig primärpräventiv)
- **Altersbereich:** Kinder im Alter von 8–13 Jahren
- **Trainingsteilnehmer:** Gruppen von 4–6 Kindern
- **Dauer:** Sitzungen im Umfang von jeweils 90 min, Anzahl der Sitzungen richtet sich nach der Trainingsvariante
- **Methode:** Verhaltenstherapeutische Prinzipien, Entspannung, Problemlösen, Selbstinstruktion
- **Besonderheiten:** Manual und Arbeitsmaterialien

Zielgruppe

Das Anti-Stress-Training (Hampel & Petermann, 2003) ist als **Gruppentraining** für den **Altersbereich von 8–13 Jahren** ausgelegt und reicht damit vom Kindesalter bis in das frühe Jugendalter hinein. Das Training kann sowohl **präventiv** als auch **interventiv** in sekundär- und tertiärpräventiven Kontexten eingesetzt werden. Als **Kontraindikation** werden

a) massive Verhaltensstörungen,
b) Lern- und geistige Behinderung und
c) ausgewählte neurologische Erkrankungen (z. B. Epilepsie) benannt.

Rahmenbedingungen

Für das Anti-Stress-Training wird eine **Gruppengröße von 4–6 Kindern** empfohlen. Bei der Gruppenzusammensetzung sollte eine allzu große Heterogenität hinsichtlich Alter, Geschlecht sowie Art, Dauer und Intensität der Beanspruchung vermieden werden. Dies bedeutet beispielsweise, dass die Alterszusammensetzung nicht allzu sehr streuen sollte und dass hinsichtlich des Geschlechts eher eine gleichgeschlechtliche Zusammensetzung empfohlen wird, da dadurch die Trainingsatmosphäre und die Trainingsmotivation verbessert werden.

Die **Dauer der Trainingssitzungen liegt bei 90 min**, wobei die Anzahl der Trainingssitzungen davon abhängt, welche Trainingsvariante (s. unten) gewählt wird.

Es ist – ebenfalls in Abhängigkeit von der Trainingsvariante – eine **Elternbeteiligung** vorgesehen. In Trainings mit Elternbeteiligung werden dazu Trainingssitzungen gemeinsam mit den Eltern und ihren Kindern durchgeführt.

Programmkonzept

Bei dem Anti-Stress-Training handelt es sich um ein kognitiv-behaviorales Stressbewältigungstraining, das in **4 Programmvarianten** angeboten wird, um einen möglichst breiten Anwendungsbereich abdecken zu können. Es handelt sich um:

- das Anti-Stress-Training **mit Elternbeteilung** (8 Sitzungen),
- das Anti-Stress-Training **ohne Elternbeteiligung** (6 Sitzungen),
- die **Kurzversion** des Anti-Stress-Trainings (4 Sitzungen) und
- das Anti-Stress-Training als **Baustein für andere Interventionsprogramme** (2 Sitzungen).

Das **Anti-Stress-Training mit Elternbeteiligung** besteht aus **8 Trainingssitzungen**, wobei an 2 Sitzungen Eltern und Kinder gemeinsam teilnehmen. Das **Anti-Stress-Training ohne Elternbeteiligung** besteht aus **6 Sitzungen**, wobei die gemeinsamen Sitzungen mit den Eltern hier entfallen. Diese Trainingsvariante ist für den wohnortfernen Einsatz gedacht (z. B. in der stationären Rehabilitation), da hier eine Elternbeteiligung kaum realisierbar ist. Die **Kurzversion** des Anti-Stress-Trainings beschränkt sich auf **4 Sitzungen** und fokussiert auf die Vermittlung von Wissen über Stress und Stressbewältigung. Die 4. Programmvariante besteht aus **2 Trainingssitzungen**, die als **Modul in andere Präventions- oder Interventionsprogramme** integriert werden können. Es können weiterhin **Auffrischungskurse** angeboten werden, die der Stabilisierung der Trainingseffekte dienen sollen.

10

In allen Trainingsvarianten werden verschiedene Methoden der Verhaltensmodifikation eingesetzt, um dadurch die Stressbewältigungskompetenzen zu stärken. Die zentralen Trainingselemente beziehen sich auf

a) **Wissensvermittlung** anhand des Modells der Stresswaage,
b) **kognitive Umstrukturierung** zur Veränderung ungünstiger Sichtweisen,
c) **Selbstbeobachtung** des eigenen Stressgeschehens,
d) Diskrimination bzw. Identifikation von Stressreaktionen und
e) Maßnahmen zum Aufbau günstiger **Bewältigungskompetenzen.**

Zum Aufbau günstiger Bewältigungskompetenzen wird den Kindern das Modell des **schrittweisen Problemlösens** vermittelt. Darüber hinaus wird auf Erholungsverhalten und Entspannung eingegangen, wobei im Bereich der Entspannung die **progressive Muskelrelaxation** vermittelt wird. Hinzu kommt die spielerische **Einübung positiver Selbstinstruktionen.**

Insgesamt wird auf ein breites Spektrum von Bewältigungsstrategien eingegangen, wobei zusätzlich auch der **Transfer in den Alltag** und die **Rückfallprävention** bedacht werden. Die Intensität, mit der die einzelnen Trainingselemente vermittelt werden, hängt von der realisierten Trainingsvariante ab.

Erwähnenswert ist weiterhin, dass mit den Kindern ein **Teilnahmevertrag** geschlossen wird, der eine Selbstverpflichtung der Kinder enthält, zu allen Trainingssitzungen zu kommen und bei allen Spielen und Aufgaben zu partizipieren. Zum Abschluss erhalten die Kinder eine **Urkunde über die erfolgreiche Trainingsteilnahme.** Ein typischer Sitzungsablauf gestaltet sich wie folgt:

Sitzungsablauf

1. **Besprechung der Hausaufgabe:** Rückblick auf die vergangene Sitzung und Besprechung der Aufgabe, die die Kinder am Ende der vergangenen Sitzung erhalten haben
2. **Inhaltlicher Baustein:** In der Regel 1–2 Übungen zur Darstellung des Themas Stress (z. B. Rollenspiel »Auf dem Schulhof gehänselt werden« oder Entspannungsübung)
3. **Freies Spielen:** Phasen freien Spielens zur Auflockerung des Trainings
4. **Vorstellung der Hausaufgabe:** Vorstellung der Aufgabe, die bis zur nächsten Sitzung bearbeitet werden soll

Materialien

Zu dem Anti-Stress-Training existiert eine ausführliche **Trainingsdokumentation** in Form eines publizierten Manuals. Das Manual enthält die Übungen sowie die dazu gehörigen Instruktionen. Es liegen weiterhin Arbeitsmaterialien für die Kinder vor, die als **Kopiervorlagen** in dem Manual enthalten sind. Hierzu gehören auch ein **Drehbuch zur Erstellung eines Videos** sowie **Entspannungsinstruktionen.** Die Dokumentation enthält weiterhin Informationen und Materialien zur Gestaltung eines vorbereitenden **Elternabends**, der dem Training vorausgeht und die Eltern über die Ziele und Inhalte des Anti-Stress-Trainings informiert.

Evaluation

In dem Manual zum Anti-Stress-Training werden 2 Evaluationsstudien beschrieben, die sich
a) auf die **Kurzversion** und
b) auf das **Anti-Stress-Training mit Elternbeteiligung** beziehen.

Mit beiden Studien sollte die Durchführbarkeit und Akzeptanz der verschiedenen Trainingsvarianten überprüft werden. Sie werden von den Autoren in erster Linie als Pilotstudien charakterisiert.

In der 1. Studie, die mit 20 Kindern zwischen 8 und 13 Jahren durchgeführt wurde, kam eine Kurzversion mit 3 Trainingssitzungen zum Einsatz. Auf der Basis der Rückmeldungen, die die Kinder über die einzelnen Sitzungen und das Trainingsgeschehen gaben, wurde die Schlussfolgerung gezogen, das Training um eine weitere Trainingssitzung zu erweitern, um dadurch mehr Raum für einzelne Trainingselemente sowie den Transfer in den Alltag zu schaffen. Für die Kurzversion wird dementsprechend abschließend ein Umfang von 4 Sitzungen empfohlen (s. oben).

In der 2. Studie wurden 10 Kinder im Alter von 8–11 Jahren mit einer ausgeprägten Beanspruchungssymptomatik entweder einer Interventions- oder einer Kontrollgruppe zugewiesen. In der Interventionsgruppe wurde das Anti-Stress-Training mit Elternbeteiligung durchgeführt, während in der Kontrollgruppe Entspannungsübungen durchgeführt wurden. Die Ergebnisse zeigen, dass in der Interventionsgruppe in stärkerem Maße **günstige Stressbewältigungsstrategien im Trainingsverlauf aufgebaut** werden konnten, während in der Kontrollgruppe am Trainingsende eher weniger günstige Stressbewältigungsstrategien geäußert wurden.

Zum Anti-Stress-Training liegen inzwischen weiterhin auch mehrere Studien insbesondere zur Wirkung im Rahmen der Rehabilitation chronischer Erkrankungen vor (z. B. bei Asthma bronchiale – Hampel, Rudolph, Petermann & Strachow, 2001; bei atopischer Dermatitis – Hampel, Rudolph, Petermann & Strachow, 2002; bei Diabetes mellitus – Stachow, Schulz, Kurzinski, Petermann & Hampel, 2001). Es existiert weiterhin eine **Adaptation des Trainings für Erstklässler** (Hampel, Petermann, Stauber & Fasthoff, 2003).

10.3 »SNAKE« – Stress nicht als Katastrophe erleben

Beyer und Lohaus (2006)

Steckbrief

- **Problembereich:** Verbesserung des Umgangs mit Stress (vorrangig primärpräventiv)
- **Altersbereich:** Jugendliche der 8. und 9. Klasse
- **Trainingsteilnehmer:** Schulklassen mit Aufteilung in 2 Klassenhälften
- **Dauer:** 8 Sitzungen im Umfang von jeweils 90 min
- **Methode:** Verhaltenstherapeutische Prinzipien, Entspannung, Problemlösen
- **Besonderheiten:** Manual, Arbeitsmaterialien und begleitende Internetseite

Zielgruppe

Die zentrale Zielgruppe des »SNAKE«-Trainings bilden **Jugendliche der 8. und 9. Klasse**. Falls eine Ausdehnung der Altersgruppen gewünscht ist, so ist eine Erweiterung nach unten aufgrund der Trainingsinhalte und -materialien eher anzuraten als eine Erweiterung nach oben. Die Ausrichtung des Programms ist vorrangig **primärpräventiv**, obwohl ein Einsatz in sekundär- und tertiärpräventiven Kontexten grundsätzlich denkbar ist.

Rahmenbedingungen

Das »SNAKE«-Programm ist für den Einsatz in **Schulsettings** konzipiert. Da Schulklassen häufig recht groß sind, wird eine **Aufteilung in 2 Klassenhälften** empfohlen. Im Idealfall sollten **2 Trainer** vorhanden sein, die das Training in den beiden Klassenhälften übernehmen können. Es ist jedoch ebenso eine Trainingsdurchführung durch einen Trainer denkbar, wenn ein zeitversetztes Training in den beiden Klassenhälften möglich ist. Der Trainingsumfang beträgt im Regelfall **8 Doppelstunden**. Da jedoch insgesamt Trainingsmaterial für mehr als

8 Sitzungen vorliegt, kann auch an eine zeitliche Ausdehnung gedacht werden (z. B. im Rahmen von Projektwochen oder für Auffrischungssitzungen). Wegen des primärpräventiven Charakters des Trainings werden **keine spezifischen Ein- oder Ausschlusskriterien** für die Teilnahme von Jugendlichen genannt. Begleitende Elternabende sind nicht vorgesehen, da der Erfolg derartiger Maßnahmen in den angezielten Altersabschnitten eher zweifelhaft ist.

Programmkonzept

Vor der Programmkonzeptualisierung wurde eine **Bedarfsanalyse** mit 1.957 Schülern der 5.–12. Klasse durchgeführt, um Rahmenbedingungen für ein mögliches Stresspräventionsprogramm für Jugendliche zu klären (Klein-Heßling, Lohaus & Beyer, 2003). Hier zeigte sich, dass je nach Alter und Klassenstufe ein Anteil von einem Viertel bis zur Hälfte der Schüler **Interesse an einem Stressbewältigungsprogramm** hat. Weiterhin bestand bei den Schülern eine Präferenz für schulbezogene Programminhalte, wobei das Programm idealerweise im Schulkontext in einer bekannten Gruppe durch Experten vermittelt sein sollte. Es wurde vor diesem Hintergrund eine Entscheidung für die Schule als Setting und für den Einsatz externer Trainer getroffen.

Das »SNAKE«-Training ist **modular** aufgebaut. Es enthält ein **Basismodul zum Problemlösen** sowie 3 **Zusatzmodule** zu den Bereichen:

a) Kognitive Strategien,
b) Suche nach sozialer Unterstützung sowie
c) Entspannung und Zeitmanagement.

Sowohl das Basismodul als auch die 3 Zusatzmodule haben einen **Umfang von jeweils 4 Sitzungen**, sodass insgesamt 16 Sitzungen zur Verfügung stehen. Im Regelfall wird das **Basismodul mit einem der 3 Zusatzmodule kombiniert**, sodass ein Trainingsumfang von 8 Sitzungen resultiert. Die Entscheidung über das einzusetzende Zusatzmodul kann den Schülern überlassen werden, kann jedoch auch vom Trainingsleiter übernommen werden auf der Basis seiner Einschätzung der **Bedürfnislage der Jugendlichen**.

Im Mittelpunkt des Stresspräventionsprogramms stehen zunächst Maßnahmen zur **Verbesserung der Problemlösekompetenz**, die im Basismodul anhand des Problemlöseansatzes vermittelt werden. Der Problemlöseprozess wird anhand einer **Schlange** symbolisiert, die ein Problem mithilfe mehrerer Problemlöseschritte »verdaut« (Problemdefinition, Lösungssuche, Entscheidungsfindung, Erprobung einer Lösung, Bewertung der Lösung). Der Name des Trainings (»SNAKE«) ergibt sich aus der Symbolisierung des Problemlösungsprozesses durch die »Stressschlange«. Die späteren Trainingselemente zur Veränderung der Anforderungsbewertung und zur Erweiterung des Repertoires an funktionalen Stressbewältigungsstrategien bauen auf dieser Grundlage auf.

Das **Ergänzungsmodul** (a) zum Thema Kognitionen enthält v. a. Elemente zur **Beeinflussung der primären Bewertung**. Die Ergänzungsmodule (b) zur **Suche nach sozialer Unterstützung** und (c) zu **Entspannung und Zeitmanagement** enthalten v. a. Elemente zur Erweiterung der Bewältigungsressourcen.

Die Kenntnis verschiedener Stressbewältigungsstrategien soll den Suchraum der Jugendlichen im Problemlöseprozess sowie das Wissen darüber, in welchen Situationen welche Strategien angemessen angewendet werden können, erweitern. Das Problemlösemodell kann somit als eine **Metastrategie zur Stressbewältigung** aufgefasst werden, während die Strategien, die in den Zusatzmodulen trainiert werden, den Suchraum bei der Lösungssuche im Problemlöseprozess erweitern können. Eine typische Trainingssitzung ist wie folgt aufgebaut:

Sitzungsablauf

1. **Begrüßung und Spiel:** Begrüßung der Schüler und Durchführung eines Auflockerungsspiels
2. **Erkenntnisse aus der letzten Sitzung:** Spielerische Zusammenfassung der Sitzungsinhalte anhand von Quiz, Lückentext etc.
3. **Inhaltliche Bausteine:** 2 inhaltliche Bausteine, unterbrochen durch die Pause zwischen den Schulstunden (z. B. Brainstorming zum Thema Stress oder Bearbeitung eines Fallbeispiels zum Problemlösen)
4. **Abschluss der Sitzung:** Reflektion der Schüler darüber, was sie individuell aus der Sitzung mitnehmen

Materialien

Zu dem »SNAKE«-Programm existiert eine **ausführliche Dokumentation** in Form eines publizierten Trainingsmanuals (Beyer & Lohaus, 2006). Das Manual enthält neben den Übungsbeschreibungen und Instruktionen weiterhin **Kopiervorlagen für die Schülermaterialien**, die im Rahmen des Trainings zum Einsatz gelangen.

Zu dem »SNAKE«-Programm existiert außerdem eine **Internetseite**, die von den Schülern trainingsbegleitend genutzt werden kann (@ www.snake-training.de). Im Falle einer trainingsbegleitenden Nutzung können vom Trainer sukzessive Inhalte freigeschaltet werden, die danach für die Jugendlichen zugänglich sind. Dadurch soll erreicht werden, dass über die Trainingssitzungen hinweg immer wieder neue Inhalte für die Jugendlichen zur Verfügung stehen. Neben Übungen, die sich auf Trainingsinhalte beziehen, stehen weiterhin Online-Spiele für die Jugendlichen zur Verfügung. Darüber hinaus existieren Foren zur Kommunikation mit anderen Jugendlichen oder mit dem Trainer.

Evaluation

Zur Evaluation des Trainings wurde eine Studie mit Trainings- und Kontrollgruppen durchgeführt (Beyer & Lohaus, 2005). Insgesamt nahmen 18 Schulklassen an den Trainings teil (461 Jugendliche), während 14 Klassen als Kontrollgruppe (339 Jugendliche) dienten. Die Ergebnisse zeigen, dass das Stresspräventionsprogramm für Jugendliche **nicht nur zu deutlichen Wissenszuwächsen** führt, sondern **auch zu Verbesserungen im Bereich der Stressbewältigung sowie zu einer Reduktion der wahrgenommenen Probleme**. Die Effekte sind weitgehend unabhängig vom Geschlecht. Es finden sich teilweise Unterschiede zwischen den Trainingsmodulen (jedoch nur bei wenigen Evaluationskriterien). Wenn Unterschiede auftreten, finden sich bei der Kombination des Problemlösemoduls mit den Modulen zur kognitiven Umstrukturierung und zur sozialen Unterstützung positivere Evaluationsergebnisse als bei der Kombination mit dem Modul Entspannung und Zeitmanagement.

Es ist weiterhin erwähnenswert, dass nahezu sämtliche Effekte des Trainings nicht nur unmittelbar nach dem Training, sondern **auch noch 2 Monate später** nachweisbar sind. In nachfolgenden Evaluationsstudien ließ sich weiterhin zeigen, dass ein Training mit begleitendem Internetangebot positiver von den Jugendlichen bewertet wird als ein Training ohne Internetbegleitung und dass auch der Wissenszuwachs in diesem Fall höher ist (Fridrici & Lohaus, 2007).

Auch in einer weiteren Evaluationsstudie, die einen Vergleich mit einem ausschließlichen Online-Training ohne Face-to-face-Training enthielt, zeigten sich die günstigsten Ergebnisse für ein klassisches Training mit Internetbegleitung (Fridrici & Lohaus, 2008). Als Fazit **wird der Einsatz einer Kombination aus klassischem Training mit zusätzlichem Angebot einer Internetbegleitung empfohlen**.

Fazit und Ausblick

In einer **Metaanalyse** (Kraag, Zeegers, Kok, Hosman & Abu-Saad, 2006) zur Wirkung von Stressbewältigungstrainings für Kinder und Jugendliche, die auf insgesamt 19 Evaluationsstudien beruht, zeigte sich eine insgesamt befriedigende Wirksamkeit (Vergleiche der Prä- und Posttests bzw. zwischen den Nachtests). In erster Linie wurden die **Stresssymptome reduziert** und **Bewältigungsstrategien aufgebaut**. Der Einfluss auf das Sozialverhalten war uneindeutig, während sich bei der Selbstwirksamkeit keine Effekte zeigten. Allgemein kann man für den Bereich der Primärprävention konstatieren, dass es relativ schwierig ist, hier starke Effekte zu erzielen, da schon die Ausgangswerte vielfach keine erhöhte Problembelastung erkennen lassen. Diese Problematik zeigt ein Vergleich mit der Wirksamkeit von Programmen zur sekundären Prävention bei Kindern und Jugendlichen in einer Metaanalyse von Durlak und Wells (1998), in der sich durchschnittlich deutlich **höhere Programmwirkungen** ergaben (s. zusammenfassend Pinquart & Silbereisen, 2004). Es zeigen sich also deutlich höhere Wirkungen, wenn bereits Probleme vorliegen, die eine deutliche Problemreduktion überhaupt erst ermöglichen. Im primärpräventiven Bereich geht es eher um die **Verhinderung von Problemen**, sodass Effekte vielfach erst mit deutlicher Verzögerung erkennbar werden.

Nicht nur bei der Programmevaluation, sondern auch bei der **Programmimplementierung** gibt es weiteren Forschungsbedarf. Dabei stellt sich v. a. die Frage nach geeigneten Zugangswegen zu den Zielgruppen im Kindes- und Jugendalter. Wie das »SNAKE«-Programm zeigt, kann es beispielsweise sinnvoll sein, **neue Medien** zu nutzen, um Jugendliche zu erreichen. Es kann auch sinnvoll sein, neue Strukturen zu schaffen, die den Einsatz von Stresspräventionsprogrammen erleichtern, indem beispielsweise Präventionsansätze zum **Bestandteil regulären Unterrichts** werden. Selbst wenn dies zulasten regulären Unterrichts geschähe, könnten durch die dadurch gewonnenen Entlastungen der Schüler Ressourcen freigesetzt werden, die auch dem regulären Unterricht zugutekommen würden: Durch Maßnahmen zur Stressreduktion steigt auch die **Aufnahmefähigkeit für traditionelle Bildungsinhalte**.

Ein gemeinsames Charakteristikum der drei hier vorgestellten Programme liegt in ihrem **Ansatz am einzelnen Individuum**. Im Mittelpunkt stehen die Kinder bzw. Jugendlichen, wobei in manchen Fällen zusätzlich die Eltern einbezogen werden. Es dürfte jedoch zusätzlich sinnvoll sein, das Gesamtsetting, das zum Stresserleben beiträgt, zu berücksichtigen. Am Beispiel des Schulsettings lässt sich dies verdeutlichen: Wenn nicht nur die Schüler, sondern das **gesamte Schulumfeld** einbezogen wird, steigt die Wahrscheinlichkeit, dass die Effekte dauerhafter bestehen bleiben, da Strukturen geschaffen werden, die zur Verstetigung der Effekte beitragen. Dies kann beispielsweise dadurch geschehen, dass das Schulumfeld so umgestaltet wird, dass Stresserlebnisse reduziert werden (durch die Schaffung von Rückzugsräumen, durch Maßnahmen zur Reduzierung von Mobbing etc.). Es wäre daher wünschenswert, wenn die Programme nicht nur auf das Individuum, sondern auch auf seine Umgebung fokussieren würden.

10

Literatur

Beyer, A. & Lohaus, A. (2005). Stressbewältigung im Jugendalter: Entwicklung und Evaluation eines Präventionsprogramms. *Psychologie in Erziehung und Unterricht, 52*, 33–50.

Beyer, A. & Lohaus, A. (2006). *Stresspräventionstraining im Jugendalter*. Göttingen: Hogrefe.

Durlak, J. A. & Wells, A. M. (1998). Evaluation of indicated preventive intervention (secondary intervention) mental health programs for children and adolescents. *American Journal of Community Psychology, 26*, 775–802.

D'Zurilla, T. J. & Goldfried, M. R. (1971). Problem solvig and behavior modification. *Journal of Abnormal Psychology, 78*, 107–126.

Fridrici, M. & Lohaus, A. (2007). Stressprävention für Jugendliche: Verbessert ein begleitendes e-Learning-Angebot die Effekte eines Trainingsprogramms? *Zeitschrift für Gesundheitspsychologie, 15*, 95–108.

Fridrici, M. & Lohaus, A. (2008). Stress prevention in secondary schools: Online- versus face-to-face-training. *Health Education* (zur Veröffentlichung angenommen).

Hampel, P. & Petermann, F. (2003). *Anti-Stress-Training für Kinder*. Weinheim: Beltz.

Hampel, P., Petermann, F., Stauber, T. & Fasthoff, C. (2003). Konzeption eines kognitiv-behavioralen Anti-Stress-Trainings (AST) für Erstklässler. *Zeitschrift für Klinische Psychologie, Psychiatrie und Psychotherapie, 51*, 346–360.

Hampel, P., Rudolph, H., Petermann, F. & Stachow, R. (2001). Stress management training of children and adolescents with atopic dermatitis during in-patient rehabilitation. *Dermatology and Psychosomatics, 2*, 116–122.

Hampel, P., Rudolph, H., Stachow, R. & Petermann, F. (2002). Multimodal patient education program with stress management for childhood and adolescent asthma. *Patient Education and Counseling, 49*, 59–66.

Klein-Heßling, J. (1997). *Stressbewältigungstrainings für Kinder. Eine Evaluation*. Tübingen: dgvt-Verlag.

Klein-Heßling, J. & Lohaus, A. (2000). *Stresspräventionstraining für Kinder im Grundschulalter (2. erweiterte und aktualisierte Auflage des Trainingsmanuals zu »Bleib locker«)*. Göttingen: Hogrefe.

Klein-Heßling, J., Lohaus, A. & Beyer, A. (2003). Gesundheitsförderung im Jugendalter: Attraktivität von Stressbewältigungstrainings. *Zeitschrift für Gesundheitswissenschaft, 11*, 365–380.

Kraag, G., Zeegers, M. P., Kok, G., Hosman, C. & Abu-Saad, H. H. (2006). School programs targeting stress management in children and adolescents: A meta-analysis. *Journal of School Psychology, 44*, 449–472.

Lazarus, R. S. (1966). *Psychological stress and the coping process*. New York: McGaw Hill.

Lazarus, R. S. & Folkman, S. (1984). *Stress, appraisal, and coping*. New York: Springer.

Lazarus, R. S. & Launier, R. (1981). Stressbezogene Transaktionen zwischen Person und Umwelt. In J. R. Nitsch (Hrsg.), *Stress: Theorien, Untersuchungen, Maßnahmen* (S. 213–260). Bern: Huber.

Lohaus, A., Beyer, A. & Klein-Heßling, J. (2004). Stresserleben und Stresssymptomatik bei Kindern und Jugendlichen. *Zeitschrift für Entwicklungspsychologie und Pädagogische Psychologie, 36*, 38–46.

Lohaus, A., Fleer, B., Freytag, P. & Klein-Heßling, J. (1996). *Fragebogen zur Erhebung von Stresserleben und Stressbewältigung im Kindesalter (SSK)*. Göttingen: Hogrefe.

Lohaus, A., Klein-Heßling, J. & Shebar, S. (1997). Stress management for elementary school children: A comparative evaluation of different approaches. *European Review of Applied Psychology, 47*, 157–161.

Pinquart, M. & Silbereisen, R. K. (2004). Prävention und Gesundheitsförderung im Jugendalter. In K. Hurrelmann, T. Klotz & J. Haisch (Hrsg.), *Lehrbuch Prävention und Gesundheitsförderung* (S. 63–71). Bern: Huber.

Ravens-Sieberer, U., Thomas, C. & Erhart, M. (2003). Körperliche, psychische und soziale Gesundheit von Jugendlichen. In K. Hurrelmann, A. Klocke, W. Melzer & U. Ravens-Sieberer (Hrsg.), *Jugendgesundheitssurvey – Internationale Vergleichsstudie im Auftrag der WHO* (S. 19–99). Weinheim: Juventa.

Stachow, R., Schultz, A., Kurzinsky, U., Petermann, F. & Hampel, P. (2001). Anti-Stress-Training für Kinder und Jugendliche mit Diabetes während der stationären Rehabilitation. *Kindheit und Entwicklung, 10*, 226–239.

11 Lebenskompetenzen

Matthias Jerusalem und Sabine Meixner

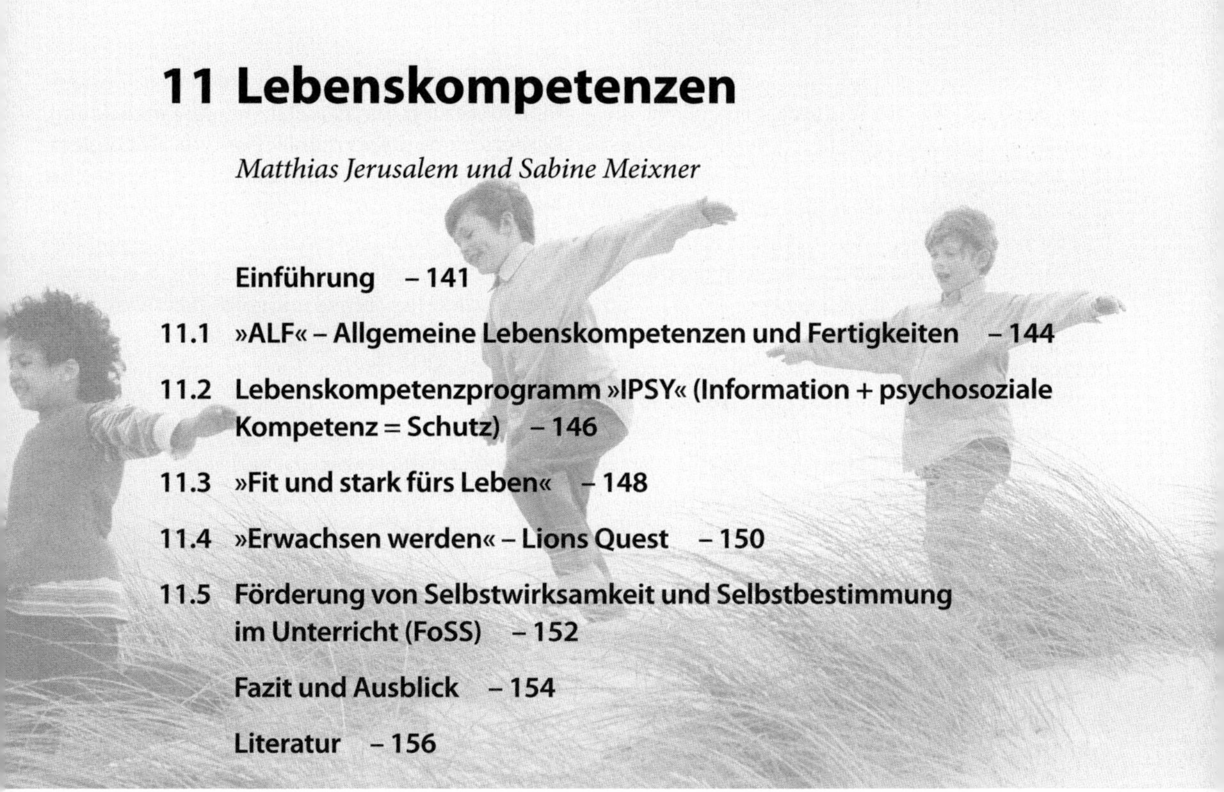

Einführung

Die **Förderung von Lebenskompetenzen** (englisch: »**life-skills**«) gilt derzeit als **der erfolgreichste Einzelansatz in der ressourcenorientierten Gesundheitsförderung** und **Suchtprävention**. Als Lebenskompetenzen werden **psychosoziale Fertigkeiten** verstanden, die Kinder und Jugendliche befähigen, mit Anforderungen und Schwierigkeiten des täglichen Lebens aus eigener Kraft erfolgreich umzugehen, und ihnen einen angemessenen Umgang mit ihren Mitmenschen ermöglichen (WHO, 1994). Die Stärkung von Lebenskompetenzen zur Gesundheitsförderung und Prävention trägt auch der Zielfestlegung der Ottawa Charta zur Gesundheitsförderung der Weltgesundheitsorganisation Rechnung, die 1986 verabschiedet wurde. Danach zielt Gesundheitsförderung auf einen Prozess, der allen Menschen ein höheres Maß an Selbstbestimmung über ihre Gesundheit ermöglicht und sie damit zur Stärkung ihrer Gesundheit befähigen soll. Die WHO (1994) definierte 10 zentrale Kernkompetenzen (»core life-skills«). Danach ist lebenskompetent, wer sich selbst kennt und mag, empathisch ist, kritisch und kreativ denkt, kommunizieren und Beziehungen führen kann, durchdachte Entscheidungen trifft, erfolgreich Probleme löst sowie Gefühle und Stress bewältigen kann (WHO, ebd.).

Frühe Gesundheitsprävention

Vor dem Hintergrund von Befunden aus der Resilienzforschung, die gezeigt haben, dass Risikofaktoren nicht allein entscheidend für gesundheitliche Entwicklungen sind, erfolgte Mitte der 80er-Jahre ein Perspektivenwechsel in der Gesundheitsprävention. Die bis dahin vorherrschende, traditionell **pathogenetisch-orientierte Prävention** war mit dem Ziel der **Aufklärung über Gesundheitsgefahren (»Risikokommunikation«)** darauf ausgerichtet, gesundheitliche Risiken und Risikoverhaltensweisen zu vermeiden bzw. gesundheitliche Folgen möglichst gering zu halten. Entsprechend waren frühe Präventionsansätze seit den 50er-Jahren fast ausschließlich auf Wissensvermittlung und Abschreckung ausgerichtet. Als theoretische Grundlage dienten kognitive Gesundheitsverhaltensmodelle wie das »Health-Belief-Modell« (Becker, 1974) oder die »Theory of Reasoned Action« (Ajzen & Fishbein, 1980), nach denen gesundheitliches Risikoverhalten primär durch die Wahrnehmung gesundheitlicher Gefahren und Gegenmaßnahmen sowie durch persönliche und normative Überzeugungen determiniert wird. Positive Präventionseffekte auf gesundheitsbezogene Einstellungen und Risikoverhalten blieben jedoch aus, da die besonderen Entwicklungsbedingungen des Kindes- und Jugendalters, die alterstypische psychosoziale Erlebenswelt und zentrale Determinanten des Verhaltens in diesem Alter, die gesundheitsunspezifisch sind, unberücksichtigt bleiben. Persönlichkeitsorientierte Suchtpräventionskonzepte der 70er-Jahre, die entweder mit dem Ziel der Selbstwertstärkung, des adäquaten Umgangs mit eigenen Gefühlen und der Bewusstmachung persönlicher Werte und Ziele an Schwächen der Persönlichkeit und des Selbstwertgefühls ansetzten (»**affektive Maßnahmen**«) oder mit einem Angebot von psychosozial attraktiven Aktivitäten – wie z. B. künstlerisch-kreative Tätigkeiten oder Abenteuerreisen – eine Alternative zum Drogenkonsum anboten (»**alternative Programme**«), erwiesen sich **für die Primärprävention** ebenfalls als **wirkungslos** (für einen Überblick s. Jerusalem, 2003).

11

Ressourcenorientierte Gesundheitsförderung

Demgegenüber ist das durch die WHO propagierte Verständnis von **Gesundheit als ein möglichst hohes Ausmaß psychischen, sozialen und körperlichen Wohlbefindens** weniger an der Vermeidung von Risiken und Krankheit orientiert als vielmehr an einer **ganzheitlichen salutogenetischen Ausrichtung von Gesundheitsförderung**. In entwicklungs- und gesundheitspsychologischen Studien konnte die gesundheitserhaltende **Bedeutung psychosozialer Schutzfaktoren bzw. Ressourcen** nachgewiesen werden (vgl. Masten, 2001; Opp, Fingerle & Freytag, 1999). Kinder und Jugendliche, die über starke soziale Ressourcen (z. B. soziale Unterstützung, gute Beziehungsqualitäten zu Gleichaltrigen, positive Bindungen zu erwachsenen Bezugspersonen) und persönliche Ressourcen (z. B. ein positives Selbstkonzept, Selbstsicherheit, soziale Kompetenzen und Problemlösefähigkeiten) verfügen, neigen weniger zu gesundheitlichen Risikoverhaltensweisen, entwickeln seltener psychosoziale Störungsbilder und können auch chronische Erkrankungen besser bewältigen. Vor diesem empirischen Hintergrund hat sich neben der Herausstellung von Risiken ein Präventionsansatz der **ressourcenorientierten Gesundheitsförderung** durchgesetzt, der die **Entwicklung, Förderung und Kommunikation von Ressourcen** anstrebt. Hierunter fallen einerseits die möglichst frühe Unterstützung von gesundheitsverhaltensspezifischen Fertigkeiten (z. B. Fähigkeiten zur körperlichen Bewegung und Entspannung, Kenntnisse über gesunde Ernährung und geschütztes Sexualverhalten) und andererseits insbesondere übergreifende präventionswirksame Empowerment-Strategien einer generellen Persönlichkeitsstärkung, die sowohl die persönlichen Fähigkeiten zur allgemeinen Lebensbewältigung verbessern und günstige Entwicklungen fördern als auch Schutzfaktoren bereitstellen, die negative Einflüsse bei vorhandenen gesundheitlichen Risiken abschwächen oder gänzlich blockieren (Jerusalem, 2007).

Die Erkenntnis, dass es der Unterstützung von Ressourcenentwicklung durch die Förderung von **Kompetenzen** bedarf, **die eine Lebensbewältigung ohne Zuflucht zu Risikoverhalten ermöglichen**, hat schließlich zu **zwei neuen psychosozialen Ansätzen** für die schulische gesundheitsbezogene Prävention geführt, die sich seit den 80er-Jahren als erfolgreich erwiesen haben. Dies sind zum einen Programme zum Umgang mit sozialem Einfluss (»Standfestigkeitstrainings«; z. B. Evans, 1988) sowie Lebenskompetenzprogramme. In den durchweg **substanzspezifisch ausgerichteten Programmen zum Umgang mit sozialem Einfluss** soll Jugendlichen die Fähigkeit vermittelt werden, dem Gruppendruck (z. B. zu rauchen) durch Gleichaltrige zu widerstehen (»soziale Immunisierung«) bzw. Überredungsversuchen mit Gegenargumenten besser begegnen zu können (»Verhaltensimpfung«). Zusätzlich werden die oft unrealistischen Überschätzungen zur Verbreitung des Rauchens unter Gleichaltrigen sowie Vorstellungen zu den normativen Erwartungen, rauchen zu müssen, diskutiert und korrigiert. **Lebenskompetenzprogramme zur gesundheitsunspezifischen, übergreifenden Förderung allgemeiner Lebenskompetenzen** haben sich in den letzten Jahren als ein besonders erfolgreicher Ansatz für die Gesundheitsförderung und für unterschiedliche gesundheitsbezogene Präventionsbereiche erwiesen (z. B. Substanzkonsum, Essstörungen, HIV-Infektion, Teenagerschwangerschaften). Ein empirischer Schwerpunkt liegt auf der Primärprävention des Substanzgebrauchs in der Schule (vgl. Bruvold, 1993; Jerusalem, 1999; Tobler, 2000), da hier jugendtypische Entwicklungsbedingungen für alle Jugendlichen unterschiedlicher Altersklassen und gleichzeitig der soziale Lebenskontext unter Gleichaltrigen als wichtige Einflussfaktoren für jugendliches Verhalten in die Prävention einbezogen werden können.

Der Lebenskompetenzansatz

Der Ansatz der Förderung genereller Lebenskompetenzen, der maßgeblich von der Arbeitsgruppe um Gilbert Botvin in New York entwickelt wurde (z. B. Botvin, 1998; Botvin & Tortu, 1988; Dusenbury & Botvin, 1990), basiert auf der **Theorie des sozialen Lernens** nach Bandura (1979) sowie der **Theorie des Problemverhaltens** nach Jessor und Jessor (1977) und fasst jugendliches Risikoverhalten als ein sozial gelerntes und funktionales Verhalten auf, das aus einem Zusammenspiel von Einflüssen der sozialen Umwelt und personalen Faktoren wie Kognitionen, Einstellungen und Überzeugungen entsteht.

Zahlreiche Studien (z. B. Franzkowiak, 1987; Jessor, Donovan & Costa, 1990; Silbereisen & Noack, 1990) konnten zeigen, dass jugendliche Risikoverhaltensweisen eher als Sozialverhalten denn als Gesundheitsverhalten zu verstehen sind, was einer Motivationsbildung zu gesundheitsförderlichem Verhalten entgegensteht (Jerusalem, 2003). **Gesundheitsriskante Verhaltensweisen** wie Rauchen, Alkohol- und Drogenkonsum werden als **entwicklungsbedingtes Problemverhalten** aufgefasst, das auf einen **Mangel an Bewältigungsstrategien** zur Lösung von Alltagsproblemen hinweist (Silbereisen, 1997). Ausgehend von der Annahme, dass Art und Ziele konkreter Verhaltensweisen davon abhängen, in welcher sozialen Umwelt Kinder und Jugendliche aufwachsen und wie gut es ihnen gelingt, bei ihrer Suche nach Identität, Lebenssinn, sozialer Anerkennung, Selbstakzeptanz und der Befriedigung persönlicher Bedürfnisse mit den alltäglichen Anforderungen zurecht zu kommen, wird es als nicht hinreichend angesehen, Gesundheitsrisiken aufzuzeigen und gesundheitsprotektives Verhalten zu fördern. Vielmehr bedarf es einer generalpräventiven Vorgehensweise zur **Entwicklungsförderung durch Persönlichkeitsstärkung** und des **Aufbaus von Selbstwirksamkeitsüberzeugungen** in verschiedenen Lebensbereichen unter Einbezug des sozialen Lebenskontextes.

Lebenskompetenzprogramme sind ausgerichtet auf die Förderung einer Reihe von Fertigkeiten, wobei i.d.R. die Förderung allgemeiner sozialer Kompetenzen und Coping-Strategien im Vordergrund steht. Sie unterscheiden sich hierdurch von Programmen, die spezifisch auf die Vermittlung einzelner problembezogener Kompetenzen abzielen, wie beispielsweise Stressbewältigungsprogramme (z. B. Kaluza, 1996; Klein-Heßling & Lohaus, 2000). Neben der Vermittlung der **Kernkompetenzen** (z. B. Entwicklung eines positiven Selbstbildes, Problemlösefähigkeiten, Empathie) werden in Lebenskompetenzprogrammen auch **spezifische Fähigkeiten** trainiert, die auf die Prävention des in Frage stehenden Problemverhaltens abzielen (z. B. Alkohol- und Zigarettenangebote ablehnen können), und Wissen vermittelt. Mit Hilfe der Trainings sollen die Schüler lernen, konfliktträchtige Situationen aufgrund eigener Ressourcen und Kompetenzen zu bewältigen, sodass ähnlich positive Erlebnisse eintreten wie bei Rückgriff auf Risikoverhalten (bei Drogenkonsum z. B. Hemmung sozialer Ängste, Stressreduktion, Anerkennung von »Peers«, Zusammengehörigkeitsgefühle). Die Programme umfassen in unterschiedlicher Zusammensetzung die **Förderung kognitiver Ressourcen** (z. B. Wissen, Problemlösefertigkeiten, kritisches Denken, Selbstwahrnehmung), **motorisch-sensorischer Ressourcen** (z. B. Bewegungsfertigkeit, Entspannungsfähigkeit), **sozialer Ressourcen** (z. B. Kommunikationsfähigkeit, Widerstand gegen Gruppendruck, Selbstbehauptung), **emotionaler Ressourcen** (z. B. Umgang mit Gefühlen, Perspektivenübernahme) und der **Fähigkeit zur Selbstregulation**, um diese Kompetenzen zu koordinieren und zielgerecht in Handeln umzusetzen (Jerusalem, 2007). Hierbei werden zumeist **3 Komponenten** verknüpft, die für den Programmerfolg maßgebend sind:

- Es wird **Wissen** über die kurzfristigen Konsequenzen eines bestimmten Problemverhaltens vermittelt (z. B. »Wenn ich rauche, rieche ich schlecht und bekomme gelbe Finger«), das zu einer Veränderung von Einstellungen und Werten der Kinder und Jugendlichen führen soll, da diese die Bildung von Verhaltensintentionen (z. B. den Wunsch zu rauchen) und das tatsächliche Verhalten beeinflussen können;
- **intrapersonale und interpersonale Lebenskompetenzen** werden gefördert und

- im Rahmen der Programme erfolgt eine **Bekräftigung neu erlernter Verhaltensweisen.**

Die Unterlassung von Risikoverhalten wird dabei als erwünschte Nebenwirkung einer gelungenen Persönlichkeitsförderung angesehen.

Methoden und Wirksamkeit von Lebenskompetenzprogrammen

Lebenskompetenzprogramme werden zumeist im **schulischen Setting** durchgeführt. Kinder und Jugendliche werden so in ihrem alltäglichen direkten Lebensumfeld erreicht. Das Präventionskonzept ist pragmatisch und auf konkretes Verhalten ausgerichtet. Anhand verhaltensmodifikatorischer Methoden wie Rollenspielen, Gruppendiskussion, Kontraktmanagement (Selbstverpflichtung), Selbstbeobachtungsaufgaben und Selbstinstruktionen werden Probleme der Jugendlichen besprochen und gemeinsam konstruktive Bewältigungsstrategien erarbeitet, eingeübt und unterstützt. Das Ziel der Persönlichkeitsförderung wird durch die **Stärkung individueller Kompetenzen in den Bereichen Stressbewältigung, Konfliktregelung, Entscheidungsfindung, Kommunikation, Verantwortung, Widerstand gegen Gruppendruck** sowie die **Stärkung von Selbstwirksamkeit, Selbstvertrauen und Selbstwertgefühl** umgesetzt. Dabei werden zumeist auch Bausteine des Ansatzes zum Umgang mit sozialem Einfluss integriert.

11

11.1 »ALF« – Allgemeine Lebenskompetenzen und Fertigkeiten

Walden, Kutza, Kröger und Kirmes (Institut für Therapieforschung München, 1998); Walden, Kröger, Kirmes, Reese und Kutza (Institut für Therapieforschung München, 2000)

Steckbrief

- **Problembereich:** Prävention von Substanzkonsum im frühen Jugendalter (primärpräventiv)
- **Altersbereich:** Ca. 11–13 Jahre
- **Trainingsteilnehmer:** Schülerinnen und Schüler der 5. und 6. Klasse in Regelschulen
- **Dauer:** 20 Unterrichtseinheiten à 90 min
- **Methode:** Verhaltensmodifikatorische Methoden wie Rollenspiele, Kontraktmanagement, Selbstbeobachtungsaufgaben und Selbstinstruktionen
- **Besonderheiten:** 2 Manuale für Lehrkräfte mit Arbeitsanweisungen und Unterrichtsmaterialien

Zielgruppe

Das Programm richtet sich an Lehrkräfte und Schüler der **Klassenstufen 5 und 6**. Die Programminhalte werden im schulischen Kontext **durch die Lehrer vermittelt**; die eigentliche Zielgruppe der Programmmaßnahme sind jedoch die Schüler. Es wird davon ausgegangen, dass Lehrkräfte ohne spezifische Vorkenntnisse in der Suchtprävention dazu in der Lage sind, das »ALF«-Programm zu unterrichten. Zugleich wird aber darauf hingewiesen, dass die durchführenden Lehrer über Erfahrungen in interaktiven Unterrichtsmethoden und über Kenntnisse zur modernen Suchtprävention verfügen und mit dem Konzept der Lebenskompetenzen vertraut sein sollten. Eine **»ALF«-Schulung** wird ebenfalls durch die Herausgeber empfohlen und **in Form 2-tägiger Seminare** angeboten.

Rahmenbedingungen

Das »ALF«-Curriculum besteht aus **20 Unterrichtseinheiten**, von denen 12 in Klassenstufe 5 und 8 in Klassenstufe 6 durchgeführt werden sollen. Jede Unterrichtseinheit dauert **90 min**. Die Autoren empfehlen eine Durchführung der einzelnen Unterrichtseinheiten im Abstand von 14 Tagen.

Die **Unterrichtsmethoden** sind **interaktiv** ausgerichtet und sehen wenig Frontalunterricht vor. Vorwiegend kommen Rollenspiele, Partner- und Kleingruppenarbeiten, Gruppendiskussionen, Rückmelderunden und Hausaufgaben zum Einsatz. Zudem sind auch Entspannungsübungen vorgesehen. Der Ablauf jeder Curriculumseinheit ist durch einen strukturierten Zeitplan vorgegeben.

Sitzungsablauf
1. **Auswertung der Hausaufgaben:** 10–35 min
2. **Themeneinheit:** 45–70 min für die Erarbeitung des Themas der jeweiligen Unterrichtseinheit
3. **Hausaufgaben:** 5–10 min für das Stellen der Hausaufgaben

Grundsätzlich ist das Programm auf den Unterricht *einer* Lehrkraft ausgerichtet, es können aber bei geringen zeitlichen Kapazitäten **maximal 3 Lehrkräfte** an der Durchführung der Maßnahme beteiligt sein. Für diesen Fall werden eine möglichst **gemeinsame Gestaltung des Unterrichts und gegenseitiges Feedback** empfohlen. Die Vorbereitungszeit für Lehrkräfte wird als gering beurteilt, da neben den Manualinhalten keine weiteren Arbeitsmaterialien benötigt werden. Als wichtige **Voraussetzungen** für eine effektive Wirkung des »ALF«-Programms werden ein **positives Klassenklima** (z. B. Hilfsbereitschaft unter Schülern) und eine **gute Vertrauensbasis** zwischen dem durchführenden Lehrer und der Schulklasse genannt, da ansonsten negative Folgewirkungen (z. B. Mobbing) nicht auszuschließen sind.

Überdies sieht das Programm eine **Einbeziehung der Eltern** vor, indem diese bei der Hausaufgabenbearbeitung helfen und eine unterstützende Funktion ausüben.

Programmkonzept

Das »ALF«-Programm ist ein **primärpräventiv ausgerichtetes und langfristig angelegtes schulisches Programm**, das eine Verhinderung und Verminderung des Gebrauchs und Missbrauchs **psychoaktiver Substanzen** (Zigaretten, Alkohol, illegale Drogen) über die Stärkung von Persönlichkeit und Lebenskompetenzen intendiert. Für den Konsum von Alkohol besteht das Ziel nicht in Abstinenz, sondern es wird ein verantwortungsbewusster, zurückhaltender und kritischer Umgang mit Alkohol angestrebt. Vor dem theoretischen Hintergrund des Konzepts der Risiko- und Schutzfaktoren, der Bewältigung von Entwicklungsaufgaben, der Theorie des sozialen Lernens und der Theorie des geplanten Verhaltens zielt das »ALF«-Programm auf das Training von **Lebenskompetenzen** nach der Definition der WHO (1996) ab und sieht im Einzelnen Übungen zur Förderung folgender **Kompetenzen** vor:

a) Selbstwahrnehmung,
b) Empathie,
c) kreatives und kritisches Denken,
d) Entscheidungen treffen,
e) Problemlösefertigkeit,
f) effektive Kommunikationsstrategien,
g) interpersonale Beziehungsfertigkeit,
h) Gefühlsbewältigung und
i) Stressbewältigung.

Neben dem Training dieser allgemeinen »life-skills« beinhaltet das Programm auch die Vermittlung **problemspezifischer Inhalte**. Hierbei werden für das 5. Schuljahr Informationen zur Wirkung und zu den Konsequenzen des Tabak- und Alkoholkonsums vermittelt. Für beide Klassenstufen sieht das Programm die Einübung des Ablehnens von Konsumangeboten, von Tabak und Alkohol sowie das Training von Widerstand gegenüber Gruppendruck vor. In Klassenstufe 6 soll eine kritische Einstellung gegenüber Nikotin und Alkoholkonsum erarbeitet werden. Bei der Informationsvermittlung wird Wert auf adäquate, d. h. für die Schüler lebensnahe Informationen gelegt. Die Informationsvermittlung beruht nicht auf dem Ansatz der Abschreckung, sondern stellt Informationen zu kurzfristigen Konsequenzen des Substanzkonsums in den Vordergrund, da die Vermittlung von Informationen über langfristige Folgen selten zur Verhaltensänderung führt.

Materialien

Es liegen 2 **strukturierte Manuale für Lehrkräfte** (je eines für die Klassenstufen 5 und 6) in Form von DIN-A4-Ringbüchern mit Kopiervorlagen vor. Sie enthalten Arbeitsanweisungen sowie Unterrichtsmaterialien (Übungen und Arbeitsblätter) für jede Curriculumseinheit.

Im ersten Teil des Manuals finden sich allgemeine Hinweise und grundsätzliche Voraussetzungen für die Programmdurchführung. Das zweite Kapitel beinhaltet eine Beschreibung und den Aufbau der Unterrichtseinheiten, im dritten Kapitel werden Übungen vorgestellt, die im Verlauf des Programms wiederholt eingesetzt werden können, und im vierten Kapitel werden die einzelnen Unterrichtseinheiten beschrieben.

Evaluation

Bisher liegen **3 randomisierte Evaluationsstudien mit Kontrollgruppendesign** und Messwiederholungen in Haupt- und Realschulen, Gesamtschulen und Gymnasien vor, in denen die Umsetzbarkeit, Akzeptanz und suchtmittelpräventive Wirksamkeit des »ALF«-Programms überprüft wurde. Trotz hoher **Programmakzeptanz** auf Lehrer- und Schülerseite ließen sich im **Rauchverhalten** der Schüler nur **kurzfristige Effekte** nachweisen: Bezogen auf einen Zeitraum von 30 Tagen (30-Tage-Prävalenz) war der Anteil aktueller Raucher in den Interventionsklassen in der 5. Jahrgangsstufe nach erfolgter Programmdurchführung signifikant niedriger als in den Kontrollklassen. Über das 6. Schuljahr nahm der Anteil der Schüler, die bereits einmal in ihrem Leben betrunken waren, in der Kontrollgruppe zu, während er in der Experimentalgruppe konstant blieb (vgl. hierzu Kröger & Reese, 2000).

Es konnte auch gezeigt werden, dass durch eine Teilnahme am »ALF«-Programm das **Wissen** über Lebensfertigkeiten sowie der **Einsatz konstruktiver Problembewältigungsstrategien** beim Umgang mit inter- und intrapersonalen Problemen gesteigert werden konnte.

11.2 Lebenskompetenzprogramm »IPSY« (Information + psychosoziale Kompetenz = Schutz)

Weichold (2008)

Steckbrief

- **Problembereich:** Prävention von Substanzmissbrauch im frühen Jugendalter (primärpräventiv)
- **Altersbereich:** Ca. 11–13 Jahre
- **Trainingsteilnehmer:** Schüler der Klassenstufen 5–7
- **Dauer:** 15 Lerneinheiten
- **Methode:** Interaktive Methoden, z. B. Gruppendiskussion, Kleingruppenarbeit, Rollenspiele
- **Besonderheiten:** Strukturiertes Manual für Lehrkräfte jeweils für die Klassen 5, 6 und 7

Zielgruppe

Das Programm richtet sich an Lehrer (als Multiplikatoren) und **Schüler der Klassenstufen 5–7** in Regelschulen und Gymnasien.

Rahmenbedingungen

»IPSY« wird durch **Lehrer** als Multiplikatoren im Schulunterricht vermittelt. Es besteht in Klassenstufe 5 (Basiscurriculum) aus **10 Einheiten à 90 min sowie 5 Einheiten à 45 min**, in Klasse 6 und 7 aus je **7 Lerneinheiten (4 × 90 min und 3 × 45 min)** und kann entweder als Block im Rahmen einer Projektwoche oder aber über einen längeren Zeitraum durchgeführt werden. Jede Einheit steht für sich und soll einem **allgemeinen Ablaufschema** folgen.

Sitzungsablauf

1. Warm-up-Übung und Vorstellung des Themas der Trainingseinheit
2. Selbständiges Erarbeiten des Themas (z. B. durch Arbeitsblätter)
3. Ergebnisdiskussion in Kleingruppen oder in der gesamten Klasse
4. Aktive Anwendung und Einübung der gelernten Kompetenzen durch Rollenspiele paarweise oder in Kleingruppen
5. Abschließende Reflexion sowie Bewegungs- und Entspannungsübungen

Im »IPSY«-Unterricht kommen **interaktive Lehrmethoden** zum Einsatz. Im Vordergrund stehen das praktische Einüben von Verhaltensweisen in Rollenspielen, das gemeinsame Erarbeiten von Themen und Beiträgen in kleinen Gruppen, die immer wieder neu aus verschiedenen Schülern zusammengesetzt werden, sowie Gruppendiskussionen oder Feedbackrunden. Diese Methoden sollen eine praktische Übung von Verhaltensweisen im Peerkontext, Feedbackmöglichkeiten in einer angstfreien Situation und intensiven Kontakt zwischen allen Schülern einer Klasse ermöglichen. Das **Lehrerverhalten** sollte während der Programmvermittlung und nach Möglichkeit auch darüber hinaus explizit **ressourcenorientiert** sein, d. h. es wird mit Lob statt Strafe gearbeitet. Ziel ist es, in jedem Jugendlichen **Stärken, Begabungen oder positive Eigenschaften** zu entdecken und zu fördern. Dies soll insbesondere auch für ansonsten leistungsschwächere Schüler ein positives Feedback zu ihrer Person ermöglichen.

Programmkonzept

»IPSY« ist ein **universelles schulbasiertes Lebenskompetenzprogramm** mit dem Ziel der **Prävention von Substanzmissbrauch** im Jugendalter, wobei insbesondere die Prävention bezüglich des Rauchens sowie des Alkoholkonsums im Vordergrund steht. **Programmziele** sind die Förderung von allgemeinen und substanzspezifischen Lebenskompetenzen, von Wissen und Schulbindung sowie die Verzögerung des Erstkonsums von Alkohol und Zigaretten bei Jugendlichen bzw. eine Reduktion des typischen Konsumanstiegs im Jugendalter. Über die **Förderung grundlegender Lebenskompetenzen** hinaus, zu denen Empathie, Kommunikation, Selbstwert, Problemlösestrategien, Kreativität und Selbstsicherheit gehören, vermittelt das Programm auch **spezifische Fähigkeiten zum Umgang mit Substanzkonsum**, wie z. B. selbstsicheres »Neinsagen« beim Angebot von Alkohol oder Zigaretten im Freundeskreis. Zudem wird in einem geringeren Umfang **Wissen** zu den für Jugendliche besonders relevanten kurzfristigen Konsequenzen des Konsums vermittelt und auch über alterstypische Konsumraten informiert, um unrealistische Überzeugungen zum Substanzkonsum bei Gleichaltrigen anhand realistischer Fakten zu korrigieren. Schließlich beinhaltet »IPSY« **weitere Komponenten**, die eine Förderung des Klassenklimas, der Schulbindung und die Förderung strukturierter Freizeit anstreben. Zudem soll eine kritische Einstellung gegenüber Werbung vermittelt werden.

Durch das Programm sollen sowohl allgemeine soziale wie auch **substanzbezogene Einstellungen, Werte und Wissen** bei den Jugendlichen verändert und **psychosoziale Kompetenzen** verbessert werden. Es wird angenommen, dass beide Veränderungen eine positive Entwicklung und positives Gesundheitsverhalten bewirken, sofern die neu erlernten Verhaltensweisen längerfristig und konsistent im Alltag bekräftigt werden. Daneben waren für die Entwicklung des Programms »IPSY« aktuelle entwicklungspsychologische Modelle zur Entstehung von Substanzmissbrauch und empirische Befunde zu einflussreichen Risiko- und Schutzfaktoren maßgebend (vgl. hierzu Weichold & Silbereisen, 2008).

In Klassenstufe 5 liegt der Fokus auf den Lebenskompetenzen, d. h. es werden Grundfertigkeiten vermittelt (z. B. selbstsichere Kommunikation). In den Klassen 6 und 7 wird das Gelernte wiederholt, und die Kompetenzen werden aktiv geübt. Dabei stehen in Klassenstufe 6 Situationen mit geringer Relevanz für Substanzkonsum im Mittelpunkt (z. B. Kommunikationsfähigkeit bei Konflikten). In Klassenstufe 7 sind die vorgegebenen Übungsszenarien inhaltlich enger am Substanzkonsum orientiert (z. B. Ablehnen von Gruppendruck zum Alkohol trinken oder zu rauchen). Das Programm »IPSY« setzt mit einem **3-jährigen Curriculum** das von der WHO vorgeschlagene Optimum längerfristig wirksamer Lebenskompetenzprogramme um.

Materialien

Es liegt ein **Manual für Lehrkräfte** vor, das die Einheiten der Programmblöcke für die Klassenstufen 5–7 enthält. Das Manual kann bei den Autoren bestellt werden und wird auch im Rahmen eines Workshops zum »IPSY«-Training ausgegeben. Eine Publikation des Manuals ist zeitnah vorgesehen (Weichold & Silbereisen, 2009).

Evaluation

Das »IPSY«-Programm wurde seit 1999 in einer Reihe von **Evaluationsstudien** auf seine Durchführbarkeit, Akzeptanz und Effektivität hin überprüft. Allen Studien lag ein **längsschnittliches Kontroll- und Versuchsgruppendesign** zugrunde.

Es konnte gezeigt werden, dass »IPSY« über einen längeren Zeitraum den **Erstkonsum von Alkohol** bei Jugendlichen hinauszögern, den **Anstieg der Konsumhäufigkeit** reduzieren und die **Erwartungen zukünftigen Konsums** beeinflussen kann. Zudem waren Schüler nach Programmteilnahme widerstandsfähiger gegenüber dem Druck von Peers. Darüber hinaus fördert das Programm **Kompetenzen** und **Wissen** und wirkte sich positiv auf **Klassenklima und Schulbindung** aus. »IPSY« ist allgemein anwendbar und in seiner Effektivität unabhängig von Geschlecht und Schultyp. Gymnasiasten scheinen jedoch eher von Wissenskomponenten zu profitieren, während bei Regelschülern v. a. Widerstandsfähigkeiten gestärkt werden.

In einer Zusatzstudie wurde das Programm von einer italienischen Forschergruppe in der Region um Turin erprobt und evaluiert. Auch hier war das

Programm sehr gut akzeptiert und durchführbar, und die Effekte entsprachen trotz des unterschiedlichen kulturellen Kontexts weitgehend den deutschen Befunden (Weichold, Giannotta, Silbereisen, Ciairano & Wenzel, 2006). Derzeit andauernde Evaluationsstudien haben die Prüfung langfristiger Effekte sowie die Untersuchung der vermittelnden Prozesse der Programmwirkung zum Ziel. Auch auf Lehrerseite ergaben sich positive Effekte des »IPSY«-Programms: Ein Großteil der Lehrkräfte berichtete, dass sich ihr methodisches Repertoire verbessert habe, und mehr als die Hälfte der Lehrer gab an, dass »IPSY« auch die Wahl der Inhalte in anderen Fächern beeinflusst habe (Weichold, 2008).

11.3 »Fit und stark fürs Leben«

Burow, Aßhauer und Hanewinkel (1998); Aßhauer, Burow und Hanewinkel (1999); Ahrens-Eipper, Aßhauer, Burow und Weiglhofer (2002)

Steckbrief

- **Problembereich:** Persönlichkeitsförderung zur Prävention von Aggression, Rauchen und Sucht (1./2. Klasse), Stresserleben und Sucht (3./4. Klasse), Prävention des Rauchens (5./6. Klasse und Klasse 7/8)
- **Altersbereich:** Ca. 6–13 Jahre
- **Trainingsteilnehmer:** Schüler der Klassenstufen 1–8
- **Dauer:** 20 Unterrichtseinheiten, die jeweils in einer oder 2 Schulstunden durchgeführt werden sollen
- **Methode:** Kognitiv-verhaltenstherapeutische Prinzipien, verhaltensmodifikatorische interaktive Methoden wie Rollenspiele, Kontraktmanagement, Selbstbeobachtungsaufgaben und Selbstinstruktionen
- **Besonderheiten:** Manuale für Lehrkräfte jeweils für das 1./2. Schuljahr, 3./4. Schuljahr, 5./6. Schuljahr und 7./8. Schuljahr

Zielgruppe

Zielgruppe des Programms sind **Schüler der 1.–8. Klasse**. Die **Programminhalte** werden in der Schule **durch die Lehrer vermittelt**. Die Autoren empfehlen den durchführenden Lehrkräften die Teilnahme an entsprechenden **Fortbildungsveranstaltungen**. Dies ist aber nicht verpflichtend für den Einsatz der Manuale im Unterricht.

Rahmenbedingungen

Das Lebenskompetenzprogramm »Fit und stark fürs Leben« ist ein **Spiralcurriculum für 4 verschiedene Altersbereiche** (für die Schuljahre 1/2, 3/4, 5/6 sowie 7/8). Jedes Teilprogramm besteht aus **20 Unterrichtseinheiten**, die jeweils in **1 oder 2 Schulstunden** durchgeführt werden sollen. Alle Unterrichtseinheiten folgen einer **einheitlichen Ablaufstruktur**.

Sitzungsablauf

1. **Eröffnung:** Hier wird stets eines von 2 Liedern oder ein Gesprächskreis gewählt
2. **Hausaufgabenbesprechung:** Hierbei handelt es sich um kindgerecht gestaltete Selbstbeobachtungsaufgaben, durch die adäquate Verhaltensweisen zusätzlich eingeübt und im alltäglichen Umgang mit anderen schließlich manifestiert werden sollen
3. **Entspannungsteil:** Zunächst wird mit einfachen Atemübungen begonnen, später kommen Phantasiereisen hinzu
4. **Hauptthema:** Mit Hilfe altersadäquater Methoden wird in die jeweiligen lebenskompetenzbezogenen Themen eingeführt. Besonderer Wert wurde darauf gelegt, den Schülern möglichst oft die Gelegenheit zur handlungsorientierten Einübung der Inhalte zu geben
5. **Gemeinsamer Abschluss:** Die hier vorgeschlagenen Aktivitäten dienen dem Ausklang der jeweiligen Stunde und der Konsolidierung der Lerninhalte

In der Grundschule führt die Igelfigur »Igor Igel« als **Maskottchen** durch das Curriculum und dient als Identifikationsfigur. In den Manualen ab dem 5./6. Schuljahr übernehmen die Figuren »Tim« und »Lara« diese Funktion.

Die einzelnen Stunden sollten möglichst **in den normalen Stundenplan integriert** werden. Der **Durchführungszeitraum** kann sich für jeden der 4 Teile des Curriculums auf **bis zu 2 Jahre** erstrecken. Schüler in höheren Klassen müssen nicht an einer früheren Stufe des Curriculums teilgenommen haben. Didaktisch kommen **interaktive Methoden** wie Kleingruppenarbeit, Rollenspiele, Gruppendiskussion, Hausaufgaben (Selbstbeobachtungsübungen), Demonstrationsexperimente sowie Malen, Singen und Basteln zum Einsatz.

Programmkonzept

Das Spiralcurriculum besteht aus insgesamt **4 aufeinander aufbauenden Unterrichtsprogrammen** für die **Klassenstufen 1/2, 3/4, 5/6 und 7/8**. Als spezifische Ziele werden die Prävention von Aggression und Sucht für die 1. und 2. Klasse, die Prävention von Aggression, Stress und Sucht für Klasse 3/4 sowie die Prävention des Rauchens für die 5./6. sowie für die 7./8. Klasse genannt. Das Curriculum strebt hierzu die **Förderung grundlegender sozialer Kompetenzen und Bewältigungsfertigkeiten** wie Kommunikations- und Kontaktfertigkeiten, Stressmanagement, Angstbewältigung und Problemlösefertigkeiten an.

Das Training gliedert sich in folgende **Dimensionen und Ziele**:

a) **Selbstwahrnehmung und Einfühlungsvermögen:** Kennenlernen eigener Stärken und Schwächen, Steigerung des Selbstwertes und des Vertrauens in die eigenen Fähigkeiten, Empathietraining;
b) **Kommunikation:** Verbesserung verbaler und nonverbaler Kommunikationsfertigkeiten sowie sozialer Kontaktfertigkeiten;
c) **Körperbewusstsein und Informationsvermittlung:** Gesundheitsrelevantes Wissen, besseres Kennenlernen des eigenen Körpers, Förderung der Verantwortlichkeit für die eigene Gesundheit, altersgerechte Aufklärung über die Folgen des Rauchens;
d) **Standfestigkeit und kritisches Denken:** Widerstand gegenüber Gruppendruck, unabhängige Meinungsbildung, Toleranz gegenüber Außenseitern;
e) **Umgang mit Stress und negativen Emotionen:** Stressbewältigung sowie
f) **Problemlösen:** Verbesserung von Problemlöse- und Entscheidungsfertigkeiten.

Von den Lebenskompetenzen nach der WHO-Definition sollen somit im Rahmen des Programms für alle Jahrgangsstufen Selbstwahrnehmung, Problemlösefertigkeiten, effektive Kommunikationsstrategien, Gefühlsbewältigung und Stressbewältigung gefördert werden, ab Klassenstufe 3 zudem kritisches Denken und interpersonale Beziehungsfertigkeit. Empathie wird im Manual für Klasse 3/4 nicht als Ziel aufgenommen.

Materialien

Es liegen jeweils **Manuale für die Klassenstufen 1/2, 3/4, 5/6 sowie 7/8** vor. Diese enthalten Anleitungen für die Lehrkräfte für die Übungen, Lieder und Spiele sowie Kopiervorlagen. Für manche Übungen werden über das Manual hinausgehende Materialien benötigt, die nicht immer in der Schule vorhanden und von den Schülern mitzubringen sind. Die einzelnen Unterrichtseinheiten müssen entsprechend vorgeplant werden.

Evaluation

Die Umsetzbarkeit und Wirksamkeit des Programms wurde in **3 quasi-experimentellen Interventionsstudien mit Messwiederholungsdesign** geprüft. Im Hinblick auf die Wirksamkeit im Bereich der Lebenskompetenzen konnte für die Schüler der Trainingsgruppe in den Klassen 5/6 eine **Verbesserung sozialer Kompetenzen** nachgewiesen werden.

Im Hinblick auf die angestrebten Zielverhaltensweisen berichten die Autoren für die Grundschüler der 1./2. Klasse durch eine Teilnahme am Training unmittelbar nach der Intervention eine Verringerung des **aggressiven Verhaltens**, und bei den älteren Grundschülern konnte eine Reduktion **ängstlich-depressiver und delinquenter Verhaltensweisen** sowie **sozialer Probleme** festgestellt werden. Hierzu sind keine weiteren Evaluationsergebnisse publiziert.

Suchtpräventive Effekte wurden für Schüler der Klassenstufen 3–6 untersucht. In Klasse 3/4 zeigte sich eine signifikante Verringerung des Raucheranteils in der Trainingsgruppe. Zudem ergab sich für Schüler mit Trainingsteilnahme im Vergleich zu Schülern der Kontrollgruppe eine negativere Einstellung zum Rauchen, eine geringere Erwartung, in der Zukunft zu rauchen, eine stärkere Erwartung negativer Konsequenzen durch das Rauchen und ein verbessertes Körperbewusstsein. Bei Schülern der Klassen 5/6 konnte durch das Programm das Wissen über das Rauchen und auch das Klassenklima positiv beeinflusst werden. Hier ergab sich jedoch kein signifikanter Effekt in Bezug auf den Raucherstatus.

Im Rahmen der Prozessevaluation konnten in der Mehrheit der Klassen alle vorgegebenen Unterrichtseinheiten durchgeführt werden, und die Inhalte und Materialien des Programms wurden von den Lehrkräften als gut bis sehr gut beurteilt.

11.4 »Erwachsen werden« – Lions Quest

Wilms und Wilms (2004)

Steckbrief

- **Problembereich:** Prävention von Sucht
- **Altersbereich:** Ca. 10–15 Jahre
- **Trainingsteilnehmer:** Schüler der Sekundarstufe I
- **Dauer:** Variabel je nach Anzahl der bearbeiteten Themen aus 73 vorliegenden Unterrichtseinheiten und der Bearbeitungszeit
- **Methode:** Informationsvermittlung, Rollenspiele, Klassenzeitung, Einbezug der Eltern
- **Besonderheiten:** Handbuch mit CD-Rom für Lehrkräfte, Schülerordner, Elternheft und Elternbriefe

Zielgruppe

Das Lebenskompetenzförderprogramm »Erwachsen werden« ist für Jugendliche im Alter von 10–15 Jahren konzipiert. Es wird an weiterführenden Schulen (Real- und Hauptschulen, Gesamtschulen, Gymnasien) eingesetzt. **Multiplikatoren sind Lehrkräfte**, die an einer **Schulung** teilgenommen haben.

Rahmenbedingungen

Das Programm, das in der **Sekundarstufe I** eingesetzt werden kann, ist für einen **fächerübergreifenden Unterricht** konzipiert und bezieht auch die **Eltern** mit ein. Die Lehrkräfte werden im Rahmen eines **3-tägigen Einführungsseminars** geschult und haben darüber hinaus die Möglichkeit, sich durch **Aufbauseminare** weiter zu qualifizieren.

Die Dauer der Programmdurchführung richtet sich nach der Anzahl der bearbeiteten Themen und der jeweiligen Bearbeitungszeit. Hierzu existieren keine Vorgaben, sondern die **Dauer und Intensität** des Programms wird **von den Lehrkräften selbst bestimmt**. Insgesamt liegen **73 didaktisch aufbereitete Unterrichtseinheiten** vor. Wiederkehrende Ablaufroutinen sind nicht beschrieben.

Programmkonzept

Bei dem Lions-Quest-Programm »Erwachsen werden« handelt es sich um eine deutschsprachige Adaption des amerikanischen Programms »Skills for Adolescence«. Das Programm verfolgt folgende **Ziele**:

a) Die teilnehmenden Kinder und Jugendlichen sollen durch die Einübung und Verstärkung sozialer und personaler Handlungskompetenzen sowie Problemlösefähigkeiten ein neuartiges Repertoire an alternativen **Bewältigungsformen** erlernen, die zu Suchtverhalten inkompatibel sind.
b) Zusammen mit der Stärkung des **Selbstwertgefühls** und des **Selbstvertrauens** sollen diese Kompetenzen dazu dienen, Risikoverhaltensweisen – einschließlich des Konsums von psychoaktiven Substanzen – zu modifizieren. Hierdurch sollen die jungen Menschen befähigt werden, ihr Leben verantwortlich zu führen, Entscheidungen zu treffen, Konfliktsituationen erfolgreich zu begegnen und für Probleme positive Lösungen zu finden.
c) Kinder und Jugendliche sollen über »Erwachsen werden« angeregt werden, sich als **eigenständige Personen** wahrzunehmen. Sie sollen lernen, Kontakte aufzunehmen und Beziehungen einzugehen, ihre eigene Meinung zu formulieren und zu vertreten, ihre Probleme konstruktiv zu bewältigen, sich selbst und andere Personen zu respektieren und mit ihnen zu kooperieren. Sie sollen ein positives Körperbewusstsein entwickeln und lernen, die eigenen Gefühle und Bedürfnisse wahrzunehmen.

Das Programm beruht auf **langfristig angelegten und verhaltensorientierten Maßnahmen**. Das vorwiegend **substanzunspezifisch** ausgerichtete Konzept sieht vor, den Jugendlichen ins Zentrum des Geschehens zu stellen und an dessen Bedürfnissen anzusetzen.

Die Schüler erhalten allerdings zusätzlich auch Informationen über Sucht, Drogen und Hilfsangebote sowie über Ursachen und Entstehungsbedingungen des Substanzkonsums. In der 5. und 6. Klasse werden Inhalte zu Tabak und Alkohol, ab der Klasse 7 Inhalte zu Medikamenten, Cannabis und Ecstasy behandelt. Die Schüler werden dazu angeregt, über ihre Verhaltensgewohnheiten nachzudenken, um sich über eigene potenzielle Suchtgefährdungen bewusst zu werden. Der Umgang mit Konsumangeboten und sozialem Druck zum Konsum wird trainiert. Neben der Informationsvermittlung werden die Programminhalte über **interaktive Trainingsmethoden** wie Rollenspiele, Gruppenarbeit und -diskussionen vermittelt.

Inhaltlich gliedert sich das Curriculum in die folgenden **7 Themenbereiche:**

1. **Ich und meine (neue) Gruppe:** In diesem Themenblock sollen Schüler unterstützt werden, positive Beziehungen zu ihren Mitschülern und Lehrern aufzubauen, sodass eine Atmosphäre des Wohlbefindens geschaffen wird. Es geht um Fragen der eigenen Person, z. B. Wer bin ich? Wer sind die anderen? Welche Bedeutung hat die Gruppe und wie beeinflusst sie mich?
2. **Stärkung des Selbstvertrauens:** Ziel dieses Themenblocks ist es, Selbstvertrauen und Selbstsicherheit sowie kommunikative Kompetenzen der Kinder und Jugendlichen zu stärken und hierüber das Selbstwertgefühl zu fördern. Zudem sollen eine realistische Selbsteinschätzung sowie Respekt gegenüber anderen Personen entwickelt werden und es soll gelernt werden, die Meinung anderer zu akzeptieren sowie Verantwortung für das eigene Handeln zu übernehmen. Fragen, mit denen dieser Themenblock sich beschäftigt, sind z. B. Was ist eigentlich Selbstvertrauen, worauf begründet sich mein Selbstvertrauen? Wie kann ich mein eigenes oder auch das Selbstvertrauen anderer stärken?
3. **Mit Gefühlen umgehen:** Ziel dieses Themenblocks ist es, dass die Kinder und Jugendlichen erkennen, inwieweit ihre Gefühle ihr Handeln mitbestimmen. Es soll die Fähigkeit gefördert werden, mit Gefühlen umzugehen, eigene Gefühle wahr- und ernst zu nehmen, sie zu akzeptieren, auszudrücken und als etwas zu begreifen, das bei der Entwicklung der Persönlichkeit hilft. Wichtig in diesem Themenblock ist auch das Thema Umgang mit belastenden Situationen.
4. **Die Beziehung zu meinen Freunden:** In diesem Themenblock geht es um die Entstehung und Entwicklung von Freundschaften, die Auswirkungen von Freundschaften auf die Persönlichkeitsentwicklung und die Zugehörigkeit innerhalb der Gleichaltrigengruppe. Zudem soll auch die Fähigkeit gefördert werden, Gruppendruck zu erkennen, dagegen Widerstandskräfte zu entwickeln und Bewältigungsstrategien einzusetzen. Fragen in diesem Themenblock sind z. B. Wie kann man echte Freundschaften aufbauen, weiterentwickeln und verbessern? Welchen Einfluss hat die Clique? Wie hält man Gruppendruck stand? Wie kann man Meinungsverschiedenheiten oder Konflikte in einer Freundschaft konstruktiv lösen? Wie geht man mit Enttäuschungen und Verlust um?
5. **Mein Zuhause:** Dieser Themenblock soll dazu beitragen, die Bedeutung des familiären Zusammenlebens zu erkennen und die Kommunikation und gegenseitige Akzeptanz innerhalb der Familie zu verbessern. Neben der Förderung der Fähigkeit, Konflikte zu erkennen und fair und sachlich zu lösen, soll auch die Bindung der Kinder und Jugendlichen an ihre Familie gestärkt werden. Dieser Themenblock regt an, innerhalb des eigenen Zuhauses und in anderen Familien zu reflektieren und Schritte zur Verbesserung der Beziehungen oder zur Lösung von Konflikten zu erproben.
6. **Es gibt Versuchungen, entscheide dich:** In diesem substanzspezifischen Themenblock wird über psychoaktive Substanzen, Sucht und Abhängigkeit informiert. Den Kindern und Jugendlichen soll überdies der Einfluss von Werbung und Medien verdeutlicht werden und sie sollen lernen, auf Gruppendruck und Stresssituationen adäquat zu reagieren und Widerstandskraft zu entwickeln. Es geht zudem auch um die Verantwortung eigener Entscheidungen u. a. zu den Themen Lebensstil, Umgang mit dem eigenen Körper und berufliche Zukunft.
7. **Ich weiß, was ich will:** In diesem Teil sollen die Kinder und Jugendlichen die Fähigkeit des Planens und Vorausdenkens erwerben. Sie sollen lernen, sich realistische Ziele zu setzen und zu überprüfen, welche Hilfsmittel und Strategien ihnen zur Verfügung stehen und welche Hindernisse zu überwinden sind, um Träume und Hoffnungen verwirklichen zu können.

Das Programm beinhaltet in einem weiteren Kapitel (8) zudem eine Sammlung sog. Energizer (Akti-

vierungsspiele), die nach Bedarf im Unterricht eingesetzt werden können. Diese »Energizer« sind folgenden Kategorien zuzuordnen:
a) Kennenlernen und die Gemeinschaft fördern,
b) Einteilung in Paare oder Gruppen,
c) Förderung der Entspannung,
d) Förderung der Konzentration und
e) Förderung der Kooperation.

Materialien

Zu dem Programm liegt ein **Handbuch für Lehrkräfte** vor, das Hintergrundinformationen zur Suchtprävention und zum Programm sowie eine Darstellung der Unterrichtseinheiten mit einer **CD-Rom** enthält. Für die **Schüler** liegt eine **Ringbuchsammelmappe für Arbeitsblätter und Notizen** vor. Zudem gibt es ein Begleitheft für Eltern und vorbereitete Elternbriefe. Die Materialien sind durch die Teilnahme an einem Einführungsseminar erhältlich oder können bei »Lions-Quest« bestellt werden. Zur Schulung werden regional **3-tägige praxisorientierte Einführungsseminare** sowie verschiedene Aufbauseminare angeboten. Lehrkräfte erhalten auch Vorschläge und Anleitungen für eine geschlechtsspezifische Unterrichtsgestaltung.

Evaluation

In Deutschland wurde das Programm zwischen 2000 und 2002 evaluiert. Hierzu wurden Lehrkräfte, Schulleiter und Schüler zur Akzeptanz, Wirksamkeit und Implementation des Programms befragt. Die Programmeffektivität wurde über eine **quasi-experimentelle Interventionsstudie mit Kontrollgruppendesign und Messwiederholung** mit Schülern der Jahrgangsstufen 5 und 7 überprüft.

Die Ergebnisse der Längsschnittuntersuchung zeigen, dass »Erwachsen werden« sich positiv auf die Entwicklung des **Selbstwertgefühls** und der **sozialen Kompetenz** auswirkt. Ebenfalls konnten **substanzspezifische Selbsteinschätzungen** verändert werden wie z. B. die Widerstandsgewissheit und Ausstiegsbereitschaft. Die Entwicklung des Selbstwertgefühls und der sozialen Kompetenz wurde insbesondere bei Mädchen durch die Programmteilnahme positiv beeinflusst. Jungen zeigten hier bereits vor Programmbeginn vergleichsweise hohe Ausgangwerte. Bezüglich des **Zigarettenkonsumverhaltens** konnte in der Klassenstufe 5 ein präventiver Effekt nachgewiesen werden, indem sowohl Mädchen als auch Jungen der Interventionsklassen geringere Neueinstiegsraten in den Tabakkonsum aufwiesen als Schüler der Kontrollklassen.

Die Gewissheit, ein Angebot zum Rauchen ablehnen zu können, und auch die Ausstiegsbereitschaft wurden bei den rauchenden Schülerinnen durch das Programm positiv beeinflusst. Bei beiden Geschlechtern zeigte sich jedoch kein Einfluss auf die Probierbereitschaft. Der aktuelle Tabakkonsum nahm bei Schülern der 5. Klasse in geringerem Umfang zu als in der Kontrollgruppe. Bei den Siebtklässlern konnte hingegen kein Interventionseffekt auf den Tabakkonsum erzielt werden.

Im Hinblick auf die Akzeptanz und die Durchführbarkeit berichteten 80% der befragten Lehrkräfte, Themen des Programms im Unterricht eingesetzt zu haben, wobei das Programm besonders häufig in den Jahrgangsstufen 5–7 zum Einsatz kam. Gründe für den Nichteinsatz waren besonders häufig schulorganisatorische Aspekte wie z. B. Probleme der Integration des Programms in den regulären Unterricht. Insgesamt sprechen die Befunde für ein hohes Maß an Akzeptanz des Programms bei Lehrkräften, Schulleitern und Schülern.

11.5 Förderung von Selbstwirksamkeit und Selbstbestimmung im Unterricht (FoSS)

Drössler, Röder und Jerusalem (2007)

Steckbrief

- **Problembereich:** Förderung von Selbstwirksamkeit und Selbstbestimmung bei Schülern durch gezielte Unterrichtsstrategien der Lehrer
- **Altersbereich:** Lehrer von Schülern der Sekundarstufe I
- **Trainingsteilnehmer:** Gruppen von 16 bis maximal 20 Lehrern
- **Dauer:** 3 ein- oder 2-tägige Trainings und jeweilige Umsetzung im Unterricht
- **Methode:** Vermittlung der Workshopmodule »Motiviertes Lernen«, »Kompetentes Sozialverhalten« und »Proaktives Handeln«
- **Besonderheiten:** Fortbildungsmanual mit Arbeitsmaterialien für die Workshopteilnehmer, prozessbegleitende Beratung, Online-Angebot

Zielgruppe

Das Programm richtet sich an **Lehrerteams** der Sekundarstufe I an Regelschulen als Vermittler. Ein Einsatz in anderen Schulformen (z. B. berufsbildende Schulen) oder Altersgruppen (z. B. Sekundarstufe II) ist durch entsprechend adaptierte Programmversionen prinzipiell möglich.

Rahmenbedingungen

In **drei Workshops** – zur Förderung kompetenten Sozialverhaltens, motivierten Lernens und proaktiven Handelns – werden mit den Lehrkräften **Strategien** zur Stärkung personaler und sozialer Ressourcen der Schüler erarbeitet, die **in den regulären Schulunterricht integriert** werden können. Allgemeine **Ziele** sind dabei die Förderung von Selbstwirksamkeit und Selbstbestimmung sowie bestimmte workshopspezifische Kriterien (wie Lern-, Sozial- und Problemlösekompetenzen). Die Abfolge der Module kann an die Bedürfnisse der jeweiligen Schule angepasst werden.

Sitzungsablauf

1. Vorstellung des Konzepts: Theoretische Erläuterung und Vorstellung empirischer Befunde
2. Reflexion und Diskussion im Hinblick auf die schulische Praxis
3. Entwicklung konkreter Unterrichtsstrategien in Lehrerteams
4. Konkrete Planung der zeitnahen Umsetzung in den eigenen Unterricht

Die Workshops sollten von **Psychologen** durchgeführt werden, die mit den zentralen Themen und Gegenständen des Programms vertraut sind. Nach der Teilnahme an einem Workshop sollen Lehrer in kleinen Teams (»Projektgruppen«) gemeinsam an der regelmäßigen Umsetzung selbst bestimmter Fortbildungsinhalte bzw. konkreter Förderstrategien im Unterrichtsalltag arbeiten.

Programmkonzept

Das Fortbildungsprogramm »Förderung von Selbstwirksamkeit und Selbstbestimmung im Unterricht« ist eine **Trainingsmaßnahme für Lehrerkollegien** mit dem Ziel, durch **veränderte Unterrichtsstrategien** Selbstwirksamkeit und Selbstbestimmung von Schülerinnen und Schülern zu stärken und auf diese Weise die **Entwicklung von Lebenskompetenzen** zu unterstützen. Substanzspezifische Aspekte oder Kriterien werden nicht thematisiert. Die Unterrichtsstrategien beziehen sich auf folgende **drei inhaltliche Schwerpunkte**, die in den Fortbildungsworkshops vermittelt und von den teilnehmenden Lehrkräften anschließend in ihrem Unterricht umgesetzt werden sollen:

1. **»Motiviertes Lernen«** zielt auf die Förderung von schulischer Selbstwirksamkeit, Lernfreude, Erfolgszuversicht und Abbau von Hilflosigkeit durch individualisierende Motivationsstrategien. Die Anwendung des Konzepts der **Bezugsnormorientierung** (Rheinberg, 1980) in Verbindung mit einer hohen **Fehlerkultur** fördert bei Schülern durch das Erleben des eigenen Lernzuwachses Lern- und Leistungsmotivation sowie Freude am Kompetenzerwerb. Eine Möglichkeit ist die Führung von **Portfolios**. In diesen werden Schülerarbeiten gesammelt, sodass sich insbesondere persönliche Lernfortschritte eines Schülers erkennen lassen. Dies erleichtert die Umsetzung von motivationsförderlichen intraindividuellen Vergleichen. Ebenso wie die Anfertigung von **Transparenzpapieren** als Vorbereitungshilfe vor wichtigen Tests, die dazu dienen, die Anforderungen, Bewertungskriterien und Konsequenzen der Leistungsbewertung deutlich zu machen, tragen auch Portfolios zu mehr Transparenz im Unterricht sowie zum Autonomieerleben der Schüler bei.
2. **»Kompetentes Sozialverhalten«** soll die **Entwicklung sozialer Handlungskompetenzen** unterstützen, etwa durch Förderung der sozialen Selbstwirksamkeit und günstiger sozialer Interaktionen. Dies soll über den **Einsatz kooperativer Lernsettings** und die **Verbesserung des Klassenklimas** erreicht werden. Beim kooperativem Lernen sind eigene Ziele und Erfolgerlebnisse eng mit Gruppenzielen und Gruppenerfolg verknüpft, sodass Kommunikation, Kooperation, Konfliktregelung oder Kompromissfähigkeit gefordert sind und sich so soziale Kompetenzen entwickeln und erprobt werden können. Eine Möglichkeit zur Verbesserung des Klassenklimas besteht in der Vereinbarung von Regeln für den Umgang miteinander. Die Übernahme von

Verantwortung kann ebenfalls zur Verbesserung des Klassenklimas beitragen, wenn dadurch Kooperation und Zusammenarbeit angeregt werden (z. B. Patenschaften im Krankheitsfall, Streitschlichter).

3. **»Proaktives Handeln«** intendiert den **Erwerb übergreifender Handlungskompetenzen** in verschiedenen Lebensbereichen, etwa durch die Förderung der allgemeinen Selbstwirksamkeit und von Problemlösekompetenzen sowie durch die Befähigung zu Selbstkontrolle und der Verwendung effektiver Lernstrategien. Dies geschieht unter Heranziehung eines hierzu entwickelten proaktiven Handlungsmodells als Unterrichtsgrundlage und als Beratungskonzept, das anhand kognitiver, motivationaler und metakognitiver Komponenten schrittweise **Strategien für den selbstregulierten proaktiven Umgang mit schwierigen Anforderungen** aufzeigt. Hierzu werden beispielsweise konkrete Anforderungen und mögliche Lösungen und Handlungsmöglichkeiten analysiert. Für die Umsetzung eines vorausschauenden problemorientierten Handelns sind folgende Schritte erforderlich:
   a) Analyse konkreter Schwierigkeiten eines Problems,
   b) Reflexion von Lösungsmöglichkeiten und eigenen Kompetenzen,
   c) konkrete Zielsetzung vorzunehmender Schritte mit differenzierter Planung,
   d) Einstieg in und Durchhalten bei Problemlöseprozessen sowie
   e) Umgang mit Erfolg und Misserfolg.

Materialien

Es liegt ein **Manual mit Arbeitsmaterialien in Ringbuchform** vor, das im Rahmen der Fortbildungsworkshops ausgegeben wird.

Evaluation

Das Programm wurde im Zeitraum 2003–2008 durchgeführt und hinsichtlich seiner Akzeptanz, Wirksamkeit und Implementation in **3 Interventionsstudien mit längsschnittlichen quasi-experimentellen Kontrollgruppendesigns** überprüft. Grundlage war die Fortbildungsteilnahme von **Lehrerkollegien aus insgesamt 25 Projektschulen**, die ihre Implementationsaktivitäten auf Klassen der 7. und 8. Jahrgangsstufen konzentrierten.

Insgesamt weisen die Ergebnisse darauf hin, dass die Inhalte der Workshops für den Unterrichtsalltag der Lehrer von praktischer Relevanz sind und deren Integration in den Unterricht von der Mehrzahl der Workshopteilnehmer forciert und als hilfreich erlebt wurde. Neben positiven Wahrnehmungen der Lehrer lassen sich auch bei den Schülern **günstige Entwicklungen** hinsichtlich der angezielten Kriterien in den Bereichen des **motivierten Lernens**, des **kompetenten Sozialverhaltens** und des **proaktiven Handelns** nachweisen. Ausschlaggebend für die Stärke der Programmeffekte ist jedoch, in welchem Maße die Workshopteilnehmer die erarbeiteten Maßnahmen in ihren Unterricht integrieren. Positive Veränderungen waren dort stärker, wo entsprechende Maßnahmen häufiger umgesetzt wurden. So schätzten beispielsweise Lehrer mit höherer Implementationsaktivität den Umgang ihrer Schüler mit sozialen Konflikten sowie die erfolgreiche Zusammenarbeit in Gruppen am Ende des Schuljahres günstiger ein als Lehrkräfte mit geringerer Implementationsaktivität. Vergleichbare Effekte des **Ausmaßes der Implementation** zeigen sich auch bei den Schülern. Je mehr Transparenzpapiere beispielsweise im Unterricht eingesetzt wurden, desto mehr wurde dies von den Schülern auch wahrgenommen und desto günstiger entwickelte sich ihre schulische Selbstwirksamkeit. Zur Unterstützung nachhaltiger Fördereffekte wird eine **kontinuierliche und längerfristige Anwendung** der Unterrichtstrategien als wichtig angesehen. Insgesamt kann das Programm im Hinblick auf **Stärkung von Selbstwirksamkeit und Selbstbestimmung** als Grundlagen der Entwicklung von Lebenskompetenzen als erfolgreich beurteilt werden.

Fazit und Ausblick

Die Förderung von Lebenskompetenzen spielt eine bedeutende Rolle für die Prävention von Problemverhaltensweisen und gesundheitsbezogenem Risikoverhalten. Der **»Life-skill«-Ansatz** gilt als ein **zukunftsweisendes Konzept** in der Gesundheitsförderung, insbesondere auch in der schulischen Suchtprävention. Dies v. a., weil er nicht nur **ressourcenorientiert**, sondern auch auf **frühzeitige Maßnahmen** ausgerichtet und in **längerfristiger Kontinuität** angelegt ist. Evaluationsstudien haben neben dem Nachweis von positiven Präventionseffekten gezeigt, dass die Programme von Schülern und Lehrkräften gleichermaßen positiv angenommen werden und sich insgesamt gut in den Schulalltag integrieren lassen. Da die Wirksamkeit von Präventionsprogrammen wesentlich auch vom Gelingen der Implementation der Fördermaßnahmen abhängt, scheinen Lebenskompetenzprogramme in dieser Hinsicht gute Voraussetzungen mitzubringen.

Vorliegende **Evaluationsstudien** zum Lebenskompetenzansatz belegen insgesamt eine gute Wirksamkeit. Für die evaluierten deutschen Lebenskompetenzprogramme wird übereinstimmend von suchtpräventiven Effekten, insbesondere bezogen auf den Tabakkonsum, berichtet. Hier konnte ein **mehrjähriger Aufschub des Konsumeinstiegs** nachgewiesen werden.

Eine Betrachtung der **Effekte** längsschnittlich angelegter Lebenskompetenzprogramme zeigt, dass v. a. bei **jüngeren Schülern** im Vergleich zur Kontrollgruppe der **Einstieg in den Konsum von Alkohol und Tabak zeitlich hinausgezögert** werden konnte. Auch eine Verzögerung des Konsumeinstiegs um 1–2 Jahre ist als ein präventiver Erfolg zu werten, da eine frühe Ausprägung fester Konsummuster in entwicklungspsychologischer Hinsicht eine besondere Gefährdung für einen späteren chronischen Substanzmissbrauch darstellt. Die verschiedenen Versionen von Lebenskompetenzprogrammen für unterschiedliche Altersstufen sind zudem gute Präventionsansätze für die **Berücksichtigung entwicklungsspezifischer Besonderheiten und spezifischer Entwicklungsfenster** hinsichtlich des Konsumeinstiegs.

Als **weitere wissenschaftliche Fragestellungen** im Bereich der Erforschung von präventionswirksamen Lebenskompetenzprogrammen stellen sich insbesondere Fragen nach den **Wirkmechanismen** und nach der **Möglichkeit der Effizienzsteigerung**. Trotz der nachgewiesenen positiven Effekte von Lebenskompetenzprogrammen ist bisher noch weitgehend unklar, auf welche Weise die Effektivität von Lebenskompetenzprogrammen vermittelt wird. Die bisherigen Evaluationsstudien deuten darauf hin, dass die zumeist erfassten **Mediatoren** (z. B. Zuwachs an Widerstandsfähigkeit gegenüber dem Gruppendruck, Substanzen zu konsumieren, oder an kritischen Einstellungen gegenüber Substanzkonsum) **die Effekte** der Programme auf das Suchtverhalten **nicht hinreichend erklären** können. Hier bedarf es weiterer Evaluationsstudien, um die **Vermittlungsmechanismen zwischen Persönlichkeitsförderung und protektivem Gesundheitsverhalten** zu identifizieren. Als sehr wichtig und effektiv haben sich begleitende Maßnahmen zur Erhöhung der **Lebensnähe** erwiesen. Beispielsweise können **zusätzliche Familientrainings** die Effekte verbessern (Spoth, Redmond, Trudeau & Shin, 2002). Auch der **Einsatz etwas älterer Schüler als Programmvermittler** kann die präventive Wirksamkeit erhöhen (»Peer Educators«: Backett-Milburn & Wilson, 2000; Cuijpers, 2002), da diese sich besser in die Jugendlichen hineinversetzen können und glaubwürdiger bei der Vermittlung von Vorschlägen sind als Erwachsene. Ebenfalls wichtig ist ein hoher **Grad aktiver Beteiligung** der Jugendlichen (z. B. Gruppendiskussionen, Rollenspiele, Verhaltensübungen), da eine alleinige Informationsvermittlung wirkungslos ist (Tobler, Lessard, Marshall, Ochshorn & Roona, 1999; Tobler & Stratton, 1997).

Bislang wurden in Evaluationsstudien zu Lebenskompetenztrainings allerdings überwiegend primär die suchtpräventiven Effekte überprüft. Trotz zahlreicher positiver Ergebnisse sowohl in den USA als auch in Deutschland fand eine **Überprüfung, inwieweit Lebenskompetenzen tatsächlich durch ein Programm gefördert werden, eher selten** statt. Bühler, Schröder und Silbereisen (2007) konnten zeigen, dass das Programm »ALF« (► Kap. 11.1) Wissen über Lebenskompetenzen vermittelt und entsprechende Lebenskompetenzen häufiger eingesetzt werden. Andere Studien konnten auch positive Effekte auf konsumrelevante Eigenschaften nachweisen (z. B. Selbstwirksamkeitserwartung, Selbstwertgefühl). Darüber hinaus sollte in Evaluationsstudien gezielt zu Effektivität, Effizienz und Wirkmechanismen der verschiedenen **Programmkomponenten** geforscht werden, damit eine theoriegeleitete Entwicklung von wirksamen, begründeten und ökonomischen Maßnahmen vorangetrieben wird.

Ebenfalls als defizitär ausgeprägt wird zuweilen die Berücksichtigung **geschlechtspezifischer Besonderheiten** in den Materialien vieler Programme beklagt, obwohl verschiedentlich eine **unterschiedliche Wirksamkeit** für Mädchen und Jungen nachgewiesen werden konnte (BZgA, 2005).

Allerdings zeigen die bisherigen Evaluationsbefunde zu **Lebenskompetenzprogrammen** auch, dass diese universelle Prävention nicht bei allen Kindern und Jugendlichen gleich wirksam ist, sondern insbesondere **bei Risikogruppen** (z. B. bei bereits gewohnheitsmäßig rauchenden oder Alkohol konsumierenden Jugendlichen) nur begrenzte oder keine Wirkung hat. Nach wie vor liegen jedoch kaum Programme für Risikogruppen von Jugendlichen vor. Es ist somit für eine breitere Wirksamkeit wichtig, die Programme zur schulischen Gesundheitsförderung um entsprechende **risikogruppenspezifische Maßnahmen** zu ergänzen.

Darüber hinaus erscheint die verstärkte Untersuchung notwendiger und hinreichender Bedingungen für eine optimale **Implementation von Fördermaßnahmen** ebenso vonnöten wie die Suche nach Möglichkeiten für eine **Integration der Gesundheitsförderung in den regulären schulischen Unterricht**. Wichtig ist zudem der Einsatz valider und reliabler Instrumente zur Erfassung der tatsächlichen Nutzungshäufigkeit von Interventionsstrategien sowie entsprechender Indikatoren zur Messung der Umsetzungsqualität im Schulunterricht. Die nachhaltige Wirksamkeit von Gesundheitsförderung setzt voraus, dass Präventionsmaßnahmen wie Lebenskompetenztrainings **längerfristig und dauerhaft** in gesellschaftliche Kontexte wie z. B. die Schule oder Gemeinde integriert werden und dass diese Maßnahmen möglichst **frühzeitig** beginnen. Daneben wird die Wirksamkeit von der Qualität der Programmdurchführung oder auch von Merkmalen des Settings wie z. B. der schulischen Lernumwelt bestimmt. Es wäre daher wünschenswert, **Schulungen bzw. Trainings** zur Durchführung und Umsetzung von schulischer **Gesundheitsförderung systematisch in die Lehreraus- und -fortbildung** einzubinden. Dabei könnten die sozialen und strukturellen Rahmenbedingungen von Schulen berücksichtigt und systemorientierte Maßnahmen einbezogen werden.

Literatur

Ahrens-Eipper, S., Aßhauer, M., Burow, F. & Weiglhofer, H. (2002). *FIt und stark fürs Leben 5/6. Prävention des Rauchens durch Persönlichkeitsförderung*. Leipzig: Klett.

Ajzen, I. & Fishbein, M. (1980). *Understanding attitudes and predicting social behaviour*. Englewood Cliffs, NJ: Prentice Hall.

Aßhauer, M., Burow, F. & Hanewinkel, R. (1999). *Fit und stark fürs Leben. 3. und 4. Schuljahr. Persönlichkeitsförderung zur Prävention von Aggression, Streß und Sucht*. Leipzig: Klett.

Backett-Milburn, K. & Wilson, S. (2000). Understanding peer education: Insights from a process evaluation. *Health Education Research, 15*, 85–96.

Bandura, A. (1979). *Sozial-kognitive Lerntheorie*. Stuttgart: Klett.

Becker, M. H. (1974). The health belief model and sick role behavior. *Health Education Monographs, 2*, 409–419.

Botvin, G. J. (1998). Preventing adolescent drug abuse through life skills training. Theory, methods and effectiveness. In J. Crane (Ed.), *Social programs that really work* (pp. 225–257). New York: Sage.

Botvin, G. J. & Tortu, S. (1988). Preventing adolescent substance abuse through life skills training. In R. H. Price, E. L. Cowen, R. P. Lorion & J. Ramos-McKay (Eds.), *Fourteen ounces of prevention* (pp. 98–110). Washington: Hemisphere.

Bruvold, W. H. (1993). A meta-analysis of adolescent smoking prevention programs. *American Journal of Public Health, 83*, 872–880.

Bühler, A., Schröder, E. & Silbereisen, R. K. (2007). Welche Lebensfertigkeiten fördert ein suchtpräventives Lebenskompetenzprogramm? Quantitative und qualitative Ergebnisse einer schulbasierten Interventionsstudie. *Zeitschrift für Gesundheitspsychologie, 15*, 1–13.

Bundeszentrale für gesundheitliche Aufklärung (Hrsg.). (2005). *Gesundheitsförderung durch Lebenskompetenzprogramme in Deutschland. Grundlagen und kommentierte Übersicht*. Köln: BZgA.

Burow, F., Aßhauer, M. & Hanewinkel, R. (1998). *Fit und stark fürs Leben. 1. und 2. Schuljahr. Persönlichkeitsförderung zur Prävention von Aggression, Rauchen und Sucht*. Leipzig: Klett.

Cuijpers, P. (2002). Peer-led and adult-led school drug prevention: A meta-analytic comparison. *Journal of Drug Education, 32*, 107–119.

Drössler, S., Röder, B. & Jerusalem, M. (2007). Förderung von Selbstwirksamkeit und Selbstbestimmung im Unterricht. In M. Landmann & B. Schmitz (Hrsg.), *Selbstregulation erfolgreich fördern* (S. 206–231). Stuttgart: Kohlhammer.

Dusenbury, L. & Botvin, G. J. (1990). Competence enhancement and the prevention of adolescent problem behavior. In K. Hurrelmann & F. Lösel (Eds.), *Health hazards in adolescence* (pp. 459–478). Berlin: DeGruyter.

Evans, R. I. (1988). Prevention of smoking in adolescence: Conceptualization and intervention strategies of a prototypical research program. In S. Maes, C. D. Spielberger, P. B. Defares & G. Sarason (Eds.), *Topics in Health Psychology* (pp. 107–125). Chichester: Wiley.

Franzkowiak, P. (1987). Risk-taking and adolescent development – function of smoking and alcohol consumption and consequences for prevention. *Health Promotion, 2*, 51–61.

Jerusalem, M. (Hrsg.). (1999). Gesundheitsförderung in der Schule (Themenheft). *Zeitschrift für Gesundheitspsychologie, 7*.

Jerusalem, M. (2003). Prävention in Schulen. In M. Jerusalem & H. Weber (Hrsg.), *Psychologische Gesundheitsförderung: Diagnostik und Prävention* (S. 461–477). Göttingen: Hogrefe.

Jerusalem, M. (2007). Gesundheitspsychologische Prävention. In B. Röhrle (Hrsg.), *Prävention und Gesundheitsförderung für Kinder und Jugendliche Bd. III* (S. 127–149). Tübingen: dgvt.-Verlag.

Jessor, R., Donovan, J. E. & Costa, F. (1990). Personality, perceived life chances, and adolescent health behavior. In K. Hurrelmann & F. Lösel (Hrsg.), *Health hazards in adolescence* (S. 25–42). Berlin: De Gruyter.

Jessor, R. & Jessor, S. L. (1977). *Problem behavior and psychosocial development*. New York: Academic Press.

Kaluza, G. (1996). *Gelassen und sicher im Stress – Psychologisches Programm zur Gesundheitsförderung*. Berlin: Springer.

Klein-Heßling, J. & Lohaus, A. (2000). *Stresspräventionstraining für Kinder im Grundschulalter*. Göttingen: Hogrefe.

Kröger, C. & Reese, A. (2000). Schulische Suchtprävention nach dem Lebenskompetenzkonzept. *Sucht, 46*, 209–217.

Masten, A. S. (2001). Ordinary magic: resilience processes in development. *American Psychologist, 56*, 227–238.

Opp, G., Fingerle, M. & Freytag, A. (Hrsg.). (1999). *Was Kinder stärkt. Erziehung zwischen Risiko und Resilienz*. München: Reinhardt.

Rheinberg, F. (1980). *Leistungsbewertung und Lernmotivation*. Göttingen: Hogrefe.

Silbereisen, R. K. (1997). Konsum von Alkohol und Drogen über die Lebensspanne. In R. Schwarzer (Hrsg.), *Gesundheitspsychologie* (S. 189–208). Göttingen: Hogrefe.

Silbereisen, R. K. & Noack, P. (1990). On the constructive role of problem behavior in adolescence. In N. Bolger, A. Caspi, G. Downey & M. Moorehouse (Eds.), *Person in context: Developmental processes* (pp. 152–180). Cambridge, MA: Cambridge University Press.

Spoth, R. L., Redmond, C., Trudeau, L. & Shin, C. (2002). Longitudinal substance initiation outcomes for a universal preventive intervention combining family and school programs. *Psychology of Addictive Behaviors, 16*, 129–134.

Tobler, N. S. (2000). Meta-analysis of school-based substance abuse prevention programs for adolescents. *Journal of Primary Prevention, 20*, 261–274.

Tobler, N. S., Lessard, T., Marshall, D., Ochshorn, P. & Roona, M. (1999). Effectiveness of school-based drug prevention programs for marihuana use. *School Psychology International, 20*, 105–137.

Tobler, N. S. & Stratton, H. H. (1997). Effectiveness of school-based drug prevention programs: A meta-analysis of the research. *Journal of Primary Prevention, 18*, 71–128.

Walden, K., Kröger, C., Kirmes, J., Reese, A. & Kutza, R. (2000). *ALF – Allgemeine Lebenskompetenzen und Fertigkeiten. Programm für Schülerinnen und Schüler der 6. Klasse mit Unterrichtseinheiten zu Nikotin und Alkohol*. Baltmannweiler: Schneider-Verlag Hohengehren.

Walden, K., Kutza, R., Kröger, C. & Kirmes, J. (1998). *ALF – Allgemeine Lebenskompetenzen und Fertigkeiten. Programm für Schülerinnen und Schüler der 5. Klasse mit Informationen zu Nikotin und Alkohol*. Baltmannsweiler: Schneider-Verlag Hohengehren.

Weichold, K. (2008). Alkoholprävention durch Lebenskompetenzprogramme. In P. Tossmann & N. H. Weber (Hrsg.), *Alkoholprävention in Erziehung und Unterricht* (S. 102–114). Herbholzheim: Centaurus-Verlag.

Weichold, K., Giannotta, F., Silbereisen, R. K., Ciairano, S. & Wenzel, V. (2006). Cross-cultural evaluation of a life-skills program to combat adolescent substance misuse. *Sucht – German Journal for Addiction Research and Practice, 52*, 268–278.

Weichold, K. & Silbereisen, R. K. (2008). Konsum von Alkohol und illegalen Drogen im Jugendalter. In R. K. Silbereisen & M. Hasselhorn (Hrsg.), *Enzyklopädie der Psychologie: Themenbereich C Theorie und Forschung, Serie V Entwicklungspsychologie, Bd. 5 Entwicklungspsychologie des Jugendalters*. Göttingen: Hogrefe.

Weichold, K. & Silbereisen, R. K. (2009). *Suchtprävention in der Schule. IPSY – Ein Lebenskompetenzprogramm für die Klassenstufen 5 bis 7*. Göttingen: Hogrefe.

Wilms, H. & Wilms, E. (2004). *Erwachsen werden. Life-Skills-Programm für Schülerinnen und Schüler der Sekundarstufe I. Handbuch für Lehrerinnen und Lehrer*. Wiesbaden: Lions Club International.

World Health Organization – WHO (Ed.). (1994). *Life skills education in schools*. Geneva: WHO.

World Health Organization – WHO (Ed.). (1996). *Life skills education – Planning for research*. Geneva: WHO.

12 Soziale Kompetenzen

Ulrich Pfingsten

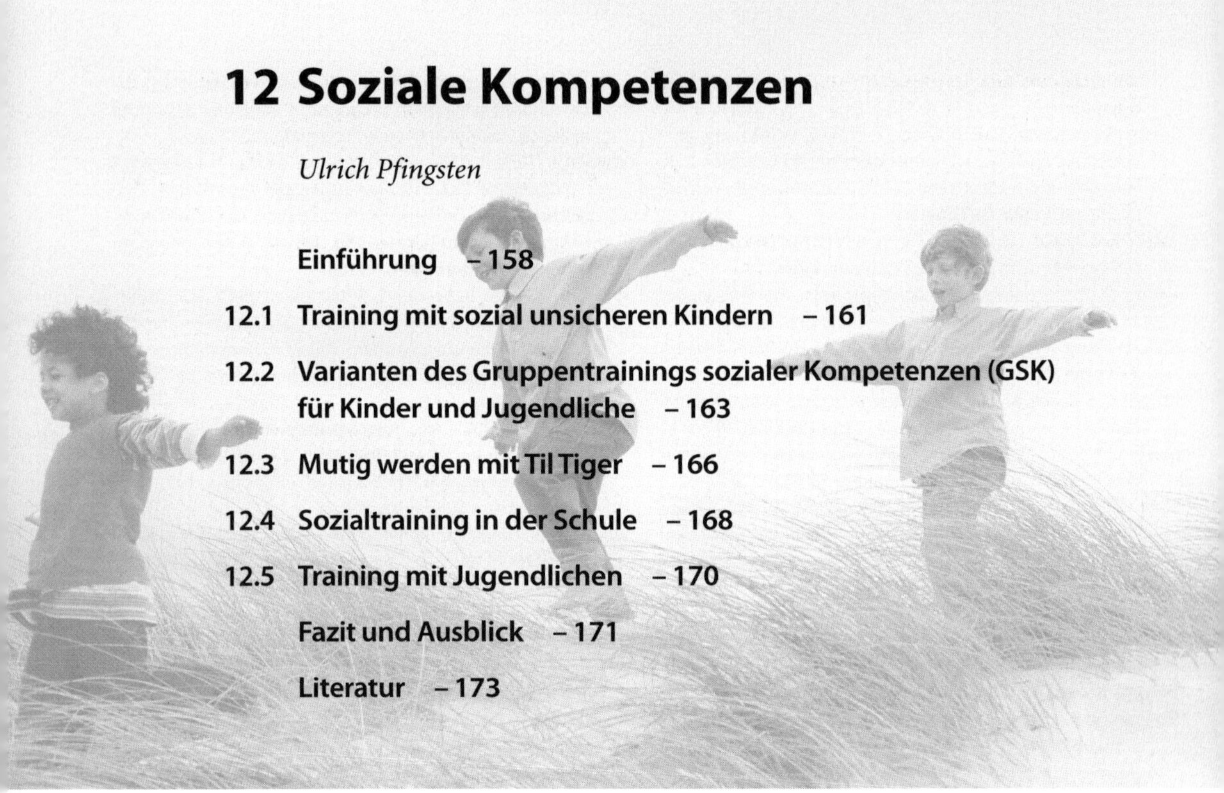

Einführung

Menschen sind zur Verwirklichung ihrer Fähigkeiten, persönlichen Ziele und Bedürfnisse im Laufe ihres Lebens immer wieder auf Interaktionen mit ihren Mitmenschen angewiesen. Deshalb hängt ihre psychische Gesundheit, ihre Selbstverwirklichung und Lebensqualität in vieler Hinsicht davon ab, inwieweit sie fähig sind, solche sozialen Interaktionen in Gang zu setzen und bedürfnisgerecht und zielführend (mit) zu gestalten.

Bestehen hier Defizite oder Probleme, kann das **kurz- und langfristig erhebliche Folgen** haben. Bei Kindern geht es dabei zunächst natürlich oft um die Beziehungen zu den Gleichaltrigen, die für ihre psychische Gesundheit von entscheidender Bedeutung sind. Längerfristig können soziale Interaktionsprobleme dann aber auch die weitere schulische, berufliche, gesundheitliche und private Entwicklung wesentlich beeinträchtigen; so können sie z. B. bei der Entstehung und Aufrechterhaltung fast aller psychischen Störungen eine Rolle spielen (Segrin, 2001).

Besonders wichtig für präventive Überlegungen sind natürlich **Längsschnittstudien**. Sie zeigen, dass soziale Kompetenzprobleme im Sinne inkompetent-aggressiver Verhaltensweisen von Kindern und Jugendlichen oft Vorläufer von gravierenden Anpassungsstörungen wie z. B. Delinquenz oder Drogenmissbrauch sind. Bei sozial unsicheren Kindern und Jugendlichen wurde zwar lange angenommen, dass sich ihre Probleme mit der Zeit irgendwie »auswachsen«. Inzwischen haben aber auch hier Längsschnittstudien die Risiken für die spätere Entwicklung verdeutlicht, v. a. zeigten sich Zusammenhänge mit dem späteren Auftreten von Einsamkeit, Ängsten, Minderwertigkeitsgefühlen bis hin zur Depression (Lübben, 2003; Lübben & Pfingsten, 2005).

Angesichts ihrer **Schlüsselfunktion** (s. Rychen & Salganik, 2003) ist es verständlich, dass die Förderung sozialer Kompetenzen im deutschen Schulgesetz ausdrücklich als Erziehungsauftrag verankert ist und durch direkte oder indirekte pädagogische Maßnahmen auch angestrebt wird (Jerusalem & Klein-Heßling, 2002). Seit Döpfner, Schlüter und Rey (1981) werden auch im deutschen Sprachraum spezielle Trainingsprogramme zu ihrer Förderung und Prävention entwickelt.

Auf solche ausgearbeiteten deutschsprachigen sozialen Kompetenztrainings für Kinder und Jugendliche soll in diesem Kapitel eingegangen werden. Dabei werden zum einen einige **universelle Förderungsprogramme** vorgestellt, zum anderen **Interventionen für sozial unsichere Kinder oder Jugendliche**; auf externalisierende Störungen wird in anderen Kapiteln eingegangen (▶ Kap. 1 und 2).

Der Umfang des Themas macht für dieses Kapitel noch einige weitere **Einschränkungen** notwendig: Hier wird eher auf subklinische Probleme eingegangen, Interventionen im Zusammenhang mit klinischen Angststörungen (z. B. sozialer Phobie) und Depression werden anderweitig behandelt (▶ Kap. 3 und 4). Nicht berücksichtigt wird hier ebenfalls der sehr vielversprechende Trend zur Integration sozialer Kompetenztrainings in umfassendere Programmpakete, Hinweise darauf findet der Leser jedoch z. B. in den Kapiteln »Lebenskompetenzen« (▶ Kap. 11) und »Prävention von Tabakkonsum« (▶ Kap. 16). Keine Berücksichtigung finden hier schließlich andere Interventionen bei sozialen Kompetenzproblemen, wie z. B. individuumszentrierte Beratung und Therapie, Elterntrainings (▶ Kap. 22), peer-orientierte Interventionen (z. B. Streitschlichter-Programm) oder auch allgemeine Bemühungen zur Verbesserung des Klassen- und Sozialklimas (s. Jerusalem & Klein-Heßling, 2002).

Soziale Kompetenzen und Kompetenzprobleme

Als soziale Kompetenz bezeichnen wir die **Verfügbarkeit und effektive Anwendung** von **kognitiven, emotionalen und aktionalen Verhaltensfertigkeiten (skills)**, die es dem Handelnden ermöglichen, **bestimmte Arten von sozialen Situationen letztlich zielführend und bedürfnisgerecht zu bewältigen** (s. auch Pfingsten, 2007a). Soziale Kompetenzprobleme liegen vor, wenn bei einer Person in einem oder mehreren dieser Punkte Probleme auftreten (s. unten).

In anderen (engeren) Definitionen wird der Begriff »Kompetenz« (als Fähigkeit einer Person) oft ausdrücklich als Gegenbegriff zur »Performanz« verwendet, also von der Anwendung dieser Fähigkeit abgegrenzt. Das ist theoretisch zwar sinnvoll, wirkt sich auf die Konzeption von Trainingsmaßnahmen aber eher ungünstig aus: Es ist zweifellos wichtig, bei Kindern oder Jugendlichen das Wissen und die prinzipielle Fähigkeit zu angemessenem Sozialverhalten zu verbessern. Zugleich sollte jedoch immer auch an den Prozessen gearbeitet werden, die es ihnen ermöglichen, dieses Verhalten anzuwenden, bzw. die sie daran hindern, dieses Verhalten auch wirklich zu realisieren (z. B. bei sozialen Ängsten).

Die oben genannte Definition zur sozialen Kompetenz unterscheidet ausdrücklich zwischen sozialen Verhaltensfertigkeiten und sozialen Kompetenzen (s. Wittmann, 2005).

Soziale Verhaltensfertigkeiten (social skills) sind grundlegende Fertigkeiten wie z. B.:
- »Sich in den anderen hineinversetzen«, »Handlungsalternativen entwickeln« oder »zielführende Gedanken aktivieren« (kognitive Fertigkeiten).
- »Eigene Gefühle oder Stimmungen wahrnehmen«, »sich entspannen« oder »eigene Ängste vorübergehend ignorieren« (emotionale Fertigkeiten).
- »Laut und deutlich sprechen (können)« oder »jemanden anschauen« (aktionale Fertigkeiten).

Soziale Kompetenzen stellen dagegen übergeordnete Fähigkeiten dar, die darin bestehen, diese Fertigkeiten sinnvoll zu kombinieren und angemessen anzuwenden. Sie beziehen sich auf bestimmte Typen sozialer Alltagssituationen, die für Menschen wichtig sind. Als Beispiel kann der Ansatz von Hinsch und Pfingsten (2007) gelten, in dem 3 Kompetenzen unterschieden werden:
- Beim Typ R (Recht durchsetzen) geht es darum, berechtigte Interessen in Anspruch zu nehmen, Forderungen zu stellen oder unberechtigte Forderungen anderer abzulehnen. Typische Interaktionspartner sind Personen, zu denen keine besondere persönliche Beziehung besteht.
- Beim Typ B (Beziehungen) geht es darum, eigene Gefühle, Bedürfnisse und Wünsche wahrzunehmen und angemessen zum Ausdruck zu bringen. Hinzu kommen der Umgang mit Kritik und das Finden angemessener Kompromisse. Typische Interaktionspartner sind Freunde und Familienangehörige wie Eltern oder Geschwister.
- Beim Typ S (um Sympathie werben) geht es darum, Menschen für sich zu gewinnen, erwünschte Kontakte zu Personen aufzunehmen und aktiv

mit zu gestalten. Typische Interaktionspartner sind mehr oder minder fremde Personen beiderlei Geschlechts.

Für präventive Überlegungen ist von Bedeutung, dass sich diese Kompetenzen sowohl bei der Arbeit mit Erwachsenen, als auch bei Kindern und Jugendlichen als wichtig erwiesen haben. Dennoch ist diese Einteilung vorläufig und offen, v. a. für zielgruppenspezifische Modifikationen; außerdem liegen Vorschläge für andere Einteilungen vor (s. Wittmann, 2005).

Grundlegende Erklärungs- und Interventionsansätze

Zur Entstehung sozialer Kompetenzprobleme kann man mindestens 4 grundlegende Annahmen unterscheiden, die zu sehr unterschiedlichen Konsequenzen für die Intervention führen (◘ Tab. 12.1):

Bei einer Sichtung von 49 Trainingskonzepten ließen sich insbesondere folgende Arten von sozialen Kompetenztrainings unterscheiden:

- Klassisch-verhaltenstherapeutische Trainings, die v. a. auf der Skilldefizit-Hypothese beruhen (typische »Social-skills-Trainings«),
- Trainingsansätze, die von kognitiven Fehlsteuerungen ausgehen, insbesondere soziale Problemlösetrainings sowie Trainings zur Perspektivübernahme sowie
- Selbstkontrollverfahren, die sowohl kognitive als auch aktionale Aspekte einbeziehen und damit einen multimodalen Ansatz darstellen (Beelmann, Pfingsten & Lösel, 1994).

Heute dominieren eher multimodale Trainingskonzepte, auch wenn oft besondere Schwerpunkte in einem Bereich gesetzt werden (z. B. beim kognitiven oder aktionalen Verhalten).

Interventionstechniken, die in sozialen Kompetenztrainings oft Verwendung finden, sind: Informationen und Instruktionen, verschiedene Rollenspieltechniken, Modelllernen, Spiele/Übungen, Hausaufgaben mit In-vivo-Übungen, Entspannungstrainings, operante Methoden (z. B. Verstärkung), oft auch Methoden der kognitiven Umstrukturierung (Pfingsten, 2000).

Bei den **Anwendungsmodalitäten** gibt es sehr viele Möglichkeiten, z. B. beim Setting (Einzel-, Gruppen- oder kombinierte Trainings), bei den Rahmenbedingungen (klinische, schulische oder andere ambulante/stationäre Einrichtungen) sowie beim Trainerpersonal (Psychologen, Lehrer oder andere Berufsgruppen).

Auf einige Programme wird im Folgenden näher eingegangen. Bei der notwendigen Auswahl habe ich mich ohne Anspruch auf Vollständigkeit um eine gewisse Repräsentativität bemüht sowie um Pro-

◘ Tab. 12.1. Erklärungs- und Interventionsansätze zur Entstehung sozialer Kompetenzprobleme

Entstehungsannahme	Konsequenzen für Interventionen
1. Das Interaktionsverhalten wird in bestimmten sozialen Situationen durch Angst beeinträchtigt bzw. Angst führt zur Vermeidung (**emotional-affektive Hemmung**)	Beseitigung der hemmenden Ängste durch Einüben angstinkompatibler Reaktionen wie Entspannung oder Habituation durch Konfrontation mit entsprechenden Situationen (z. B. Redesituationen vor der Klasse)
2. Ungeschicktes, unangemessenes oder vermeidendes Interaktionsverhalten ist auf mangelnde Fertigkeiten zurückzuführen (**Skilldefizit**)	Ausgedehntes Üben der fehlenden/unzureichenden Fertigkeiten (z. B. in Rollenspielen und In-vivo-Übungen)
3. Das Interaktionsverhalten wird in bestimmten Situationen durch ungünstige kognitive Prozesse oder Inhalte beeinträchtigt (**kognitive Fehlsteuerung**)	Kognitive Umstrukturierung dysfunktionaler Prozesse und Inhalte, z. B. der sozialen Wahrnehmung, der Aufmerksamkeit oder der Handlungsplanung (z. B. Rollentausch oder Problemlösetraining)
4. Ungeschicktes, unangemessenes oder vermeidendes Interaktionsverhalten ergibt sich aus der Interaktion kognitiver, emotional-affektiver und aktionaler Verursachungsfaktoren (**multifaktorielles Erklärungsmodell**)	Interventionen müssen auf mehreren Ebenen der Verhaltenssteuerung ansetzen (multimodale Interventionen)

gramme, für die zumindest ansatzweise empirische Wirksamkeitshinweise vorliegen.

12.1 Training mit sozial unsicheren Kindern

Petermann und Petermann (2006)

Steckbrief

- **Problembereich:** Verminderung sozialer Ängste/Förderung sozialer Fertigkeiten bei Kindern mit diagnostizierten Angststörungen (sekundäre/indizierte Prävention)
- **Altersbereich:** 8–12 Jahre
- **Trainingsteilnehmer:** Einzeltraining mit anschließendem Gruppentraining (3–4 Teilnehmer), Eltern
- **Dauer:** Einzeltraining mit 4 Sitzungen (à 100 min); Gruppentraining mit einer Kennenlernphase (2 Sitzungen à 50 min) und mind. 4 weiteren Sitzungen à 100 min
- **Methode:** Informationen, Vermittlung von Lernerfahrungen durch Rollenspiele und Diskriminationsübungen, Tokenprogramm, Entspannungstraining, Hausaufgaben mit In-vivo-Übungen, Elternberatung
- **Besonderheiten:** Manual mit Arbeitspapieren, die auch auf einer beiliegenden CD enthalten sind

Zielgruppe

Das Trainingsprogramm wird für Jungen und Mädchen im Alter von **8–12 Jahren** als indiziert angesehen, wenn die Diagnosekriterien für mindestens eines der folgenden **Störungsbilder** erfüllt werden:

- Emotionale Störung mit Trennungsangst des Kindesalters (F93.0 nach ICD-10),
- Störung mit sozialer Ängstlichkeit des Kindesalters (F93.2),
- soziale Angststörung (F40.1) oder
- generalisierte Angststörung des Kindesalters (F93.80).

Der Begriff »Soziale Unsicherheit« wird hier also nur als Oberbegriff für diese klinischen Störungsbilder verwendet. Das Training ist mithin im Bereich der indizierten Prävention anzusiedeln, obwohl eine Verwendbarkeit bei subklinischen Ausprägungen der genannten Störungen durchaus möglich erscheint.

Das Training wird im Manual auch in einer **Variante für Kindergartenkinder** im Alter von 5–7 Jahren beschrieben.

Rahmenbedingungen

Das Programm enthält eine **Vorbereitungs- und Diagnosephase** mit Kind und Eltern und wird dann mit dem Kindertraining und einer parallel verlaufenden Elternberatung fortgesetzt. Zur Diagnostik werden v. a. spezielle Checklisten für Eltern sowie Verhaltensbeobachtungen eingesetzt. Die **Elternberatung** umfasst mindestens 5 Sitzungen von jeweils 100 min Dauer.

Das Kindertraining beginnt mit einem **Einzeltraining** von typischerweise 4 Sitzungen (à 100 min). Daran schließt sich eine Gruppenintervention mit einer Kennenlernphase (2 Sitzungen à 50 min) und dem eigentlichen **Gruppentraining** an (mindestens 4 Sitzungen à 100 min). Statt 100-min-Sitzungen können auch entsprechend mehr Sitzungen à 50 min durchgeführt werden, z. B. bei Kindern unter 9 Jahren. Die Gruppengröße beträgt 3–4 Kinder.

Programmkonzept

Die Autoren verwenden »multimethodale verhaltenstherapeutische Vorgehensweisen mit sowohl kognitiven als auch verhaltensübenden Methoden«. Dabei nehmen sie grundlegend Bezug auf die Hilflosigkeitstheorie von Seligman. So messen sie den Bemühungen des Trainers besondere Bedeutung bei, die Kinder von hilflos-unsicherem zunehmend zu aktivem Sozialverhalten zu bewegen. Im Detail werden 2 Gruppen von **Zielsetzungen** unterschieden:

- Freisein von sozialer Angst (motivationale Ebene):
  - Aufbau eines positiven Selbstkonzepts,
  - Stärkung des Selbstvertrauens und
  - Förderung selbstsicheren Verhaltens.
- Verfügen über soziale Fertigkeiten (Handlungsebene):
  - Förderung von sozialer Wahrnehmung und Rollenübernahme,
  - Förderung der Interaktionsfähigkeit und
  - Förderung der Selbstbehauptungsfähigkeit.

Es gibt einige **Techniken**, die sowohl im Einzel- als auch im Gruppentraining verwendet werden:

- Selbstbeobachtung und Einüben von Selbstkontrolle mit dem sog. **Detektivbogen**. Darin werden die Kinder angeleitet, Ziele für ihr Alltagsverhalten zu konkretisieren (z. B. »Wenn ich spreche, rede ich laut und deutlich.«) und wie ein Detektiv eigene Fortschritte zu entdecken und schriftlich festzuhalten.
- Um Aufregung und Nervosität der Kinder zu reduzieren, enthält jede Sitzung ein 10- bis 15-minütiges **Ruhe- und Entspannungsritual**. Dazu wird eine Entspannungsgeschichte verwendet und zwar jeweils eine Episode der Kapitän-Nemo-Geschichte (Petermann, 2006).
- Innerhalb jeder Sitzung wird ein operantes **Tokenprogramm** verwendet. Dazu legt der Trainer zusammen mit dem Kind soziale Verhaltensweisen fest, die das Kind häufiger zeigen soll (z. B. Blickkontakt). Zeigt das Kind dieses Verhalten, bekommt es Punkte, die es gegen eine selbst ausgewählte Spieltätigkeit am Ende der Trainingssitzung eintauschen kann.

Davon abgesehen bestehen Einzel- und Gruppentraining aus **Modulen**, zu denen das Manual jeweils folgende Informationen gibt:

a) Angabe eines Zielbereichs,
b) praktische Übungen und
c) entsprechende Materialien.

Die 4 Module des **Einzeltrainings** beziehen sich u. a. auf die Verbesserung der sozialen Wahrnehmung, Erkennen eigener Unsicherheiten/Ängste, Erkennen irrationaler Gedanken und das Erkennen von Alternativen zum unsicheren Verhalten. Die Interventionen zielen v. a. auf Prozesse des Modell- und Diskriminationslernens ab, z. B. durch Analyse von Videoclips, Fotos oder Comicdarstellungen (z. B. Superman).

Das **Gruppentraining** enthält folgende Module:

- soziale Hervorhebung ertragen (z. B. Angst vor Zuschauern),
- Gefühle zeigen, Meinungen und Kritik äußern,
- Kontakt knüpfen und aufrechterhalten,
- Kritik annehmen und angemessen verarbeiten,
- sich durchsetzen gegenüber Anforderungen sowie
- Durchsetzen eigener Ansprüche unter der Beachtung der Ansprüche anderer.

Zum Einsatz kommen hier v. a. **Rollenspiele**. Dabei wird folgendermaßen vorgegangen: Die Rollenspielaufgaben werden vom Trainer vorgegeben und durch ein Bild oder einen Comic verdeutlicht (z. B. »Andere Kinder nach Hausaufgaben fragen«). Die Situation wird dann von den Kindern gespielt. In der anschließenden Reflexionsphase wird nach den Spielerfahrungen der Spieler gefragt und nach Möglichkeiten, was sie noch hätten tun können. Dabei werden Verhaltensweisen erarbeitet, die die Kinder als Vorsätze in ihren Detektivbogen eintragen. In den folgenden Tagen machen sie jedes Mal ein Kreuzchen, wenn sie das notierte Verhalten gezeigt haben. Die Aufzeichnungen werden zu Beginn der Folgesitzung besprochen.

Zusammenfassend lassen sich die Trainingssitzungen in 4 Phasen unterteilen:

Sitzungsablauf

1. Auswertung des **Detektivbogens**
2. **Ruhe- und Entspannungsritual:** Erzählen einer Kapitän-Nemo-Geschichte
3. **Arbeitsphase** mit modulspezifischem Material, v. a. Diskriminationsübungen und/oder Rollenspiele
4. **Freies Spiel** (Eintausch der Tokens in Spielminuten)

Die **Elternberatung** hat zum Ziel, die für die Ängste des betreffenden Kindes relevanten aufrechterhaltenden familiären Bedingungen systematisch so zu verändern, dass sich aktuelle Probleme auflösen und zukünftige vermieden werden können (Petermann & Petermann, 2006). Sie enthält 5 Module, die folgende Aspekte betreffen:

a) Informationen über die Störung des Kindes,
b) lerntheoretische Erziehungsprinzipien,
c) Verhaltensbeobachtung,
d) Erkennen/Abbau von irrationalen Erziehungshaltungen sowie
e) Problemlösestrategien.

Als Interventionen werden psychoedukative Methoden sowie Übungen zu den erwähnten Inhalten der einzelnen Module verwendet. 8 Wochen nach Trainingsende findet mit den Eltern ein Nachgespräch über Veränderungen im Verhalten des Kindes sowie in den Familien insgesamt statt.

Materialien

Im **Manual** werden alle Module für das Training mit Schulkindern und mit Kindergartenkindern beschrieben. Im Manual und auf der **beiliegenden CD** sind auch die Arbeitspapiere als Druckvorlagen enthalten. Die Kapitän-Nemo-Entspannungsgeschichten sind einer gesonderten Publikation zu entnehmen (Petermann, 2006) oder in Form einer CD zu erwerben. Zu den erwähnten Videosituationen ist eine Videokassette »Verhaltensgestörte Kinder« erhältlich. Die Situationen können auch als Fotogeschichten vorgegeben werden, die im Manual enthalten sind.

Evaluation

Die Autoren führen **keine kontrollierten Gruppenstudien**, aber eine Reihe von Einzelfallanalysen als Beleg für die kurz- und langfristige Wirksamkeit des Trainingsprogramms an. Dabei gibt es Hinweise darauf, dass auch Modifikationen für **spezielle Klientengruppen einzelfallanalytisch nachweisbare Effekte** haben, z. B. bei Kindern, die zugleich sozial benachteiligt sind, im Heim leben oder seh- bzw. mehrfach behindert sind.

12.2 Varianten des Gruppentrainings sozialer Kompetenzen (GSK) für Kinder und Jugendliche

Hinsch und Pfingsten (2007); Lübben (2003)

Steckbrief

- **Problembereich:** Förderung sozialer Kompetenzen (primäre/universelle Prävention) oder sekundäre/selektive oder indizierte Prävention bei speziellen Zielgruppen mit sozialen Kompetenzproblemen
- **Altersbereich:** Spezielle GSK-Varianten für Kinder (ab 8 Jahren), Jugendliche oder junge Erwachsene

▼

- **Trainingsteilnehmer:** Gruppen von 8–12 Teilnehmern mit 2 Trainern (oder ein Trainer, 4–6 Teilnehmer)
- **Dauer:** 8–12 wöchentliche Sitzungen mit 90–150 min Dauer
- **Methode:** Kognitiv-verhaltenstherapeutisches Training, multimodales Vorgehen zur Veränderung kognitiver, emotionaler und aktionaler Prozesse, Instruktionen, Modelllernen, Rollenspiele mit Videofeedback, Übungen/Spiele, Entspannungstraining, In-vivo-Übungen
- **Besonderheiten:** Manual zum GSK-Standardverfahren mit Arbeitspapieren (auch auf der beiliegenden CD); zusätzliches Material zur Anpassung an spezielle Zielgruppen über das Internet erhältlich

Zielgruppe

Es liegen **Varianten des Gruppentrainings sozialer Kompetenzen** (GSK; Hinsch & Pfingsten, 2007) für verschiedene kindliche und jugendliche Zielgruppen vor, z. B. für:

- **Schulkinder** zwischen 9 und 14 Jahren (eher primäre/universelle Prävention; Jürgens, 2007),
- Kinder zwischen 8 und 12 Jahren, die wegen **sozialer Unsicherheit** in Schule, Elternhaus oder Beratungsstellen auffällig wurden (sekundäre/selektive Prävention; Lübben, 2003; Lübben & Pfingsten, 2005),
- **Jugendliche** (primäre/universelle Prävention; s. Gagel, 2007),
- **Studienanfänger und Studierende** (eher sekundäre/selektive Prävention, aber auch als primärpräventive Maßnahme anwendbar; Steinkemper, Fruhen & Pfingsten, 2009) und
- **adoleszente Migrantinnen** zwischen 16 und 26 Jahren (Götte-el Fartoukh, 2002).

Rahmenbedingungen

Die Programme werden meist als **Gruppentraining** von **2 Trainern** in **8- bis 12-wöchentlichen Sitzungen** mit einer Dauer von jeweils **90–150 min** durchgeführt. Die Gruppengröße beträgt etwa **8–12 Teilnehmer**. Die intensive Arbeit mit den Rollenspielen erfolgt in 2 Teilgruppen, die jeweils ein Trainer übernimmt. Falls nur ein Trainer zur Verfügung steht, kann auch mit einer Gruppe von 4–6 Teilnehmern gearbeitet werden. Das Programm für Migrantinnen ist als Wochenendseminar angelegt.

Programmkonzept

Die gemeinsame Grundlage der Trainingsvarianten stellt das Standardvorgehen des GSK dar (Hinsch & Pfingsten, 2007), das sehr gut an verschiedene Zielgruppen und Interventionszwecke angepasst werden kann.

Die theoretische Grundlage stellt ein multifaktorielles Erklärungsmodell sozialer Kompetenzen dar, das zahlreiche Forschungsergebnisse zusammenfasst und postuliert, dass am Zustandekommen sozial kompetenten Verhaltens sowohl kognitive als auch emotionale und aktionale Prozesse beteiligt sein können (Pfingsten, 2007b). Dem entsprechend wird im Training auf allen **3 Ebenen** (kognitive, emotionale und aktionale) angesetzt, um die sozialen Kompetenzen der Teilnehmer zu fördern bzw. bestehende Kompetenzprobleme zu vermindern. So ergeben sich folgende **Ziele bzw. Trainingskomponenten**

- auf der **kognitiven Ebene:** Vermittlung eines Erklärungsmodells, Diskriminationslernen, Förderung von positiven Konsequenz- und Kompetenzerwartungen, Förderung von Selbstverstärkung (statt externer Verstärkung), Selbstinstruktionstraining;
- auf der **emotionalen Ebene:** Entspannungstraining, Erkennen/Ausdruck persönlicher Gefühle, Bedürfnisse und Wünsche, Habituation durch Gruppenaktivitäten (insbesondere Rollenspiele);
- auf der **aktionalen Ebene:** Instruktionen, Rollenspiele mit Videofeedback, Modelllernen (durch Trainer und andere Gruppenmitglieder), In-vivo-Übungen.

Das GSK geht von den **3 grundlegenden sozialen Kompetenzen** aus, die in der Einleitung bereits beschrieben wurden: Typ R (Recht durchsetzen), Typ B (Beziehungen) und Typ S (Um Sympathie werben). Daraus ergeben sich **3 aufeinanderfolgende Trainingsblöcke** mit jeweils einer oder mehreren Sitzungen.

Die GSK-spezifische **Rollenspieltechnik mit Videofeedback** nimmt in den Trainingsblöcken eine zentrale Rolle ein und besteht aus 5 Schritten:

1. **Vorbesprechung:** Der Teilnehmer wählt aus einem Set eine standardisierte Rollenspielsituation aus und liest die gewählte Situation mit der beigegebenen Instruktion vor.
2. **Erstspiel:** Der Teilnehmer versucht das Verhalten gemäß Instruktion umzusetzen, Rollenspielpartner ist der Trainer. Das Spiel wird videografiert.
3. **Erstes Feedback:** Der Trainer leitet den Teilnehmer anhand der Videoaufzeichnung zur Auswertung des Spiels an. Dabei wird besprochen,
   a) welches Verhalten gut gelungen ist und
   b) welches Verhalten der Klient bei einer Wiederholung verändern möchte.
4. **Zweitspiel:** Der Teilnehmer versucht die Vorsätze umzusetzen (Situation und Setting wie beim Erstspiel).
5. **Zweites Feedback:** Der Trainer leitet den Teilnehmer beim gemeinsamen Ansehen des Videos zum Resümee der erzielten Fortschritte an.

Mit dieser Technik werden mehrere Ziele verfolgt:

- Die Teilnehmer lernen **aktionale Verhaltensstrategien** für die betreffenden Alltagssituationen.
- Sie üben, die im Training erworbenen Fertigkeiten zur **verbesserten internen Handlungsregulation realitätsnah anzuwenden** (z. B. Selbstinstruktionen).
- Sie lernen soziale Erfahrungen aktiv herbeizuführen, selbstständig zu bewerten und für weitere Bewältigungsversuche zu nutzen (**selbstgesteuerte Erfahrungsbildung**).

Typisch ist folgender Sitzungsablauf:

Sitzungsablauf

1. Besprechung der **Hausaufgaben** (reihum)
2. **Übung/Spiel** zum speziellen Thema der Sitzung (z. B. Selbstlobeübung zum Thema »Selbstverstärkung«)
3. **Rollenspiele** mit Videofeedback
4. (evtl.) Entspannungstraining
5. Vorbereitung der **Hausaufgaben** für die Folgewoche

Die hier erwähnten Trainingsvarianten folgen im Wesentlichen diesem Vorgehen, wobei zum Teil natürlich **zielgruppenspezifische Anpassungen** notwendig sind. Die wichtigste Anpassung besteht darin, für jede Zielgruppe besonders geeignete Rollenspielsituationen zu den 3 Situationstypen zu entwickeln (s. Materialien). Ansonsten kann bei Jugendlichen und Studienanfängern das im Manual beschriebene Standardverfahren weitgehend übernommen werden.

Besonderheiten gibt es am ehesten beim **GSK für Kinder**. Hier ist es sinnvoll, die Arbeitspapiere kindgemäßer zu gestalten. Besonders wichtig ist es, die kognitiven Anteile des Trainings, von denen auch Kinder schon erheblich profitieren können, durch zusätzliche Vorübungen, Veranschaulichungen und Spiele zu vereinfachen. Außerdem ist die flexible Nutzung freier Spielphasen vorzusehen, wenn bei den Kindern Phasen der Ermüdung oder des Bewegungsdranges auftreten (Lübben, 2003; Lübben & Pfingsten, 2005).

Was die 3 Kompetenztypen angeht, können Rollenspiele zu einem Themenblock bei Bedarf weiter ausgedehnt werden. Außerdem können Trainer auf einen Kompetenztyp verzichten und z. B. einen neuen Situationstyp hinzuzufügen, wenn das sinnvoll ist (z. B. »Versuchungen widerstehen«, wenn es um ein soziales Kompetenztraining für drogengefährdete Jugendliche geht).

Materialien

Das **grundlegende Vorgehen im GSK** wird im Manual von Hinsch und Pfingsten (2007) beschrieben. Die beiliegende CD enthält die Arbeitspapiere auch im Word-Format, damit sie von Nutzern nach eigenen Bedürfnissen angepasst werden können.

Spezifische Materialien für die hier erwähnten Zielgruppen, insbesondere Beschreibungen des Trainingsablaufs sowie zielgruppenspezifische Rollenspiele und Instruktionen gibt es

- für das Training mit Kindern bei Lübben (2003),
- für Studienanfänger und junge Studierende bei Steinkemper et al. (2009) sowie
- für adoleszente Migrantinnen bei Götte-el Fartoukh (2002).

Für das Training mit Jugendlichen stehen Rollenspiele auf der Homepage @ www.gsk-training.de bereit. Falls Leser das GSK-Konzept selbst auf die Förderung und Prävention bei eigenen speziellen Zielgruppen anwenden wollen, wird auf Hinsch und Pfingsten (2007, Kap. 7) verwiesen.

Evaluation

Für alle beschriebenen Trainingsvarianten liegen Hinweise zur Wirksamkeit vor. Sie entstammen überwiegend kontrollierten Studien mit allerdings relativ kleinen Stichproben.

In einer Studie wurden die Effekte des **GSK-Trainings für Kinder** ($n = 10$) mit den Veränderungen in einer Wartekontrollgruppe verglichen ($n = 6$; s. Lübben & Pfingsten, 2005). Es handelte sich um 9- bis 12-jährige Kinder mit gravierenden sozialen Unsicherheiten und Hemmungen. Auffällig war, dass diese Kinder selbst ihr soziales Verhalten im Vortest nicht als auffällig darstellten, obwohl sie nach den Verhaltensbeschreibungen ihrer Mütter ausgesprochene Problemkinder waren. Auch nach dem Training hielten die Kinder selbst ihr Verhalten für ganz normal. Die Mütter jedoch stellten in allen gemessenen Verhaltensaspekten signifikante **Verbesserungen** fest: Die Kontaktangst und das unangepasste Sozialverhalten hatten abgenommen, die Stimmungslage und die Leistungen wurden stabiler, das Selbstkonzept wurde realistischer. Bei der Kontrollgruppe gab es keine Veränderungen. Nach den Normvorgaben für diese Beurteilungen durch die Mütter waren die Trainingskinder im Nachtest eher als unauffällig zu bezeichnen, während die Kinder der Kontrollgruppe weiter als Problemkinder gelten mussten.

Das **GSK für Jugendliche** wurde u. a. an 20 17-jährigen Schülern im Rahmen des Schulunterrichtes evaluiert (Affeldt & Redlich, 1984). Dabei nahmen 7 Personen nur an den psychoedukativen Anteilen des Trainings teil, 13 Personen zusätzlich an den Rollenspielen mit Videofeedback. Die Trainingseffekte vom Vor- zum Nachtest wurden mit den Ergebnissen von 19 Schülern einer unbehandelten Kontrollgruppe verglichen, bei denen es in keiner der 25 Subskalen der verwendeten Fragebögen signifikante Veränderungen gab. Bei der Trainingsgruppe mit den psychoedukativen Anteilen kam es dagegen in 7 Subskalen zu signifikanten Verbesserungen, während die zusätzliche Teilnahme an den Rollenspielen bei insgesamt 16 Skalen zu signifikanten und zu weiteren tendenziellen Verbesserungen führte. Im Einzelnen nahmen die Kontaktangst der Teilnehmer, ihre Neigung zu übertriebenen Schuldgefühlen und Skrupeln sowie die Angst vor Fehlschlägen und Kritik ab. Sie trauten sich eher zu, Nein zu sagen oder Forderungen zu stellen (Tendenz).

Für die präventive Bedeutung dieser Ergebnisse spricht, dass auch die Attributionsgewohnheiten der Teilnehmer, ihre Selbstwirksamkeitserwartungen und ihre psychische Befindlichkeit signifikant positiv beeinflusst wurden. Die Studie von Gagel (2007) bestätigt diese Ergebnisse, mit einer Tendenz zu weiteren Verbesserungen 2 Monate nach Abschluss des Trainings.

Diese Befunde stimmen mit Studien überein, in denen die Auswirkungen des **GSK für Studienanfänger oder Studierende** untersucht wurden (*n* jeweils etwa 20). Es kam durch das Training bei diesen jungen Erwachsenen im Vergleich zu den Kontrollgruppen zu signifikanten Verbesserungen ihrer sozialen Kompetenzen, bestehende soziale Ängste nahmen ab. Diese Effekte zeigten sich auch noch 6–8 Wochen nach Trainingsende (im Erwachsenenbereich waren solche Veränderungen durch das GSK übrigens noch nach 1 1/2 Jahren nachweisbar; Pfingsten, 1987). Schließlich ergaben sich auch hier die präventiv besonders wichtigen Veränderungen in den Selbstwirksamkeitserwartungen der Teilnehmer (Steinkemper et al., 2009) sowie in ihren Attributionsgewohnheiten (Hinsch & Pfingsten, 2007).

12.3 Mutig werden mit Til Tiger

Ahrens-Eipper und Leplow (2004)

Steckbrief

- **Problembereich:** Soziale Unsicherheit und/oder soziale Ängste
- **Altersbereich:** 5–10 Jahre
- **Trainingsteilnehmer:** Gruppen von 3–6 Kindern
- **Dauer:** 2 Einzel- und 9 Gruppensitzungen (60 min)
- **Methode:** Verhaltenstherapeutische Prinzipien, Rollenspiele, Modelllernen, Übungen/Spiele, Entspannung, In-vivo-Übungen
- **Besonderheiten:** Manual mit genauer Beschreibung und Arbeitsmaterialien

Zielgruppe

Das Trainingsprogramm wurde für **sozial unsichere** Jungen und Mädchen zwischen **5 und 10 Jahren** konzipiert. Es ist v. a. im Bereich der **sekundären Prävention** angesiedelt. Als Auswahlkriterien werden Befunde aus einer vorgeschalteten Diagnosephase angesehen. Dazu gehören auffällige Werte in den Bereichen »Sozialer Rückzug«, »Vermeidung von und Belastung durch soziale Situationen« sowie »Angst vor negativer Bewertung«. Als **Ausschlusskriterien** werden genannt: Aggressive Verhaltensweisen, psychotische Symptome sowie eine akute depressive Episode. Bei Kindern mit einem IQ unter 70 oder stärkeren Aufmerksamkeitsproblemen ist eine Durchführung des Trainings möglich, hier ist allerdings eine spezielle Anpassung erforderlich.

Rahmenbedingungen

Das Programm besteht aus **2 Einzel-** und **9 Gruppensitzungen**, die jeweils etwa **60 min** dauern und im wöchentlichen Abstand stattfinden. Die Gruppen bestehen aus **3–6 Kindern** unterschiedlichen Alters. Empfohlen werden pro Gruppe **2 Trainer** (idealerweise gemischt geschlechtlich), aber es ist auch die Durchführung durch einen Trainer oder eine Trainerin möglich. Eine Einbeziehung der **Eltern** wird empfohlen, ist nach den Erfahrungen der Autoren aber nicht zwingend erforderlich.

Programmkonzept

Das Trainingsprogramm ist **verhaltenstherapeutisch orientiert**. Die Autoren nehmen ausführlich Bezug auf den aktuellen Forschungsstand zur Entstehung und Behandlung sozialer Kompetenzprobleme und sozialer Ängste im Kindesalter.

Als **Ziele** des Trainings werden genannt: Bei den Kindern

a) den Einsatz bereits vorhandener Kompetenzen zu fördern,
b) neue Handlungsstrategien aufzubauen und ihnen
c) mehr Selbstbewusstsein zu vermitteln.

Zum Einsatz kommen dabei folgende **Interventionstechniken**:

- Verwendung einer Identifikationsfigur,
- Instruktionen, Modelllernen, Rollenspiele zu einem speziellen Sitzungsthema,

- Hausaufgaben,
- Entspannungstraining und
- zusätzliche Spiele zur Auflockerung.

Als **klientelgerechte Identifikationsfigur** wird ein schüchterner junger Tiger verwendet (Til Tiger), der eigentlich sehr viel Kraft und Entwicklungspotenzial hat, diese auf Grund seiner Schüchternheit jedoch (noch) nicht richtig nutzen kann. Die Figur wird oft als Handpuppe von den Trainern gespielt, begleitet aber auch in anderer Form das gesamte Training. Ihre Verwendung hat zahlreiche Funktionen bei der Motivation, Psychoedukation und beim Modelllernen der Kinder. Auch in einer bibliotherapeutischen Ergänzung des Trainings durch ein »Kinderbuch« wird Til Tiger als zentraler Protagonist benutzt.

Nach den einführenden Einzelsitzungen steht in jeder **Gruppensitzung** ein bestimmter sozialer Kompetenzbereich im Mittelpunkt (Hauptthema), z. B. »Vor einer Gruppe sprechen«, »Eine Forderung durchsetzen«, »Etwas ablehnen«, »Alleine einkaufen« oder »Sich wehren«. Dabei wird herausgearbeitet, worauf in solchen Alltagssituationen zu achten ist, und die Trainer demonstrieren das Verhalten. Dann lassen sie die Situation von einem Kind nachspielen, loben es verbunden mit einem weiteren Verbesserungsvorschlag, das Kind spielt erneut und der Trainer lobt die Fortschritte.

Um den Transfer zu fördern, sollen die Kinder zwischen den Sitzungen **kleine soziale Aufgaben** durchführen. Als kindgerechter Protokollbogen wird eine spezielle »Wanderkarte« verwendet, die die 7 Tage der Woche darstellt. An jedem Tag soll das Kind dann ankreuzen, ob es eine vorgenommene Aufgabe durchgeführt hat (z. B. sich mit einem Kind unterhalten). Die Wanderkarten werden zu Beginn der folgenden Sitzung besprochen.

Als **Entspannungstraining** wird die progressive Muskelrelaxation in einer Lang-, Kurz- und sog. Blitzentspannung eingeübt, wobei unter Letzterer eine Cue-kontrollierte Entspannung mit Verwendung eines »Zauberwortes« verstanden wird. Zusätzliche Spiele zur Auflockerung werden durchgeführt, wenn die Kinder müde oder überanstrengt sind.

Die Sitzungen haben eine einheitliche Struktur:

Sitzungsablauf

1. **Wochenreflexion:** Zuerst Til Tiger und dann reihum alle Kinder berichten über etwas schönes und etwas »nicht so schönes«, was ihnen in der letzten Woche passiert ist
2. **Wanderkarte:** Til Tiger und die Kinder berichten über ihre Kompetenzübungen
3. **Hauptthema:** Informationen, Spiele/Übungen, Rollenspiele zu einem Kompetenzbereich (z. B. »Vor einer Gruppe reden«)
4. **Entspannungstraining**
5. **Neue Wanderkarte:** Planung von Übungen für die Folgewoche

Materialien

Das **Manual** enthält Beschreibungen des Vorgehens und der einzelnen Sitzungen sowie sämtliche **Arbeitsblätter als Kopiervorlagen** und das **Kinderbuch** »Til Tiger« als Reproduktionsvorlage. Entsprechend gebunden soll das Büchlein den Kindern in der letzten Stunde zum Abschluss überreicht werden. Benötigt wird außerdem eine Handpuppe, ein gelb-schwarzer Plüschtiger, der durch Veränderungen eines »Janosch-Tigers« selbst hergestellt werden kann.

Begleitend zum Training ist im Buchhandel eine **CD** mit der Tigergeschichte und den Entspannungsübungen erhältlich. Sie wird in der 2. Sitzung ausgegeben, damit das Kind die Entspannung zuhause üben kann. Außerdem kann das Kind mit Hilfe der CD (und dem Kinderbuch) das Erlernte während des Trainings vertiefen und sich später im Sinne der Rückfallprophylaxe immer wieder in Erinnerung rufen.

Evaluation

An einer 1. Evaluation nahmen 95 sozial unsichere Kinder teil. Von ihnen wurden 60 der Interventions- und 35 einer Wartekontrollgruppe zugeordnet. Die diagnostischen Untersuchungen wurden unmittelbar vor und nach dem Training vorgenommen. Zudem wurde ein Follow-up 1 1/2 Jahre nach dem Training durchgeführt, an dem allerdings nur noch 20 der ursprünglich 60 Trainingsteilnehmer teilnahmen.

Multivariate Varianzanalysen zeigten gegenüber der Kontrollbedingung **signifikante Trainingseffekte** bei den teilnehmenden Kindern. Die Autoren führen v. a. folgende Bereiche an, in denen es zu einer Überlegenheit der Trainingsgruppe kam:

- Abnahme sozialer Unsicherheit, insbesondere der Vermeidung sozialer Situationen bzw. der wahrgenommenen Belastung durch sie (Selbsturteil),
- Zunahme der Neigung, sich in bestimmten fiktiven Alltagssituationen kompetenter zu verhalten (Aussagen der Kinder zu vorgegebenen Situationen; Fremdrating) sowie
- Zunahme des Selbstwertgefühls (Selbsturteil).

Die Eltern der teilnehmenden Kinder berichteten u. a., dass diese weniger somatische Beschwerden zeigten, neue Freunde kennengelernt hatten und weniger gehänselt wurden. Außerdem gaben Eltern und Kinder an, dass das Training Spaß gemacht habe.

Auch zum Follow-up hin zeigten die meisten Kinder sehr deutliche und relevante Verbesserungen, z. B. wenn man die Ergebnisse bezüglich der sozialen Ängste heranzieht.

12.4 Sozialtraining in der Schule

Petermann, Jugert, Rehder, Tänzer und Verbeek (1999)

Steckbrief

- **Problembereich:** Förderung sozialer Fertigkeiten (primäre/universelle Prävention)
- **Altersbereich:** 3.–6. Klasse
- **Trainingsteilnehmer:** Besonders für ganze Schulklassen gedacht
- **Dauer:** 9–14 Doppelstunden (90 min, möglichst in wöchentlichem Abstand)
- **Methode:** Verhaltenstherapeutische Prinzipien, Kleingruppendiskussionen, Rollenspiele, Entspannung sowie verschiedene Techniken des Wahrnehmungs- und Diskriminationslernens
- **Besonderheiten:** Manual mit Beschreibung der Sitzungen und kopierfähigen Arbeitsmaterialien, Alternativen für jüngere und ältere Kinder

Zielgruppe

Das Training wurde für Schulkinder der **3.–6. Klasse** konzipiert. Es handelt sich um eine Maßnahme der **universellen/primären Prävention.**

Rahmenbedingungen

Das Training wird mit allen Kindern der betreffenden **Schulklasse** durchgeführt und findet im Rahmen des Schulunterrichtes statt. Als ideal werden **9–14 wöchentliche Sitzungen** von **90 min** Dauer angesehen. Trainer sind **2 Lehrer**. Sie sollten durch eine Lehrerfortbildung von Experten (z. B. Schulpsychologen) auf die Durchführung vorbereitet werden.

Programmkonzept

Als theoretische Grundlagen dienen v. a. 2 Konzepte:

a) Das Modell der sozial-kognitiven Informationsverarbeitung von Crick und Dodge sowie
b) die Theorie der Selbstwirksamkeitserwartung von Bandura (s. zusammenfassend: Jerusalem & Klein-Heßling, 2002).

Das Training setzt sowohl bei den kognitiv-emotionalen, als auch bei den aktionalen sozialen Fertigkeiten der Teilnehmer an. Als **Ziele** und damit auch **Module** des Trainings werden benannt:

- soziale Fremdwahrnehmung,
- Selbstwahrnehmung,
- Ausdifferenzierung sozialer Wahrnehmungsprozesse,
- Wahrnehmung eigener Gefühle,
- Generierung von Handlungsalternativen (Brainstorming),
- kooperatives Verhalten,
- Kommunikationsverhalten,
- Empathie und
- Reflexion der Konsequenzen eigenen Verhaltens.

Als **Methoden** kommen Gruppendiskussionen und Rollenspiele, Feedback durch Trainer und Mitschüler, Entspannung sowie verschiedene Techniken des Wahrnehmungs- und Diskriminationslernens zum Einsatz. Dabei wird ein einheitlicher Ablauf der Sitzungen empfohlen:

Sitzungsablauf
1. **Einleitungsphase:** Spiel
2. **Regelphase:** Erinnerung an eine Regel
3. **Ruhephase:** Entspannung
4. **Arbeitsphase:** Strukturierte Rollenspiele
5. **Abschlussphase:** Reflexion
6. **Ausklang:** Spiel

Für die **Einleitungsphase** gibt es in jeder Sitzung einen Spielvorschlag als Aufwärmübung. Das Spiel korrespondiert zwar mit dem Thema der Sitzung, der Spielcharakter sollte aber im Mittelpunkt stehen.

In der **Regelphase** wird jeweils immer wieder an eine zentrale Interaktionsregel erinnert, die zu Beginn mit den Kindern für das Training aufgestellt wurde (z. B. »Ich höre genau zu und lasse den anderen ausreden.«).

In der **Ruhephase** wird ein Entspannungstraining durchgeführt. Dabei werden für jüngere Kinder die Kapitän-Nemo-Geschichten von Petermann (2006) empfohlen, für ältere entsprechend angepasste Varianten der progressiven Muskelentspannung.

Die **Arbeitsphase** nimmt mit etwa 60 min Dauer den größten Teil der Sitzung ein. Sie besteht v. a. aus strukturierten Rollenspielen und hat folgenden Ablauf:
- Einführung in das Thema der Sitzung durch einen der beiden Trainer,
- Instruktionen für eine entsprechende Rollenspielsituation,
- Kleingruppenarbeit der Kinder zur Erarbeitung angemessenen Verhaltens in der betreffenden Situation,
- Durchspielen der Lösung in der Kleingruppe und
- Vorführung von Rollenspielen vor der gesamten Klasse.

Die Trainer besprechen mit den Teilnehmern die Gedanken und Gefühle während der Kleingruppenarbeit am Thema, verstärken für Lernfortschritte und gehen auf Möglichkeiten zur Übertragung des Gelernten auf den Alltag ein.

In der **Abschlussphase** geht es um eine kurze Reflexion, inwieweit die Klassenregel beachtet und wie die jeweilige Sitzung erlebt wurde.

Zum Schluss jeder Sitzung wird ein kurzes Spiel durchgeführt, das inhaltlich keinen Bezug zum Thema hat und einem positiven **Ausklang** dient.

Im Training kommen immer wieder sog. **Ampelkarten** in den Farben Rot, Gelb und Grün zum Einsatz, die es den Kindern erleichtern sollen, Bewertungen der eigenen Befindlichkeit oder der durchgeführten Interventionen vorzunehmen (z. B. bei Spielen oder Rollenspielen).

Materialien

Das **Manual** enthält sowohl Hinweise zur sinnvollen Vorbereitung des Trainings, eine Beschreibung der einzelnen Trainingssitzungen sowie die **kopierfähigen Arbeitspapiere**. Oft gibt es alternative Vorschläge für jüngere oder ältere Kinder. Für das Entspannungsverfahren muss auf andere Literatur zurückgegriffen werden.

Evaluation

Die Autoren führen eine Untersuchung an, an der 158 Schüler der 3.–6. Klasse an Bremer Schulen teilnahmen. Dabei berichten sie, dass zumindest diejenigen Teilnehmer, die leichte Tendenzen zu aggressivem oder zu ängstlichem Verhalten aufwiesen, in punkto Aggressivität bzw. Ängstlichkeit in signifikanter Weise vom Training profitierten. Leider wurde die Stichprobengröße dieser Teilgruppen nicht angegeben, das Verfahren ist methodisch auch nicht ganz unproblematisch und es gab offenbar keine Kontrollgruppe.

Eine kontrollierte Studie stammt von Riffert (2000). Er führte eine frühere Version des Trainings mit 22 10- bis 11-jährigen Schülern einer Klasse eines österreichischen Bundesgymnasiums durch und verglich die Effekte mit denen einer 2. Klasse als Kontrollgruppe ($n = 21$). Die beiden Gruppen waren in den verwendeten Selbstbeurteilungsfragebögen zum ersten Messzeitpunkt gut vergleichbar. Bei der Trainingsgruppe kam es dann zum Posttest hin zu folgenden signifikanten **Veränderungen**:
- Abnahme von aggressivem Verhalten,
- Abnahme allgemeiner Angstsymptome und
- Abnahme der Schulunlust.

In der Kontrollgruppe gab es dagegen keine signifikanten Verbesserungen oder sogar Verschlechterungen. Bei der ebenfalls gemessenen Prüfungsangst und den Selbstwirksamkeitserwartungen der Schüler waren keine signifikanten Trainingseffekte nachweisbar. Die Akzeptanz und Bewertung des Trainings war bei Kindern und Eltern sehr positiv.

Weitere Programme

Es gibt weitere Modifikationen des Trainingsansatzes, die als universelle Interventionen insbesondere zur Prävention externalisierenden Verhaltens konzipiert sind und auch den Bereich der moralischen Entwicklung mit einbeziehen. Derartige Trainingsmanuale liegen vor für Kindergartenkinder (Koglin & Petermann, 2006), Schulanfänger (Petermann, Natzke, Gerken & Walter, 2006) und Grundschulkinder (Petermann, Koglin, Natzke & Marées, 2007).

12.5 Training mit Jugendlichen

Petermann und Petermann (2007)

Steckbrief

- **Problembereich:** Förderung des Arbeits- und Sozialverhaltens insbesondere im Rahmen der Berufsförderung; hauptsächlich zur primären/universellen Prävention, aber auch als Maßnahme in anderen Kontexten möglich
- **Altersbereich:** 13–20 Jahre
- **Trainingsteilnehmer:** Einzeltraining mit anschließendem Gruppentraining (4–5 Teilnehmer, 1–2 Trainer)
- **Dauer:** Einzeltraining mit Erstkontakt und mind. 5 Sitzungen (à 50 min); Gruppentraining mit Erstkontakt und mind. 10 Sitzungen (à 100 min). Empfohlen werden jeweils 2 Sitzungen pro Woche.
- **Methode:** Verhaltensbezogene Informationsvermittlung und Vermittlung von Lernerfahrungen insbesondere durch »gelenkte Rollenspiele« mit Rollentausch, Übungen, Hausaufgaben zur Vertiefung der Lernerfahrungen
- **Besonderheiten:** Manual mit Beschreibung der Sitzungen, beigefügte CD mit Arbeitspapieren zum Ausdrucken

Zielgruppe

Das Training kann bei Jugendlichen im Alter von **13–20 Jahren** eingesetzt werden. Es ist hauptsächlich als **universelle Maßnahme** zur Förderung des **Arbeits- und Sozialverhaltens** im Rahmen der **Berufsvorbereitung** gedacht, kann aber auch als selektive oder indizierte Maßnahme eingesetzt werden.

Rahmenbedingungen

Das Programm besteht aus einem **Einzeltraining** mit mindestens **5 Sitzungen** (à 50 min, plus Erstkontakt) und einem anschließenden **Gruppentraining** mit **4–6 Teilnehmern** und **1–2 Trainern** (mind. 10 Sitzungen à 100 min, plus Erstkontakt). Empfohlen werden jeweils **2 Sitzungen pro Woche**. Das Training kann in unterschiedlichen Settings angewendet werden, z. B. in Haupt-, Real- oder Förderschulen, aber auch als Maßnahme z. B. in der Jugendhilfe oder im Jugendstrafvollzug.

Programmkonzept

Im Einzeltraining erarbeitet der Trainer mit dem Jugendlichen anhand von Cartoons oder im Rahmen von Rollenspielen dessen Vorstellungen von seiner beruflichen und privaten Zukunft. Das sich anschließende Gruppentraining besteht aus insgesamt 10 Modulen, die bei Bedarf verkürzt oder über mehrere Sitzungen verlängert werden können. Sie betreffen folgende **Themen**:

a) Gruppenregeln,
b) Gefühlsausdruck und -wahrnehmung,
c) Vorstellungsgespräche führen,
d) Einfühlungsvermögen üben,
e) Selbstsicherheit im Umgang mit Gleichaltrigen,
f) Anerkennung aussprechen und loben,
g) Akzeptieren von Außenseitern,
h) Umgang mit Kritik im Beruf,
i) Umgehen mit Misserfolg und
j) Rückblick auf das Training.

Die Erarbeitung der Themen erfolgt vorwiegend durch ein Vorgehen, das die Autoren als »**gelenkte Rollenspiele**« bezeichnen. Dabei wird vom Trainer eine Rollenspielsituation zum Thema vorgegeben und von den Teilnehmern vorgespielt (z. B. Vorstellungsgespräche von Chef und Bewerber). Anschließend werden die Rollen getauscht bzw. Beobachter und Spieler werden gewechselt. Dann folgt eine vom Trainer geleitete Auswertung, in der sich die Teilnehmer zur Bewertung des Spielablaufs, zur eigenen emotionalen Beteiligung und zu Verbesserungsmöglichkeiten des Verhaltens äußern sollen.

Außerdem werden **verschiedene Materialien** verwendet, mit deren Hilfe Informationen zum jeweiligen Thema erarbeitet und einzelne Fertigkeiten geübt werden (z. B. Fotos zur Emotionswahrnehmung, Cartoons, Merk- und Instruktionskarten).

Der Sitzungsablauf folgt im Großen und Ganzen dem folgenden Aufbau:

Sitzungsablauf
1. Auswertung des **Tagebuches**
2. **Themenarbeit** mit Materialien und »**gelenkten Rollenspielen**«
3. Neue **Tagebuchaufgabe**

Die Übertragung von Lerninhalten aus dem Training in den Alltag erfolgt mit einem **Tagebuch**. Dazu wird am Ende jeder Sitzung eine neue Aufgabe verabredet, die die Teilnehmer in den folgenden Tagen umsetzen und in ihr Tagebuch eintragen sollen (z. B. »Ich versuche, mich jeden Tag in jemanden hineinzuversetzen, den ich nicht mag! Welche Gefühle und Gedanken erkenne ich bei dem anderen?«). Die entsprechenden Eintragungen und Erfahrungen werden zu Anfang der Folgesitzung in der Gruppe besprochen.

Materialien

Das **Manual** enthält eine Beschreibung der einzelnen Sitzungen und die dazugehörigen **Arbeitspapiere**. Sie stehen außerdem auf der beigefügten **CD** zum Ausdruck bereit.

Evaluation

Zur Evaluation des Trainings zitieren die Autoren eine Kontrollgruppenstudie, in der Roos und Petermann (2005) das Training als universelle Maßnahme in der Abgangsstufe einer Hauptschule eingesetzt haben. Nach Zufall wurden dabei 12 Schüler der Trainings- und 15 andere Schüler der Kontrollgruppe zugewiesen. Die diagnostischen Erhebungen erfolgten eine Woche vor Trainingsbeginn und 5 Monate nach Trainingsende, um längerfristige Auswirkungen zu erfassen.

Das Training und die einzelnen Module wurden gut akzeptiert und die Jugendlichen meinten auch, vom Training in Bezug auf die einzelnen Trainingsziele hin profitiert zu haben. Bei den anderen Erfolgskriterien kam es bei den Teilnehmern der Kontrollgruppe zu keinerlei signifikanten Verbesserungen, während es bei den Trainingsteilnehmern mehrere signifikante **Verbesserungen** gab. Das gilt insbesondere für das Verhalten in einem Rollenspieltest, denn hier wurden das Einfühlungsvermögen, das verbale/nonverbale Ausdrucksvermögen und die Teamfähigkeit in der gespielten sozialen Auseinandersetzung im Nachtest positiver beurteilt. Außerdem nahm das Streben der Teilnehmer ab, Leistungsanforderungen zu vermeiden. Im **Lehrerurteil** gab es allerdings keine signifikanten Verbesserungen, weder beim Einfühlungsvermögen der Trainingsteilnehmer noch bei ihrem verbalen/nonverbalen Ausdrucksvermögen oder ihrer Teamfähigkeit. Immerhin kam es nicht zur Verschlechterung der Konzentration, die die Lehrer bei der Kontrollgruppe festgestellt hatten. Etwas bedenklich ist der Befund, dass das soziale Durchsetzungsvermögen der Trainingsteilnehmer nach Meinung der Lehrer zum Posttest hin signifikant abgenommen hatte (ohne Veränderungen bei der Kontrollgruppe).

Fazit und Ausblick

In den letzten 3 Jahrzehnten wurden international vielversprechende Konzepte und Interventionsansätze zur Förderung sozialer Kompetenzen von Kindern und Jugendlichen entwickelt. Das gilt besonders für den englischen und leider nur begrenzt für den deutschen Sprachraum (s. Foster & Bussman, 2008; Gresham, 1998; Segrin & Givertz, 2003; Spence, 2003). Diese Trainingsansätze sind oft überzeugend und plausibel, aber sind sie auch wirksam?

Metaanalysen zeigen, dass soziale Kompetenztrainings bei Kindern und Jugendlichen **zumindest kurzfristig meistens zu signifikanten konstruktiven Veränderungen** führen. Die durchschnittliche Effektstärke liegt mit einem *d* von etwa .50 eher im **mittleren Bereich** (s. hierzu und zum Folgenden: Lübben & Pfingsten, 2005). Dahinter verbirgt sich allerdings eine **große Streuung der Effekte** (signifikante Heterogenität), was unter anderem besagt, dass es sehr erfolgreiche Anwendungen sozialer Kompetenztrainings gibt, aber auch solche, die nur zu geringen Veränderungen führen.

Welche Trainingskonzepte sind effektiv? Unimodale Skilltrainings führen nur bei den direkten Zielvariablen zu ausgeprägten Veränderungen: Soziale Problemlösetrainings erzielen z. B. bei den sozial-kognitiven Fertigkeiten und verhaltensorientierte Trainings beim Interaktionsverhalten Erfolge. Multimodale Trainingsprogramme erzielen dagegen in mindestens 2 Kriteriumsbereichen mittlere bis hohe Effektstärken, d. h. solche Trainings bewirken breiter gestreute Veränderungen. Multimodale Programme, die zugleich besonders auf die Selbstkontrolle der Teilnehmer abzielen, führen darüber hinaus am ehesten zu einer verbesserten sozialen Anpassung und sind zugleich eine der wenigen Interventionen, bei denen signifikante Auswirkungen auf das Selbstkonzept der Teilnehmer nachzuweisen sind.

Für die Entwickler und Anwender von sozialen Kompetenztrainings ergeben sich aus den Wirksamkeitsstudien 2 besonders wichtige Probleme:

a) Die Teilnehmer scheinen den Studien zufolge das trainierte Verhalten **zu wenig in ihren Alltag zu übernehmen** und
b) die wenigen Studien zu den **Langzeitwirkungen** zeigen oft nur geringe Effekte.

Wir können in diesem Rahmen nur auf einige **Postulate** eingehen, die sich aus unserer Sicht für die Entwicklung und Anwendung von sozialen Kompetenztrainings für Kinder und Jugendliche ergeben:

- **Interventionen sollten auf mehreren oder allen Ebenen der Verhaltensregulation ansetzen:** Manche Trainings beruhen auf der Auffassung, dass Veränderungen in einem Funktionsbereich automatisch zu Veränderungen in den anderen Bereichen führen (»**train and hope**!«). Diese insbesondere rein kognitiven Skilltrainings zugrunde liegende Annahme ist stark in Zweifel zu ziehen. Ebenso wenig reicht es aus, mit Kindern aktionale Verhaltensfertigkeiten zu trainieren, weil diese aufgrund von Ängsten oder ungünstigen Situationsbewertungen nicht unbedingt in der Lage sein müssen, die erworbenen Verhaltensfertigkeiten im Alltag zu nutzen.
- **Interventionen sollten nicht nur an der Verfügbarkeit sozialer Fertigkeiten ansetzen, sondern auch an ihrer situationsangemessenen Anwendung:** Die Vermittlung von einzelnen kognitiven, emotionalen und aktionalen Skills ist zweifellos wichtig (z. B. Empathie, Zuhören können usw.). Allerdings bietet ihre Beherrschung alleine nur wenig Sicherheit im Umgang mit alltäglichen Situationen, v. a. weil im Training oft der Kontext nicht berücksichtigt wird, in dem diese Verhaltensweisen angemessen oder unangemessen sind. Das eingangs vorgeschlagene Konzept der »sozialen Kompetenzen« (bzw. Situationstypen) könnte den betreffenden Kindern und Jugendlichen helfen, zwischen verschiedenen Arten sozialer Probleme zu differenzieren und ihnen die Orientierung in den ohnehin als komplex erlebten sozialen Alltagssituationen zu erleichtern.
- **Es sollten wesentliche Alltagsprobleme der Zielgruppen angesprochen werden:** Hier ist bei der Entwicklung von Trainings noch viel stärker als bisher eine Fundierung der Trainingsinhalte und -methoden durch Erkenntnisse aus der Entwicklungspsychologie und Entwicklungspsychopathologie notwendig.
- **Verhaltenskonsequenzen sollten differenzierter berücksichtigt werden:** Es ist wichtig, dass ein im Training geübtes Zielverhalten für das einzelne Kind oder den Jugendlichen tatsächlich im Alltag zielführend und bedürfnisgerecht ist. Hier sollte nicht nur mit normativen Vorgaben des Trainers gearbeitet werden, weil die Gefahr besteht, dass das betreffende Verhalten dann im Alltag zu ungünstigen Ergebnissen führt oder dazu, dass es gar nicht erst ausprobiert wird. Oft kann es durchaus sinnvoll sein, die Meinung der Kinder oder Jugendlichen selbst zu den Konsequenzen bestimmter Verhaltensweisen zu erfragen und zu diskutieren (z. B. bei der Besprechung von Rollenspielen).
- **Interventionen sollten Selbstverstärkungsgewohnheiten fördern:** Ein zentrales Problem vieler Trainingsteilnehmer besteht darin, dass sie sich zu abhängig vom Urteil anderer Personen machen. In dieser Hinsicht ist die übermäßige Verwendung externer Verstärkung (z. B. durch den Trainer, aber auch durch Eltern oder Lehrer) meines Erachtens eher als problematisch anzusehen. Stattdessen sollte so weit wie möglich darauf abgezielt werden, die Teilnehmer unabhängiger von Fremdverstärkung zu machen, indem Selbstverstärkung als Fertigkeit trainiert wird (Hinsch & Pfingsten, 2007).

- **Emotionen sollten nicht nur als Störfaktoren thematisiert werden:** Selbstverständlich sind Selbstkontrollstrategien bei der Bewältigung von Ängsten wichtig, z. B. damit sich Trainingsteilnehmer in kritische Situationen hineintrauen. Andererseits haben viele Kinder und Jugendliche aber auch das Problem, dass sie ihre Gefühle zu wenig wahrnehmen. Dadurch können sie z. B. die Signalfunktion von Ärgergefühlen nicht nutzen, wenn ihre Rechte verletzt werden. Beachtung verdienen auch die Wahrnehmung und der Ausdruck positiver Gefühle wie Freude (z. B. in Kontaktsituationen). Deshalb kommt der Förderung sozial-emotionaler Fertigkeiten in neueren Trainings eine deutlich größere Bedeutung zu als früher.

Abschließend ist zu bemängeln, dass für die im deutschen Sprachraum verfügbaren Trainings **zu wenige empirische Wirksamkeitsnachweise vorliegen**. Die erwähnte Heterogenität der Befunde aus Metaanalysen unterstreicht die Notwendigkeit von Wirksamkeitsnachweisen für die einzelnen angewendeten Programme. Dabei ist damit zu rechnen, dass es für bestimmte Zielgruppen und Anwendungszwecke wahrscheinlich deutliche Wirksamkeitsunterschiede zwischen verschiedenen Trainingskonzepten gibt.

Literatur

Affeldt, M. & Redlich, A. (1984). Gruppentraining mit Jugendlichen zur Verbesserung von Selbstvertrauen. *Psychologie in Erziehung und Unterricht, 31*, 197–204.

Ahrens-Eipper, S. & Leplow, B. (2004). *Mutig werden mit Til Tiger*. Göttingen: Hogrefe.

Beelmann, A., Pfingsten, U. & Lösel, F. (1994). Effects of training social competence in children: A meta-analysis of recent evaluation studies. *Journal of Clinical Child Psychology, 23*, 260–271.

Döpfner, M., Schlüter, S. & Rey, E.-R. (1981). Evaluation eines sozialen Kompetenztrainings für selbstunsichere Kinder im Alter von 9–12 Jahren. *Zeitschrift für Kinder- und Jugendpsychiatrie, 9*, 233–252.

Foster, S. L. & Bussman, J. R. (2008). Evidence-based approaches to social skills training with children and adolescents. In R. G. Steele, T. D. Elkin & M. C. Roberts (Eds), *Handbook of evidence-based therapies for children and adolescents* (pp. 409–427). New York: Springer.

Gagel, D. (2007). Jugendliche. In R. Hinsch & U. Pfingsten (Hrsg.), *Gruppentraining sozialer Kompetenzen (GSK*; S. 282–288). Weinheim: Beltz PVU.

Götte-El Fartoukh, M. (2002). Eine Variante des Gruppentrainings sozialer Kompetenzen für adoleszente Migrantinnen. In U. Pfingsten (Hrsg.), *Soziale Kompetenzen, Ängste und Kompetenzprobleme, Heft* 4 (kostenfrei erhältlich über http://wwwhomes.uni-bielefeld.de/upfingsten/sk.html).

Gresham, F. M. (1998). Social skills training for children. In T. S. Watson & F. M. Gresham (Eds.), *Handbook of child behavior therapy* (pp. 475–497). New York: Plenum.

Hinsch, R. & Pfingsten, U. (Hrsg.). (2007). *Gruppentraining sozialer Kompetenzen (GSK)*. Weinheim: Beltz PVU.

Jerusalem, M. & Klein-Heßling, J. (2002). Soziale Kompetenz. *Zeitschrift für Psychologie, 210*, 164–174.

Jürgens, B. (2007). Anwendung in anderen Bereichen. In R. Hinsch & U. Pfingsten (Hrsg.), *Gruppentraining sozialer Kompetenzen (GSK*; S. 276–310). Weinheim: Beltz PVU.

Koglin, U. & Petermann, F. (2006). *Verhaltenstraining im Kindergarten*. Göttingen: Hogrefe.

Lübben, K. (2003). Gruppentraining sozialer Kompetenzen mit sozial unsicheren Kindern. In U. Pfingsten (Hrsg.), *Soziale Kompetenzen, Ängste und Kompetenzprobleme, Heft* 1 (kostenlos erhältlich über http://wwwhomes.uni-bielefeld.de/upfingsten/sk.html).

Lübben, K. & Pfingsten, U. (2005). Soziale Kompetenztrainings als Intervention für sozial unsichere Kinder. In N. Vriends & J. Margraf (Hrsg.), *Soziale Kompetenz, soziale Unsicherheit, soziale Phobie* (S. 221–236). Hohengeren: Schneider.

Petermann, F., Jugert, G., Rehder, A., Tänzer, U. & Verbeek, D. (1999). *Sozialtraining in der Schule*. Weinheim: Beltz PVU.

Petermann, F., Koglin, U., Natzke, H. & Marées, N. von (2007). *Verhaltenstraining in der Grundschule*. Göttingen: Hogrefe.

Petermann, F., Natzke, H., Gerken, N. & Walter, H. J. (2006). *Verhaltenstraining für Schulanfänger*. Göttingen: Hogrefe.

Petermann, F. & Petermann, U. (2007). *Training mit Jugendlichen*. Göttingen: Hogrefe.

Petermann, U. (2006). *Die Kapitän-Nemo-Geschichten*. Freiburg: Herder.

Petermann, U. & Petermann, F. (2006). *Training mit sozial unsicheren Kindern*. Weinheim: Beltz PVU.

Pfingsten, U. (1987). Langzeiteffekte des Gruppentrainings Sozialer Kompetenzen (GSK). *Zeitschrift für Klinische Psychologie, Psychopathologie und Psychotherapie, 35*, 211–218.

Pfingsten, U. (2007a). Soziale Kompetenzen und Kompetenzprobleme. In R. Hinsch & U. Pfingsten (Hrsg.), *Gruppentraining sozialer Kompetenzen* (S. 2–11). Weinheim: Beltz PVU.

Pfingsten, U. (2007b). Ein Erklärungsmodell sozialer Kompetenzen und Kompetenzprobleme. In R. Hinsch & U. Pfingsten (Hrsg.), *Gruppentraining sozialer Kompetenzen* (S. 12–72). Weinheim: Beltz PVU.

Pfingsten, U. (2009). Training sozialer Kompetenz. In J. Margraf (Hrsg.), *Lehrbuch der Verhaltenstherapie, Bd.* 1 (S. 587–596). Berlin: Springer.

Riffert, F. (2000). Sozialtraining in der Schule. *Verhaltenstherapie und Verhaltensmedizin, 21*, 51–64.

Roos, S. & Petermann, U. (2005). Zur Wirksamkeit des »Trainings mit Jugendlichen« im schulischen Kontext. *Zeitschrift für Klinische Psychologie, Psychiatrie und Psychotherapie, 53*, 262–289.

Rychen, D. S. & Salganik, L. H. (Eds.). (2003). *Key competencies for a successful life and a well-functioning society*. Göttingen/Bern: Hogrefe/Huber.

Segrin, C. (2001). *Interpersonal processes in psychological problems*. New York: Guilford.

Segrin, C. & Givertz, M. (2003). Methods of social skills training and development. In J. O. Greene & B. R. Burleson (Eds.), *Handbook of communication and social interaction* (pp. 135–175). Mahwah: Erlbaum.

Spence, S. H. (2003). Social skills training with children and young people: Theory, evidence and practice. *Child and Adolescent Mental Health, 8*, 84–96.

Steinkemper, J., Fruhen, S. & Pfingsten, U. (2009). Gruppentraining sozialer Kompetenzen für Studienanfänger und junge Studierende. In U. Pfingsten (Hrsg.), *Soziale Kompetenzen, Ängste und Kompetenzprobleme, Heft* 8 (kostenlos erhältlich über http://wwwhomes.uni-bielefeld.de/upfingsten/sk.html).

Wittmann, S. (2005). Das Konzept Soziale Kompetenz. In N. Vriends & J. Margraf (Hrsg.), *Soziale Kompetenz, soziale Unsicherheit, soziale Phobie* (S. 55–70). Hohengeren: Schneider.

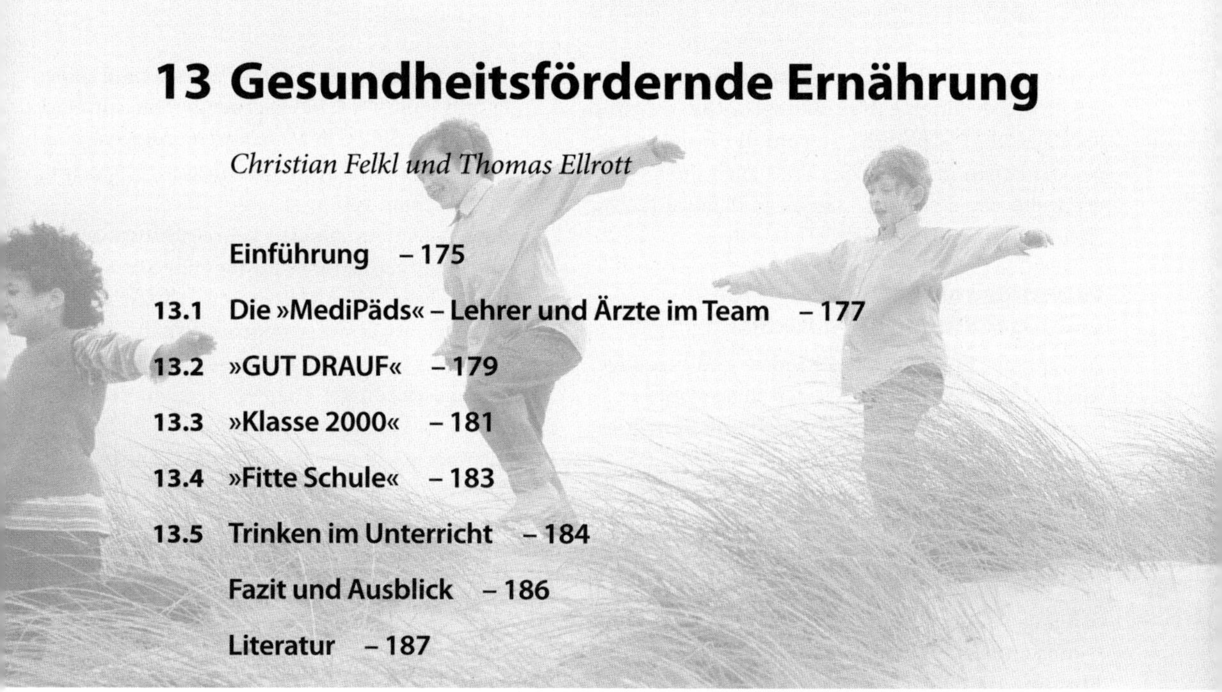

13 Gesundheitsfördernde Ernährung

Christian Felkl und Thomas Ellrott

Einführung

Bedeutung einer gesunden/bedarfsgerechten Ernährung im Kindes- und Jugendalter

Essen und Trinken sind für den Aufbau und den Erhalt der Körperfunktionen lebensnotwendig. Eine ausgewogene und bedarfsdeckende Kost ist in jeder Lebensphase für Gesundheit und Wohlbefinden wichtig. Für die Entwicklung von Kindern und Jugendlichen hat eine sowohl kalorisch als auch auf Nährstoff-Seite bedarfsdeckende Kost eine besondere Bedeutung. Kinder haben in Relation zu ihrem Körpergewicht einen **höheren Bedarf an Nährstoffen** als Erwachsene und benötigen somit eine nährstoffdichtere Ernährung (Mensink, Heseker, Richter, Stahl & Vohmann, 2007). Da Kinder und Jugendliche in ihrer (Lebensmittel-) Versorgung von anderen abhängig sind, ist es wichtig, sie schon frühzeitig an eine gesundheitsfördernde Auswahl von Speisen und Getränken heranzuführen.

Empfehlungen für eine gesundheitsfördernde Ernährung bei Kindern und Jugendlichen

Das Forschungsinstitut für Kinderernährung in Dortmund (FKE), die Deutsche Gesellschaft für Ernährung (DGE) und der Infodienst Verbraucherschutz – Ernährung – Landwirtschaft (aid) empfehlen eine vielseitige Ernährungsweise. Das heißt, der Bedarf an essenziellen Nährstoffen soll, ohne gleichzeitig die Empfehlungen für den Fett- und Zuckerverzehr wesentlich zu überschreiten, gedeckt sein. Für die Empfehlungen und zur Vereinfachung gibt es eine Unterteilung in Lebensmittelgruppen, die reichlich, mäßig und sparsam verzehrt werden sollten (entsprechend der Ernährungspyramide). Reichlich sollten kalorienfreie oder kalorienarme Getränke und pflanzliche Lebensmittel wie Obst, Gemüse, Getreideprodukte, Reis, Nudeln und Kartoffeln gegessen werden. Eine mäßige Zufuhr wird für tierische Produkte wie Milch und Milchprodukte, Fleisch, Wurst, Fisch und Eier empfohlen. Fettreiche Lebensmittel wie Speisefett, fettreiche Snacks, Knabberartikel und Süßwaren sollten nach diesen Empfehlungen sparsam verzehrt werden.

Auf der Basis der heutigen wissenschaftlichen Erkenntnisse über eine gesundheitsfördernde Ernährung von Kindern und Jugendlichen hat das FKE ein anerkanntes **Ernährungskonzept** entwickelt. Das Konzept »optimiX« steht für »**Optimierte Mischkost**«. »optimiX« deckt den Bedarf an allen essenziellen Nährstoffen, die Kinder und Jugendliche für Wachstum, Entwicklung und Gesundheit benötigen. Zusätzlich dient es zur Prävention von ernährungsbedingten Erkrankungen. Des Weiteren berücksichtigt »optimiX« sowohl die Ernährungsgewohnheiten in Deutschland als auch die Essensvorlieben der deutschen Kinder und Jugendlichen (Kersting & Dohmen, 2005).

Verzehrgewohnheiten von Kindern und Jugendlichen in Deutschland

Anhand der Ergebnisse des Kinder- und Jugendgesundheitssurveys (KiGGS) lassen sich **sowohl positive als auch negative Verzehrgewohnheiten** konstatieren (Mensink, Kleiser & Richter, 2007). Positiv ist zu bewerten, dass v. a. jüngere Kinder relativ selten Fast Food und Fleisch essen. Außerdem ist der regelmäßige Konsum von Milch erfreulich. Über den Empfehlungen liegt der Verzehr von Wurst, Schokolade und Süßigkeiten. Zu selten wird Fisch, Gemüse und Obst gegessen, so die KiGGS-Studie. Etwa die Hälfte der Probanden der Studie isst seltener als einmal am Tag Obst. Dennoch scheint Obst bei Kindern und Jugendlichen deutlich beliebter zu sein als Gemüse (Mensink, Kleiser & Richter, 2007). Dies liegt vermutlich an der Präferenz des süßlichen Geschmacks (Heindl, 2007). Des Weiteren zeigten sowohl die DONALD- (Dortmund Nutritional and Anthropometrical Longitudinally Study; Alexy, Clausen & Kersting, 2008) als auch die KiGGS-Studie, dass nur selten Vollkornprodukte gegessen werden. Sensorische Tests deuten darauf hin, dass das Aussehen von Vollkornprodukten (dunkel, bräunlich) bei Kindern und Jugendlichen die Akzeptanz mehr beeinflusst als der Geschmack (Heindl, 2007).

13

Anders als bei den Vollkornprodukten scheint bei der **Getränkeauswahl** der Geschmack wichtig zu sein. Besonders Jungen trinken signifikant häufiger Softdrinks als Mädchen. Diese hingegen bevorzugen täglich Leitungswasser, Mineralwasser und Früchtetee. Kaum Unterschiede zwischen Jungen und Mädchen sind beim Verzehr von Säften, Kaffee und schwarzem Tee zu beobachten (Mensink, Kleiser & Richter, 2007).

Die KiGGS-Studie zeigt, dass sich **mit zunehmendem Alter das Ernährungsverhalten insgesamt eher verschlechtert**. Sowohl die DONALD-Studie als auch die KiGGS-Studie verdeutlichen, dass mit zunehmendem Alter der Konsum von Schokolade und Süßigkeiten abnimmt, dagegen werden aber häufiger Fast-Food-Produkte wie Hamburger und Pommes Frites gegessen. Weiterhin lässt sich erkennen, dass sich **Mädchen im Allgemeinen ausgewogener ernähren als Jungen** (Mensink, Kleiser & Richter, 2007).

Manche Schüler erhalten kein Frühstück mit in die Schule und zu Hause keine oder nur unausgewogene Mahlzeiten. Hier können u. U. durch Aufklärung über richtiges/ausgewogenes Ernährungsverhalten und veränderte Angebote in Schulen wichtige Verhaltensänderungen angeregt werden (von der Leyen, 2004). Fraglich ist allerdings, ob mehr Aufklärung über »richtiges« Ernährungsverhalten wirklich sinnvoll ist, da Kinder und Jugendliche schon heute sehr gut kognitiv gesunde und ungesunde Lebensmittel einordnen können. Gesunde Lebensmittel werden jedoch meist nicht bevorzugt (Ellrott 2007).

Verhaltensprävention oder Verhältnisprävention

Übergewicht, Adipositas, Diabetes mellitus Typ 2, Fettstoffwechselstörungen, Bluthochdruck, Osteoporose, Gicht, Mangelernährung, Karies, Darmerkrankungen, Allergien und manche Krebsarten können **Folgen einer ungünstigen Lebensmittelauswahl** sein. Spätestens die begrenzten Erfolge von Therapiekonzepten bei Adipositas im Kindes- und Erwachsenenalter verdeutlichen, dass das Erlernen von gesundheitsförderndem Essverhalten rechtzeitig beginnen muss, um ernährungsbedingte Krankheiten zu reduzieren. Offensichtlich wird ein solches Essverhalten in vielen Familien nicht in optimaler Art und Weise praktiziert. Aus diesem Grund richten sich berechtigte Forderungen an Institutionen der Gesellschaft, Bildungskonzepte zur Gesundheitsförderung so zu gestalten, dass sie innerhalb und außerhalb der Privatsphäre der Menschen wirksam werden (Heindl, 2004).

In den Interventionsprogrammen für einen gesunden Lebensstil sollte nicht nur **Ernährungswissen** vermittelt, sondern auch ausgewogenes Essen und Trinken praktisch erlernt und gefestigt werden. Die **Verhaltensprävention** (Verhaltensänderung auf individueller Ebene) arbeitet i.d.R. mit kognitiven Informationen. In welchem Ausmaß Kognitionen überhaupt in der Lage sind, ein stark emotional mitbestimmtes Verhalten wie das Ernährungsverhalten zu beeinflussen, ist fraglich. Zwar können kognitive

Ernährungsinformationen übernommen werden, eine Anpassung an das Essverhalten erfolgt jedoch nicht zwangsläufig. Die Prävention von ernährungsbedingten Erkrankungen sollte daher sowohl auf der **Ebene individuellen Verhaltens** als auch auf der **Ebene kollektiver Verhältnisse** stattfinden. Wenn z. B. alle Kinder in der Grundschule Milch oder Kakao gestellt bekommen, dann wirken sich diese **Verhältnisse** günstiger auf die Kalziumversorgung aus, als wenn die Mutter ihrer Tochter ans Herz legt: »Du musst Milch trinken, damit du später keine Osteoporose bekommst« (Pudel, 2006). Gerade bei Kindern müssen Interventionen altersgerecht aufgearbeitet und in ein attraktives Gesamtkonzept integriert sein. Wenn Verhaltensprävention bei Kindern zum Einsatz kommt, sollten dabei spielerisches Entdecken, Selbermachen, Experimentieren und Ausprobieren als wesentliche positive pädagogische Ansätze zum Einsatz kommen und die reine Wissensvermittlung in den Hintergrund treten.

Präventionsmaßnahmen

Es gibt eine **Vielzahl von Präventionsprogrammen** für Kinder und Jugendliche mit den Themenschwerpunkten Essen und Trinken für den Einsatzbereich in Schulen und Kindertagesstätten. Die meisten Programme sind in Kombination mit Bewegung konzipiert. Vor dem Hintergrund, dass die Prävalenz von Adipositas im Kindes- und Jugendalter steigt, haben viele Programme den Aufhänger (Schwerpunkt) »Adipositasprävention«. Aber ein gesundheitsfördernder Lebensstil bedeutet nicht ausschließlich Prävention von Adipositas. Ziele der ausgewogenen Ernährung im Kindes- und Jugendalter sind die Sicherung von Wachstum und Entwicklung, Vermeiden von Mangelzuständen sowie Prävention von ernährungsabhängigen Krankheiten (Müller, 2007).

Empfehlenswerte Programme sollten immer auch die **Eltern mit einbeziehen**, da sie für die Prägung der Essgewohnheiten und für die Erziehung zu einem aktiven Lebensstil eine entscheidende Vorbildfunktion haben (Biesalski & Grimm, 2004). Des Weiteren ist wichtig, dass die Kinder und Jugendlichen selbstständig und aktiv an den Programmen partizipieren können, da sie so motiviert sind und bleiben. Außerdem ist der Lerneffekt so am größten.

Im Folgenden werden 5 Präventionsprogramme näher beschrieben, welche die oben genannten Anforderungen an ein zeitgemäßes Programm weitestgehend erfüllen und in sehr unterschiedlichen Settings zum Einsatz kommen. Wie oben bereits angesprochen, bezieht sich der überwiegende Teil der dargestellten Programme nicht ausschließlich auf Essen und Trinken, sondern versucht eine Integration von Elementen zur Förderung des Ernährungsverhaltens in ein umfassenderes Konzept der Gesundheitsförderung. Je nach Programm enthält dies beispielsweise auch Elemente zur Bewegungsförderung oder zur Stressregulation. Es wird also in den meisten Fällen ein ganzheitlicher Gesundheitsförderungsansatz betont. Daraus ergibt sich zwangsläufig, dass teilweise Überschneidungen zu anderen Bereichen der Gesundheitsförderung (wie Bewegungsförderung (► Kap. 14) oder Förderung von Lebenskompetenzen (► Kap. 11)) bestehen.

13.1 Die »MediPäds« – Lehrer und Ärzte im Team

Meier (2002)

Steckbrief

- **Problembereich:** Gesundheitsförderung
- **Altersbereich:** Kindergarten-, Grundschul- und Sonderschulkinder sowie Schüler weiterführender Schulen
- **Teilnehmer:** Gesamte Schulklasse
- **Dauer:** 4 Doppelstunden und 1 Projekttag oder 3 Projekttage sowie 1 Elternabend
- **Methode:** Wahrnehmungsübungen, Imagination, Körperreisen, kreatives Schreiben, Malen, Singen, Bewegung, Entspannung, Stille, Meditation, Massage, Rollenspiele, Theater, Tanzen etc.
- **Besonderheiten:** Ernährungsteam (Lehrer und Arzt), verschiedene Gesundheitsthemen

Zielgruppe

Das Projekt die »MediPäds – Lehrer und Ärzte im Team« richtet sich an Kindergarten-, Grundschul- und Sonderschulkinder sowie an Schüler von weiterführenden Schulen. Die **gesamte Schulklasse** nimmt an dem Projekt teil. Unterrichts- und Projektthemen können Ernährung, Bewegung und Beweglichkeit, Haut und Heranwachsen/Sexualität/Liebe/Freundschaft, Nichtrauchen und Erste Hilfe sein. Ein »MediPäds«-Team besteht meist aus einem Lehrer und einem Arzt. Sie entscheiden selbstständig oder mit der Klasse zusammen, welches Unterrichts- und Projektthema bearbeitet wird (Czerwinski, 2008).

Rahmenbedingungen

Die »MediPäds« sind **Teams**, die aus mindestens **einem Lehrer und einem Arzt** bestehen. Sie entwickeln gesundheitsfördernde Unterrichtsprojekte und setzen diese an der jeweiligen Schule um. Die Projekt- und Unterrichtszeit wird durch das Curriculum von »MediPäds« vorgegeben. Es gibt wenig einengende Vorgaben für die Projekte, sondern maximale Entscheidungs- und Gestaltungsfreiheit im Rahmen der curricularen Vorgaben des jeweiligen Schulfaches. Die Teams verpflichten sich, **pro Schulhalbjahr** an einer **ganztägigen Fortbildungsveranstaltung** teilzunehmen. Außerhalb der Fortbildungsveranstaltungen ist die »Medusana Stiftung« als Ansprechpartner für die »MediPäds« zu erreichen. Die Teams stehen zudem untereinander im Dialog, um Erfahrungen und Anregungen auszutauschen (Czerwinski, 2008).

Programmkonzept

Alle »MediPäds«-Teams führen im Laufe eines Schuljahres entweder **4 Doppelstunden** und **einen Projekttag** oder **3 Projekttage** sowie in beiden Varianten jeweils **einen Elternabend** zu Beginn eines kooperativen Unterrichts durch. Im Folgenden wird ein (beispielhafter) Sitzungsablauf für eine Schulstunde oder einen Projekttag dargestellt:

Sitzungsablauf

1. **Einstieg:** Brainstorming zum Thema
2. **Gruppenarbeit:** Erörtern thematischer Unterpunkte mit Präsentation
3. **Praktische Arbeit:** Zubereitung und gemeinsamer Verzehr von Mahlzeiten, mit dem Ziel der Wahrnehmung mit allen Sinnen
4. **Abschluss:** Diskussion

Jedes Team (Arzt und Lehrer) erhält von der Medusana Stiftung eine Reihe von **Unterrichtsmaterialien**, welche sie an gemeinsamen Vorbereitungs- und Auswertungstreffen auswählen und/oder ergänzen können. Für die schulhalbjährliche Fortbildung der Teams werden alle Themen von der Medusana Stiftung so auf- und vorbereitet, dass der Transfer in Unterricht, Unterrichtsreihe oder Projekttag problemlos zu leisten sein soll. Wählt das Team den Bereich der **Ernährung als Projektthema** aus, gibt es neben den allgemeinen Zielen und Absichten für den Teamunterricht (wie z. B. Gesundheitsförderung) spezielle Ziele. Die Schüler werden motiviert, auf folgende Prinzipien einer gesunden, ausgewogenen Ernährungs- und Lebensweise zu achten:

a) Nicht zu fett, nicht zu süß, nicht zu viel;
b) viel Gemüse, viel Obst, viel Vollkornprodukte, wenig Fleisch;
c) viel trinken, selten zuckerhaltige Getränke, meistens Trinkwasser, Tee und Mineralwasser;
d) Zusammenhang von Bewegung und Energieverbrauch lernen;
e) wenig Chips und Süßigkeiten beim Fernsehen und Computerspielen;
f) selten essen im Stehen und/oder Gehen;
g) selber Kochen lernen;
h) Essen ist mehr als Sattwerden: z. B. eine gute Gelegenheit, Freunde und Familie zu treffen und sich auszutauschen.

Die Vermittlung der Ziele kann unter anderem durch den Ernährungskreis oder die Ernährungspyramide (s. oben) erfolgen. Durch die Beobachtung und Analyse des eigenen Essverhaltens können hierüber Erkenntnisse abgeleitet werden. Neben der theoretischen Wissensvermittlung spielt gemeinsames Planen, Vorbereiten und Zubereiten von gesunden Mahlzeiten eine große Rolle. Die Einübung einer Kultur des bewussten Essens und Trinkens ist ebenfalls Bestandteil des Projektes. Die Schüler werden beim Aufbau eines eigenen realistischen Körperbildes gestärkt. Außerdem sollen sie motiviert werden, ökologische Ansätze zu unterstützen (Czerwinski, 2008).

Materialien

Da jedes Team den Unterricht und Projekttag völlig eigenständig gestalten kann, gibt es **keine einheit-**

lichen Materialien. Als Materialien zum Thema Ernährung sind zu nennen: Ernährungskreis, Ernährungspyramide, Lehrbücher, Arbeitsblätter, verschiedene Lebensmittel zur Verarbeitung, Verkostung oder Anschauung (Czerwinski, 2008).

Evaluation

Zur Evaluation wurden Telefoninterviews mit Medizinern, Lehrern, Teams und Eltern durchgeführt. 47 Personen nahmen an der Befragung teil (Weller, 2006).

Lehrer gaben an, mit den Projekten ihren eigenen Schulalltag und den der Kinder aufwerten zu können. Ärzte wünschten sich, mit der Projektarbeit auf Ursachen von Erkrankungen einwirken zu können. Eine **hohe erzieherische Effektivität** wurde dem Projekt zugeschrieben, weil die Schüler einer respektierten Außenperspektive große Aufmerksamkeit schenkten. Außerdem sei für die Schüler handlungsnahes Lernen und eine Orientierung an der Lebenswelt von großer Bedeutung.

Allerdings sind die Beteiligten teilweise frustriert, weil der **hohe persönliche Aufwand** sich nur punktuell auswirkt und oft kein breitenwirksamer Akzent gesetzt werden kann. Aus der Außensicht von Schulleitern und Eltern wird die »MediPäds«-Arbeit umfassend als sehr motiviert und positiv beurteilt. Sowohl Ärzte als auch Lehrer erleben die Zusammenarbeit als sehr positiv. Durch die sich ergänzenden Kompetenzen erhöhe sich die Wirkung der Präventionsarbeit (Weller, 2006).

13.2 »GUT DRAUF«

BZgA (2004)

Steckbrief

- **Problembereich:** Bewegung, Ernährung und Stressregulation
- **Altersbereich:** Kinder und Jugendliche im Alter von 12–18 Jahren
- **Trainingsteilnehmer:** Mittlerkräfte und Multiplikatoren in der Arbeit mit Jugendlichen
- **Dauer:** Aktionsabhängig

▼

- **Methode:** Theoretisches Basiswissen vermitteln und praktische Einheiten durchführen
- **Besonderheiten:** Bei Erfüllung der »GUT-DRAUF«-Standards erhält der »GUT-DRAUF«-Partner das »GUT-DRAUF«-Label bzw. Zertifikat

Zielgruppe

»GUT DRAUF« richtet sich vorrangig an Mittlerkräfte und Multiplikatoren in der Arbeit mit Jugendlichen. Jegliche Akteure in der pädagogischen Arbeit wie Jugendarbeiter, Erzieher, Lehrer, Reisebegleiter, Animateure, Sportpädagogen etc. werden befähigt, »GUT-DRAUF«-Angebote umzusetzen.

Die Projekte, welche die Mittlerkräfte und Multiplikatoren im Anschluss durchführen, sind für **Kinder und Jugendliche** im Alter von **12–18 Jahren** gedacht.

Rahmenbedingungen

Die Jugendaktion »GUT DRAUF« wurde von der BZgA (Bundeszentrale für gesundheitliche Aufklärung) entwickelt. Sie ist wissenschaftlich fundiert und wird in enger Zusammenarbeit mit Fachleuten und Kooperationspartnern auf der Grundlage eines integrierten Aufklärungsansatzes durchgeführt.

Mittlerkräfte und Multiplikatoren, die an der Arbeit von »GUT DRAUF« interessiert sind, können »GUT-DRAUF«-Partner werden. Sie erfahren zunächst eine **Erstberatung** (Informationstag) durch »GUT-DRAUF«-Experten. Für eine weitere Projektentwicklung ist eine **Basisschulung** notwendig.

Sitzungsablauf Basisschulung

1. **Theorie:** Vermittlung von Wissen über Bewegung, Ernährung und Stressregulation
2. **Praxis:** Thematische und praktische Erarbeitung zu allen Elementen
3. **Evaluation:** Ausfüllen von Evaluationsfragebögen

Zur Unterstützung von Projekten seitens »GUT DRAUF« ist eine kontinuierliche Prozessbegleitung gegeben. Des Weiteren wird die Einbindung in die bundesweite **»GUT-DRAUF«-Partnerstruktur**, die externe prozessbegleitende **Evaluation** sowie die Zurverfügungstellung der vorhandenen **Materialien** von der BZgA, in Kooperation mit dem »transfer e.V.«, übernommen.

Die Identifikation mit dem »GUT-DRAUF«-Konzept ist Voraussetzung, um »GUT-DRAUF«-Partner zu werden. Außerdem ist die Teilnahme an den **Schulungen** und an der **prozessbegleitenden Evaluation** erforderlich. Des Weiteren sind die Projekte im Sinne einer ganzheitlichen Jugendarbeit durchzuführen (Müller, 2008).

Materialien

Für die Unterstützung eines »GUT-DRAUF«-Projektes stehen den Multiplikatoren verschiedene Materialien zur Verfügung. Das **Medienpaket »Kompakt«** besteht aus einem Ideenhandbuch, Praxisheften für Schulen, Jugendarbeit, Sportvereine und Jugendreisen, Aktionsboxen mit Übungen, Checklisten sowie 2 Sonderheften zum Thema »Essensfeste«. Das Medienpaket zeigt erprobte Wege auf, wie Jugendliche für die Themen Ernährung, Bewegung und Stressbewältigung motiviert werden können. Zudem gibt es eine **Loseblattsammlung** in jugendgerechter Sprache zu Themen wie »Fitness, Sport und Body«, »Essstörungen«, »Schönheit«, »Fast Food« und »Novel Food« (Voelker, 2003).

13

Programmkonzept

Das Ziel der Kampagne ist die frühzeitige Bewusstwerdung und Verhaltensänderung bei Kindern und Jugendlichen bezüglich **Ernährung, Bewegung und Stressbewältigung**, um möglichen Gesundheitsschäden im Erwachsenenalter präventiv zu begegnen (Bestmann, 2006).

Mit Partnern aus den Praxisfeldern **Schule, Jugendarbeit, Sport und Jugendreisen** wird derzeit »GUT DRAUF« umgesetzt. Qualitätskriterien wurden von der BZgA entwickelt, die für alle Praxisfelder gleichbedeutend gültig sind. Standards zur Qualitätssicherung, die aus den Kriterien abgeleitet wurden, erleichtern sowohl die Umsetzung in die jeweilige Praxis als auch deren Überprüfbarkeit. Individuelle Besonderheiten eines jeden Praxisfeldes wurden bei der Festlegung der Standards berücksichtigt. Werden die Standards erfüllt, dann ist man zur Führung eines **»GUT-DRAUF«-Labels** (z. B. bei Ferienfreizeiten oder anderen Freizeitangeboten) oder eines **»GUT-DRAUF«-Zertifikats** (z. B. bei Jugendunterkünften, Jugendzentren, Schulen und Sportvereinen) berechtigt.

Für die Umsetzung von Projekten erarbeiten Projektpartner während eines Beratungstermins oder einer Schulung Planungspapiere. Diese sind die Grundlagen für die zeitliche, inhaltliche und qualitative Integration der »GUT DRAUF« Ernährungs-, Bewegungs- und Stressregulationsangebote in die jeweilige Praxis (Mann, 2008).

Zielstellung der beteiligten Projektpartner ist, das Thema Gesundheitsförderung für Jugendliche über ihre jeweiligen Angebote und konzeptionellen Strukturen in ihrem **speziellen Handlungsfeld** sowie gegebenenfalls in einer vernetzten Region kreativ, zielgruppenadäquat und ganzheitlich anzugehen.

Evaluation

Die Standards zur Qualitätssicherung bilden die Voraussetzungen für die interne und externe Evaluation.

Die Evaluation basiert maßgeblich auf 3 zentralen Säulen:

- einer struktur- und prozessbezogenen Evaluation,
- einer Selbstevaluation der Projektpartner und
- einer sich entwickelnden Wirkungsevaluation.

Das »GUT-DRAUF«-Projekt verfügt über ein **differenziertes Evaluationskonzept**. Dennoch lässt sich bisher kaum bis gar nicht nachweisen, ob allein durch »GUT DRAUF« ein Jugendlicher medizinisch-körperlich gesünder ist, da konkrete Studien zur Wirkungsevaluation noch ausstehen.

Schulungen

Die Schulungen werden mittels Fragebögen auf Zufriedenheit, Transfer und Verbesserungsvorschläge evaluiert. Diese Erhebung dient dazu, eine **fortlaufende Qualitätsentwicklung** zu **gewährleisten** und das **Schulungsverfahren** gegebenenfalls zu **modifizieren**. Die Mehrzahl der Teilnehmer der 7 Basisschulungen, die im Jahr 2005 stattgefunden haben, schätzen den Transfer von »GUT DRAUF« auf ihr Arbeitsfeld positiv ein.

Projektumsetzungen

Ziel der Struktur- und Prozessevaluation ist es, die bereits entwickelten »GUT-DRAUF«-**Qualitäts-**

standards in den jeweiligen Handlungsfeldern bezüglich ihrer Umsetzbarkeit und Akzeptanz in der Praxis zu beleuchten und gegebenenfalls **weiterzuentwickeln**. Bezogen auf das Alter der Teilnehmenden zeigt sich, dass die Hauptzielgruppe der Jugendaktion insgesamt sehr deutlich erreicht wird. Die inhaltlichen, zentralen Aspekte von »GUT DRAUF« scheinen in der Mehrzahl umsetzbar, praktikabel und erreicht (Bestmann & Vogel, 2006).

13.3 »Klasse 2000«

Bölcskei (1991)

Steckbrief

- **Problembereich:** Gesundheitsförderung, Sucht- und Gewaltvorbeugung
- **Altersbereich:** Grundschulkinder
- **Trainingsteilnehmer:** Gesamte Schulklasse
- **Dauer:** Ca. 15 Unterrichtseinheiten jährlich
- **Methode:** Spielerisches und handlungsorientiertes Lernen
- **Besonderheiten:** Finanzierung durch Patenschaften und Spenden

Zielgruppe

»Klasse 2000« richtet sich an **Grundschulkinder** mit dem Ziel, die Persönlichkeit von Kindern zu fördern. Die Körperwahrnehmung wird spielerisch geschult, wichtige Körperfunktionen werden entdeckt, um die Wertschätzung für den eigenen Körper zu stärken. Des Weiteren erlernen die Kinder Grundlagen über gesundes Essen und Trinken. Die Entwicklung persönlicher und sozialer Kompetenzen wird ebenso gefördert wie der verantwortliche Umgang mit Tabak und Alkohol.

Für eine kindgerechte und gesundheitsfördernde Lebensweise bezieht »Klasse 2000« – neben den **Schülern** – auch **Lehrer, Eltern, Gesundheitsförderer** und **Paten** mit ein (Duprée, 2008).

Rahmenbedingungen

Das Programm wird durch **Patenschaften und Spenden** finanziert. Einzelpersonen oder Organisationen können eine Patenschaft übernehmen. Die Kosten für eine Patenschaft betragen 240 € pro Klasse und Schuljahr. Da »Klasse 2000« von der 1. bis zur 4. Klasse durchgeführt wird und die Inhalte aufeinander aufbauen, ist es sinnvoll, eine Patenschaft über 4 Jahre aufrecht zu erhalten. Allerdings sind auch Teil- und Jahrespatenschaften möglich.

Um die Eltern in das Projekt mit einzubeziehen, werden zur Programmeinführung **Elternabende** und **Infoveranstaltungen** angeboten. Durch jährliche **Elternbriefe** und die **Projektzeitung** »KLARoTEXT« werden die Familien der teilnehmenden Kinder informiert (Duprée, 2007).

Materialien

Insgesamt steht den teilnehmenden Klassen eine **umfassende Materialiensammlung** zur Verfügung. Diese werden zum Teil an die Teilnehmer bzw. Klasse ausgegeben, zum Teil werden sie an die Klasse entliehen.

In jeder Jahrgangsstufe erhalten die Kinder jeweils ein **Schülerheft**, eine **Elternzeitung** und einen **Elternbrief**. Zusätzlich werden für die einzelnen Jahrgangsstufen weitere Materialien pro Kind und Klasse verteilt. Für die 1. Jahrgangsstufe bekommt beispielsweise jedes Kind neben den oben beschriebenen Materialien Bastelmaterial für einen Klaro (Maskottchen) und einen Klaro-Atemtrainer. Außerdem erhalten Klassen der 1. Jahrgangsstufe ein Klaro-Poster, Poster zur Bewegungsgeschichte, Poster zum Weg der Luft, Bewegungspausen als Kartenset und eine CD mit Musik zur Entspannung und Bewegung.

Die Materialien sind laut Angaben der Autoren für jede Jahrgangsstufe altersgerecht gestaltet. Mit dieser Vielzahl von Materialien sollen die Kinder spielerisch den Umgang mit Ernährung erlernen (Duprée, 2007).

Programmkonzept

Speziell geschulte **Fachkräfte** aus **Medizin** oder **Pädagogik** führen, in Absprache mit den Lehrkräften, besondere Unterrichtseinheiten durch. Die »Klasse-2000-Gesundheitsförderer« sollen durch ihren Besuch die Aufmerksamkeit der Kinder erhöhen und deren Motivation fördern, an den Themen mit den Lehrern weiterzuarbeiten. Zurzeit wirken in Deutschland über 1.200 Gesundheitsförderer mit. Sie unterstützen die Lehrkräfte mit 2–3 Unterrichtsstunden. Insgesamt werden pro Schuljahr ca. 15 Unterrichtseinheiten durchgeführt. Auf die entsprechenden Lehrpläne der einzelnen Bundesländer abgestimmte Unterrichtsvorschläge und das Maskottchen KLARO helfen, den Unterricht gut zu gestalten.

In der **1. Jahrgangsstufe** sind 2 Gesundheitsförderer-Stunden, ca. 9 Lehrer-Stunden und ein Elternabend vorgesehen. Zunächst lernen die Kinder das Maskottchen KLARO und das Projekt »Klasse 2000« kennen. Des Weiteren erlernen die Kinder Regeln zur Zusammenarbeit und den Weg der Luft und des Sauerstoffs durch den Körper. Durch Basteln, Experimente zu Luft, Atem-, Entspannungs- und Bewegungsübungen werden die Unterrichtseinheiten abgerundet.

Für die **2. Jahrgangsstufe** sind 3 Gesundheitsförderer-Stunden und ca. 13 Lehrer-Stunden vorgesehen. Hier lernen die Kinder die Funktionen von Wirbelsäule, Knochen, Muskeln sowie die Ernährungspyramide und Lebensmittelfamilien kennen. Die Bedeutungen von Wasser, Obst und Gemüse werden herausgestellt. Außerdem sollen die Kinder eigene Gefühle erkennen und benennen können. Durch Spiele mit dem Schwungtuch, Folien-Puzzle und Massage-Spiele können die Kinder eigene Erfahrungen mit Bewegung, Ernährung und Entspannung machen.

Sitzungsablauf
Beispiel: 2. Jahrgangsstufe, durch Gesundheitsförderer, Thema: Der Weg der Nahrung, ca. 45 min

1. **Begrüßung:** Bezugnahme auf die letzte Stunde
2. **Hinführung zum Thema:** Fragen, was Knochen und Muskeln brauchen, um kräftig zu werden
3. **Haftfolienpuzzle:** Der Weg der Nahrung
4. **Brottest:** Brot mit allen Sinnen genießen und lange kauen lassen; Schülerergebnisse zusammentragen
5. **Funktion der Verdauungsorgane:** Mit Plakat »Weg der Nahrung« die Funktion der Verdauungsorgane erklären
6. **Spiel:** »Abenteuer auf dem Weg der Nahrung«
7. **Arbeitsblatt:** »Weg der Nahrung«
8. **Schluss:** Reflexion

3 Gesundheitsförderer-Stunden und ca. 12 Lehrer-Stunden sind in der **3. Jahrgangsstufe** vorgesehen. Im Laufe des Schuljahres lernen die Kinder Herz- und Blutkreislauf kennen. Vertrauensübungen und Kooperationsspiele stärken das Gemeinschaftsgefühl und fördern die Zusammenarbeit in der Gruppe. Übungen und Spiele zur Förderung der sozialen Kompetenz, zum Erkennen der eigenen Stärken und Schwächen, zur Wahrnehmung von Gefühlen und zum Umgang mit Wut und Konflikten sind ebenfalls Bestandteil von »Klasse 2000« in der 3. Jahrgangsstufe.

»Glück und Werbung«, »Fit fürs Leben«, »Ich bleib dabei«, »Alkohol und Tabak«, »Gruppendruck und Freunde gewinnen« sind Themen der **4. Jahrgangsstufe**. Dafür sind 2 Gesundheitsförderer-Stunden und ca. 11 Lehrer-Stunden vorgesehen.

Durch spielerische und praktische Eigenerfahrungen werden die Kinder mit der Funktion des Körpers vertraut gemacht. Bewegung und Entspannung, gesund und lecker essen, mit eigenen Gefühlen und denen der anderen umgehen können, gewaltfreie Konfliktlösung und Verhalten bei Gruppendruck sind ebenfalls Bestandteile von »Klasse 2000« (Duprée, 2007).

Evaluation

Es finden **interne** und **externe Prozessevaluationen** statt. Jährlich wird eine Befragung der Lehrkräfte, Schüler, Gesundheitsförderer und Eltern durchgeführt. Sie werden zu ihren Erfahrungen mit »Klasse 2000« befragt, um eine Aktualisierung des Programms anzustreben.

Das Unterrichtskonzept wird von der Mehrzahl der Lehrkräfte (84%) mit »sehr gut« oder »gut« bewertet. Außerdem beurteilen 85% der befragten Lehrkräfte die Zusammenarbeit mit den Gesundheitsförderern als »sehr gut« und »gut«. Die Mehrheit (77%) konnte von der Zusammenarbeit profitieren.

Das große Interesse der Kinder an Gesundheitsthemen wird bei der Befragung der Eltern deutlich. 3 von 4 Kindern haben zu Hause über Unterrichtsstunden zum Thema »Ernährung« und jedes 2. Kind zum Thema »Bewegung und Herz/Kreislauf« berichtet.

Ein positiver Effekt von »Klasse 2000« auf den Tabakkonsum konnte in einer vergleichenden Langzeitstudie belegt werden. Der wiederholte Konsum von Zigaretten bei den »Klasse-2000«-Kindern Ende der 4. Jahrgangsstufe war um 50% geringer als in der Kontroll-Klasse (Duprée, 2007).

13.4 »Fitte Schule«

Ellrott, Armbrecht und Hartmann (2005)

Steckbrief

- **Problembereich:** Spielerische Bewegungsförderung und Quiz-gestützte Vermittlung von relevantem Ernährungswissen
- **Altersbereich:** Schulkinder der 4., 5. und 6. Klasse aller Schularten
- **Trainingsteilnehmer:** Gesamte Schulklasse
- **Dauer:** 1 Schulhalbjahr mit Möglichkeit der Fortsetzung
- **Besonderheiten:** Quizaktiv-Pausen von ca. 5 min innerhalb der Schulstunde
- **Methode:** Quizfragen oder Bewegungsaufgaben im Unterricht

Zielgruppe

»Fitte Schule« ist konzipiert für Schüler der **4., 5. und 6. Klasse aller Schularten**. Die Bewegungsaufgaben werden von der **gesamten Klasse** umgesetzt. Manche Übungen werden einzeln, andere in der Gruppe, absolviert. Für ein Ernährungsquiz teilt sich die Klasse nach Anweisung in 2 Gruppen auf. Diese Gruppen treten gegeneinander an und versuchen Fragen richtig und schnell zu beantworten. Hierbei entsteht eine Wettkampfsituation, die den Kindern viel Spaß macht (Ellrott et al., 2005).

Rahmenbedingungen

Der Einsatz von »Fitte Schule« kostet **5–11 € pro Kind und Halbjahr** (abhängig davon, ob eine Erst- oder eine Folgeausstattung benötigt wird). Diese Kosten können durch einen lokalen Sponsor übernommen werden. Eine andere Option ist, die Installation über Elternverein, Förderverein bzw. Elternbeiträge zu ermöglichen.

Klassenlehrer, die bei »Fitte Schule« mitmachen, erhalten einen **4-stündigen »Train-the-Trainer-Workshop«** vor Ort. Im Rahmen dieser schulinternen Lehrerfortbildung werden Klassenlehrer in das Konzept eingeführt. Dadurch wird eine maximale Kompetenz und Qualität bei der Durchführung in der Klasse erreicht.

»Fitte Schule« empfiehlt, einmal am Tag eine »**Quizaktiv-Pause**« während des Unterrichts einzulegen. Der Zeitpunkt dieser Pause liegt im Ermessen des Lehrers. Er kann z. B. bei schlechter Aufmerksamkeit der Schüler eine »Quizaktiv-Pause« einlegen. Dabei wird der Unterricht lediglich für etwa **5 min** unterbrochen (Ellrott et al., 2005).

Materialien

Die Materialien sind **für ein Schulhalbjahr** ausgelegt. Die teilnehmenden Klassen benötigen je **22 Quizaktiv-Kugeln** für das Ernährungsquiz und Bewegungsaufgaben. Die Quizaktiv-Kugeln für das **Ernährungsquiz** beinhalten je eine Karte mit Anweisungen, wie sich die Klasse aufteilen soll, einen Umschlag mit der Aufgabe und 4 Lösungsvorschläge sowie einen Umschlag mit der Lösung. Die Kugeln für die **Bewegungsaufgaben** beinhalten jeweils eine Aufgabenkarte. Die Kugeln werden in einem Sammelnetz oder -tonne aufbewahrt. Um für das Ernährungsquiz die Nachdenkzeit zu begrenzen, wird eine Eieruhr mit 2-min-Timer benötigt. Als Signal für die vorzeitige Beantwortung der Frage ist eine Glocke sinnvoll. Zur Durchführung der Bewegungsaufgaben sind keine zusätzlichen Materialien notwendig. Teilweise werden Stühle oder anderes vorhandenes Inventar mit einbezogen.

Für Lehrer gibt es **Lehrer-Handbücher** mit allen Quizfragen, Lösungen und Erläuterungen zu den Lösungen. Des Weiteren benötigen die teilnehmenden Klassen einmal pro Schuljahr 2 kindgerechte Waagen und Messlatten zur Evaluation (Ellrott et al., 2005).

Programmkonzept

Durch »Fitte Schule« wird **spielerisch** die Bewegung gefördert und Ernährungswissen vermittelt. Hierfür wird innerhalb der Schulstunde eine »**Quizaktiv-Pause**« von etwa 5 min eingelegt. Ob eine Aktiv- oder Quizpause stattfindet, entscheidet eine spielerische Auslosung der gemischten Quizaktiv-Kugeln durch die Schüler. Die Quizaktiv-Kugel beinhaltet entweder eine Bewegungsaufgabe oder eine Frage über ein Ernährungsthema. Es ist also vorher nicht bekannt, ob eine Aktiv- oder eine Quizaufgabe gelöst werden muss.

Die **Aktivpause** wird durch eine spielerische Bewegungsaufgabe von maximal 5 min Dauer absolviert. Es kann sich dabei um eine Gruppen- oder Einzelaufgabe handeln. Im Ermessen des Lehrers kann jede Bewegungsaufgabe später nochmals eingesetzt werden. Durch diese Pausen soll die Bewegungskompetenz und Koordination der Kinder trainiert werden. Nach dieser Lockerung und Entspannung durch die Übungen kann die Aufmerksamkeit der Schüler erhöht werden. Sie können sich wieder besser konzentrieren. Außerdem wird hierdurch das Gruppenverhalten gestärkt. Außenseiterkinder können besser in den Klassenverbund integriert werden.

Zur **Quizpause** wird eine Ernährungsquizaufgabe gestellt. Diese Pause kann zwischen 3–5 min dauern. Zuvor wird die Klasse nach jeweils anderen Kriterien in 2 Gruppen eingeteilt. Die Gruppen haben zur Beantwortung der Frage eine Beratungszeit von 2 min. Löst eine Gruppe die Frage schneller, kann sie durch die Betätigung einer Glocke die Überlegungszeit abbrechen. Durch 4 Antwortmöglichkeiten wird die Beantwortung etwas erleichtert. Anschließend wird die richtige Lösung mit Erklärung durch den Lehrer verkündet. Über das Quiz wird relevantes und interessantes Ernährungswissen vermittelt. So können die Kinder sich spielerisch mit Ernährungsthemen beschäftigen.

Sitzungsablauf
Ablauf der »Quizaktiv-Pause«

1. **Anfang:** Lehrer unterbricht den Unterricht nach eigenem Ermessen
2. **Verlauf:** Ein Schüler zieht eine Quizaktiv-Kugel; dabei entscheidet sich, ob eine Quizaufgabe oder eine Bewegungsaufgabe gelöst werden soll
3. **Durchführung:** Den Anweisungen des Kugelinhaltes folgen und die Aufgabe lösen
4. **Schluss:** Lösung und Erläuterung wird vom Lehrer gegeben

Neben der Lockerung und Entspannung bei den Bewegungspausen fördert »Fitte Schule« den Teamgeist. Es kommt zu keiner Bloßstellung einzelner Schüler, da die Quizaufgaben immer in der Gruppe gelöst werden müssen. Durch die **Wettkampfsituation** wird das Quiz spannend und der Spaßfaktor steigt. Da die »Quizaktiv-Pausen« maximal 5 min dauern, gibt es keinen nennenswerten Zeitverlust und die Aufmerksamkeit nach den Pausen ist erhöht (Ellrott et al., 2005).

Evaluation

Die Evaluation des Konzeptes erfolgte von Januar 2005 bis Mai 2005 mit 2 Schulklassen. Insgesamt nahmen 55 Schüler zweier Realschulen teil. Die Programmdurchführung erstreckte sich über 40 Schultage. Anschließend fand eine **Schüler- und Lehrerbefragung** mittels Fragebogen statt. Die Ergebnisse der Schülerbefragung waren durchweg positiv. Fast alle Schüler hätten gerne das ganze Schuljahr über die »Quizaktiv-Pausen« gehabt und nicht nur ein Schulhalbjahr. Über 60% der Schüler hätten gerne einmal am Tag diese Pause. Dieses Ergebnis bestätigt auch die Empfehlungen von »Fitte Schule«. Eine bessere Konzentration konnten über 97% der befragten Schüler bei sich feststellen.

Folgende Ergebnisse zeigten sich bei der Lehrerbefragung: Die Zeitvorgabe von maximal 5 min konnte bei den »Quizaktiv-Pausen« eingehalten werden. Die Gruppenaufteilung war sehr sinnvoll, spannend und konnte problemlos durchgeführt werden. Die Quizfragen waren sehr gut verständlich und die Auswahl der Fragen sinnvoll. Die Aufnahmebereitschaft war nach den Pausen eher besser und die Schüler konnten hinterher konzentriert weiterarbeiten. Laut Befragung empfanden die Lehrer den Spaßfaktor als mittel bis hoch (Ellrott et al., 2005).

Auch bei der Evaluation dieses Programms bleibt zu bemängeln, dass eine Kontrollgruppe nicht vorhanden war.

13.5 Trinken im Unterricht

Informationszentrale Deutsches Mineralwasser (IDM, 2007)

Steckbrief

- **Problembereich:** Trinken im Unterricht in Schulalltag integrieren
- **Altersbereich:** Grundschulkinder und Schüler der Sekundarstufe 1
- **Trainingsteilnehmer:** Gesamte Schulklasse
- **Dauer:** 2–3 Wochen Einführungsphase

▼

- **Methode:** Richtiges Trinkverhalten praktisch erlernen
- **Besonderheiten:** Hoher logistischer Aufwand

Zielgruppe

Oft ist das Trinken im Unterricht nicht erlaubt. Die Schüler haben daher nur die Gelegenheit, in der Pause etwas zu trinken. Viele Schüler sind in der Pause allerdings mit anderen Dingen beschäftigt, wie Spielen oder Reden. Das Trinken kann dann schon mal vergessen werden. Um einem Flüssigkeitsmangel vorzubeugen, soll mit dem Projekt »Trinken im Unterricht« den **Grundschulkindern** und den **Schülern der Sekundarstufe 1** das Trinken während des Unterrichts erlaubt werden. Dadurch soll die Konzentrations- und Leistungsfähigkeit der Schüler zunehmen (IDM, 2007).

Rahmenbedingungen

Lehrer, die »Trinken im Unterricht« realisieren wollen, sollten zunächst alle beteiligten Personen über das Projekt **rechtzeitig informieren**. Neben den Schülern sollten Eltern, Schulleitung, Kollegen, Hausmeister, Putzfrauen sowie evtl. der Schulkioskbesitzer mit einbezogen werden. Es ist schwierig, das Projekt durchzuführen, wenn nicht alle beteiligten Personen von dem Projekt überzeugt sind.

Im Rahmen von »Trinken im Unterricht« wurden **Unterrichtseinheiten** entwickelt. Diese können an Projekttagen oder im Unterricht durchgeführt werden. Ziel des Unterrichts ist, den Schülern die Bedeutung des ausreichenden Trinkens zu vermitteln sowie »Trinken im Unterricht« in den Schulalltag zu integrieren. Die Unterrichtseinheiten sind in 3 Einheiten unterteilt, die aufeinander aufbauen. Sie sind als Vorschläge oder Orientierungshilfen zu verstehen, die durch eigene Schwerpunkte, Interessen und Möglichkeiten der Schüler ergänzt oder gekürzt werden können (IDM, 2007).

Materialien

Zur Vorbereitung auf das Projekt hat der »aid infodienst Verbraucherschutz – Ernährung – Landwirtschaft Bonn« Unterrichtsvorschläge für die Grundschule und die Sekundarstufe 1 entwickelt. **Getränkeprotokolle, Folienvorlagen** und **Arbeitsblätter** sollen den Schülern die Bedeutung des Trinkens veranschaulichen sowie geeignete Getränke vorstellen.

Die Ernährungspyramide als Folienvorlage soll verdeutlichen, von welchen Lebensmitteln reichlich, mäßig und sparsam gegessen werden sollte. Arbeitsblätter mit Fragen, Lückentexten und Puzzlespielen helfen bei der Unterrichtsgestaltung. Verkostungen runden den Unterricht ab.

Zur Durchführung des Projektes sind **Mineralwasser** und **Becher** bzw. **Trinkflaschen** unerlässlich (IDM, 2007).

Programmkonzept

Wenn alle beteiligten Personen informiert wurden, kann mit der Organisation begonnen werden. Zunächst ist die Getränkeversorgung zu klären. Wenn die Eltern mitmachen, können die Kinder ihre Getränke von zu Hause mitbringen. Oder man organisiert einen Getränkelieferanten, der zu günstigen Konditionen den An- und Abtransport übernimmt. Ein Sponsor ist zur finanziellen Unterstützung sehr hilfreich. Um die Logistik zu organisieren ist es gut, die Hausmeister in das Projekt mit einzubinden. Es gibt auch die Möglichkeit, dass Eltern einen Lieferdienst organisieren.

Für eine Schulklasse mit 30 Kindern benötigt man ca. 9 Kästen mit 0,7-l-Flaschen pro Woche. Daher ist ein geeigneter Lagerraum von Vorteil.

Es hat sich bewährt, einen Getränkedienst als Klassenamt einzuführen. Dieser ist für den Getränkenachschub und das Leergut verantwortlich. Falls aus Sicherheitsgründen die Getränke nicht mit an den Platz dürfen, z. B. in Computerräumen, bietet sich eine **Trinkecke** an. Gerade im Sportunterricht ist es wichtig, ausreichend zu trinken. Hier bietet sich eine Trinkecke besonders gut an, um bei **Trinkpausen** genügend Wasser aufzunehmen.

Je nach Charakter der Klasse können **Trinkrituale** sinnvoll sein. Dies bedeutet, sich auf Regelungen zu verständigen, wann das Trinken erlaubt ist und wann nicht. Beispielsweise kann man vereinbaren, dass in Stillarbeitsphasen, bei Klassenarbeiten, Klausuren, Gruppen- oder Projektarbeit das Trinken erlaubt ist. Dafür ist das Trinken etwa bei Frontalunterricht oder im Unterrichtsgespräch mit der ganzen Klasse nicht gestattet. Andere Regelungen können sein: Trinken ist grundsätzlich während der ersten 10 min einer Schulstunde erlaubt, oder es wird nach Beendigung einer Lerneinheit, eines Sinnabschnitts oder nach Abschluss eines schwierigen Gedankenganges eine kurze Trinkpause eingelegt. Diese Regelungen können von den jeweiligen Lehrern nach eigenem Ermessen bestimmt werden (IDM, 2007).

Sitzungsablauf

1. **Hinführung:** Verteilen und Erläutern der Getränkeprotokolle
2. **Einstieg:** Erfahrungsaustausch der Schüler
3. **Erarbeitung 1. Teil:** Empfohlene Getränkeauswahl und Getränkemenge
4. **Auswertung:** Getränkeprotokolle werden auf Basis der Ernährungspyramide ausgewertet
5. **Erarbeitung 2. Teil:** Gründe für das Trinken, Erarbeiten eines Tagestrinkplans
6. **Erarbeitung 3. Teil:** Organisation des Projektes »Trinken im Unterricht«
7. **Reflexion:** Akzeptanz bei Schülern und Lehrern überprüfen, Auswertung in Gruppenarbeit
8. **Dokumentation:** Erfahrungsbericht erstellen z. B. für Schülerzeitung

Evaluation

Bei der Studie zu »Trinken im Unterricht« unter der Leitung von Stehler (Institut für Ernährungswissenschaft der Universität Bonn) ging es im Kern um die Frage, ob sich die Flüssigkeitsversorgung der Schüler – als Voraussetzung für Konzentration und Leistungsfähigkeit – verbessern lässt, wenn ständig ausreichend Getränke zur Verfügung stehen (Bai & Giebel, 2004). 3 Schulen im Raum Bonn nahmen an der Studie teil. Im Zeitraum der Untersuchung durften 391 Schüler der 5. Jahrgangsstufe im Unterricht trinken.

Den Teilnehmern wurden 2 unterschiedliche Mineralwässer bereitgestellt. In einer 1. Phase erhielten sie zunächst 2 Wochen lang die eine Sorte Mineralwasser. Nach einer anschließend einwöchigen Pause erhielten die Teilnehmer 2 Wochen lang die andere Sorte Mineralwasser (Phase 2). Erhebungen der Trinkmenge fanden vor der Intervention sowie jeweils am letzten Tag der 1. und 2. Phase statt.

Die am meisten genannten Gründe, warum die Schüler während der Pause nur »selten« oder »nie« trinken, waren: »**kein Durst**«, »**nichts dabei**« und »**Spielen**«. Nach Abschluss des Erhebungszeitraums war der Anteil der Schulkinder, die »selten« oder »nie« in den Pausen trinken, um fast 26% gesunken. Dabei spielt auch der Geschmack eine wichtige Rolle. So war die Trinkmenge umso höher, je besser das Mineralwasser geschmeckt hat. Im Laufe der Untersuchung nahm der Wasserkonsum ab. Daher ist es wichtig, dass Lehrer ihre Schüler **immer wieder** dazu **ermuntern**, ausreichend zu trinken (IDM, 2007).

Fazit und Ausblick

Es gibt eine Vielzahl von Programmen/gesundheitsfördernden Konzepten zur Ernährung für Kinder und Jugendliche. Die meisten haben das Ziel, Übergewicht und Adipositas durch frühzeitige Intervention zu verhindern. Durch Projekte zur gesundheitsfördernden Ernährung im Setting Schule werden den Kindern und Jugendlichen Grundlagen einer gesundheitsfördernden Ernährung vermittelt. Die meisten Programme sind gut aufgebaut, haben theoretische und/oder praktische Einheiten. Ob kognitives Ernährungswissen tatsächlich zu einem verbesserten Ernährungsverhalten beiträgt, muss jedoch in Frage gestellt werden (Ellrott 2007). Sinnvoller erscheinen Konzepte, in denen die Schüler spielerisch und ohne erhobenen Zeigefinger den Umgang mit Lebensmitteln selbst lernen können. Neben einer gesundheitsfördernden Nahrungsaufnahme ist die Steigerung der körperlichen Aktivität eine wesentliche Strategie zur Prävention von späteren Lebensstil-Erkrankungen. Daher werden beide Ansätze in einigen Programmen sinnvoll kombiniert.

Viele Programme haben einen **verhaltensorientierten Ansatz**. Wünschenswert wäre, diesen Ansatz mit **verhältnisorientierten Maßnahmen** zu ergänzen. Des Weiteren sollte die Einbeziehung der Eltern einen höheren Stellenwert haben, da durch das familiäre Essverhalten, besonders das der Mutter, ein Kind sehr stark geprägt wird (Pudel & Westenhöfer, 1991).

Damit Interventionsprogramme für Kinder und Jugendliche beurteilt werden können, müssen diese evaluiert werden. Hier gibt es 2 Ansätze. Zum einen die **Prozessevaluation** und zum anderen die **Ergebnisevaluation**. Bei der Prozessevaluation ist die Umsetzung und Akzeptanz zu bewerten. Dies geschieht durch Befragung von Zielgruppen und Mitarbeitern sowie durch Beobachtungen und Auswertung von Dokumenten. Die Ergebnisevaluation beurteilt die Auswirkungen einer Intervention. Hier muss die Veränderung von Wissen, Einstellung und Verhalten direkt durch Befragung oder durch medizinische Parameter der Zielgruppe erhoben werden (Eichhorn, Loss & Nagel, 2007). Viele Programme sind lediglich prozessevaluiert. Das kann daran liegen, dass eine Ergebnisevaluation einen größeren Zeitaufwand mit sich bringt. Eine Ergebnisevaluation würde allerdings besseren Aufschluss darüber geben, ob die Ernährungsinterventionen auch wirkungsvoll sind.

Langfristigkeit ist eine grundlegende Voraussetzung für dauerhafte Auswirkungen auf das Ernährungsverhalten. Daher sollten die Interventionsprogramme nicht nur isolierte Einzelaktionen umfassen, sondern in ein **Gesamtkonzept eingegliedert** werden. Dieses Konzept sollte verschiedene Ansätze und Maßnahmen kombinieren, langfristig sein und Institutionen-übergreifend angelegt werden (Eichhorn et al., 2007). Durch die zuvor beschriebenen Probleme einer alleinigen Vermittlung von Kognitionen sollte Ernährungserziehung nicht nur als Lehrplansegment z. B. in Biologie betrachtet werden, sondern als Teil der privaten und öffentlichen **Erziehungsaufgabe**. Ernährungserziehung hat die Aufgabe, Schüler für ihre Bedürfnisse, für ihr tägliches Essverhalten und für ihren Körper zu sensibilisieren (Vorpahl, Dietz-Müller-Veeh, Seifried & Veihelmann, 2007). Dabei sollte in erster Linie mit positiven Motiven wie Geschmack/Genuss, Ausprobieren, Nachmachen, Selbermachen gearbeitet werden, um Motivation zu Veränderungen zu schaffen und Reaktanz zu vermeiden (Ellrott 2007).

Literatur

Alexy, U., Clausen, K. & Kersting, M. (2008). Die Ernährung gesunder Kinder und Jugendlicher nach dem Konzept der Optimierten Mischkost. *Ernährungs-Umschau, 3*, 168–177.

Bai, J. C. & Giebel, C. (2004). *Trinkverhalten von 10- bis 13-jährigen Schulkindern – Situationsbeschreibung und Möglichkeit der Einflussnahme*. Bonn: Landwirtschaftliche Fakultät der Rheinischen Friedrich-Wilhelm-Universität.

Bestmann, S. (2006). *Wissen, wozu man was wie tut: Die drei Säulen der Evaluation im Rahmen der von der BZgA durchgeführten Jugendaktion »GUT DRAUF«*. Berlin: SB-Praxisberatung – Training – Forschung.

Bestmann, S. & Vogel, S. (2006). *Zusammenfassender Bericht zu den Evaluationen im Rahmen der Jugendaktion »GUT DRAUF« der BZgA im Jahr 2005*. Berlin: SB-Praxisberatung – Training – Forschung.

Biesalski, H. K. & Grimm, P. (2004). *Taschenatlas der Ernährung*. Stuttgart: Thieme.

BZgA (2004). *»GUT DRAUF«: Modellregion Rhein-Sieg-Kreis: Konzeption zur Umsetzung der Kampagne*. Köln: BZgA.

Czerwinski, C. (2008). *Curriculum: Die MediPäds: Lehrer und Ärzte im Team*. Bad Oeynhausen: Medusana Stiftung.

Duprée, T. (2007). *Klasse 2000: Fit fürs Leben. Wir sind dabei!* Nürnberg: Verein Programm Klasse 2000 e.V.

Duprée, T. (2008). *Die Ziele von Klasse 2000*. http://www.klasse2000.de/seiten/ziele.php aufgerufen am 22.04.08.

Eichhorn, C., Loss, J. & Nagel, E. (2007). Erfüllen Ernährungsinterventionen für Kinder und Jugendliche in Deutschland Qualitätskriterien für Projektdesign und Evaluation? Ergebnisse einer Befragung von Institutionen auf Landes- und regionaler Ebene. *Gesundheitswesen, 69*, 612–620.

Ellrott, T. (2007). Wie Kinder essen lernen. *Ernährung – Wissenschaft und Praxis, 1*, 167–173.

Ellrott, T., Armbrecht, A. & Hartmann, M. (2005). Primärevaluation des Schulpräventionskonzepts Fitte Schule für die 4.–6. Klasse: Kurze Pausen im Unterricht mit Bewegungsaufgaben oder Ernährungsquiz. *Deutsche Medizinische Wochenschrift, 130*, S3, 125.

Heindl, I. (2004). Ernährung, Gesundheit und institutionelle Verantwortung – eine Bildungsoffensive. *Ernährungs-Umschau, 6*, 224–230.

Heindl, I. (2007). *Das Online-Familienhandbuch: Einflüsse der Ernährung auf die kindliche Entwicklung*. www.familienhandbuch.de/cmain/f_Aktuelles/a_ Ernaehrung/s_1090.html abgerufen am 06.03.08.

IDM – Informationszentrale Deutsches Mineralwasser (2007). *Mineralwasser: Trinken im Unterricht: ein Leitfaden für Lehrer*. Bonn: IDM – Informationszentrale Deutsches Mineralwasser c/o Kohl PR & Partner.

Kersting, M. & Dohmen, B. (2005). *Empfehlungen für die Ernährung von Jugendlichen: Informationen für Multiplikatoren und Eltern*. Dortmund: Forschungsinstitut für Kinderernährung.

Leyen, U. von der (2004). Prävention braucht einen höheren Stellenwert. *Prävention, 03*, 59–61.

Mann, R. (2008). *Standards*. http://www.gutdrauf.net/index.php?sect=1&docid=100 aufgerufen am 23.04.08.

Meier, M. (2002). *Curriculum: Die MediPäds: Lehrer und Ärzte im Team*. Erster Entwurf. Bad Oeynhausen: Medusana Stiftung.

Mensink, G. B. M., Heseker, H., Richter, A., Stahl, A. & Vohmann, C. (2007). *Forschungsbericht: Ernährungsstudie als KiGGS-Modul (EsKiMo)*. Bonn: Bundesministerium für Ernährung, Landwirtschaft und Verbraucherschutz.

Mensink, G. B. M., Kleiser, C. & Richter, A. (2007). Lebensmittelverzehr bei Kindern und Jugendlichen in Deutschland: Ergebnisse des Kinder- und Jugendgesundheitssurveys (KiGGS). *Bundesgesundheitsblatt – Gesundheitsforschung – Gesundheitsschutz 5/6*, 609–623.

Müller, M. J. (2007). *Das Online-Familienhandbuch*: Gesunde Ernährung für Kinder und Jugendliche. www.familienhandbuch.de/cmain/f_Aktuelles/a_ Ernaehrung/s_899. html abgerufen am 06.03.08.

Müller, W. (2008). *Zur Unterstützung von (neuen) »GUT DRAUF«-Partnern*. Köln: Transfer e.V.

Pudel, V. (2006). Verhältnisprävention muss Verhaltensprävention ergänzen. *Ernährungs-Umschau, 3*, 95–98.

Pudel, V. & Westenhöfer, J. (1991). *Ernährungspsychologie: eine Einführung*. Göttingen: Hogrefe.

Voelker, A. (2003). *Hintergrundinformation; Gesamtdarstellung des Projekts »GUT DRAUF«; »GUT DRAUF« – bewegen, entspannen, essen – aber wie!* Köln: BZgA.

Vorpahl, B.-W., Dietz-Müller-Veeh, F., Seifried, K. & Veihelmann, C. (2007). *Essgewohnheiten: Materialien für 5.–10. Klasse*. Köln: BZgA.

Weller, D. (2006). *Zusammenfassung: Gesundheitsförderung in Schulen: Perspektiven für die MediPäds*. Köln: Psychonomics AG.

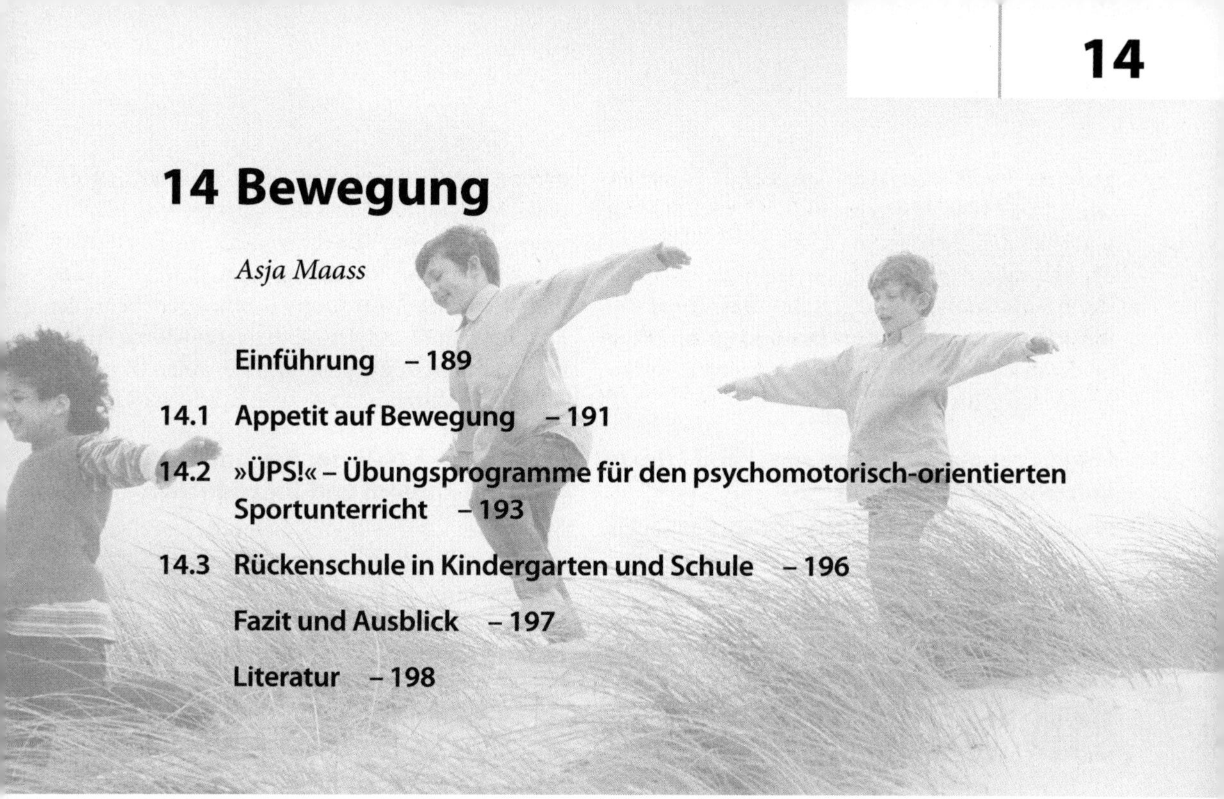

14 Bewegung

Asja Maass

Einführung

Bewegungsverhalten und körperliche Leistungsfähigkeit von Kindern und Jugendlichen

Bewegung ist eine **Grundvoraussetzung für eine gesunde physische und psychische Entwicklung** von Kindern und Jugendlichen. Viele Prozesse des Wachstums, der Reifung und Entwicklung sind abhängig von körperlicher Aktivität und Bewegungserfahrungen (Eberle, 2005). Ein körperlich aktiver Lebensstil bei Kindern und Jugendlichen stellt darüber hinaus einen **guten Prädiktor für die körperliche Aktivität im Erwachsenenalter** dar (Telama & Yang, 1997). Damit werden bereits im Kindesalter die Weichen für ein dauerhaftes gesundheitsförderndes Bewegungsverhalten gestellt.

Die heutigen Lebensumwelten von Kindern und Jugendlichen bieten aufgrund von Faktoren wie der hohen Technisierung, der zunehmenden Urbanisierung und dem massiven Einzug von elektronischen Unterhaltungsmedien in den Alltag **immer weniger körperliche Spiel- und Bewegungsmöglichkeiten**. Das Leben spielt sich häufig im häuslichen Umfeld in den eigenen 4 Wänden ab und wird zunehmend bewegungsärmer. Demzufolge konnte bei Kindern und Jugendlichen hinsichtlich vieler Aspekte der **motorischen Leistungsfähigkeit** in den letzten 25 Jahren eine **kontinuierliche Verschlechterung** beobachtet werden (für einen Überblick s. Schmidt, Hartmann-Tews & Brettschneider, 2003, S. 93 ff.; Sygusch, Wagner, Opper & Worth, 2006). Auch wenn diese Verschlechterung nicht in allen Bereichen motorischer Leistungen gefunden wird, so wird dennoch berichtet, dass sich die **Zahl der als hinsichtlich motorischer Fähigkeiten auffällig oder gestört klassifizierten Kinder deutlich gesteigert** hat und damit eine viel größere Inhomogenität der Leistungen vorliegt (z. B. Prätorius & Milani, 2004). Betroffen sind hier insbesondere Kinder aus einem sozial schwachen Lebensumfeld.

Trotz dieser Ergebnisse belegen aktuelle Studien, dass ein Großteil der Kinder zwischen 3 und 10 Jahren nach Auskünften der Eltern regelmäßig Sport treibt (Lampert, Mensink, Rohmann & Woll, 2007). Auch die Mehrzahl der Jugendlichen gibt an, regelmäßig sportlich aktiv zu sein. Diese Aktivität nimmt allerdings im Laufe der Adoleszenz stetig ab. Als Mindestanforderung an ein gesundheitsförderliches Bewegungsverhalten wird eine körperliche Aktivität an wenigstens 3 Tagen in der Woche genannt. Diese wird jedoch nur von 2/3 der jugendlichen Jungen und nur der Hälfte der Mädchen erreicht. Die oben genannte Studie zeigt auch, dass jedes 4. Kind zwischen 3 und 10 nicht regelmäßig körperlich aktiv ist, und jedes 8. Kind sogar nie Sport treibt. Diese Kinder kommen dabei häufig aus Familien mit niedrigem Sozialstatus oder Migrationshintergrund. Der **Bedarf an Programmen zur Bewegungsförderung** ist demnach insbesondere in bestimmten Risikogruppen gegeben.

Folgen von Bewegungsmangel und Effekte körperlicher Bewegung

Bewegungsmangel wird definiert als »muskuläre Beanspruchung, die chronisch unterhalb einer Reizschwelle liegt, deren Überschreitung notwendig ist zur Entwicklung bzw. zum Erhalt einer durchschnittlichen funktionellen Kapazität« (Hollmann, 2007, S. 96). Körperliche Inaktivität kann sowohl bei Kindern als auch bei Erwachsenen diverse **körperliche und psychische Folgen** haben.

Bewegungsmangel gilt zum einen als **Risikofaktor für zahlreiche physische Erkrankungen**. Er kann einhergehen mit verschiedenen Einschränkungen der Funktionalität des Herzens: z. B. Abnahme der Leistungsfähigkeit, Verminderung der Herzgröße und erhöhte Herzfrequenz. Außerdem kann sich körperliche Aktivität bzw. Inaktivität auf hämodynamische, metabolische und endokrinologische Prozesse auswirken. Zusätzlich ist das Risiko für Hypertonie, Diabetes mellitus Typ 2, Übergewicht, Haltungsschäden und Erkrankungen des Bewegungsapparates bei einem vorliegenden Bewegungsmangel erhöht (für einen Überblick s. Geiger, 2005; Hollmann, 2007; Knoll, Banzer & Bös, 2006; Woll & Bös, 2004).

Weitere Studien zeigen, dass körperliche Bewegung nicht nur in physischer sondern auch in psychischer Hinsicht einen **Effekt auf die Gesundheit** hat. Es lässt sich feststellen, dass sportlich aktivere Kinder und Jugendliche ihren inaktiven Altersgenossen nicht nur in Hinblick auf motorische Leistungen überlegen sind, sondern auch weniger Schulprobleme und Verhaltensauffälligkeiten aufweisen sowie ein besseres emotionales und verhaltensbezogenes Wohlbefinden berichten (z. B. Donaldson & Ronan, 2006; Krombholz, 2006; Prätorius & Milani, 2004). Außerdem deuten Studien an Erwachsenen darauf hin, dass körperliche Aktivität zu einer Reduktion des Beschwerdestatus (bez. Schmerzempfinden, Müdigkeit und Erschöpfung), einer Verminderung der Zustandsangst, einer Reduzierung depressiver Symptome und der Verringerung psychosozialer Stresssymptome beitragen kann. Im Hinblick auf die aktuelle Stimmung kann Bewegung eine Reduktion des Ärger- und Spannungserlebens, der Deprimiertheit und der Müdigkeit sowie ein Anheben der Stimmung begünstigen (für einen Überblick s. Wagner & Brehm, 2006; Woll & Bös, 2004).

Ansätze und Ziele der Bewegungsförderung bei Kindern und Jugendlichen

Da körperlicher Aktivität besonders bei Kindern und Jugendliche eine zentrale Bedeutung zukommt, gibt es zahlreiche Programme, die eine **Bewegungsförderung zum Ziel** haben. Die traditionellen **psychomotorisch-orientierten Ansätze** von Frostig (1973), Kiphard (1980) und anderen zielen darauf ab, die ganzheitliche Entwicklung von Kindern zu fördern. Sie nehmen einen Zusammenhang zwischen motorischen, somatischen und psychischen Prozessen an und wollen durch ihre psychomotorischen Programme neben motorischen auch kognitive, emotionale und soziale Aspekte ansprechen. Eine **generelle Wirksamkeit dieser Programme** in Bezug auf die genannten Aspekte kann **nicht als belegt angesehen werden**, motorische Steigerungen können jedoch erreicht werden (z. B. Krombholz, 1985).

Programme, die eine direkte Förderung der Bewegung und des körperlich aktiven Lebensstils zum Ziel haben, finden häufig in Kindergärten, Schulen und Sportvereinen statt (Bös, Brehm, Opper & Saam, 1999; Laging & Schillack, 2000; Regensburger Projektgruppe, 2001; Schmidt et al., 2003). Dabei stößt man oft auf Begriffe wie »**Bewegte Schule**« oder »**Bewegungsfreudiger Kindergarten**«. In diesem Bereich gibt es zahlreiche Ansätze, Ideen und Umsetzungsvorschläge, die Komponenten wie Bewegungspausen, bewegter Fachunterricht, bewegtes Sitzen und bewegungsfreundliche Veränderungen der Schul- und Kindergartenausstattung umfassen (z. B. Beigel, 2005; Fischer, 2000; Kottman, Küpper & Pack, 2005; Ungerer-Röhrich, Eisenbarth, Thieme, Quante, Popp & Biemann, 2007; Zimmer, 2001). Bisherige Evaluationen weisen häufig leider methodische Mängel auf (z. B. sehr kleine Stichprobe, keine Kontrollgruppe, keine standardisierten Messungen), deuten aber darauf hin, dass insbesondere hinsichtlich der motorischen Leistungsfähigkeit und anderer gesundheitsrelevanter Variablen Verbesserungen (z. B. Body-Mass-Index – BMI) erzielt werden können (Knöpfli, Kriemler, Romann, Roth, Puder & Zahner, 2007; Krombholz, 2005; Ungerer-Röhrich & Beckmann, 2002).

Im Folgenden werden 3 Programme vorgestellt, die sich von diesen eher »globalen« Ansätzen insofern unterscheiden, als sie einen konkret abgesteckten Ablauf beinhalten, zeitlich begrenzt und manualisiert sind. Die beschriebenen Programme wurden wissenschaftlich evaluiert und sind dank einer guten Dokumentation geeignet, um in der Praxis zur Anwendung zu kommen. Neben 2 Programmen, die einem allgemeinen Bewegungsmangel vorbeugen und die motorischen Fähigkeiten von Kindern fördern sollen, wird ein Programm vorgestellt, das sich auf einen sehr umgrenzten und konkreten Bereich der Gesundheitsförderung, der Vorbeugung von Wirbelsäulenerkrankungen, bezieht.

14.1 Appetit auf Bewegung

Bös, Schmidt-Redemann und Bappert (2007)

Steckbrief

- **Problembereich:** Bewegungsmangel
- **Altersbereich:** Grundschulkinder
- **Trainingsteilnehmer:** Gruppen von maximal 15 Kindern
- **Dauer:** 12 Wochen, wöchentliche Übungseinheiten à 90 min
- **Methode:** Gesundheitssport, Entspannung, Informationsvermittlung, Elterninformation
- **Besonderheiten:** Kursmanual mit Kopiervorlagen für Informations- und Arbeitsmaterialien

Zielgruppe

Das Kursprogramm von Bös, Schmidt-Redemann und Bappert (2007) richtet sich an **Kinder im Grundschulalter, die zu Übergewicht neigen** (d. h. BMI über dem 75. Perzentil) und in ihrer Freizeit bisher **nur unzureichend körperlich aktiv** sind. Auszuschließen sind dabei Kinder, die spezielle Risiken aufweisen oder unter behandlungsbedürftigen Erkrankungen leiden.

Rahmenbedingungen

Das Programm beinhaltet insgesamt **12 Übungseinheiten à 90 min**, die im wöchentlichen Rhythmus stattfinden. Außerdem wird zu Beginn des Kurses einmalig ein **Elternabend** abgehalten. Da der Programmablauf auf die Schulferien abgestimmt werden sollte, lässt sich der Kurs auch auf 2 Blöcke von jeweils 6 Wochen aufteilen.

Das Kursprogramm ist darauf ausgelegt, durch **Sportvereine** oder andere Institutionen in **Gruppen von maximal 15 Kindern** durchgeführt zu werden. Dabei sollte das Programm entweder für Kinder der 1. und 2. Klasse oder für Kinder der 3. und 4. Klasse angeboten werden, um altersabhängige Leistungsunterschiede zu berücksichtigen.

Die Durchführung erfolgt durch **qualifizierte Kursleiter**, die entweder ausgebildete Übungsleiter (im Bereich »Sport in der Prävention« oder »Gesundheitsförderung im Kinderturnen«, 2. Lizenzstufe) sind, oder eine staatlich anerkannte Ausbildung im Bereich Bewegung (z. B. Sportlehrer, Physiotherapeuten) absolviert haben. Durch eine spezielle **Schulung des DTB (Deutscher Turner-Bund)** kann das **Zertifikat »Kursleiter Appetit auf Bewegung«** erworben werden (näheres dazu unter: @ http://www.dtb-online.de/cms/content.php?navId=1095).

Programmkonzept

Folgende **Programmziele** werden von den Autoren benannt:

a) Verbesserung der motorischen Fähigkeiten,
b) Vermittlung von Spaß an Bewegungsaktivität und Sport,
c) Schaffung einer dauerhaften Motivation zu Bewegung und Sport sowie
d) Vorbeugung von Bewegungsmangel und Übergewicht.

Die einzelnen Sitzungen unterteilen sich jeweils in **7 Sequenzen**. Jeder Termin beginnt mit einer kurzen **Einführung** (Dauer: 5–15 min), in der die Begrüßung stattfindet, ggf. die Hausaufgaben der letzten Sitzung besprochen werden und ein Einstieg in das Thema der Stunde gegeben wird.

Danach folgt die **Erwärmung** (Dauer: 5–15 min), die die Kinder physisch und psychisch auf die Sitzung einstimmen und auf die körperliche Belastung vorbereiten soll. Dazu werden einfache, den Kindern bekannte Bewegungsformen gewählt (z. B. Ballspiele, Bewegungsspiele).

Im darauf folgenden **Hauptteil** (Dauer: 30–55 min) werden Spiele und Übungen (z. B. Lauf- und Bewegungsspiele, Spiele mit verschiedenen Geräten und Materialien, Wahrnehmungsspiele) eingesetzt, die die Kinder zum Bewegen animieren und dabei gleichzeitig Informationen vermitteln sollen. Jede der 12 Sitzungen steht dabei unter einem anderen Thema, auf das die einzelnen Bestandteile abgestimmt sind (in Klammern wird *eine* Übung jeder Sitzung beispielhaft erläutert):

1. **Kennenlernen** (z. B. Gruppen bilden: alle Kinder laufen durch die Turnhalle und bilden auf Kommando des Kursleiters Gruppen, die nach Geschlecht, Augenfarbe, Haarfarbe, etc. sortiert sind),
2. **Wahrnehmung** (z. B. Richtungshören: die Kinder sollen mit verbundenen Augen erkennen, aus welcher Richtung ein Geräusch kommt, das vom Kursleiter erzeugt wird),
3. **Koordination** (z. B. Kunststücke mit Tüchern: die Kinder werfen Tücher in die Luft und fangen sie mit verschiedenen Körperteilen auf),
4. **Ausdauer** (z. B. Lebensmittel sortieren: die Kinder sollen bedruckte Karten mit Lebensmitteln einsammeln und auf einer Lebensmittelpyramide – symbolisiert die Anordnung von Lebensmitteln bei einer optimale Ernährung – anordnen),
5. **Gleichgewicht** (z. B. Gleichgewichtsparcours: die Kinder balancieren auf einem Seil oder anderen schmalen Gegenständen),
6. **Kraft** (z. B. Kraftparcours: die Kinder führen verschiedene Kräftigungsübungen wie Hockwenden über eine Bank oder Hangeln am Barren durch),
7. **Schnelligkeit** (z. B. Staffellauf),
8. **Haltungsförderung** (z. B. aufrechtes Stehen und Gehen: die Kinder stehen aufrecht und balancieren kleine Gummireifen auf dem Kopf),
9. **Beweglichkeit** (z. B. Nest: die Kinder liegen bäuchlings, fassen ihre Knöchel und dehnen damit ihren Hüftbeuger),
10. **Ball** (z. B. zu zweit mit dem Ball: die Kinder stehen sich mit einem Ball gegenüber und befördern den Ball auf verschiedene Arten wie Rollen oder Werfen hin und her),
11. **Soziale Kompetenz** (z. B. Reise ans Meer: alle Kinder umfassen gemeinsam einen großen Fallschirm und bewegen sich dabei spielerisch zu einer Geschichte des Kursleiters) und
12. **Bewegungslandschaft** (z. B. Balkenwippe: die Kinder balancieren über eine umgedrehte bewegliche Bank).

Im Anschluss an den Hauptteil findet eine Phase der **Entspannung** (Dauer: 5–15 min) statt, in der die Kinder zur Ruhe kommen und körperlich wieder regenerieren können. Dabei werden kindgerechte Entspannungstechniken wie Igelballmassagen, Musikentspannungen und Fantasiereisen eingesetzt.

Es folgt eine **Informationssequenz** (Dauer: 5–20 min), in der den Kindern – abgestimmt auf das Thema des Hauptteils – Informationen zu den Bereichen Bewegung, Gesundheit und Ernährung vermittelt werden. Diese Sequenz findet in einigen Sitzungen auch bereits nach der Einführung oder der Erwärmung statt. Die Informationsvermittlung erfolgt dabei in Form von Brainstorming, angeleiteten Frage- und Gesprächsrunden oder kindgerechten Erläuterungen durch den Kursleiter.

Danach werden **Hausaufgaben** (Dauer: ca. 5 min) verteilt. Die Kinder bekommen dabei Arbeitsblätter oder kleine Aufgaben, die sie häufig in Zusammenarbeit mit ihren Eltern bearbeiten oder durchführen sollen (z. B. Obst- und Gemüsesorten mit verbundenen Augen am Geschmack erkennen, verschiedene Ballspiele ausprobieren). Die Hausaufgaben werden zu Beginn der nachfolgenden Sitzung mit allen Kindern gemeinsam besprochen.

Jeder Termin endet mit einer **Abschlusssequenz** (Dauer: 5–10 min), bei der die Inhalte der Sitzung noch einmal kurz wiederholt werden und den Kindern die Möglichkeit gegeben wird, sich darüber auszutauschen.

Der **Elternabend**, der zu Beginn des Kurses stattfindet, vermittelt den Eltern Informationen über die Möglichkeiten und die Wichtigkeit körperlicher Aktivität und Bewegung, über kindgerechte und ausgewogene Ernährung und über Möglichkeiten, wie sie ihre Kinder diesbezüglich unterstützen können.

Sitzungsablauf

1. **Einführung:** Begrüßung, Besprechen der Hausaufgaben, Einführung in das Thema der Übungseinheit
2. **Erwärmung:** Aufwärmsequenz mit einfachen oder bekannten Bewegungsformen
3. **Hauptteil:** Spiele und Übungen zu den Themen Bewegung und Ernährung
4. **Entspannung:** Entspannungsübungen und Fantasiereisen
5. **Information:** Vermittlung bewegungs- und gesundheitsbezogener Informationen
6. **Hausaufgaben:** Austeilen von Arbeitsblättern oder Vergabe kleiner Aufgaben
7. **Abschluss:** Erfahrungsaustausch und Abschiedsritual

Neben den Übungseinheiten beinhaltet das Manual eine **Extraeinheit**, in der **sportmotorische Tests** beschrieben werden. Diese können in die 12 Übungseinheiten integriert oder in 2 zusätzlichen Sitzungen vor und nach dem Kurs durchgeführt werden. Die einzelnen Untertests entstammen größtenteils dem »Allgemeinen sportmotorischen Test für Kinder von 6–11 Jahren« (AST; vgl. Bös, 2001, S. 47). Die Tests können genutzt werden, um den Leistungsstand und den Kurserfolg der Kinder zu erfassen. Die Autoren benennen dazu Internetquellen, denen Auswertungshinweise und Normwerte entnommen werden können.

Materialien

Die einzelnen Bestandteile und Übungen der Sitzungen, der Ablauf des Elterninformationsabends und die oben angesprochenen sportmotorischen Tests sind ausführlich und anschaulich im **Kursmanual** beschrieben. Das Manual enthält auch **Kopiervorlagen** für alle Informations- und Arbeitsmaterialien.

Darüber hinaus werden **weitere Materialien** benötigt, die i.d.R. in gut ausgestatteten Turnhallen vorhanden sind (z. B. Turngeräte, Matten, Bälle) oder ohne großen Aufwand beschafft werden können (z. B. Tücher, Musikanlage). Das Manual beinhaltet zu jeder Übungseinheit eine Liste der benötigten Materialien, anhand derer sich Kursleiter einen schnellen Überblick verschaffen können.

Evaluation

Das Programm wurde am Institut für Sport und Sportwissenschaft der Universität Karlsruhe entwickelt und auch evaluiert (Bös & Schmidt-Redemann, 2006). In einem Vorher-Nachher-Vergleich wurden bei 69 Kindern zwischen 6 und 10 Jahren motorische Fähigkeiten und Körperdaten erfasst. Außerdem wurden die Eltern und Kursleiter zu ihren Einschätzungen der Programmwirkungen befragt.

Dabei zeigte sich, dass sich die **Gesamtfitness der Kinder verbesserte**, dass **psychosoziale Gesundheitsressourcen gestärkt** wurden (Stabilität des Selbstbewusstseins, Sozialverhalten etc.), dass nach dem Programm **Beschwerden und Missbefinden** (z. B. Kopfschmerzen, Stresswahrnehmung) **besser bewältigt** werden konnten und dass eine **Stabilisierung des allgemeinen gesundheitlichen Wohlbefindens** erreicht werden konnte. Eine **Reduktion des BMI wurde nicht erzielt** (dieser Punkt gehört allerdings auch nicht zu den primären Programmzielen). Insgesamt stieß das Programm bei Kursleitern und Kindern auf eine **gute Akzeptanz**.

Kritisch anzumerken sind bei der vorliegenden Evaluationsstudie allerdings die **geringe Stichprobengröße** und die **fehlende Kontrollgruppe**.

14.2 »ÜPS!« – Übungsprogramme für den psychomotorisch-orientierten Sportunterricht

Stachelhaus (2005)

Steckbrief

- **Problembereich:** Bewegungsmangel, fehlende körperliche Voraussetzungen für das Erlernen sportartenspezifischer Bewegungsformen, Mangel an Körper- und Sinneserfahrungen
- **Altersbereich:** Grundschulkinder
- **Trainingsteilnehmer:** Grundschulklassen
- **Dauer:** 10–16 Sitzungen à 45 min (1 Schulstunde), beliebig erweiterbar
- **Methode:** Elemente psychomotorischer Bewegungserziehung

▼

- Besonderheiten: Kursmanual mit Beschreibungen ausgewählter Übungen zu bestimmten Förderschwerpunkten, beispielhafter Sportunterrichtsstunden und Bewegungslandschaften

Zielgruppe

Das Programm von Stachelhaus (2005) richtet sich an **Kinder im Grundschulalter**. Eine genauere Spezifizierung wird nicht vorgenommen, da davon ausgegangen wird, dass alle Kinder dieser Altersgruppe aufgrund des gesellschaftlichen Wandels und den damit einhergehenden Veränderungen (z. B. Urbanisierung, Verhäuslichung, erhöhter Medienkonsum, Zunahme vorgefertigter Spielmaterialien) von einem psychomotorischen Bewegungsangebot profitieren können.

Rahmenbedingungen

Das Programm kann im Rahmen des **Sportunterrichts an Grundschulen** angeleitet durch die **Sportlehrer** mit der **gesamten Klasse** stattfinden. Die Autorin stellt beispielhaft die Abläufe von **10 Unterrichtsstunden** (jeweils **45 min**) vor. Außerdem werden **6 Bewegungslandschaften** beschrieben, die zu einem bestimmten übergeordneten Thema vielfältige Bewegungs- und Erkundungsmöglichkeiten innerhalb einer Schulsportstunde bieten. Die Stunden sind **beliebig erweiterbar**, da im Manual viele weitere Spiele und Übungen beschrieben werden, die das Programm ergänzen und ausweiten können.

Obwohl sich das Handbuch auf den Sportunterricht im Kontext Schule bezieht, lassen sich die Spiele und Übungen auch in Angeboten des **Sportvereins** oder anderen Institutionen durch qualifizierte Übungsleiter umsetzen.

Programmkonzept

Die **Programmziele** ergeben sich aus den allgemeinen Zielen der psychomotorischen Förderung:

a) Verbesserung von Bewegungs- und Koordinationsfähigkeiten,
b) Förderung der Wahrnehmung (visuell, auditiv, taktil, kinästhetisch, vestibulär),
c) Ausbildung differenzierterer Körperwahrnehmung sowie
d) Erlernen kreativer und sozialer Fertigkeiten.

Jede der 10 **Unterrichtsstunden** hat ein übergeordnetes **Thema**. Das Thema wird jeweils in einzelnen Spielen und Übungen zu den 3 großen **Förderschwerpunkten** Körper- und Bewegungserfahrungen, Materialerfahrungen (in Bezug auf verschiedene Turngeräte und Materialien) und Sozialerfahrungen umgesetzt (in Klammern wird jeweils beispielhaft *eine* Übung der Sitzung beschrieben):

1. »**Kennenlernen mit dem Seil**« (z. B. Zauberschlange: ein Seil wird auf dem Boden geschlängelt und die Kinder sollen versuchen, mit den Füßen daraufzutreten),
2. »**Meine Augen passen auf und führen mich**« (z. B. Blinde Kuh: ein Kinder schließt die Augen und wird von einem anderen Kind durch die Turnhalle geführt),
3. »**Besuch im Zoo**« (z. B. Hasenfangen: die Kinder haben bunte Stoffbänder als Schwänze in den Hosenbund gesteckt und versuchen, sie sich gegenseitig herauszuziehen),
4. »**Zirkus Luftikus**« (z. B. Ballon über die Schnur: die Kinder stehen auf 2 Seiten einer Schnur und versuchen, Ballons darüber zu befördern, ohne dass diese dabei den Boden berühren),
5. »**Waschtag**« (z. B. Wäscheklammer-Staffel: die Kinder spielen in 2 Gruppen gegeneinander und versuchen, verschiedene Stofftücher so schnell wie möglich an einer Wäscheleine aufzuhängen, die sie durch verschiedene Fortbewegungsarten erreichen),
6. »**Wir machen eine Bergtour**« (z. B. Kletterprobe: die Kinder klettern mit Hilfe eines Seils eine Sprossenwand hinauf),
7. »**Bewegte Zeitungen**« (z. B. Wäscheleine: die Kinder versuchen Zeitungen, die an einer Leine aufgehängt sind, mit Bällen abzuwerfen),
8. »**Re-rot und Li-bunt Indianer**« (z. B. Schatz bewachen: die Kinder werden in 2 Gruppen aufgeteilt und versuchen, sich gegenseitig einen Schatz wegzunehmen, den sie verteidigen sollen),
9. »**Rollende Kinder**« (z. B. Pannenabschleppdienst: ein Kind, das auf einem Rollbrett sitzt, wird von 2 anderen Kindern »abgeschleppt«, indem sie es an den Beinen schieben oder an den Armen ziehen) und
10. »**Mein Körper und sein Schatten**« (z. B. Schattenlaufen: ein vorauslaufendes Kind macht bestimmte Bewegungen vor, die von einem hinterherlaufenden Kind imitiert werden sollen).

Es ist schwierig, einen einheitlichen Ablauf für alle Unterrichtsstunden zu beschreiben, da die Stunden in ihrer Struktur variieren. Allerdings beginnen fast alle Unterrichtseinheiten mit einer **Aufwärmphase** oder einem Spiel, das die Kinder in die Stunde einführen soll. Danach folgen verschiedene psychomotorisch-orientierte **Spiele und Übungen** (Lauf-, Bewegungsspiele, Wahrnehmungsübungen etc.). Die Einheiten enden i.d.R. mit einem **Entspannungs- oder Ruhespiel**, das den Kindern die Möglichkeit zur körperlichen Regeneration und Erholung gibt.

Sitzungsablauf

1. **Aufwärmen:** Aufwärmspiele oder -übungen, Einstieg in die Stunde
2. **Spiele und Übungen** zur psychomotorischen Förderung
3. **Ausklang:** Entspannungs- oder Ruhespiele

Auch die vorgestellten **Bewegungslandschaften** folgen jeweils einem Thema (z. B. »Reise zu einem fremden Stern« oder »Himalaja-Expedition«). Sie beinhalten verschiedene Geräteparcours und sind thematisch in Geschichten eingebettet, die den Kindern einen Einstieg in die Stunde geben sollen und bei den Instruktionen zur Erkundung der Bewegungslandschaften wieder aufgegriffen werden.

Der **Programmablauf** ist insgesamt als sehr **flexibel** anzusehen. Die Reihenfolge der beispielhaften Unterrichtsstunden kann nach Belieben verändert werden, die Bewegungslandschaften können darin eingebettet werden oder auch zu Beginn oder im Anschluss stattfinden. Die von der Autorin zusätzlich beschriebenen Spiele und Übungen können die beschriebenen Unterrichtsstunden erweitern und ergänzen, ferner können sie als Grundlage zur Planung und Gestaltung weiterer Schulsportstunden dienen. Für viele der vorgestellten Übungen werden **Variationsmöglichkeiten** beschrieben, die für mehr Abwechslung und unterschiedliche Schwierigkeitsgrade sorgen.

Materialien

Im **Trainingshandbuch** werden die 10 beispielhaften Unterrichtsstunden, die 6 Bewegungslandschaften und zusätzliche psychomotorisch-orientierte Spiele und Übungen ausführlich und praxisnah beschrieben. Die einzelnen Übungen sind den Förderschwerpunkten zugeordnet und für jede der Übungsstunden beinhaltet das Manual eine Übersicht über die geförderten Fähigkeits- und Erfahrungsbereiche. Teilweise sind sogar wörtliche Instruktionstexte für die Einführung und Anleitung einzelner Übungen enthalten.

Insgesamt bietet das Manual eine **umfangreiche Sammlung mit Anregungen und Entwürfen für psychomotorisch-orientierten Sportunterricht** in der Grundschule.

Für die Durchführung der einzelnen Spiele und Übungen werden **zusätzliche Materialien** benötigt. Diese gehören i.d.R. zur Grundausstattung von Turnhallen (z. B. Turngeräte, Matten, Bälle) oder sind ohne hohe Kosten und großen Aufwand zu beschaffen (z. B. Bierdeckel, Luftballons, Zeitungen). Für einige Übungen werden jedoch spezielle Materialien wie Rollbretter oder Pedalos benötigt, die vermutlich nicht in jeder Schule zur Verfügung stehen.

Evaluation

Das Programm wurde von Stachelhaus und Strauß (2005) in Bezug auf die Förderung **graphomotorischer Fertigkeiten** bei **Erstklässlern** evaluiert. Dabei kam ein Kontrollgruppen-Design mit Prä-, Post- und Follow-up-Messung (nach ca. 6 Monaten) zum Einsatz.

Die Autoren beziehen sich auf graphomotorische Fertigkeiten, da die Schreibhandlung eine sehr komplexe psychomotorische Leistung darstellt, bei der verschiedene Wahrnehmungs- und Bewegungsprozesse ineinandergreifen. Eine psychomotorische Förderung sollte sich demnach positiv auf graphomotorische Abläufe auswirken und die Schreibhandlung verbessern.

Die Autoren konnten zeigen, dass sich die **graphomotorischen Leistungen** (feinmotorische Genauigkeit und Präzision) durch ein 10-wöchiges regelmäßig stattfindendes psychomotorisches Training bei der Interventionsgruppe signifikant **verbesserten**. Im Vergleich zu den beiden Kontrollgruppen (eine ohne Intervention, eine mit alternativem Spielprogramm) erreichten die Teilnehmer von »ÜPS!« nach dem Programmablauf signifikant bessere Ergebnisse (bei gleichem Ausgangsniveau). Dieser **Entwicklungsvorsprung** blieb auch über einen Zeitraum von 6 Monaten bestehen.

Hinsichtlich der **Schnelligkeit** der feinmotorischen Koordination zeigte sich **keine Überlegenheit der Interventionsgruppe**. Diese scheint durch ein psychomotorisches Programm nicht gefördert zu werden.

Eine Evaluation des Programms im Hinblick auf andere Fähigkeitsbereiche liegt derzeit nicht vor.

14.3 Rückenschule in Kindergarten und Schule

Czolbe (1994)

Steckbrief

- **Problembereich:** Aufbau rückenfreundlichen Haltungs- und Bewegungsverhaltens, Prävention degenerativer Wirbelsäulenbeschwerden
- **Altersbereich:** Kindergartenkinder und Schüler verschiedener Klassenstufen
- **Trainingsteilnehmer:** Kindergartengruppen oder Schulklassen
- **Dauer:** Je nach Altersgruppe 4–6 Sitzungen à 25–45 min
- **Methode:** Altersgerechte Theorievermittlung, praktische Übungen und Wirbelsäulengymnastik, Entspannung
- **Besonderheiten:** Beschreibung von auf die verschiedenen Altersstufen angepassten Programmabläufen für Kindergartengruppen, 1. Klassen, 6. Klassen, 10. Klassen und 12. Klassen

Zielgruppe

Die Rückenschule von Czolbe (1994) richtet sich an **Kindergartenkinder** und **Schüler verschiedener Altersstufen**. Die Autorin beschreibt unterschiedliche altersangemessene Programmabläufe für Kindergartengruppen und Schüler der 1., 6., 10. und 12. Klasse. Es findet keine Selektion von haltungsschwachen Kindern und Jugendlichen statt, da auch bei Heranwachsenden ohne Haltungsschwächen degenerative Wirbelsäulenbeschwerden im Erwachsenenalter auftreten können.

Rahmenbedingungen

Das Programm lässt sich im regulären **Schulunterricht** bzw. während der **Sportstunden im Kindergarten** mit der **gesamten Gruppe** durchführen. Es eignet sich besonders dazu, im Rahmen der Gesundheitserziehung in den Biologie-, Sachkunde- oder Sportunterricht integriert zu werden. Die Rückenschule kann durch geschulte **Lehrer oder Erzieher** durchgeführt werden.

Programmkonzept

Die **Programmziele**, die für die einzelnen Altersbereiche relativiert werden müssen, formuliert die Autorin auf kognitiver, motorischer, affektiver und sozialer Ebene:

a) Wissensvermittlung bez. Anatomie und Physiologie der Wirbelsäule, rückenschonenden Alltagsverhaltens und rückenschonender Umgebungsgestaltung, funktioneller Gymnastik, Haltungsschulung sowie Entspannungsübungen;
b) Sensibilisierung für unterschiedliche Möglichkeiten der Bewegung und Haltung sowie Unterstützung eines langfristigen Aufbaus von rückenschonenden Haltungs- und Bewegungsmustern;
c) Vermittlung von Spaß an Bewegung und Aufzeigen der vielfältigen Bewegungsmöglichkeiten des Körpers sowie
d) Stärkung kooperativen Verhaltens und Einführung neuer Interaktionsformen durch Sport, Spiel und Bewegung.

Die Sitzungsabläufe variieren zwischen den unterschiedlichen Altersbereichen und auch innerhalb der einzelnen Sitzungen einer Altersgruppe. Alle Unterrichtseinheiten beinhalten **Theoriebausteine**, in denen grundlegendes anatomisches und physiologisches Wissen sowie die Rückenschulregeln (Regeln zu rückenschonender Haltung und Bewegung) altersangemessen vermittelt werden. Im Kindergarten und bei den jüngeren Kindern erfolgt dieses sehr spielerisch, z. B. über Handpuppenspiele. Bei den älteren Schülern nimmt die Vermittlung theoretischen Wissens einen größeren Teil der Sitzungen ein. Die Inhalte werden dabei über Lehrervorträge, Arbeitsblätter, Gruppenarbeiten oder angeleitete Diskussionen vermittelt.

In **praktischen Übungen** werden die vermittelten Rückenschulregeln umgesetzt und ausprobiert. Auch hier reichen die Varianten von spielerischen Übungen im Kindergartenalter bis hin zu komplexeren Übungen bei älteren Schülern. Die **Wirbelsäulengymnastik**, die v. a. in den Programmabläufen bei den jüngeren Kindern integriert ist, dient der Dehnung und Mobilisierung der Wirbelsäule sowie der Kräftigung der Rumpfmuskulatur.

Teilsweise beinhalten die Sitzungen eine **Abschlusssequenz**, in der die Inhalte wiederholt, Entspannungsübungen durchgeführt oder Spiele gespielt werden. Bei den Kindergartenkindern werden darüber hinaus Bilder zum Ausmalen verteilt, an die älteren Kinder werden in einigen Sitzungen Hausaufgaben vergeben, die sie bis zur nächsten Unterrichtseinheit erledigen sollen (z. B. Arbeitsblätter bearbeiten, Selbstbeobachtungen).

Sitzungsablauf
Bestandteile der Sitzungen

1. **Theoriebausteine:** Vermittlung anatomischen und physiologischen Wissens und Regeln zu rückenschonender Haltung und Bewegung (Rückenschulregeln)
2. **Praktische Übungen und Wirbelsäulengymnastik:** Umsetzung der Rückenschulregeln, Dehnung und Mobilisierung der Wirbelsäule, Kräftigung der Rumpfmuskulatur
3. **Abschlusssequenz:** Wiederholung der Inhalte, Spiele, Entspannung, Vergabe von Hausaufgaben

Insgesamt beinhaltet die Rückenschule **vielfältige altersgerechte Bestandteile und Übungen**, die in einem **strukturierten Programmablauf** miteinander kombiniert sind.

Materialien

Für das Programm liegt kein Trainingsmanual vor. Die Bestandteile der Sitzungen und Stundenabläufe sind jedoch bei Czolbe (1994) im Rahmen ihrer **Dissertationsarbeit** gut nachvollziehbar beschrieben. Einige der eingesetzten Übungen und Spiele stammen aus anderen Rückenschulprogrammen und werden nicht ausführlich dargestellt. In diesen Fällen müssen die angegebenen Literaturquellen herangezogen werden, um eine genauere Beschreibung der Übungen zu erhalten. Die verwendeten **Folien** und **Arbeitsblätter** sind im Anhang abgebildet. Sie sind jedoch stark verkleinert, sodass sie sich vermutlich nicht als Kopiervorlage eignen. Zur praktischen Durchführung des Programms müssten demnach eigene Arbeitsmaterialien erstellt werden.

Evaluation

Das Rückenschulprogramm ist von Czolbe (1994) im Kindergarten und in den oben genannten Klassenstufen in einem Kontrollgruppen-Design mit Prä-, Post- und Follow-up-Messungen evaluiert worden. Neben Kenntnissen bez. wirbelsäulenrelevanten Verhaltens (nur in den Schulklassen, nicht im Kindergarten) wurde wirbelsäulenrelevantes Verhalten in einer Verhaltensprobe beobachtet.

Es zeigte sich, dass die Schüler nach der Intervention **bessere Kenntnisse über rückenfreundliches Haltungs- und Bewegungsverhalten** hatten als vorher und dass dies auch in den Follow-up-Messungen nach 6 und 12 Monaten noch nachzuweisen war. Auch im Vergleich zu den Kontrollgruppen zeigten sich fast alle Interventionsgruppen diesbezüglich überlegen.

In Bezug auf **wirbelsäulengerechtes Verhalten** wiesen die Kindergartenkinder der Interventionsgruppe bessere Ergebnisse auf als die der Kontrollgruppe. Dieses Ergebnis wurde auch für fast alle Schulklassen bestätigt (mit Ausnahme der Klasse 6).

In der Evaluationsstudie wurde zusätzlich überprüft, ob die Rückenschule besser durch einen Lehrer oder durch einen »Rückenschulexperten« durchgeführt werden sollte. Dabei kommt die Autorin zu keiner eindeutigen Antwort, da es in den unterschiedlichen Klassenstufen teilweise zu gegensätzlichen Ergebnissen kommt. Grundsätzlich kann aber davon ausgegangen werden, dass »die Variation der Vermittlungsform keinen systematischen Einfluss auf die Untersuchungsergebnisse gehabt hat« (Czolbe, 1994, S. 269). Demnach scheint es nicht notwendig zu sein, einen Experten für die Durchführung des Programms heranzuziehen.

Fazit und Ausblick

Aufgrund der zahlreichen negativen Folgen, die ein Mangel an körperlicher Aktivität mit sich bringen kann und der positiven Effekte, die durch ein angemessenes Bewegungsverhalten erzielt werden können, ist die **Förderung von ausreichender und gesundheitsdienlicher körperlicher Aktivität zu einem zentralen Thema der Gesundheitsförderung** im Kindes und Jugendalter geworden.

Es gibt demzufolge viele Ideen und Ansätze, wie man das Bewegungsverhalten von Kindern und Jugendlichen fördern kann. Dabei stößt man jedoch häufig auf eher globale Vorschläge, die nicht in einer manualisierten Programmform vorliegen und darüber hinaus in den meisten Fällen nicht evaluiert worden sind.

Die hier vorgestellten Programme wurden ausgewählt, da sie sehr übersichtlich, klar strukturiert und praxisnah sind und sich in wissenschaftlichen Evaluationen bewährt haben. Um eine langfristige Förderung des Bewegungsverhaltens, und damit den Aufbau eines körperlich aktiven Lebensstils zu erreichen, ist es jedoch fraglich, wie effektiv relativ kurze und zeitlich begrenzte Programme sein können. Hier erscheinen **umfassendere und längerfristig angelegtere Ansätze**, die Bewegung in den Alltag der Kinder und Jugendlichen integrieren, angebrachter und effektiver. Die bereits oben angesprochenen Konzepte der bewegten Schulen und Kindergärten stellen einen guten Ansatz dar, um diesen Ansprüchen nachzukommen. Die konkrete Umsetzung wird in den teilnehmenden Einrichtungen jedoch sehr unterschiedlich gehandhabt und es ist oft fraglich, inwieweit die ausgearbeiteten Entwürfe in der Praxis auch tatsächlich umgesetzt werden und werden können (Laging & Schillack, 2000; Regensburger Projektgruppe, 2001). Eine einheitlichere Gestaltung, die wissenschaftlich begleitet wird, wäre hier wünschenswert.

Die 3 beschriebenen Programme sind separat betrachtet sicherlich sinnvoll und im Rahmen ihrer Möglichkeiten effektiv. Zusätzlich wäre es vorstellbar, sie im schulischen Kontext oder im Kindergarten teilweise (durch die Auswahl einzelner Übungen und Elemente) oder als Ganzes (z. B. als spezielle Bestandteile der Gesundheitserziehung oder im Rahmen von Projektwochen) in ein »**bewegungsfreudiges Gesamtkonzept**« zu integrieren. Solche breit angelegten Präventions- und Fördermaßnahmen bieten daneben den Vorteil, dass auch Kinder und Jugendliche aus sozial schwachen Bedingungen, und damit Risikogruppen hinsichtlich unzureichender körperlicher Bewegung, erreicht werden können.

Darüber hinaus wäre es sinnvoll, neben den hauptsächlich sportmotorisch ausgelegten Bestandteilen der Programme ebenfalls **psychologische Komponenten**, die der **Motivationssteigerung** dienen, in ein Training zur Bewegungsförderung aufzunehmen. Im Erwachsenenbereich liegen dazu bereits Ansätze vor (vgl. Göhner, Mahler & Fuchs, 2007). Auch im Kinder- und Jugendbereich wäre es wünschenswert, motivationspsychologisch ausgelegte Elemente zu integrieren, um einen dauerhaften körperlich aktiven Lebensstil zu fördern.

Literatur

Beigel, D. (2005). *Beweg dich, Schule!* Dortmund: Borgmann Media.

Bös, K. (Hrsg.). (2001). *Handbuch Sportmotorischer Tests.* Göttingen: Hogrefe.

Bös, K., Brehm, W., Opper, E. & Saam, J. (1999). Gesundheitsorientierte Sportprogramme im Verein – Eine Expertise im Auftrag des Deutschen Sportbundes (DSB). *dvs-Information, 14*, 34–38.

Bös, K. & Schmidt-Redemann, A. (2006). *Kursevaluation von Apetitja trifft Kifi* – Ernährung und Kinderfitness. Verfügbar unter: http://www.sport.uni-karlsruhe.de/ifss/rd_download/Evaluationsbericht.pdf [09.05.2008].

Bös, K., Schmidt-Redemann, A. & Bappert, S. (2007). *Appetit auf Bewegung. Bewegungs- & Ernährungsprogramme für Grundschulkinder.* Aachen: Meyer & Meyer.

Czolbe, A. B. (1994). *Rückenschule in Kindergarten und Schule.* Hamburg: Verlag Dr. Kovač.

Donaldson, S. J. & Ronan, K. R. (2006). The effects of sports participation on young adolescents' emotional well-being. *Adolescence, 41*, 369–389.

Eberle, F. (2005). Kinder befähigen – Grundprinzipien zum Modellprojekt »KINDER in BEWEGUNG«. In A. Horn (Hrsg.), *Kinder in Bewegung. BewegGründe für Kinder. Zweiter Schwäbisch Gmünder Sportkongress am 22. und 23. April 2005* (S. 163–186). Schwäbisch Gmünd: Pädagogische Hochschule.

Fischer, P. (2000). *Bewegte Schule: Sinnvolle Integration von Bewegung und Entspannung in der Schule.* Kissing: Weka.

Frostig, M. (1973). *Bewegungserziehung.* München: Ernst Reinhardt Verlag.

Geiger, L. V. (2005). Bewegungsmangel – Risikofaktor der kindlichen Entwicklung. In A. Horn (Hrsg.), *Kinder in Bewegung. BewegGründe für Kinder. Zweiter Schwäbisch Gmünder Sportkongress am 22. und 23. April 2005* (S. 109–112). Schwäbisch Gmünd: Pädagogische Hochschule.

Göhner, W., Mahler, C. & Fuchs, R. (2007). MoVo-LISA: Ein Kleingruppenprogramm zum Aufbau des Bewegungsverhaltens. In R. Fuchs, W. Göhner & H. Seelig (Hrsg.), *Aufbau eines körperlich-aktiven Lebensstils* (S. 340–353). Göttingen: Hogrefe.

Hollmann, W. (2007). Prävention von Bewegungsstörungen. In K. Hurrelmann, T. Klotz & J. Haisch (Hrsg.), *Lehrbuch Prävention und Gesundheitsförderung* (S. 95–108). Bern: Verlag Hans Huber.

Kiphard, E. J. (1980). *Motopädagogik*. Dortmund: Verlag Modernes Leben.

Knöpfli, M., Kriemler, S., Romann, M., Roth, R., Puder, J. & Zahner, L. (2007). Ein Schulinterventionsprogramm zur Verbesserung der Gesundheit und Fitness bei Kindern im Alter von 6–13 Jahren (Kinder- und Jugendsportstudie – KISS). *Schweizerische Zeitschrift für Sportmedizin und Sporttraumatologie, 55*, 45–51.

Knoll, M., Banzer, W. & Bös, K. (2006). Aktivität und psychische Gesundheit. In K. Bös & W. Brehm (Hrsg.), *Handbuch Gesundheitssport* (S. 82–102). Schorndorf: Hofmann.

Kottman, L., Küpper, D. & Pack, R. P. (2005). *Bewegungsfreudige Schule. Schulentwicklung bewegt gestalten – Grundlagen, Anregungen, Hilfen*. Gütersloh: Bertelsmann Stiftung.

Krombholz, H. (1985). Können kognitive Leistungen durch motorische Fördermaßnahmen gesteigert werden? Eine Zusammenstellung vorliegender Untersuchungen zur Wirksamkeit psychomotorischer Übungsprogramme. *Heilpädagogische Forschung, 12*, 73–79.

Krombholz, H. (2005). *Bewegungsförderung im Kindergarten. Ein Modellversuch*. Schorndorf: Hofmann.

Krombholz, H. (2006). Physical performance in relation to age, sex, birth order, social class, and sports activities of preschool children. *Perceptual and Motor Skills, 102*, 477–484.

Laging, R. & Schillack, G. (Hrsg.). (2000). *Die Schule kommt in Bewegung*. Baltmannsweiler: Schneider-Verlag Hohengehren.

Lampert, T., Mensink, G. B. M., Rohmann, N. & Woll, A. (2007). Körperlich-sportliche Aktivität von Kindern und Jugendlichen in Deutschland. Erste Ergebnisse aus dem Kinder- und Jugendgesundheitssurvey (KiGGS). *Bundesgesundheitsbildung – Gesundheitsforschung – Gesundheitsschutz, 5/6*, 634–642.

Prätorius, B. & Milani, T. L. (2004). Motorische Leistungsfähigkeit bei Kindern: Koordinations- und Gleichgewichtsfähigkeit: Untersuchung des Leistungsgefälles zwischen Kindern mit verschiedenen Sozialisationsbedingungen. *Deutsche Zeitschrift für Sportmedizin, 55*, 172–176.

Regensburger Projektgruppe (2001). *Bewegte Schule – Anspruch und Wirklichkeit*. Schorndorf: Hofmann.

Schmidt, W., Hartmann-Tews, I. & Brettschneider, W. D. (Hrsg.). (2003). *Erster Deutscher Kinder- und Jugendsportbericht*. Schorndorf: Hofmann.

Stachelhaus, A. (2005). *ÜPS! Übungsprogramme für den Psychomotorisch-orientierten Sportunterricht*. Schorndorf: Hofmann.

Stachelhaus, A. & Strauß, B. (2005). Die Förderung graphomotorischer Fertigkeiten von Erstklässlern durch psychomotorische Übungen im Sportunterricht. *Zeitschrift für Entwicklungspsychologie und Pädagogische Psychologie, 37*, 194–204.

Sygusch, R., Wagner, P., Opper, E. & Worth, A. (2006). Aktivität und Gesundheit im Kindes- und Jugendalter. In K. Bös & W. Brehm (Hrsg.), *Handbuch Gesundheitssport* (S. 118–128). Schorndorf: Hofmann.

Telama, R. T. & Yang, X. (1997). Physical activity in childhood and adolescence as predictor of physical activity in young adulthood. *American Journal of Preventive Medicine, 13*, 317–323.

Ungerer-Röhrich, U. & Beckmann, G. (2002). Was »bewegt« die »Bewegte Schule« hinsichtlich der motorischen Leistungsfähigkeit und der sozialen Kompetenz der Schülerinnen und Schüler? *Sportunterricht, 51*, 73–77.

Ungerer-Röhrich, U., Eisenbarth, I., Thieme, I., Quante, S., Popp, V. & Biemann, A. (2007). Schatzsuche im Kindergarten – ein ressourcenorientierter Ansatz zur Förderung von Gesundheit und Bewegung. *Motorik, 30*, 27–34.

Wagner, P. & Brehm, W. (2006). Aktivität und psychische Gesundheit. In K. Bös & W. Brehm (Hrsg.), *Handbuch Gesundheitssport* (S. 103–117). Schorndorf: Hofmann.

Woll, A. & Bös, K. (2004). Wirkungen von Gesundheitssport. *Bewegungstherapie und Gesundheitssport, 20*, 97–106.

Zimmer, R. (2001). *Alles über den Bewegungskindergarten*. Freiburg: Herder.

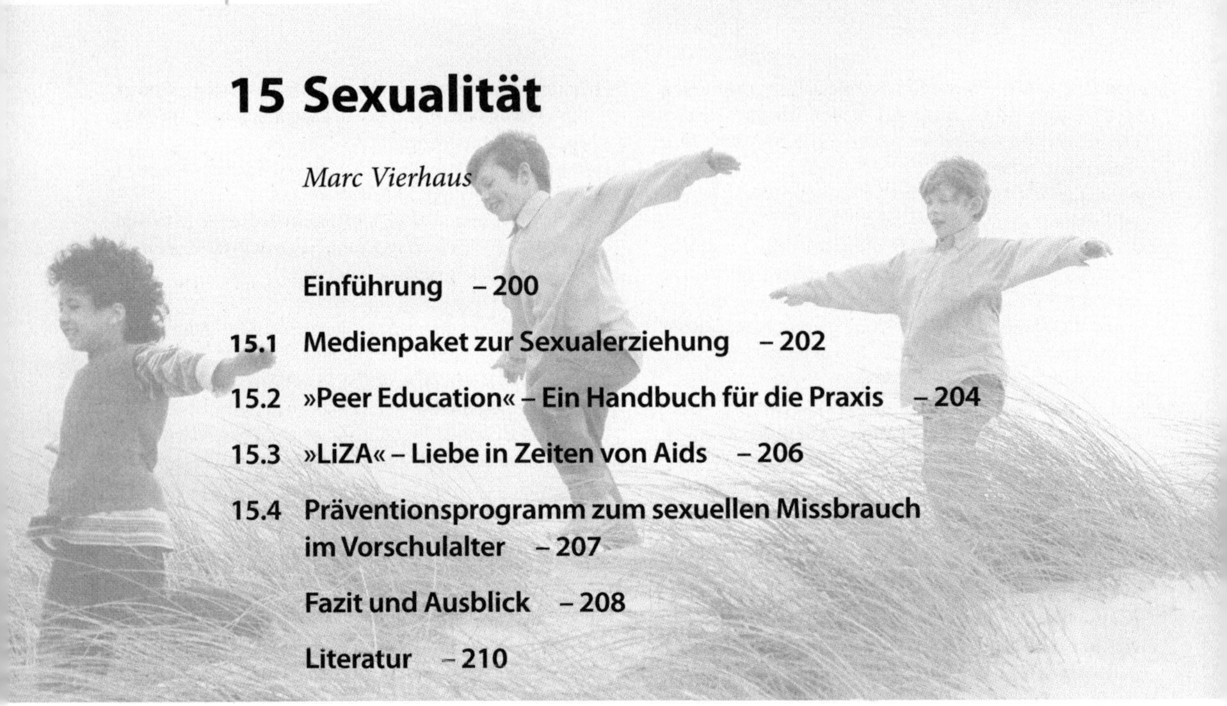

15 Sexualität

Marc Vierhaus

Einführung

Die kindliche Sexualität ist von der erwachsenen Sexualität qualitativ verschieden. Ihre Entwicklung erfolgt innerhalb und zwischen ihren verschiedenen Facetten (z. B. Umgang mit dem eigenen Körper, intime Beziehung zu anderen, Geschlechtsidentität, Geschlechtsrollenerwartung), die in unterschiedlichen Alterstufen eine besondere Relevanz erfahren. Daher treten bestimmte Fragen der Sexualität eher in bestimmten Alterstufen auf. Der Umgang mit diesen Fragen in der Kindheit und Jugend und die dabei zurückbleibenden Erfahrungen können die Einstellungen und Haltungen zur Sexualität in späteren Lebensabschnitten maßgeblich beeinflussen und mit Risiken für die physische und psychische Gesundheit verbunden sein. Im vorliegenden Kapitel soll auf 2 Bereiche eingegangen werden, die im Folgenden einleitend erläutert werden: Jugendsexualität mit den Schwerpunkten HIV-Prävention und Schwangerschaftsvermeidung sowie sexueller Missbrauch.

Jugendsexualität

Aktuelle Zahlen

Aktuelle Studien (z. B. BZgA, 2006) stellen heraus, dass Jugendliche ein größeres Wissen über Sexualität und Verhütung besitzen als je zuvor. Dennoch beträgt der Anteil koituserfahrener Jugendlicher zwischen 14 und 17 Jahren 33% (Jungen) und 39% (Mädchen), was einen deutlichen Rückgang gegenüber den frühen 80er-Jahren bedeutet (vgl. Schmid-Tannwald und Urzde, 1983). Darüber hinaus ist eine Veränderung bezüglich verantwortungsbewusster Sexualpraktiken zu verzeichnen. Während aktuell 15% der Jungen und 9% der Mädchen auf jegliche Verhütungsmaßnahmen verzichten, lagen die Werte in den 80er-Jahren noch doppelt so hoch. Zwischen 2000 und 2005 lag der Anteil der Geburten von minderjährigen Müttern in der BRD relativ konstant bei 0,93 und 1,06%. Auch diese Werte sind gegenüber den 80er-Jahren deutlich zurückgegangen (Laue, 2007).

Diesen recht positiven Zahlen steht die der HIV-Erstinfektionen gegenüber, die nach einer Konsolidierungsphase in den späten 90er-Jahren kontinuierlich angestiegen sind und in den aktuellen Zahlen (Robert Koch Institut, 2008) einen neuen Höchststand erreichen – auch in der Gruppe der unter 25-Jährigen.

Eine hohe Zahl (92%) der oben angesprochenen Teenagerschwangerschaften sind ungewollt. Obgleich viele Jugendliche in Selbstberichten angeben, sich mit Pille oder Kondom vor einer Schwangerschaft zu schützen, zeigen die Daten über HIV-Erstinfektionen und ungewollte Schwangerschaften auf, dass einige Jugendliche Anwendungsfehler bei Verhütungsmethoden bzw. Schutzmaßnahmen gegen Krankheiten (z. B. Kondom) zeigen oder diese nicht genügend einsetzen.

Als wichtigste Informationsquelle über das Thema Sexualität geben sowohl Mädchen (70%) als auch Jungen (42%) das Elternhaus an. Für die oben genannten positiven Entwicklungen dürfte aber auch die Implementierung von Sexualerziehung in die Lehrpläne der Schulen verantwortlich sein, die v. a. durch das Auftreten der Immunkrankheit AIDS Mitte der 80er-Jahre in Bewegung gesetzt wurde. Der inhaltliche Schwerpunkt der schulischen Sexualerziehung liegt vornehmlich auf der **Wissensvermittlung** zu den biologischen Grundlagen menschlicher Sexualität (Geschlechtsorgane, Geschlechtskrankheiten, Schwangerschaft oder Geburt). Demgegenüber weist jedoch ein gutes Drittel aktueller (BZgA, 2006) wie auch früherer Selbstberichte Jugendlicher (Schmid-Tannwald & Urzde, 1983) darauf hin, dass das Informationsbedürfnis bezüglich der sozialen Bedeutung von Sexualität (Liebe und Zärtlichkeit in verschiedenen Phasen von Partnerschaften, Homosexualität, männliche und weibliche Geschlechtsrollen und damit verbundene Erwartungen), Fragen nach sexuellen Praktiken oder dem Umgang mit Verhütungsmitteln dadurch nicht oder nur wenig abgedeckt wird. Gerade diesen Themen kann aber eine zentrale Bedeutung für die Entwicklung künftiger Einstellungen und Haltungen zur Sexualität beigemessen werden (Lohaus, 1993).

Prävention

Auch die Sexualerziehung in der Schule kann als Prävention angesehen werden. Allerdings hat sich gezeigt, dass von reinen kognitionsorientierten Ansätzen, zu denen neben einer reinen Wissensvermittlung auch die Verbesserung des Selbstkonzepts und der Kompetenz- und Kontrollüberzeugungen gehört, eher geringe präventive Effekte ausgehen. Auch emotionsorientierte Ansätze, die z. B. durch abschreckende Bilder von Geschlechtskrankheiten negative Emotionen induzieren sollen, können nach Pant (2003) bestenfalls als zwiespältig angesehen werden. Wie in anderen Bereichen (z. B. Suchtprävention) wird Präventionsansätzen, die mit sozialer Verstärkung arbeiten, die größte Effizienz zugesprochen. Dazu gehören insbesondere **Lebenskompetenztrainings** (Botvin & Tortu, 1988), die neben einer Wissensvermittlung auch eine Veränderung von Einstellungen sowie die Förderung von Handlungskompetenzen fokussieren. Der Ansatz geht also grundlegend davon aus, dass Wissensvermittlung zwar eine Grundlage für eine Verhaltensänderung darstellt (Lohaus, 1993), diese allein aber nicht ausreicht, um eine adäquate Verhaltensänderung oder -aufrechterhaltung zu erreichen. Neben einer positiven Einstellung zur Sexualität (z. B. Körperwahrnehmung, Körperbewertung) bedarf es demzufolge auch einer Vermittlung und Einübung erforderlicher Handlungskompetenzen (z. B. Ansprechen eines potenziellen Partners, Ablehnung und Beendigung von Sexualkontakten).

Sexueller Missbrauch

Definition und Zahlen

Obschon es schwer fällt, einheitliche Kriterien für eine Begriffsbestimmung zu formulieren, betonen alle entwicklungspsychologischen Definitionen des sexuellen Missbrauchs den Mangel an emotionaler oder kognitiver Reife des Opfers und damit auch die untergeordnete Position zum oder die Abhängigkeit vom Täter (Sgroi, Canfield Blick & Sarnacki Porter, 1982). Enge Definitionen (z. B. Bagley, 1995) sehen als notwendige Voraussetzung einer sexuellen Missbrauchshandlung den direkten körperlichen Kontakt zwischen Täter und Opfer. Eine solche Definition schließt so eine Vielzahl von sexuellen Handlungen aus (z. B. das erzwungene Betrachten von pornographischem Material oder exhibitionistischen Handlungen), die jedoch mit einer Vielzahl unmittelbarer und v. a. Spätfolgen in Verbindung gebracht werden können (Beitchman, Zucker, Hood, DaCosta, Akman & Cassavia, 1992; Simons, Wurtele & Heil, 2002).

Die Definition des Begriffs stellt neben der Dunkelziffer ein großes Problem epidemiologischer Maße zum sexuellen Missbrauch dar. Beispielsweise steigt die Prävalenzrate in einer Studie von Elliger und Schötensack (1991) von 6,9% auf 12,5%, wenn man sich von einer engen Definition des sexuellen Missbrauchs distanziert. Unter Konstanthaltung bestimmter Größen ergeben sich nach Ernst (2005) jedoch recht hohe Übereinstimmungen internationaler Studien, sodass davon auszugehen ist, dass 10–15% der Frauen und etwa 5% der Männer bis zu einem Alter von 16 Jahren Opfer eines sexuellen Missbrauchs wurden.

Prävention

Studien zur Beurteilung der Effektivität von Präventionsprogrammen haben aus der benannten Problematik heraus darauf verzichtet, epidemiologische Maße als Außenkriterium heranzuziehen. Stattdessen zielen entsprechende Programme auf die Beeinflussung von Faktoren, die vielfach als potenzielle Schutzfaktoren in der Forschungsliteratur benannt worden sind (Amann & Wipplinger, 2005): das Wissen über sexuellen Missbrauch und Missbrauchstäter, die Verhaltensweisen in Missbrauchssituationen sowie die Umsetzung des Wissens in Alltagssituationen.

Die Primärprävention sexuellen Missbrauchs fußt zunächst grundlegend auf 2 Ansätzen: der **Täterprävention** und der **Opferprävention**. Präventionsansätze, die sich an Kinder richten, sind überwiegend der Opferprävention zuzuordnen und sind i.d.R. darauf ausgerichtet, Kindern Kompetenzen an die Hand zu geben, um einen sexuellen Missbrauch der eigenen Person zu verhindern. Kindzentrierte Programme haben zum Ziel, ein unmittelbares »Empowerment« (d. h. die Befähigung, den sexuellen Missbrauch zu verhindern) und »Disclosure« (d. h. die Befähigung, anderen gegenüber den möglichen Missbrauch mitzuteilen) der Kinder zu erreichen. Beides soll letztlich zu einer Schutzmotivation führen, die die Gefährdungswahrnehmung, die persönliche Kompetenzerwartung und die Selbstwirksamkeitserwartung umfasst (Barth & Bengel, 1998). Die Stärkung der sozialen Kompetenz wird also als Grundprinzip gesehen.

Kindzentrierte Ansätze werden allerdings auch kritisch diskutiert, da sie beim »schwächsten Glied in der Kette« ansetzen und dem (vulnerablen) Kind suggerieren können, dass es für den Missbrauch mitverantwortlich sei, da es ihn durch die vermittelten Kompetenzen hätte abwenden können (Tharinger, Krivacska, Laye-McDonough, Jamison, Vincent & Hedlund, 1988). Darüber hinaus wird der Einsatz von Präventionsprogrammen auch kritisch diskutiert, da die Gefahr unerwünschter Nebeneffekte besteht, wie beispielsweise die einer negativen Einstellung zur Sexualität und zu Berührungen im Allgemeinen (Lohaus, 1993). Die meisten Studien erbrachten jedoch keine Hinweise auf negative Effekte (Amann & Wipplinger, 2005).

15

Die nachfolgend beschriebenen Präventionsprogramme zum Bereich Jugendsexualität integrieren verschiedene Aspekte, unterscheiden sich dabei jedoch von ihren Schwerpunktsetzungen bis hin zu ihrem grundlegenden Ansatz. Im Anschluss daran folgt die Beschreibung eines Programms zur Prävention sexuellen Missbrauchs, welches für den Einsatz in Kindesalter konzipiert ist.

15.1 Medienpaket zur Sexualerziehung

Eichholz, Niehammer, Wendt und Lohaus (1994)

Steckbrief

- **Problembereich:** Sexualerzieherische Arbeit mit Jugendlichen
- **Altersbereich:** 14–16 Jahre
- **Trainingsteilnehmer:** Gruppen von 5–8 Jugendlichen
- **Dauer:** 6 Trainingssitzungen im Umfang von jeweils 90 min
- **Methode:** Kleingruppenarbeit, Rollenspiele, Informationsvermittlung
- **Besonderheiten:** Manual und Arbeitsmaterialien, ausführliche Evaluation

Zielgruppe

Das Medienpaket zur Sexualerziehung (Eichholz, Niehammer, Wendt & Lohaus, 1994) richtet sich an **Jugendliche im Altersbereich von 14–16 Jahren**, wobei die Evaluationsergebnisse zeigen, dass der Einsatz bereits in noch niedrigeren Altersgruppen sinnvoll sein kann, da hier mit größeren Einflussmöglichkeiten gerechnet werden darf.

Rahmenbedingungen

Das Medienpaket ist konzipiert als **Programm für Gruppen von 5–8 Jugendlichen**, welches sich über **6 Unterrichtseinheiten** erstreckt. Diese Angabe ist jedoch als unterer Grenzwert für die Durchführung des Medienpakets zu verstehen. Tatsächlich kann es sinnvoll sein, den Einsatz bei ausreichenden zeitlichen Ressourcen auszudehnen. Diesbezüglich werden optionale Bausteine vorgeschlagen, die über den regulären Programmumfang hinausreichen. Als fester Bestandteil des Medienpakets ist die Durchführung eines ca. 2-stündigen **Elternabends vor Beginn des Trainings** vorgesehen, um die Eltern über die wichtigsten Inhalte und Ziele der Sexualerziehung zu informieren, sie – wenn möglich – zur Mitarbeit zu gewinnen oder aber zumindest ein gegengerichtetes Handeln zu vermeiden.

Es mag nahe liegend erscheinen, das Programm als schulisches Angebot im Klassenverband durchzuführen. Jedoch kann gerade für Themen wie Sexualität die erforderliche vertrauensvolle Atmosphäre im Klassenverband nur schwer oder bedingt erreicht werden (Glück, Scholten & Strötges, 1990). Auch die Präferenzen der Schüler weisen darauf hin, dass der Einsatz **außerhalb gewohnter Schulsettings** zu präferieren ist.

Des Weiteren hat sich die Anwesenheit **zweier Trainingsleiter unterschiedlichen Geschlechts** in bisherigen Realisierungen als sehr nützlich erwiesen, um den Austausch in überschaubareren Gruppen gewährleisten zu können. Ängste und Hemmungen können in Anwesenheit eines Projektleiters gleichen Geschlechts deutlich reduziert sein, was eine Trennung von weiblichen und männlichen Jugendlichen in Teilen des Programms begründet.

Programmkonzept

Das Programm basiert auf der Annahme, dass eine effektive Sexualerziehung nur unter der Bedingung erfolgen kann, dass eine **Zusammenarbeit mit den Eltern** (und anderen außerfamiliären Erziehern) stattfindet. Daher ist ein entsprechender Informationsabend vor Beginn des Programms fester Bestandteil des Programms und im Manual ausgearbeitet. Neben den Informationen zu den Inhalten und zum Ablauf der Projektreihe sollen den Eltern hier auch die eigenen Einstellungen zum Thema Sexualität bewusst gemacht werden.

Die Projekteinheiten für die Jugendlichen entsprechen einem **multidimensional** angelegten Sexualerziehungsprogramm im Sinne des »life-skills-approach«. Die Inhalte und Methoden der 6 Sitzungen dienen folgerichtig

a) dem Aufbau einer **Wissen**sbasis und der Beseitigung von Wissensdefiziten bezüglich Sexualität,
b) dem Aufbau positiver **Einstellungen** zur Sexualität und damit verbundenen Problemen sowie
c) der **Verhaltens**beeinflussung und dem Abbau von Verhaltensdefiziten und sexuellem Problemverhalten.

Dies bedeutet, dass das Programm neben der Wissensvermittlung explizit darauf angelegt ist, die Einstellungs- und Verhaltensebene im Bereich der Sexualität zu beeinflussen.

In den **ersten beiden Sitzungen** stehen zunächst der Aufbau einer vertrauensvollen Atmosphäre zwischen den Jugendlichen und den Trainingsleitern und der Abbau von Hemmungen, in einer Gruppe über das Thema Sexualität zu sprechen, im Vordergrund. In **den folgenden Sitzungen** werden die Themen Freundschaft, Homosexualität, Verhütung, Aids und Geschlechtskrankheiten anhand von Einzel- oder Kleingruppenarbeiten, Gruppendiskussionen und über die Sitzungen hinweg zunehmend auch anhand von Rollenspielen erarbeitet (beispielsweise zu den Themen »Ansprechen«, d. h. Wie spreche ich in der Diskothek jemanden an, den ich toll finde? oder »Das 1. Mal«, d. h. Wie teile ich meinem Partner mit, dass ich Angst vor dem 1. Mal habe).

Die **abschließende Sitzung** ist – neben einem Rückblick auf das Gesamtprojekt – ausdrücklich darauf ausgerichtet, Anregungen und Möglichkeiten zur eigenständigen Weiterbildung zu schaffen.

Ein typischer Sitzungsablauf gestaltet sich wie folgt:

Sitzungsablauf

1. **Informationsvermittlung:** Informationen zu 2 inhaltlichen Bausteinen (z. B. Freundschaft und Homosexualität) zunächst in Einzel-, dann in Gruppenarbeit
2. **Rollenspiele oder praktische Übung:** Entweder als Einleitung durch die Projektleiter oder als weiteres Erarbeitungsmittel
3. **Abschluss:** Diskussion im Plenum

Materialien

Zu dem Programm existiert ein **Manual**, das sowohl zur Durchführung der Projekteinheiten mit den Jugendlichen als auch des vorgesehenen Elternabends anleitet. Arbeitsblätter, Folien und Plakate werden als Kopiervorlagen im Manual bereitgestellt. Darüber hinaus werden optionale Bausteine für eine erweiterte Durchführung des Projektes vorgeschlagen.

Evaluation

Zunächst wurden in 2 **Vorstudien** die Bedürfnis- und Interessenslage Jugendlicher bezüglich des Themas Sexualität ermittelt. An der eigentlichen **Evaluationsstudie** nahmen 332 Schüler 8. und 9. Klassen von Gymnasien, Real- und Gesamtschulen teil. Die Zuordnung der Klassen zu Interventions- oder Kontrollgruppe erfolgte zufällig. Eine Woche vor der 1. Sitzung und eine Woche nach der letzten Sitzung gelangten eigens konstruierte Wissens-, Einstellungs- und Verhaltensskalen als Pre- und Posttests zum Einsatz.

Die Ergebnisse zeigten, dass mit dem Programmpaket ein deutlicher **Wissenszuwachs bei den Jugendlichen** erzielt werden konnte, wobei die Effekte laut Aussage der Autoren in der jüngeren Altersgruppe deutlicher sind als bei den älteren Schülern. Darüber hinaus zeigen sich in den Auswertungen **ähnliche Effekte für die Skala Einstellung** zur Sexualität. Hingegen ist einschränkend zu konstatieren, dass die Bereitschaft zu einem angemessenen sexualitätsbezogenen Verhalten mit Hilfe der Intervention nicht positiv beeinflusst werden konnte.

Es ist weiterhin darauf hinzuweisen, dass sich in keiner der Analysen differenzielle Effekte des Trainings bezüglich des Geschlechts ergaben. Die Ergebnisse entsprechen weitgehend den von den Autoren formulierten Erwartungen bezüglich Interventionseffekten.

15.2 »Peer Education« – Ein Handbuch für die Praxis

Backes und Schönbach (2002)

Steckbrief

- **Problembereich:** Auseinandersetzung unter Gleichaltrigen zu sexualitätsbezogenen Themen
- **Altersbereich:** 15–17 Jahre
- **Trainingsteilnehmer:** Gruppen zu etwa 12 Jugendlichen
- **Dauer:** 26 Sitzungen zu je 3–4 h (insgesamt ca. 80 h)
- **Methode:** Wissensvermittlung, Selbsterfahrung, Kommunikationstechniken, Rollenspiele
- **Besonderheiten:** Training außerhalb des Schulsettings, hohe Akzeptanz, großer zeitlicher Umfang

Zielgruppe

Das Programm »Peer Education« (Backes & Schönbach, 2002) richtet sich an **Jugendliche zwischen 15 und 17 Jahren**, die befähigt werden sollen, als »**peer educators**« eigene Projekte zu den Themen Liebe, Sexualität oder Schwangerschaftsverhütung in Jugendgruppen ohne Anwesenheit und Hilfe von Erwachsenen durchzuführen.

Rahmenbedingungen

»Peer Education« ist konzipiert als Programm für **Gruppen von mindestens 12 Jugendlichen**. In bisherigen Durchführungen hat sich ein Training mit weniger als 12 Teilnehmern als wenig sinnvoll erwiesen. Das Training erstreckt sich über **26 Sitzungen** und fordert mit insgesamt mehr als 80 h hohe zeitliche Ressourcen. Daher wurde im Verlaufe des Modellprojekts neben dem **Intensivtraining** auch eine **Kurztrainingsform** entwickelt und erprobt, welche lediglich über 5 Sitzungen mit insgesamt ca. 20 h stattfindet.

Die Autoren weisen darauf hin, dass eine paritätische Besetzung der Gruppen mit **Jungen und Mädchen** erstrebenswert scheint, da sie die Einstellungen des anderen Geschlechts für die Diskussion in den Gruppen als wichtig erachten.

Das Programm wird zwar im schulischen Bereich an die Schüler herangetragen, dies jedoch lediglich, da der schulische Kontext am ehesten in der Lage ist, die notwendige Erreichbarkeit und Verbindlichkeit zu gewährleisten. Die eigentlichen **Trainingsveranstaltungen** finden ausnahmslos **in der Freizeit** der Jugendlichen statt.

Programmkonzept

Die folgenden Ausführungen zum Programmkonzept beziehen sich auf das Intensivtraining. Das Programm verläuft in **8 aufeinander aufbauenden Trainingsphasen** mit je 2–9 Veranstaltungen. Die 8 Trainingsphasen mit ihren entsprechenden Veranstaltungen finden dabei jeweils im Abstand von etwa 3–4 Wochen statt. In der 1. Phase finden eine Projektvorstellung und »Schnuppersitzungen« statt, anhand derer die Jugendlichen einen Einblick in die Inhalte bekommen können und die Rahmenbedingungen für die Teilnahme am Projekt (v. a. die Bereitschaft, in der persönlichen Freizeit teilzunehmen) richtig einschätzen.

Nach der Gruppenbildung und der Gruppenfindungsphase, die obligatorisch mit einer Wochenendreise abgeschlossen wird, setzen sich die Gruppen mit **inhaltlichen Themen** auseinander, während sie zeitgleich in der **Vorbereitung von eigenen thematischen Aktivitäten** in Jugendgruppen durch die Trainingsleiter unterstützt werden.

Die angestrebte selbstständige Vorbereitung und Organisation einer Veranstaltungsreihe an einer Schule durch die teilnehmenden Jugendlichen setzt nicht nur voraus, dass sich diese themenbezogenes Wissen aneignen, sondern dass sie sich v. a. auch mit eigenen und fremden Normen und Werten, dem Suchen und Finden eines eigenen Standpunktes sowie mit unterschiedlichem Rollenverhalten auseinandersetzen. Darüber hinaus beinhalten die Schulungsinhalte die **Vermittlung von Kommunikationstechniken** und eine Vielzahl weiterer **didaktischer Methoden.**

Einen typischen Sitzungsablauf wiederzugeben, ist nur bedingt möglich, da die Trainingsbestandteile nicht als fertiges Programm zu verstehen sind und die TrainerInnen explizit aufgefordert werden, den teilnehmenden Jugendlichen Gestaltungs- und Einflussmöglichkeiten zu bieten. Der im Folgenden dargestellte Sitzungsablauf kann daher nur als grobe Skizze verstanden werden.

Sitzungsablauf

1. **Einstieg:** Blitzlichtmethode
2. **2–3 Lerneinheiten zu Inhalten, Selbsterfahrung oder Methoden:** Wissensvermittlung, Rollenspiele, Schulung der Kommunikationsfähigkeit und der Didaktik
3. **Aufarbeitung:** Diskussion oder Kleingruppenarbeit
4. **Feedback:** Blitzlichtmethode

Materialien

Zu dem Programm existiert eine umfangreiche **Materialsammlung** mit mehr als 70 Methoden der Sexual-, Gestalt- und Theaterpädagogik, mit Interaktions- und Rollenspielen sowie Hinweisen und Anleitungen zur Medienarbeit (Video).

Die Autoren weisen ausdrücklich darauf hin, dass die Manualisierung des Programms und die Beschreibung der einzelnen Trainingssitzungen relativ knapp gehalten sind und von daher eine große Vielfalt an **Methodenkenntnis** und v. a. **Methodensicherheit bei den TrainerInnen** vorausgesetzt wird.

Evaluation

Das **Training der »peer educators«** weist sich insbesondere durch seine hohe Akzeptanz bei den Jugendlichen aus: 93% von insgesamt 953 gymnasialen TeilnehmerInnen bewerteten das Training als »gut« bis »sehr gut«, während die Trainingsbeteiligung bei 84% lag. 87% fühlten sich nach dem Training »gut« oder »sehr gut« vorbereitet, ein eigenes themenbezogenes Projekt durchführen zu können. Deutliche Interventionseffekte finden sich im Bereich der Kommunikationsförderung, der Selbstwirksamkeitserwartung, der wahrgenommenen Schwierigkeit im Umgang mit und der Wichtigkeit von themenbezogener Kommunikation und der Kenntnis von Beratungsstellen.

Nachdem die »peer educators« ihr eigenes Projekt in ihren Schulen durchgeführt haben, wurden insgesamt 1.581 SchülerInnen befragt, die an den Projekten teilnahmen. Generell lässt sich konstatieren, dass die **Bewertungen der »peer educators«** durch die TrainingsadressatInnen gut bis sehr gut ausfallen. Dies bezieht sich sowohl auf die Bewertung der Veranstaltung und des Gruppenklimas, als auch auf die Kompetenz der »peer educators« bezüglich des themenbezogenen Wissens und ihre Kommunikations- und sozialen Kompetenzen (wie beispielsweise Einfühlungsvermögen). Eine Überprüfung des Wissenszuwachses oder der Veränderungen von Verhaltensweisen wurde bei den Projektteilnehmern leider nicht erhoben.

Ein wesentlicher Kerngedanke, d. h. der Vorteil der wahrgenommenen Ähnlichkeit des »peer educators« zu den Teilnehmern (»von Gleich zu Gleich«), konnte durch die Ergebnisse allerdings nicht bestätigt werden. Im Widerspruch zu der Annahme entfallen auf diesen Aspekt bei der Bewertung der »peer educators« die niedrigsten Werte, was die Autoren mit dem ggf. zu geringen Altersunterschied von einem Jahr zwischen »peer-educator« und Trainingsteilnehmer erklären.

15.3 »LiZA« – Liebe in Zeiten von Aids

Bayerisches Staatsministerium für Unterricht und Kultus, Bayerisches Staatsministerium für Umwelt, Gesundheit und Verbraucherschutz (2004)

Steckbrief

- **Problembereich:** Aids-Prävention durch Stärkung der Lebenskompetenzen Jugendlicher
- **Altersbereich:** 13–16 Jahre
- **Trainingsteilnehmer:** Schüler im Klassenverband
- **Dauer:** 21 Sitzungen zu jeweils 90 min (Doppelschulstunden)
- **Methode:** Lebenskompetenztraining, Rollenspiele, Entspannungsübungen, Informationsvermittlung
- **Besonderheiten:** 2-Jahres-Programm mit vorgesehener Lehrplaneinbettung, Lehrer als Trainer

Zielgruppe

»LiZA« richtet sich an **Jugendliche der 8. und 9. Jahrgangsstufe** und ist explizit nicht nach Schularten spezifiziert. Die Autoren weisen aber darauf hin, dass je nach Schultyp und psychosozialer Situation der Klasse durchaus auch ein Einsatz in der 7. Jahrgangsstufe denkbar ist.

Rahmenbedingungen

»LiZA« ist als ein sehr **strukturiertes 2-Jahres-Programm** konzipiert, wobei die ersten 9 Einheiten für die 8. Jahrgangsstufe und die folgenden 12 Einheiten für die 9. Jahrgangsstufe ausgearbeitet sind. Die Autoren empfehlen aus Gründen der Effektivität, dass die Einheiten regelmäßig im Abstand von 2–3 Wochen durchgearbeitet werden sollen. Es ist vorgesehen, dass die Einheiten in Doppelstunden im Klassenverband durchgeführt werden.

Programmkonzept

Das Programm setzt sich aus der Bearbeitung verschiedener Themen zusammen, die über insgesamt **21 Unterrichtseinheiten** behandelt werden, wobei sich mehrere Themen über 2–3 Unterrichtseinheiten erstrecken. Jede Einheit hat dabei einen Schwerpunkt auf einer der **4 grundlegenden Ebenen:**

a) Stärkung des Selbstwertgefühls und der Selbstkompetenzen,
b) Training sozialer Kompetenzen und der Kommunikationsfertigkeit,
c) Information über Aids und Sexualität sowie
d) Stärkung der Standfestigkeit gegenüber Gruppendruck und Medieneinflüssen.

Die 21 Einheiten setzen sich zusammen aus 16 Basiseinheiten und 5 weiteren Einheiten, die das **Erweiterungsprogramm** bilden.

Da das Programm dem **Lebenskompetenzansatz** folgt, vereinigt es dabei hinsichtlich der Themen und Methoden

- den Aufbau erwünschter Verhaltensweisen,
- das Anknüpfen an vorhandene Ressourcen und individuelle Potenziale sowie
- die Einbettung ausgewählter, spezifischer inhaltlicher Informationen.

Dabei sollen neben Fertigkeiten des Problemlösens, der Entscheidungsfähigkeit, des kreativen Denkens oder des angemessenen Umgangs mit Gefühlen und Stress auch eine effektive Kommunikation, Fertigkeiten in zwischenmenschlichen Beziehungen oder das Einfühlungsvermögen verbessert werden.

In den ersten beiden Sitzungen konzentriert sich das Training darauf, die Perspektive der teilnehmenden SchülerInnen auf ihre Mitschüler zu erweitern und das Verantwortungsgefühl für sich und andere zu stärken. Im nächsten Abschnitt folgt die Erarbeitung der Themen Selbstbild, Umgang mit Angst, Selbstsicherheit, Problemlösung und Kommunikation. Die Einheiten für die 9. Klassenstufe thematisieren Rollenbilder, Verhütung, Aids, Homosexualität und das Widerstehen von Beeinflussung.

Zentrales Element des Programms sind die **Hausarbeiten**, anhand derer die neuen Verhaltensweisen erarbeitet, wiederholt und verankert werden sollen. Im Gegensatz zum Fachunterricht ist die Erledigung der Hausaufgaben jedoch freiwillig, ohne dass dies gegenüber den Schülern ausdrücklich diskutiert oder betont werden soll. Über diesen Weg werden alternative Konzepte aufgegriffen, wie z. B. das Lösen eines Worträtsels zum Thema »selbstsicheres Verhalten« oder die Analyse eines privaten

Gesprächs hinsichtlich der Einhaltung von Zuhörer- und Sprecherregeln.

In diesem Zusammenhang wird im Rahmen des Programms auch auf die veränderte **Rolle des Lehrkörpers** hingewiesen, die in der Projektzeit statt der Rolle des Lehrenden eher die eines »facilitators« – eines Erfahrungen möglich Machenden – entsprechen soll. Da dies auch für den Lehrer i.d.R. eine Aneignung oder Vertiefung bereits vorhandener Kenntnisse und Fertigkeiten mit sich bringt, weisen die Autoren auf die Möglichkeit des »Teamteachings«, der Inanspruchnahme von spezifisch entwickelten Programm-Schulungen und der sinnvollen Begleitung durch Supervision hin.

Ein typischer Sitzungsablauf gestaltet sich wie folgt:

Sitzungsablauf

1. **Besprechung der Hausaufgabe:** Auswertung der Hausaufgabe der letzten Sitzung zur inhaltlichen Nach- oder Vorbereitung
2. **Erarbeitung des Themas:** Jede Stunde hat dabei einen Schwerpunkt in einer der 4 vorgestellten Ebenen. Teilweise werden Inhalte über 2 oder 3 Sitzungen erarbeitet
3. **Abschlussübung:** Entspannungs-, Bewegungsübung oder Blitzlichtrunde
4. **Stellen der Hausaufgabe** (z. B. Analyse von individuellen Bildern, die mit einem positiven oder negativen Empfinden einhergehen, um die Urteilsebenen Verhalten, Kognition und Emotion einzuführen)

Materialien

Das Lehrermanual beinhaltet ausführliche Erklärungen für die Sitzungen sowie die nötigen Materialien wie **Arbeitsblätter, Folien** oder **Poster**. Des Weiteren ist ein **Leitfaden zu den Übungsformen** enthalten, der die grundlegenden Methoden wie die des Rollenspiels oder Entspannungs- und Bewegungsübungen zusammenstellt und erklärt. Darüber hinaus bieten die Autoren praktische **Hinweise zur Umsetzung** im Schulalltag.

Evaluation

Obschon eine schulische Einführung des Präventionsprogramms in Bayern und Brandenburg stattgefunden hat, existieren laut Manual bisher lediglich Erfahrungen aus einer Pilotphase Ende der 90er-Jahre, die allerdings offenbar nicht dokumentiert worden sind.

15.4 Präventionsprogramm zum sexuellen Missbrauch im Vorschulalter

Eck und Lohaus (1993)

Steckbrief

- **Problembereich:** Prävention sexuellen Missbrauchs im Vorschulalter
- **Altersbereich:** 4–6 Jahre
- **Trainingsteilnehmer:** Kindergartengruppen
- **Dauer:** 5 Sitzungen zu jeweils 30 min
- **Methode:** Gesprächskreise, Bewegungsspiele, Pantomime, Rollenspiele, Vorlesegeschichten, Lieder
- **Besonderheiten:** Kooperation mit einer Beratungsstelle

Zielgruppe

Das Präventionsprogramm zum sexuellen Missbrauch im Vorschulalter (Eck & Lohaus, 1993) ist auf Kindergartenkinder im Alter von **4–6 Jahren** ausgerichtet. Es wird in **geschlechtsgemischten Gruppen** durchgeführt.

Rahmenbedingungen

Die Durchführung des Programms erstreckt sich über **5 aufeinanderfolgende Vormittage**, wobei jede der Programmeinheiten einen zeitlichen Umfang von 30 min besitzt. Die Einheiten werden dabei in der Gruppe im **morgendlichen Stuhlkreis** durchgeführt.

Programmkonzept

Das Präventionsprogramm zielt darauf ab, die **sozialen Kompetenzen** der teilnehmenden Kinder zu stärken. Um dies zu erreichen, bedient sich das Programm unterschiedlicher Vermittlungsmethoden, die auf den Altersbereich abgestimmt sind. Das Konzept umfasst dabei **5 Inhaltsdimensionen**, die separat an den 5 Vormittagen angesprochen werden:

1. **Gefühle** bei sich und anderen erkennen und ausdrücken.
2. **Berührungen** differenzieren in angenehme und nichtangenehme Berührungen.
3. **Nein sagen** aufgrund der negativen Gefühle bei unangenehmen Berührungen.
4. Gute **Geheimnisse** von schlechten Geheimnissen trennen, die man erzählen soll.
5. **Hilfe holen**, um Probleme nicht allein lösen zu müssen.

Obwohl durch das Ansprechen dieser Dimensionen eine Stärkung der Lebenskompetenzen der Kinder und damit die Verhinderung eines zukünftigen Missbrauchs intendiert wird, kann es hierdurch auch zur Aufdeckung einer vorhandenen Missbrauchssituation kommen. Die Autoren weisen daher darauf hin, dass vor Durchführungsbeginn der Kontakt zu einer Beratungsstelle herzustellen sei. Dabei sollte abgeklärt werden, wie mit einer **Missbrauchsaufdeckung** umzugehen ist und welche weiteren Schritte sich anschließen müssten.

Ziel der 1. Sitzung ist es, die eigenen Gefühle und die anderer zu erkennen und Gefühle auszudrücken. Darüber hinaus sollen die Kinder angenehme und unangenehme Gefühle wahrnehmen und benennen. Für den 2. Teil verlagert das Programm seinen Inhalt auf das Thema Berührungen. Hier soll es den Kindern ermöglicht werden, angenehme von unangenehmen Berührungen zu unterscheiden. Darüber hinaus werden Kinder ermutigt, entsprechende Reaktionen zu zeigen, d. h. die Berührung anzunehmen oder abzuweisen. Das Thema »Nein sagen« wird aufgrund seiner Zentralität erneut in der 3. Sitzung thematisiert, während in der 4. Sitzung mit den Kindern geklärt wird, dass Geheimnisse nicht gleich sind und dass es Geheimnisse gibt, die ggf. erzählt werden müssen. Abschließend sollen die Kinder lernen, wie sie Hilfe holen und erhalten können, wenn sie sie benötigen.

Ein typischer Sitzungsablauf gestaltet sich wie folgt:

Sitzungsablauf

1. **Stuhlkreis:** Einführung in den jeweiligen Themenbereich durch Gespräche oder Geschichten
2. **Spiel:** Zur Erarbeitung der Themen werden an dieser Stelle verschiedene Spielformen eingesetzt
3. **Stuhlkreis:** Nachbereitung des Themenbereichs durch Rückblick auf das Spiel

Materialien

Die eingesetzten Materialien können bei den Autoren zum Selbstkostenpreis angefordert werden.

Evaluation

Das Programm wurde anhand eines experimentellen Untersuchungsdesigns (randomisierte Zuteilung von 80 teilnehmenden Kindern zur Trainings- und Kontrollgruppe mit Prä-, Post- und Follow-up-Testung) evaluiert. Als Evaluationskriterium diente allein der Wissenszuwachs auf den 5 Inhaltsdimensionen. Hierzu wurden von den Autoren halbstandardisierte Interviews mit den Vorschulkindern durchgeführt. Die Ergebnisse lassen erkennen, dass bei allen Themenbereichen ein trainingsbedingter **Wissenszuwachs** nachgewiesen werden konnte. Dieser Effekt ließ sich sowohl 8–10 Tage nach dem Training (Post-Test) als auch 2 Monate nach dem Training (Follow-up-Test) nachweisen und spricht somit für eine langfristige Wirksamkeit des Programms im Bereich des Wissenszuwachses.

Fazit und Ausblick

Pant (2003) betont, dass gesundheitsbezogenen Aspekten des Sexualverhaltens in der deutschsprachigen Psychologie bisher nur wenig Beachtung geschenkt worden ist. Für Präventionsansätze für den Kinder- und Jugendbereich können nur vereinzelte fundierte und v. a. empirisch untermauerte Untersuchungen gefunden werden. Viele der existierenden Programme sind nicht forschungsbasiert, aus der Praxis heraus entstanden und entsprechen oft eher einer Materialsammlung, die lokalen Bedürfnissen angepasst ist. Dementsprechend sind derlei Programme (v. a. in der BRD) nur zu einem sehr geringen Teil evaluiert worden. Existieren hingegen Evaluationsstudien, so sind die Ergebnisse aus verschiedenen Gründen (i.d.R. methodischer Natur) oft nur begrenzt aussagekräftig.

Lohaus (1993) sowie Janz, Zimmerman, Wren, Israel, Freudenberg & Carter (1996) weisen auf verschiedene Aspekte hin, die eine effektive Jugendpräventionsarbeit im Bereich Sexualität begünstigen und von daher in entsprechenden Programmen aufgegriffen werden sollten:

1. Vermittlung von Basiswissen mit breitem Kontext,
2. Durchführung von Verhaltenstrainings,
3. Veränderung von Einstellungen,
4. Reduktion von Ängsten,
5. Einsatz von Anreizen,
6. Programmflexibilität (z. B. aufgrund des Bildungsstatus der Teilnehmer),
7. Auffrischung zentraler Programmaspekte (z. B. durch »Boostersessions«),
8. Bereitstellung einer Diskussionsplattform (während oder nach dem Training) und
9. Einbezug der Teilnehmer.

Zieht man diese Kriterien zur Beurteilung der 3 vorgestellten Programme zur Sexualerziehung heran, so lässt sich abschließend folgendes festhalten:

- Alle 3 Programme bemühen sich um eine breit angelegte Wissensvermittlung sowie um die Einübung von Verhaltensweisen und Einstellungen.
- Insbesondere die Programme von Eichholz, Niehammer, Wendt und Lohaus (1994) sowie von Backes und Schönbach (2002) bemühen sich durch ihren Durchführungsrahmen um eine Reduktion von Ängsten, die bei der Behandlung von Fragen der Sexualität auftreten können.
- Den größten Anreiz für eine Teilnahme bietet offensichtlich das »Peer-Education-Programm« von Backes und Schönbach (2002), was in der äußerst bemerkenswerten Akzeptanz des Programms zum Ausdruck kommt. Der aktive Einbezug der Teilnehmer stellt das zentrale Merkmal des Programms dar. Gleichzeitig bietet das Programm die größte Flexibilität bezüglich des Einsatzes unter verschiedenen zeitlichen und personellen Bedingungen. Gerade dies aber erfordert eine besonders intensive Vorbereitung und Schulung der Trainer.
- Um die Auffrischung der vermittelten Aspekte und die Bereitstellung einer Diskussionsplattform bemühen sich alle 3 Programme anhand unterschiedlicher Strategien.

Insgesamt erscheint der »Peer-Education-Ansatz« des Programms von Backes und Schönbach (2002) vielversprechend. Zwar stoßen »Peer-Education-Ansätze«, die in der BRD in verstärktem Maße seit etwa 10 Jahren entwickelt werden, derzeit aufgrund ihrer plausibel erscheinenden Wirksamkeit auf eine hohe Akzeptanz, doch muss einschränkend konstatiert werden, dass bislang noch wenig fundiertes Wissen bezüglich der theoretischen und empirisch nachweisbaren Wirkmechanismen vorliegt (Schmidt, 2002). Vielversprechend dürfte auch der Einbezug von neuen Medien wie beispielsweise des Internets sein. Immerhin geben 17% der Mädchen und 26% der Jungen an, im Internet Informationen über Sexualität abzurufen, ohne dabei auf Websites mit pornographischem Inhalt zurückzugreifen. Die Niedrigschwelligkeit und Anonymität des Internets ermöglicht, auch subjektiv als peinlich erlebte Fragen beantwortet zu bekommen.

Auch die über 450 vorhandenen Primärpräventionsprogramme zum sexuellen Missbrauch sind nur zu einem geringen Teil evaluiert worden (Damrow, 2006). Das hier vorgestellte Programm von Eck und Lohaus (1993) stellt dementsprechend eine Ausnahme dar. Einschränkend muss jedoch festgestellt werden, dass sich die Evaluation des Programms lediglich auf die wissensbezogenen Kriterien beschränkt und auf eine Evaluation auf emotionaler und/oder verhaltensbezogener Ebene gänzlich verzichtet. Insgesamt stellen jedoch die Abwesenheit standardisierter und altersadäquater Messinstrumente sowie die Tatsache, dass Programmwirkungen auf das tatsächliche Verhalten kaum messbar sind, die Haupthindernisse für Evaluationen von Präventionsprogrammen zum sexuellen Missbrauch dar. So zeigte sich, dass ein Großteil der Kinder nach einer 2-maligen Teilnahme an einem Präventionsprogramm zwar gelernt hatten »Nein« zu sagen, in einer folgenden Simulation zum Teil aber bereit waren, mit einem Fremden mitzugehen (Tharinger et al., 1988).

Damrow (2006) weist auf verschiedene Aspekte hin, die eine effektive Präventionsarbeit zum sexuellen Missbrauch begünstigen können:

- Aktiver Einbezug der Teilnehmer,
- Wiederholung der Präsentation,
- Berücksichtigung des Entwicklungsniveaus und
- Einbezug von Bezugspersonen.

An diesen Kriterien gemessen müssen auch in Bezug auf das hier vorgestellte Programm von Eck und Lohaus (1993) Abstriche gemacht werden. Zwar findet eine aktive Beteiligung der Kinder an den 5 Sitzungen statt. Ebenso orientiert sich das Programm an dem Entwicklungsniveau der teilnehmenden Kinder. Dennoch findet kein Einbezug von Bezugspersonen statt, der eine Unterstützung durch das soziale Umfeld sowie einen Abbau von Hemmungen in Familien, über Sexualität zu reden, bewirken kann. Zudem kann hierdurch eine Nachhaltigkeit der Programmeffekte begünstigt werden (Damrow, 2006).

Zusammenfassend muss man feststellen, dass der Fülle an existierenden Präventionsprogrammen zur Sexualität ein Mangel an fundierten und umfassenden Evaluationsstudien gegenübersteht. Marquardt-Mau (1997) weist diesbezüglich ausdrücklich darauf hin, dass das bestehende Ungleichgewicht zwischen Entwicklung und Evaluation dazu führen kann, dass alle Beteiligten, Kinder wie Bezugspersonen, sich in einer falschen Sicherheit wiegen, da das Durchlaufen eines unerkannt inadäquaten oder ineffektiven Präventionsprogramms nicht die entsprechend intendierte Wirkung entfaltet.

Literatur

Amann, G. & Wipplinger, R. (2005). Prävention von sexuellem Missbrauch – Ein Überblick. In G. Amann & R. Wipplinger (Hrsg.), *Sexueller Missbrauch. Überblick zu Forschung, Beratung und Therapie. Ein Handbuch*. Tübingen: DGVT.

Backes, H. & Schönbach, K. (2002). *Peer Education – Ein Handbuch für die Praxis*. Köln: BZgA.

Bagley, C. (1995). *Child sexual abuse and mental health in adolescents and adults*. British and Canadian perspectives. Aldershot: Avebury.

Barth, J. & Bengel, J. (1998). *Prävention durch Angst? Stand der Furchtappellforschung*. Köln: BZgA.

Bayerisches Staatsministerium für Unterricht und Kultus, Bayerisches Staatsministerium für Umwelt, Gesundheit und Verbraucherschutz (2004). *LiZA – Liebe in Zeiten von Aids*. München.

Beitchman, J. H., Zucker, K. J., Hood, J. E., DaCosta, G. A., Akman, D. & Cassavia, E. (1992). A review of the long term effects of child sexual abuse. *Child Abuse and Neglect, 16*, 101–118.

Botvin, G. J. & Tortu, S. (1988). Preventing adolescent substance abuse through life skills training. In R. H. Price, E. L. Cowen, R. P. Lorion & J. Ramos-McKay (Eds.), *Fourteen ounces of prevention: A casebook for practitioners*. Washington, DC: American Psychological Association.

Bundesministerium für Gesundheit (2007). *Aktionsplan zur Umsetzung der HIV/Aids-Bekämpfungsstrategie der Bundesregierung*. Berlin.

BZgA (2006). *Jugendsexualität. Wiederholungsbefragung von 14-17-Jährigen und ihren Eltern. Ergebnisse der Repräsentativbefragung 2005*. Köln: BZgA.

Damrow, M. K. (2006). *Sexueller Kindesmissbrauch. Eine Studie zu Präventionskonzepten, Resilienz und erfolgreicher Intervention*. Weinheim: Juventa.

Eck, M. & Lohaus, A. (1993). Entwicklung und Evaluation eines Präventionsprogramms zum sexuellen Missbrauch im Vorschulalter. *Praxis der Kinderpsychologie und Kinderpsychiatrie, 42*, 285–292.

Eichholz, C., Niehammer, U., Wendt, B. & Lohaus, A. (1994). *Medienpaket zur Sexualerziehung im Jugendalter*. Göttingen: Verlag für Angewandte Psychologie.

Elliger, T. J. & Schötensack, K. (1991). Sexueller Missbrauch von Kindern – eine kritische Bestandsaufnahme. In G. Nissen (Hrsg.), *Psychogene Psychosyndrome und ihre Therapie im Kindes und Jugendalter* (S. 143–153). Bern: Huber.

Ernst, C. (2005). Zu den Problemen der epidemiologischen Erforschung des sexuellen Missbrauchs. In G. Amann & R. Wipplinger (Hrsg.), *Sexueller Missbrauch – Überblick zur Forschung, Beratung und Therapie. Ein Handbuch* (S. 55–71). Tübingen: DGVT.

Glück, G., Scholten, A. & Strötges, G. (1990). *Heiße Eisen in der Sexualerziehung. Wo sie sind und wie man sie anfasst*. Weinheim: Deutscher Studien Verlag.

Janz, N. K., Zimmerman, M. A., Wren, P. A., Israel, B. A., Freudenberg, N. & Carter, R. J. (1996). Evaluation of 37 Aids Prevention Projects: Successful approaches and barriers to program effectiveness. *Health Education Quarterly, 23*, 80–97.

Laue, E. (2007). Minderjährige Schwangere in Deutschland. Statistische Zahlen zu Schwangerschaftsabbrüchen und Geburten. In *Teenagerschwangerschaften international. Forum Sexualaufklärung und Familienplanung* (S. 3–11). Köln: BZgA.

Lohaus, A. (1993). *Gesundheitsförderung und Krankheitsprävention im Kindes- und Jugendalter*. Göttingen: Hogrefe.

Marquardt-Mau, B. (1997). *Schulische Prävention gegen sexuellen Missbrauch. Grundlagen, Rahmenbedingungen, Bausteine und Modelle*. Weinheim: Juventa.

Pant, A. (2003). Sexualverhalten. In M. Jerusalem & H. Weber (Hrsg.), *Psychologische Gesundheitsförderung. Diagnostik und Prävention* (S. 269–290). Göttingen: Hogrefe.

Robert Koch Institut (2008). HIV-Infektionen und AIDS-Erkrankungen in Deutschland. *Epidemiologisches Bulletin, 2*. Berlin: RKI.

Schmid-Tannwald, I. & Urzde, A. (1983). *Sexualität und Kontrazeption aus der Sicht der Jugendlichen und ihrer Eltern*. Stuttgart: Kohlhammer.

Schmidt, B. (2002). *Peer-Intervention – Peer-Involvement – Peer-Support: Möglichkeiten und Grenzen peergestützter Ansätze für die Prävention riskanter Drogenkonsumformen in der Partyszene*. Köln: BZgA.

Sgroi, S. M., Canfield Blick, L. & Sarnacki Porter, F. (1982). A conceptual framework for child sexual abuse. In S. M. Sgroi

(Hrsg.), *Handbook of clinical intervention in child sexual abuse* (pp. 9–38). Lexington, MA: Lexington Books.

Simons, D., Wurtele, S. K. & Heil, P. (2002). Childhood Victimization and lack of empathy as predictors of sexual offending against women and children. *Journal of Interpersonal Violence, 17*, 1291–1307.

Tharinger, D. J., Krivacska, J., Laye-McDonough, M., Jamison, L., Vincent, G. G. & Hedlund, A. D. (1988). Prevention of child sexual abuse: An analysis of issues, educational programs, and research findings. *School Psychology Review, 17*, 614–634.

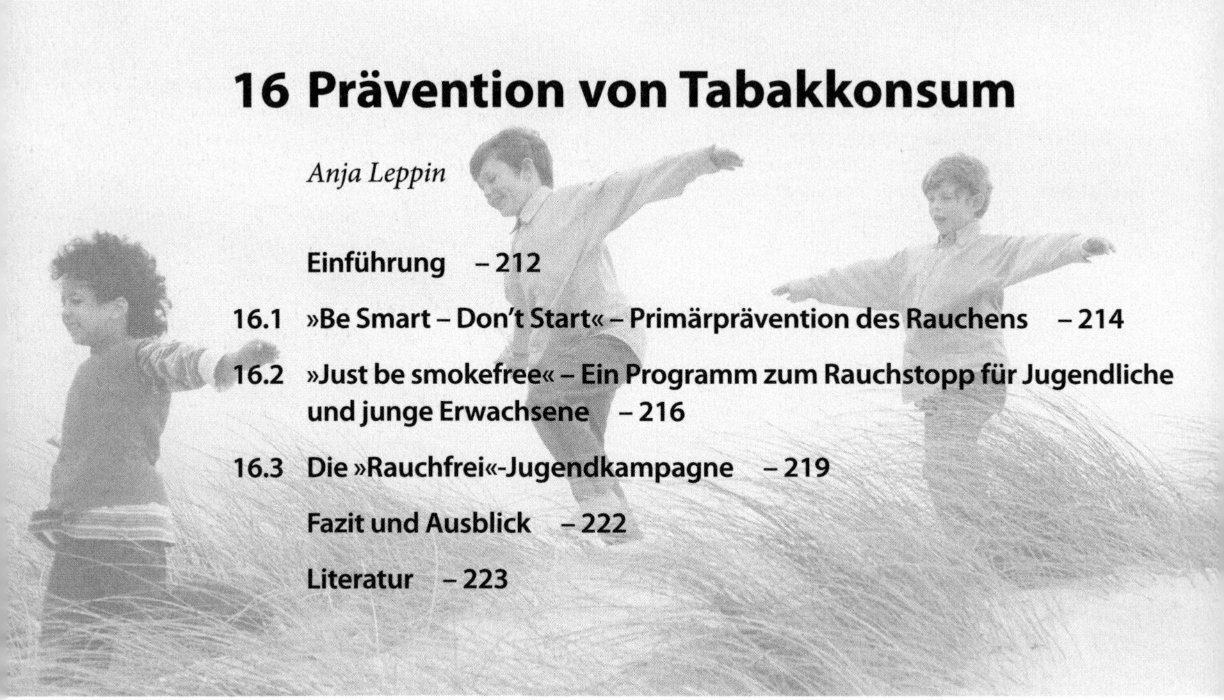

16 Prävention von Tabakkonsum

Anja Leppin

Einführung

In diesem Kapitel wird auf einige substanzspezifische Präventionsprogramme eingegangen. Da es hierzu v. a. für den Tabakkonsum erfolgreich evaluierte Programme gibt, wird eine Eingrenzung auf diesen Bereich vorgenommen, obwohl auch andere Substanzmittel (Alkohol, Drogen, Medikamente) mögliche und gängige Ziele von Präventionsbemühungen sind. Hierzu ist allerdings auf ▶ Kap. 11 – Lebenskompetenztrainings, die hierzu ebenfalls Beiträge liefern, zu verweisen.

Konsequenzen des Zigarettenkonsums

Jedes Jahr sterben allein in Deutschland 110.000–140.000 Menschen an den Folgen von Zigarettenkonsum (John & Hanke, 2001; Neubauer, Welte, Weiche, König, Büsch & Leidl, 2006). Vor allem die Entstehung und der Verlauf von Herz-Kreislauf- und Krebserkrankungen sowie von chronischen Atemwegserkrankungen werden durch Tabakkonsum beeinflusst. Insgesamt verkürzt Rauchen das Leben um durchschnittlich 10 Jahre. Während 81% aller Nichtraucher das 70. Lebensjahr erreichen, sind dies bei den Rauchern nur 60% (Doll, Peto, Boreham & Sutherland, 2004; Peto, Lopez, Boreham, Thun & Heath, 2000).

Zur Verbreitung des Tabakkonsums im Kindes- und Jugendalter

Obwohl der Anteil der Raucher in der Bevölkerung sich in den letzten Jahren deutlich verringert hat, gibt es nach wie vor einen substanziellen Prozentsatz Jugendlicher und Erwachsener, die gewohnheitsmäßig rauchen. So lag der Anteil der Jugendlichen im Alter von 12–17 Jahren, die angeben, gelegentlich oder ständig zu rauchen, im Jahr 2007 bei 18% (BZgA, 2007a). Dennoch markieren die heutigen Quoten definitiv einen **historischen Tiefstand** (BZgA, 2007a), insbesondere wenn man sie mit den Raten zu Ende der 70er-Jahre vergleicht, als noch 30% aller Jugendlichen Raucher waren.

Allerdings ist dieser Trend keineswegs kontinuierlich verlaufen, sondern es ist schon einmal – vom Ende der 70er- bis zum Anfang der 90er-Jahre – zu einem deutlichen Rückgang auf 20% gekommen. Danach war jedoch bis zum Anfang der 2000er-Jahre wieder ein Anstieg auf 28% zu verzeichnen, bevor die Raten dann wieder deutlich sanken. Dies bedeutet, dass man nicht zwingend davon ausgehen kann, dass der Abwärtstrend selbstverstärkend ist, sondern dass weiterhin präventive Anstrengungen notwendig sind, um die niedrigen Quoten stabil zu halten bzw. diese weiter nach unten zu drücken.

Zur Prävention von Substanzkonsum

Inzwischen hat sich die Erkenntnis durchgesetzt, dass präventive Arbeit nur dann erfolgreich sein kann, wenn sie berücksichtigt, wie stark gesundheitsriskante Verhaltensweisen wie Rauchen und/oder exzessiver Alkoholkonsum sozial eingebettet sind und wie sehr sie mit der Bewältigung von Alltagsanforderungen verknüpft sind. Gerade für Jugendliche ist es nicht in jeder Situation attraktiv und lebensweltlich sinnvoll, sich präventiv zu verhalten. Rauchen und Alkoholkonsum sind oft eng in alltägliche Lebensroutinen eingebunden und erfüllen zentrale Funktionen, nicht nur für die konkrete Bewältigung von Alltagsproblemen, sondern auch für die Lösung jugendspezifischer **Entwicklungsaufgaben** wie Identitätsbildung, Ablösung von den Eltern, Aufbau von Freundes- und intimen Beziehungen oder die konstruktive Auseinandersetzung mit den körperlichen Veränderungsprozessen in der Pubertät (Havighurst, 1972).

Aus diesen Entwicklungsaufgaben resultierende, aktuelle und unmittelbar erfahrbare Bedürfnisse haben fast zwangsläufig eine höhere Valenz als deutlich abstraktere und weniger greifbare Zielsetzungen wie Gesundheit oder die Vermeidung von Krankheiten, die vielleicht irgendwann im späteren Lebenslauf auftreten. Zu diesen unmittelbaren Bedürfnissen gehören besonders der Wunsch nach Ansehen und Akzeptanz in Peer-Gruppen und nach Aufnahme von Partnerbeziehungen. Beides wird aus der Perspektive der Jugendlichen durch Zigaretten, Alkohol, zum Teil auch illegale Drogen erleichtert. So stärkt der Gebrauch psychoaktiver Substanzen oft den sozialen Status und das Identitätserleben. Darüber hinaus tragen die physiologischen Entspannungseffekte durch Zigaretten und Alkohol dazu bei, soziale Hemmschwellen abzubauen. Der immer wieder nachgewiesene Befund, dass eine starke Einbindung in Peergruppen mit Substanzkonsum einhergeht (Hawkins, Catalano & Miller, 1992; Jackson, 1997), ist wesentlich auf solche Mechanismen zurückzuführen. Psychoaktive Substanzen sind insofern also funktional für die Bewältigung zentraler Anforderungen und dienen damit gleichzeitig auch dazu, Schwierigkeiten bei deren Bewältigung, z. B. in der Partnersuche, bei der sozialen Akzeptanz in der Gruppe oder auch bei der Bewältigung akademischer Anforderungen zu kompensieren (Silbereisen & Kastner, 1985; Pinquart & Silbereisen, 2002). Aus dieser Perspektive muss es in der Prävention darum gehen, möglichst frühzeitig **alternative Handlungsoptionen zum Substanzkonsum**, die den gleichen Zweck erfüllen, aufzuzeigen und konkret erfahrbar zu machen – und dies kann nicht in Form abstrakter Wissensvermittlung geschehen, sondern nur als konkret-praktische, interaktive Einübung von allgemeinen Problembewältigungskompetenzen.

Dies genau ist der Ansatz, den die primärpräventiv ausgerichteten »Life-Skills-Programme«, die bereits in den 80er-Jahren des letzten Jahrhunderts in den USA entwickelt wurden, verfolgen (Botvin, 1986; Botvin, Baker, Filazzola & Botvin, 1990). Ziel ist hier, Kindern und Jugendlichen Verhaltensrepertoires zu vermitteln, die es ihnen möglich machen, auf den Konsum von Zigaretten zu verzichten und den Einstieg in den Alkoholkonsum zumindest zu verzögern bzw. zu lernen, Alkohol nicht als »Problemlöser« einzusetzen. Die einschlägigen Programme enthalten so z. B. Bausteine zur konstruktiven Auseinandersetzung mit Stress oder zur Entwicklung von sozialen Kompetenzen wie der Fähigkeit, sich gegen Gruppendruck zur Wehr zu setzen, aber auch sich prosozial zu verhalten, zu planen und Entscheidungen zu treffen etc. Nach wie vor wird diese generelle Kompetenzförderung aber auch durch Bausteine ergänzt, die sich speziell mit Rauchen und Alkoholkonsum oder ggf. auch mit dem Konsum illegaler Drogen auseinandersetzen. Viele, v. a. US-amerikanische Studien sowie Meta-Analysen (Tobler, Roona, Ochshorn, Marshall, Streke & Stackpole, 2000) haben eindrucksvolle Effekte von »Life-Skills-Programmen« auf den Einstieg in den Substanzkonsum nachweisen können. Damit stellen diese Programme auf verhaltenspräventiver Ebene eindeutig den momentan Erfolg versprechendsten Ansatz in der Prävention von Substanzkonsum und Sucht dar.

Substanzspezifische Ansätze sind damit nicht obsolet, obwohl sie heute eher eine komplementäre Rolle im Rahmen breiter angelegter primärpräventiver Konzepte spielen. Auch hier gilt jedoch, dass die Programme weniger auf abstrakte Wissensvermittlung denn auf handlungsrelevante Interventionen setzen sollten, und dass es wichtig ist, den sozialen Kontext, also v. a. die Peer-Gruppe einzubeziehen, wenn es darum geht, individuelles Konsumverhalten zu beeinflussen.

Ein wichtiger Einsatzbereich, der durch die »Life-Skills«-Ansätze nicht oder nur partiell abgedeckt wird, ist darüber hinaus die Sekundärprävention, also der Typ von Intervention, der darauf ausgerichtet ist, diejenigen, die bereits konsumieren und vielleicht auch schon abhängig sind, von den Substanzen zu entwöhnen.

Da Programme, die auf dem »Life-Skills«-Ansatz beruhen, wie z. B. »ALF« oder das »Soester Programm«, im vorliegenden Band in anderen Kontexten (v. a. ► Kap. 11) vorgestellt werden, sei an dieser Stelle nur auf die Bedeutung dieser Ansätze für die Suchtprävention hingewiesen. Stattdessen sollen im Folgenden 3 Programme beschrieben werden, die inhaltlich enger am Substanzkonsum ausgerichtet sind. Konkret geht es um die Prävention des Rauchens, da dieser Bereich bisher am besten ausgearbeitet und evaluiert wurde. Diese Programme sind nicht als Alternative zu den intensiveren »Life-Skills«-Programmen zu sehen, sondern können zum Teil komplementär eingesetzt werden, bzw. sie decken, insoweit sie sekundärpräventiv ausgerichtet sind, andere Zielgruppen ab.

16.1 »Be Smart – Don't Start« – Primärprävention des Rauchens

Institut für Therapie- und Gesundheitsforschung (IFT Nord)

Steckbrief

- **Problembereich:** Primärprävention des Rauchens
- **Altersbereich:** Schüler und Schülerinnen der 6.–8. Klassenstufe aller Schularten
- **Trainingsteilnehmer:** Komplette Schulklassen
- **Dauer:** 6 Monate, jährlich von November bis April
- **Methode:** Etablierung sozialer Normen gegen Tabakkonsum; verhaltenstherapeutische Prinzipien: Selbstverpflichtung, Kontrakt-Management, positive Verstärkung über Wettbewerb
- **Besonderheiten:** Materialien zur Durchführung des Wettbewerbs und CD-Rom, Vergabe von Preisen

Zielgruppe

Das Programm richtet sich an **Schüler und Schülerinnen der Stufen 6–8** aller Schularten. Das Hauptziel des Programms ist **primärpräventiv**. Es geht um die Verhinderung oder Verzögerung des Einstiegs in das Rauchen, d. h. Schüler, die nicht rauchen, sollen in diesem Verhalten bestärkt werden. Darüber hinaus besteht eine sekundärpräventive Zielsetzung. Schüler und Schülerinnen mit ersten Raucherfahrungen sollen durch das Programm motiviert werden, mit dem Rauchen wieder aufzuhören. Als weitere Zielgruppe werden Lehrer und Lehrerinnen genannt, die durch das rauchspezifische Programm dazu angeregt werden sollen, weiter gehende gesundheitsfördernde Maßnahmen in der Schule durchzuführen.

Rahmenbedingungen

»Be Smart – Don't Start« wird im Rahmen des Schulunterrichts **im Klassenverband** durchgeführt. Die Aktion erstreckt sich über **1/2 Jahr**, jeweils von November bis April. Einmal wöchentlich wird das aktuelle Rauchverhalten thematisiert und registriert. Darüber hinaus werden in den Materialien Angebote für weiter gehende Unterrichtsvorschläge und extra-curriculare Aktionen gemacht. Das Kernprogramm des Wettbewerbs beansprucht jedoch – gerade im Vergleich zu anderen schulischen Interventionsprogrammen – eher wenig Zeit.

In einigen Bundesländern ist der Wettbewerb fester Bestandteil der Curricula, und in vielen Bundesländern ist er in kommunale Strukturen und Gesundheitsförderungsangebote integriert. Partner und Förderer des Wettbewerbs auf nationaler Ebene sind die Bundeszentrale für gesundheitliche Aufklärung, die Deutsche Herzstiftung, die Deutsche Krebshilfe e.V., der AOK-Bundesverband und die Deutsche Lungenstiftung e.V.

Programmkonzept

Kernelement des Konzepts, das 1989 vom Finnischen Nationalen Institut für Volksgesundheit (KTL) entwickelt wurde und inzwischen in 21 europäischen Staaten eingesetzt wird (Hanewinkel, 2007), ist ein Wettbewerb, an dem sich Schulklassen als Kollektiv beteiligen. Dahinter steht die Idee, die Intervention zur Prävention des individuellen Rauchverhaltens in den sozialen Kontext der Gleichaltrigengruppe einzubetten. Da das Rauchverhalten Jugendlicher wesentlich vom Zigarettenkonsum gleichaltriger Bezugspersonen und den wahrgenommenen sozialen Normen in der Peergruppe beeinflusst wird, liegt das Ziel des Programms v. a. in der Beeinflussung des **Gruppenkontextes**, der dann seinerseits wieder das individuelle Verhalten bestimmt. Viele Jugendliche unterliegen z. B. der Fehleinschätzung, dass der Großteil ihrer Altersgenossen raucht. Die wöchentliche Thematisierung des Nichtrauchens in der gesamten Klasse hilft, diese Wahrnehmung zu korrigieren. Durch **Selbstverpflichtung** und **Kontrakt-Management** (regelmäßiger gegenseitiger Check über das Rauchverhalten) wird das »Commitment« für das gemeinsame Ziel gestärkt. Das Thema »Nichtrauchen« wird nicht lehrerzentriert vermittelt, sondern interaktiv von den Schülern erarbeitet. Die Lotterie und die damit verbundenen Preise schaffen die Aufmerksamkeit und den motivationalen Anreiz zur Teilnahme und dienen als positive Verstärker für das Nichtrauchen (Hanewinkel, 2007; Hanewinkel & Wiborg, 2003; Wiborg & Hanewinkel, 2002).

Entscheiden sich mindestens 90% der Klassenmitglieder in einem anonymen Abstimmungsprozess für die Teilnahme, meldet sich die Klasse postalisch oder per Internet für den Wettbewerb an und bekommt daraufhin eine Mappe mit Materialien für die Durchführung zugeschickt. Gleichzeitig erhalten die **Eltern** der angemeldeten Schüler ein Faltblatt, in dem das Programmkonzept erläutert wird und Tipps zur Hilfestellung für die Kinder gegeben werden. Die Lehrer und Lehrerinnen, deren Klassen an dem Wettbewerb teilnehmen, erhalten das Angebot, eine Fortbildungsveranstaltung zu besuchen. Vor Beginn des Wettbewerbs unterschreibt jeder Schüler/jede Schülerin einen individuellen Vertrag und die gesamte Klasse und der betreuende Lehrer bzw. die betreuende Lehrerin einen »**Klassenvertrag**«, in denen sie sich verpflichten, 1/2 Jahr nicht zu rauchen (Hanewinkel, 2007; IFT, 2008).

Einmal pro Woche wird in der Klasse das Rauchverhalten thematisiert. Haben nicht mehr als maximal 10% der Schüler geraucht, wird ein Aufkleber auf den Klassenvertrag geklebt. Als zusätzliches motivierendes Element kann ein **Quiz** mit je einer Frage pro Woche zum Thema »Nichtrauchen und Europa« eingesetzt werden. Einmal pro Monat gibt die Klasse eine postalische oder Online-Rückmeldung an die Wettbewerbsleitung, ob sie nach wie vor »rauchfrei« ist. Klassen, die mehr als 2-mal die Zielvorgabe verfehlen, fallen aus dem Wettbewerb heraus. Alle Klassen, die bis zum Ende des Wettbewerbs, also nach Ablauf von 6 Monaten, noch rauchfrei sind, erhalten ein Teilnahmezertifikat und nehmen an einer Lotterie teil, bei der der Hauptpreis eine Klassenreise ist, aber auch andere Geld- und Sachpreise gewonnen werden können. Neben dem Kernelement des Wettbewerbs wird zu weiteren, **curricularen und extracurricularen Aktionen** zum Thema Nichtrauchen angeregt, wie z. B. das Drehen von Videos, Aufführen von Theaterspielen, Malen von Comics etc. Diese Aktionen finden auf der Website des Wettbewerbs Erwähnung, und für die kreativsten Aktionen gibt es bundesländerspezifische Preise (Hanewinkel, 2007; IFT, 2008).

Sitzungsablauf
Ablauf des Wettbewerbs

1. **Rauchcheck:** Einmal wöchentlich wird in der Klasse das aktuelle Rauchverhalten thematisiert und registriert
2. **Aufkleber:** Haben nicht mehr als maximal 10% der Schüler geraucht, wird ein Aufkleber auf den Klassenvertrag geklebt
3. **Quiz:** Als zusätzliches motivierendes Element kann ein Quiz mit je einer Frage pro Woche zum Thema »Nichtrauchen in Europa« eingesetzt werden
4. **Rückmeldung:** Einmal monatlich gibt die Klasse eine postalische oder Online-Rückmeldung an die Wettbewerbsleitung, ob sie noch rauchfrei ist

Materialien

Nach der Anmeldung erhält die Klasse eine **Mappe** mit Materialien zur Durchführung des Programms. Hierzu gehören eine Lehrerbroschüre, eine Kopiervorlage für den Schülervertrag, ein Klassenvertrag mit Aufklebern für jede Woche sowie zusätzlich eine **CD-ROM** mit generellen Informationen zur Rauchprävention und mit Unterrichtsvorschlägen. Auf der zentralen **Website** des Wettbewerbs finden sich darüber hinaus Beispiele für Aktionen, die von Schulklassen zum Thema Nichtrauchen durchgeführt worden sind sowie Links zu anderen einschlägigen Webseiten, z. B. den »Be-Smart«-Webseiten der einzelnen Bundesländer. Die Eltern erhalten darüber hinaus ein **Faltblatt** mit Informationen zur Wettbewerbsaktion, mit Hinweisen, wie sie ihre Kinder unterstützen können sowie mit Hilfsangeboten, falls sie selbst Raucher sind.

Evaluation

Seit dem ersten deutschen »Be-Smart«-Wettbewerb im Jahr 1997/98 hat sich die Anzahl der teilnehmenden Klassen von 462 auf 11.350 im Jahr 2007/2008 gesteigert, wobei der Anstieg fast kontinuierlich verlief und lediglich in den Jahren 2006/7–2007/8 ein leichter Rückgang zu verzeichnen war. In einer Repräsentativbefragung der BZgA im Jahr 2005 bei 12- bis 19-Jährigen ergab sich, dass 14% der Befragten schon einmal an dem Wettbewerb teilgenommen hatten (BZgA, 2006).

Die Erfolgs- bzw. Durchhaltequote lag im Jahr 2007/2008 bei 63,3%, wobei allerdings altersspezifische Unterschiede auffallen. Lag der Prozentsatz erfolgreicher Klassen 2007/2008 in der Stufe 5 bei knapp 75%, betrug er in Klasse 10 nur noch knapp 60%. Außerdem scheinen Klassen aus Gymnasien und Realschulen etwas erfolgreicher zu sein als Klassen aus Hauptschulen, Gesamt- und Förderschulen (IFT, 2008).

Eine zusammenfassende Analyse von 4 kontrollierten Längsschnittstudien, die bisher in Deutschland und anderen europäischen Ländern zum »Be-Smart«-Konzept erschienen sind, zeigte einen statistisch bedeutsamen Unterschied in den Raucherquoten zwischen Klassen mit und ohne Wettbewerbsbeteiligung. Lag der Zuwachs an Tabakkonsumenten 1–2 Jahre nach dem Wettbewerb in den Klassen, die teilgenommen hatten, bei 16%, waren es in der Kontrollgruppe fast 22% – eine Risikoreduktion um knapp 6% (Hanewinkel, 2007). Allerdings litten alle Studien unter hohen Ausfallraten, d. h. von vielen Klassen lagen zum Nachbefragungstermin keine Informationen mehr vor. Geht man im negativsten Fall davon aus, dass alle diese Nicht-Mehr-Teilnehmer wieder zu Rauchern wurden, sinkt die Risikoreduktionsrate auf 3,6%, bleibt aber immer noch statistisch bedeutsam (Hanewinkel, 2007).

16.2 »Just be smokefree« – Ein Programm zum Rauchstopp für Jugendliche und junge Erwachsene

Institut für Therapie- und Gesundheitsforschung (IFT Nord)

Steckbrief

- **Problembereich:** Sekundärprävention des Rauchens
- **Altersbereich:** Jugendliche und junge Erwachsene
- **Trainingsteilnehmer:** Raucher, die mit dem Rauchen aufhören oder die Anzahl der konsumierten Zigaretten reduzieren wollen; Raucher, die noch unmotiviert sind, mit dem Rauchen aufzuhören; Nicht- oder Exraucher, die einen Raucher bei der Rauchentwöhnung unterstützen wollen
- **Dauer:** Individuell-variabel
- **Methode:** Angebot von Medien (Internet, Selbsthilfemanual) zur Rauchentwöhnung mit Hilfe von Selbstregulationstechniken, Verstärkung durch Preisvergabe
- **Besonderheiten:** Selbsthilfemanual, Verlosung von Preisen

Zielgruppe

Intention des Programms ist, die inzwischen recht große Anzahl an primärpräventiven Angeboten gegen das Rauchen durch ein Programm für diejenigen Jugendlichen zu ergänzen, die durch Primärprävention nicht mehr erreichbar sind, weil sie bereits (abhängige) Raucher sind. Der Ansatz ist also **sekundärpräventiv** ausgerichtet. Zur Zielgruppe gehören dabei zum einen Raucher, die bereits motiviert sind, mit dem Rauchen aufzuhören, und die durch das Programm in dieser Zielsetzung unterstützt werden sollen. Daneben geht es jedoch auch um rauchende Jugendliche, die diese Motivation (noch) nicht haben und die motiviert werden sollen, ihre Rauchgewohnheiten zu reflektieren und hierüber vielleicht den **Einstieg in den Ausstieg** zu finden, indem sie erst einmal die Anzahl der gerauchten Zigaretten reduzieren oder überhaupt beginnen, über den Ausstieg nachzudenken. Zusätzlich soll auch das **soziale Umfeld** der Raucher angesprochen werden, d. h. es sollen Partner oder sog. Paten gesucht und unterstützt werden, die die aufhörwilligen Raucher hilfreich begleiten möchten (Wiborg, Hanewinkel, Isensee & Horn, 2004).

Rahmenbedingungen

»Just be smokefree« will Hilfe zur Selbsthilfe anbieten. Das Programm offeriert also keine Kurs- oder Gruppenstruktur, sondern ist ein **Unterstützungsangebot für Jugendliche und junge Erwachsene**, die **individuell** versuchen wollen, **mit dem Rauchen aufzuhören**. Allerdings ist es durchaus auch möglich und erwünscht, dass sich Gruppen (z. B. Klassenverbände oder Freundeskreise) zusammenfinden und gemeinsam teilnehmen und/oder dass sich die Einzelteilnehmer und -teilnehmerinnen einen »Paten« als Unterstützer suchen. Hierbei kann es sich um Freunde, Eltern, aber auch Kinder- und Jugendärzte oder Drogenberatungslehrer handeln. Die Dauer des Programms variiert nach den individuellen Bedürfnissen, wobei eine Abstinenzdauer von 4 Wochen nach dem Ausstiegsdatum vorgesehen ist, bevor die Feedbackkarte zurückgeschickt werden kann, die den erfolgreichen Ausstieg signalisiert und die Teilnahme an der Verlosung der Geldpreise ermöglicht.

Das Programm wird von der Deutschen Krebshilfe und der DAK sowie der Europäischen Kommission im Rahmen von ENYPAT (European Network on Young People and Tobacco Framework Project) unterstützt.

Programmkonzept

Das Programm arbeitet vorwiegend **mediengestützt**. So machen Poster, Informationsflyer, Presseaktionen sowie eine Internetseite auf das Angebot aufmerksam, wobei aber auch Multiplikatoren wie Lehrer/Lehrerinnen und Mitarbeiter in der Jugendarbeit genutzt werden sollen, um das Programm bekannt zu machen. Die Unterstützung der Entwöhnung erfolgt über ein **Selbsthilfemanual**. Zusätzlich gibt es die Möglichkeit, sich an eine **Telefon-Helpline** zu wenden, um Fragen zu stellen oder Probleme zu klären. Grundsätzlich gibt es 2 Optionen, sich am Ausstiegsprogramm zu beteiligen: entweder mit offizieller Anmeldung und Registrierung und der Chance, sich an einem Wettbewerb mit Preisverlosung zu beteiligen, oder ohne Anmeldung, d. h. anonym.

Das Selbsthilfeprogramm beruht auf **kognitiv-behavioralen Prinzipien** und bezieht sich darüber hinaus explizit auf das **transtheoretische Modell der Verhaltensänderung** (z. B. Prochaska, DiClemente & Norcross, 1992). Dieser Ansatz begreift die Veränderung von gesundheitsrelevanten Verhaltensweisen als Prozess mit unterschiedlichen Stadien der Veränderungsbereitschaft, die bei der Entwicklung von Präventionsprogrammen berücksichtigt werden müssen. So benötigen Raucher, die bereits fest entschlossen sind, mit dem Rauchen aufzuhören, z. B. Informationen darüber, wie sie ihren Plan konkret in die Praxis umsetzen können oder wie sie mit Entzugserscheinungen umgehen können, sie müssen jedoch nicht mehr von der Sinnhaftigkeit des Nichtrauchens überzeugt werden.

Den am Entwöhnungsprogramm teilnehmenden Rauchern werden dementsprechend v. a. Selbstbeobachtungs- und Kontrolltechniken (z. B. über Tests und Arbeitsbögen) sowie Verhaltensmodifikationstechniken, wie Selbstverstärkung und Entwicklung von Verhaltensalternativen, z. B. speziell zum Umgang mit Entzugssymptomen, zur Vermeidung von kritischen Situationen oder zum Rückfallmanagement vermittelt. Zur Verstärkung von Motivation und Durchhaltefähigkeit dient die Option, 4 Wochen nach dem erfolgreichen Ausstieg eine Feedback-Karte zurück zu senden und damit an einer alle 3 Monate stattfindenden Verlosung von Geldpreisen teilzunehmen.

Raucher und Raucherinnen, die noch keine »Aufhör-Intention« gebildet haben, sollen dagegen erst einmal motiviert werden, ihr Rauchverhalten zu reflektieren und vielleicht über einen Rauchstopp nachzudenken. Hierzu werden z. B. auf der Webseite Informationen zu »Mythen und Fakten des Rauchens« (z. B. zu der Annahme, dass Rauchen entspannend wirkt) oder zu den Strategien der Tabakindustrie angeboten. Daneben gibt es auch Tests zum eigenen Rauchverhalten, z. B. zur Exploration der eigenen Abhängigkeit, der eigenen Motive für das Rauchen und der Bereitschaft aufzuhören, aber auch über Konsequenzen des Rauchens, nicht nur auf gesundheitlicher Ebene. So soll z. B. durch konkrete Fragen nach den finanziellen Ausgaben der einzelnen Jugendlichen für Zigaretten zur Reflexion über die Nachteile des Rauchens angeregt werden. Daneben gibt es konkrete Tipps, wie man es schaffen kann, weniger zu rauchen. Als motivationsverstärkendes Element dient auch hier die Ankündigung der Verlosung von Geldpreisen für einen erfolgreichen Rauch-Stopp.

Eine wichtige Komponente des Programms ist der Versuch, **soziale Unterstützung** aus dem Netzwerk der Jugendlichen zu mobilisieren, indem Bezugspersonen aus dem sozialen Umfeld von Rauchern und Raucherinnen motiviert werden sollen, sich als »Paten« bei der konkreten Umsetzung des »Nicht-Mehr-Rauchens« zur Verfügung zu stellen. Für diese Paten bietet das Teilnehmer-Manual entsprechend Hinweise wie man (Ex-) Raucher im Entzugsprozess möglichst effektiv unterstützt (Hanewinkel & Wiborg, 2006; Wiborg et al., 2004).

Sitzungsablauf
Ablauf der Teilnahme

1. **Information über das Programm:** Jugendliche werden über Presse, Informationsflyer oder direkt über Multiplikatoren angesprochen
2. **Internetseite:** Hier gibt es weitere motivierende Information, aber auch erste Tipps und Hilfestellungen zur Reduktion des Zigarettenkonsums
3. **Bestellen des Manuals:** Über die Webseite oder eine Postkarte kann das Programmmanual bestellt werden, mit dem der individuelle Entwöhnungsprozess gestartet werden kann
4. **Rückmeldung:** Nach 4 Wochen können die Teilnehmer eine Feedbackkarte an die Organisatoren schicken, mit der sie ihren erfolgreichen Ausstieg melden
5. **Verlosung von Preisen:** Unter den Teilnehmern, die ihre Karten zurückgeschickt haben, werden ca. alle 3 Monate Geldpreise bis zu 1.000 € verlost
6. **Validierung des Nichtrauchens:** Die Gewinner unterziehen sich vor dem Erhalt des Preises beim Hausarzt einem Test auf Cotinin im Urin, der anzeigt, ob sie tatsächlich Nichtraucher sind

Materialien

Das Medienangebot, das der Motivation zur Teilnahme dienen soll, besteht u. a. aus folgenden **Materialien**: einem Informationsflyer für Multiplikatoren, einem Poster, das auf das Programm aufmerksam machen soll und aus der Anmeldebroschüre »Rauchfrei werden«. Diese enthält einen Text über »Mythen und Fakten« des Rauchens, einen Selbsttest, Informationen über das Programm sowie eine Anmeldekarte. Hinzu kommt die **Internetseite** @ www.justbesmokefree.de, die ebenfalls Informationen über das Programm und Selbsttests enthält. Diejenigen, die sich entschließen, tatsächlich aufzuhören, erhalten ein 28-seitiges **Selbsthilfe-Manual**, eine Feedback-Karte zur »Erfolgsmeldung« und eine **CD-ROM**, die konkrete Anleitungen zur Analyse des eigenen Rauchverhaltens, zur Vorbereitung des Rauchstopps und Strategien zum Durchhalten sowie dem Umgang mit Rückfällen wie Hinweise und Tipps für die »Paten« enthält.

Evaluation

Untersuchungen zur Umsetzung des Programms für den Zeitraum zwischen April 2002 und März 2003 zeigten eine Gesamtteilnehmerzahl von 3.549 Personen. Davon waren knapp 40% (1.417 Personen) offiziell als Teilnehmer angemeldet. Das Durchschnittsalter in dieser Gruppe lag bei 21,5 Jahren, 50% waren 18 Jahre oder jünger. Von diesen offiziell angemeldeten Personen nahm wiederum eine Mehrheit von 89% am Entwöhnungsprogramm teil. 16% nahmen im Team am Programm teil, ca. 1/4 der »Aussteiger« hatte sich einen offiziellen »Paten« gesucht. Aus der Gruppe der anonymen Internet-Nutzer interessierten sich 77% für den Online-Selbsttest, aber immerhin luden sich auch hier 23% das Selbsthilfe-Manual herunter, sodass vermutet werden kann, dass auch aus dieser Gruppe Personen den Ausstieg versucht haben (Wiborg et al., 2004).

Zur Beurteilung der Programmeffekte wurden die 1.265 offiziellen Ausstiegswilligen befragt. Hierbei zeigten sich 3/4 der Befragten zufrieden mit dem Programmangebot und beurteilten es als »sehr gut« oder »gut«. Zwei Drittel meinten, das Programm sei geeignet, jungen Leuten dabei zu helfen, mit dem Rauchen aufzuhören. Bei einer ersten Nachbefragung gab knapp die Hälfte der Befragten an, jetzt nicht mehr zu rauchen. Einschränkend ist hier allerdings zu berücksichtigen, dass nur etwa 1/3 der ursprünglichen Stichprobe an dieser Nachbefragung teilgenommen hatte. Unter der konservativen Annahme, dass alle diese »Nicht-Antworter« inzwischen wieder rauchten, er-

16

gab sich eine Erfolgsquote von knapp 15% bei einer durchschnittlichen Abstinenzdauer von 15 Monaten. In einer Follow-up-Befragung, 1 Jahr später, zu der noch knapp 21% der ursprünglich Befragten an der Studie teilnahmen, ergab sich eine Rate von 41% Nichtrauchern. Wenn man auch hier den negativsten Fall zugrunde legt, dass alle Personen, die nicht geantwortet hatten, inzwischen wieder rauchten, lag die Erfolgsquote bei 8,5% (Hanewinkel & Wiborg, 2006).

16.3 Die »Rauchfrei«-Jugendkampagne

Bundeszentrale für gesundheitliche Aufklärung, BzGA

Steckbrief

- **Problembereich:** Primär- und Sekundärprävention des Rauchens
- **Altersbereich:** Jugendliche zwischen 12 und 18 Jahren
- **Trainingsteilnehmer:** Nichtraucher, die vor dem Einstieg geschützt werden sollen; experimentelle und gewohnheitsmäßige Raucher, die zum Ausstieg motiviert bzw. hierbei unterstützt werden sollen
- **Dauer:** Individuelle Teilnahme: punktuell-flexibel
- **Methode:** Überwiegend Informationsvermittlung; für Raucher, die am Ausstiegsprogramm teilnehmen auch verhaltensorientierte Unterstützung zum Selbst-Monitoring
- **Besonderheiten:** Internet-Angebot, Zeitschriften-Anzeigen, TV-Spots, Mitmach-Parcours

Zielgruppe

Unmittelbare Zielgruppe sind die ca. 5,7 Mio. **12- bis 18-jährigen Jugendlichen in der Bundesrepublik**. In dieser Gruppe soll die Aufmerksamkeit für das Thema »Nichtrauchen« gesteigert und entscheidungsrelevantes Wissen vermittelt werden. Hierdurch soll die Mehrheit der Nichtraucher in der Ablehnung des Tabakkonsums bestärkt bzw. von den Vorteilen des Nichtrauchens überzeugt werden, um einen späteren Einstieg zu verhindern. Probier- und Gelegenheitsraucher sollen motiviert werden, eine bewusste Entscheidung gegen das Rauchen zu fällen, und bei denjenigen, die bereits gewohnheitsmäßig rauchen, soll eine Motivation zum Ausstieg oder zur Reduktion des Konsums gefördert werden. Ausstiegswilligen sollen konkrete Hilfen angeboten werden.

Übergreifend geht es um die Förderung der Kommunikation über das Thema Rauchen/Nichtrauchen, eine rauchfreie Gestaltung von **Settings** (wie **Schulen**) und eine Förderung der Kooperation präventiver Aktionen für Kinder und Jugendliche auf Bundes-, Landes- und kommunaler Ebene, sodass sekundär v. a. auch Lehrer/Lehrerinnen und Schulleitungen einbezogen werden (BzgA, 2007b).

Rahmenbedingungen

Die Kampagne spricht die Zielgruppe im Wesentlichen auf **individueller Ebene** an. Es handelt sich um ein Angebot zur flexiblen, selbst gesteuerten Nutzung, das intermittierend präsentiert wird (Anzeigen, TV-Spots) bzw. bei Interesse jederzeit abgerufen werden kann (Internet, Broschüren zum Bestellen).

Darüber hinaus können jedoch auch **Schulklassen und Schulen** das Angebot in ihre Präventionsbemühungen einbinden. Über die Zielgruppe der Lehrer und Lehrerinnen und die Schulleitungen soll der kontextuelle Rahmen für individuelle Verhaltensänderungen positiv beeinflusst werden (»rauchfreie Schule«).

Programmkonzept

Die auf 5 Jahre geplante Kampagne der Bundeszentrale für gesundheitliche Aufklärung (BzgA) wird aus Mitteln der Zigarettenindustrie gefördert, die auf Basis des Vertrags zwischen Bundesministerium für Gesundheit und dem Verband der Zigarettenindustrie aus dem Jahr 2002 zur Verfügung gestellt wurden. Die Kampagne versteht sich ausdrücklich als eine von mehreren Teilstrategien zur Senkung des Tabakkonsums im Rahmen der nationalen Tabakprävention, zu der auch Maßnahmen wie Steuererhöhungen, gesetzliche Regelungen, aber auch individuelle therapeutische Angebote gehören (BZgA, 2007b).

»Rauch-frei.info« ist eine **multimethodische Informations- und Kommunikationskampagne**, die ihre Zielgruppe zu einer »selbstkritischen Auseinandersetzung […] mit dem eigenen Rauchverhalten« bewegen will, »indem sie altersgerechte Entscheidungshilfen für das Nichtrauchen liefert, ohne Sollvorschriften zu formulieren« (BZgA, 2007b), und in der massenkommunikative mit personalkommunikativen Maßnahmen verknüpft werden. Das Konzept der Kampagne orientiert sich an **McGuires und Rogers Medienwirkungsmodell** (Singhal & Rogers, 1999), das u. a. einzelne notwendige Phasen des Medieneinflusses wie Wahrnehmung, Verständnis, Akzeptanz, Reichweite, Impulsdichte, Wissens- und Einstellungsveränderungen beschreibt, die einer späteren Verhaltensänderung vorausgehen müssen, und das somit einzelne Zielgrößen einer mediengestützten Präventionsmaßnahme definiert.

Kern der umfangreichen Kampagne, die durch das gemeinsame Logo »rauchfrei« zu identifizieren ist, ist ein **Internet-gestütztes Angebot**. Dieses beinhaltet für die gesamte Zielgruppe ein Angebot zur Wissensvermittlung zu den Folgen des Rauchens. Zur Verstärkung negativer Einstellungen zum Rauchen gibt es u. a. (»Flash-«) Statements von Prominenten, wie bekannten Sportlern oder Schauspielern, sowie ein Diskussionsforum über das Rauchen und seine Folgen. Persönliche Beteiligung und Identifikation wird ermöglicht über »Spielangebote«, wie ein Quiz zum Rauchen, E-Cards und Bildschirmschoner zum Downloaden etc. Für die spezielle Gruppe derjenigen, die bereits konsumieren, werden darüber hinaus Selbsttests zur eigenen Abhängigkeit und zu den individuellen finanziellen Kosten des Rauchens angeboten.

Eine »Real-life-Beteiligung« wird ermöglicht über konkrete Aktionsangebote, wie z. B. Aktionen zum Weltnichtrauchertag, oder spezielle Sportevents, z. B. der »Rauchfrei-Beachclub«, die auf der Webseite angekündigt werden, ebenso wie die explizite Einbindung des Klassenwettbewerbs »Be Smart – Don't Start« (▶ Kap. 16.1), der als Bestandteil der Kampagne ebenfalls auf der Webseite beworben wird.

Für die Gruppe der Raucher kommt jenseits der Kampagnenelemente zur Wissens- und Einstellungsbeeinflussung ein **konkretes Unterstützungsangebot für Ausstiegswillige** hinzu, das die Teilnehmer über einen gewissen Zeitraum auf ihrem Weg zum Nichtrauchen begleitet. Dieses Ausstiegsprogramm basiert wesentlich auf dem Selbstregulationskonzept von Kanfer, Reinecker und Schmelzer (2000) und dem transtheoretischen Modell (Prochaska et al., 1992). Die Raucher können hier zuerst ihr eigenes Raucherprofil anlegen, um festzustellen, welcher Rauchertyp sie sind, um im Anschluss ihre persönlichen Verhaltensziele festzulegen. Wer sich mit der Aussage, in den nächsten 4 Wochen aus dem Zigarettenkonsum aussteigen zu wollen, anmeldet, erhält dann vor dem definierten Ausstiegstag per E-Mail praktische Tipps und Informationen. Diese **Vorbereitungsphase** dauert 1–4 Wochen. Die E-Botschaften beschäftigen sich mit verschiedenen Aspekten des Rauchausstiegs und sind auf das persönliche Profil zugeschnitten. Zu den Angeboten gehört außerdem ein »Buddy-Vertrag«, mit dem eine soziale Bezugsperson als Unterstützer in das persönliche Ausstiegsprojekt eingebunden werden kann, und ein Forum, in dem Interessierte sich miteinander austauschen können. Nach dem festgelegten »Stopp-Tag« beginnt die **Handlungsphase**, in der die Teilnehmer weitere 4 Wochen E-Mail-Messages erhalten. Diese Botschaften mit verhaltensorientierten Hinweisen und Ratschlägen zum Selbst-Monitoring und zur Selbstregulation sind auf die persönliche Situation zugeschnitten, da alle Teilnehmer einmal pro Woche einen elektronischen Fragebogen zu ihrem Fortschritt und ihren Befunden erhalten. Zu den vermittelten Inhalten gehören z. B. Selbstbeobachtung, Selbstbelohnung bei Erfolg, Identifikation von Risikosituationen und konstruktiver Umgang mit Risikosituationen und Rückfällen, Angebot eines Tagebuchs, Ernährungsberatung bzw. Gewichtsmanagement.

Als zusätzliches direktes Kommunikationsangebot existiert eine telefonische Nichtraucherberatung über eine **Hotline**, auf die auf der Internetseite hingewiesen wird. Seit Ende 2007 kann hierbei auch ein weiteres Angebot in Anspruch genommen werden, bei dem Ausstiegswillige und neue Ex-Raucher proaktiv 5 weitere Telefonberatungen erhalten.

Die Aufmerksamkeit für das Thema »Nichtrauchen« in der Zielgruppe soll über das Internetangebot hinaus durch weitere Medien geschaffen werden. Hierzu gehören **TV- und Kinospots sowie Anzeigen in Jugendzeitschriften, Poster und Postkarten** mit Kampagnenmotiven. Als weitere Informationsmöglichkeit auf Printebene werden **Informationsbroschüren für Jugendliche und ihre Eltern** angeboten, die – wie das Internetangebot – für eine vertiefende Auseinandersetzung mit dem Thema werben und Ausstiegshilfen anbieten.

Hinzu kommt schließlich eine **Vernetzung mit der schulischen Präventionsarbeit** über die Aktion »Auf dem Weg zur rauchfreien Schule«. Hierfür wurde ein umfangreicher Leitfaden entwickelt, der Lehrern und Schulleitungen Hilfestellung zur konkreten Vermittlung, Umsetzung und Unterstützung von Nichtraucherregeln an Schulen geben soll und darüber hinaus Konzepte für »Rauch-Ausstiegskurse« enthält. Geplant sind weitere Leitfäden für andere Settings wie Sportvereine und Jugendfreizeiteinrichtungen.

Schließlich kann im Kontext der Kampagne auch der interaktive »KlarSicht Mitmach-Parcours« zur Prävention des Gebrauchs »legaler Suchtmittel« eingesetzt werden, der durch (Rollen-)Spiele und Gruppendiskussionen die Teilnehmer nicht nur auf kognitiver sondern auch auf emotionaler und verhaltensbezogener Ebene ansprechen will.

Sitzungsablauf
Ablauf des Internetangebots zur Rauchentwöhnung

1. **Information und Motivierung** für alle Interessenten
2. **Teilnehmerauswahl:** Diejenigen, die innerhalb der nächsten 4 Wochen »aussteigen« wollen, legen einen »Tag x« für den Ausstieg fest, geben ihre E-Mail-Adresse an und erhalten weiteren Zugang zum Programm
3. **Vorbereitung der Ausstiegswilligen durch E-Mails:** Tipps, Ratschläge über 7 Tage innerhalb eines 4-Wochen-Zeitraums
4. **Begleitung der Ausstiegswilligen durch E-Mails und Hotline:** Tipps, Ratschläge über 30 Tage

Materialien

Neben der **Internetseite** @ www.rauch-frei.info, gibt es **Printmedien**, die kostenlos bei der BZgA bestellt werden können, wie Poster und Postkarten, die Erwartungen und Einstellungen zum Rauchen thematisieren, sowie die seit 2003 verfügbare Überblicksbroschüre »Let's talk about smoking« und die zielgruppenspezifischen Ausstiegshilfen »Stop smoking boys« und »Stop smoking girls«. Seit 2005 gibt es auch eine ergänzende Broschüre für Eltern mit dem Titel »Raucht mein Kind?«. Für das Setting Schule existiert darüber hinaus das umfangreiche **Lehrer-Manual** »Auf dem Weg zur rauchfreien Schule«, das ebenfalls bei der BzgA bestellt oder aus dem Internet heruntergeladen werden kann. In Settings wie Schulen oder Jugendgruppen kann darüber hinaus der **Mitmach-Parcours** »KlarSicht« eingesetzt werden.

Evaluation

Die Kampagne wurde von Beginn an durch umfangreiche Qualitätssicherungsmaßnahmen begleitet, z. B. wurden das Anzeigenmaterial und die Fernsehspots Pretests unterzogen, und es wurden mehrere Untersuchungen zur Reichweite und Akzeptanz der einzelnen Medien durchgeführt.

So zeigten z. B. Pretests der Zeitschriftenanzeigen, die vor Beginn der Kampagne im März 2003 gemacht wurden, dass 3/4 der befragten Jugendlichen die Botschaften gut verstanden und die Überschriften erinnern konnten. Allerdings wurde auch deutlich, dass bei relativ kurzer Aufmerksamkeit für die Anzeige – was normalerweise den Verhältnissen im »realen Leben« durchaus entspricht – der Text oft nicht ganz gelesen wird und die Erinnerungsleistungen begrenzt sind (FORSA, 2004).

Fragen zur Überprüfung der Kampagnenreichweite im Rahmen von Repräsentativbefragungen bei Jugendlichen in den Jahren 2003 und 2005 ergaben, dass 2003 82% der Befragten mit mindestens einem der Kampagnenmedien Kontakt gehabt hatten, 2005 waren es 88%. Der Bekanntheitsgrad des Kampagnenlogos stieg von 19% im Jahr 2003 auf 52% im Jahr 2005 (BZgA, 2006).

Zur Bewertung der Kampagnenwirkung im Sinne eines Monitoring werden von der BZgA darüber hinaus die Zahlen der regelmäßig durchgeführten Repräsentativbefragungen bei Jugendlichen zum Konsum psychoaktiver Substanzen (BZgA, 2007a) herangezogen. Gleichwohl hier natürlich die Gesamtheit aller gesellschaftlichen Einflüsse von der Makro-Ebene (z. B. veränderte Gesetzgebung oder Steuern) bis hin zur Mikroebene (z. B. Einflüsse durch Eltern) eingehen, werden die in den letzten Jahren kontinuierlich sinkenden Konsumquoten bei Jugendlichen auch als Bestätigung der Kampagnenarbeit gesehen (BZgA, 2007b).

Fazit und Ausblick

Die hier vorgestellten Programme unterscheiden sich von vielen anderen der in diesem Band vorgestellten Ansätze. So handelt es sich bei dem primärpräventiven »Be-Smart«-Konzept (▶ Kap. 16.1) nicht – wie bei den meisten Programmen – um ein Verhaltenstraining. Genau wie die »Life-Skills«-Programme zur Suchtprävention setzt auch »Be Smart« an zwei entscheidenden Ursachen von Substanzkonsum, nämlich den wahrgenommenen sozialen Normen in Bezug auf Rauchen und dem Gruppendruck, an. Anders als bei den »Life-Skills«-Ansätzen werden hier aber keine individuellen Ressourcen durch mehr oder weniger intensive kognitiv-behaviorale Interventionen gestärkt. Stattdessen wird durch die direkte Konstruktion eines gemeinsamen normativen Bezugsrahmens und eines gemeinsamen »Commitments« der Klasse, transportiert über den Wettbewerbsanreiz, für jedes einzelne Individuum die gemeinsame soziale Umwelt verändert.

Die beiden anderen vorgestellten Programme gehören ganz (»Just be smokefree«, ▶ Kap. 16.2) oder teilweise (»Rauchfrei«-Jugendkampagne, ▶ Kap. 16.3) in den Bereich der Sekundärprävention und arbeiten wie fast alle Konzepte in diesem Bereich mit individuellen kognitiv-behavioralen Verhaltenstrainings – allerdings werden diese nicht im Rahmen von persönlichen Interaktionen vermittelt. Stattdessen werden Medien angeboten, die von den Teilnehmerinnen und Teilnehmern in Eigenregie genutzt werden sollen und müssen, wenngleich zusätzliche personale Hilfsangebote über Hotlines zur Verfügung stehen.

Aus diesen Differenzen zu herkömmlichen Typen von Interventionsprogrammen ergeben sich relativ offensichtliche Vor- und Nachteile: Verglichen mit Gruppen- oder gar Individualtrainings haben Wettbewerbskonzepte wie »Be Smart«, das Internet-Programm »Just be smokefree« und v. a. die Jugendkampagne »Rauchfrei« eine extrem hohe Reichweite und einen vergleichsweise geringen Kosten- und Zeitaufwand pro Zielperson. Auf der anderen Seite sind die Interventionsansätze weniger intensiv und/oder weniger gut kontrollier- und strukturierbar als dies bei personal-interaktiven Trainings der Fall ist. Insofern sind für diese Programmansätze auch fast zwangsläufig geringere Effekte zu erwarten.

Ein realistischer Vergleich wird allerdings dadurch erschwert, dass die bisherigen Wirkungsnachweise zum Teil methodisch nur bedingt abgesichert sind. Vor allem bei der »Rauchfrei«-Kampagne besteht das Problem darin, dass die seit 2002 gesunkenen Raucherquoten natürlich auch auf alle denkbaren anderen Einflüsse wie Steuererhöhungen, Werbeverbote, Rauchverbote, die in der Gesamtgesellschaft veränderte Wahrnehmung von Rauchen oder auch eine durch »Life-Skills«- Programme intensivierte und qualitativ verbesserte Präventionsarbeit an den Schulen zurückzuführen sein könnten. Diese interpretatorische »Grauzone« ist bei Großkampagnen auf Bevölkerungsebene allerdings so gut wie unvermeidlich. Aufschlussreich könnte aber z. B. sein, Ländervergleiche innerhalb der EU durchzuführen, um festzustellen, ob sich jenseits der angeglichenen rechtlichen Restriktionen bezüglich des Rauchens (Werbeverbote, Rauchverbote im öffentlichen Raum) Unterschiede im jugendlichen Rauchverhalten zwischen Ländern mit und ohne intensive Kampagnenarbeit feststellen lassen.

Bei »Be Smart – Don't Start« und »Just be smokefree« erschweren die extrem hohen Ausfallquoten bei den Nachbefragungen eine realistische Bewertung. Teilweise ist dies sicherlich ein unvermeidlicher Preis des relativ unkontrollierbaren Settings Internet (»Just be smokefree«) bzw. der großen Teilnehmerzahlen (»Be Smart«). Trotzdem sollten zukünftige Studien gerade im Bereich der Klassenwettbewerbe ein intensiveres »Tracking«, d. h. eine Verfolgung der teilnehmenden Klassen bei Nachbefragungen, ggf. auch bei Teilstichproben, anstreben.

Wenn man für den Klassenwettbewerb die restriktivsten Erfolgsquoten zugrunde legt, d. h. also die Raten, die von der Annahme ausgehen, dass alle diejenigen, über die bei der Nachbefragung keine Informationen mehr vorliegen, wieder rauchen, dann ist die Wirkung eines solchen Wettbewerbs sicherlich geringer einzuschätzen als dies vielfach für die »Life-Skills«-Programme (▶ Kap. 11) berichtet wurde (Tobler et al., 2000). Allerdings ist hierbei – im Sinne einer Kosten-Nutzen-Relation – eben auch der erheblich höhere Aufwand der »Skills-Trainings« zu berücksichtigen. Empfehlenswert scheint, den Klassenwettbewerb nicht als Alternative, sondern als gute Ergänzung zu Programmen zur individuellen Ressourcenstärkung zu verstehen. Darüber hinaus lässt sich aber auch argumentieren, dass dort, wo sich die aufwendigeren »Life-Skills«-Programme nicht durchführen lassen, die niedrigschwelligeren

Wettbewerbe auf jeden Fall besser als keine oder als traditionelle, rein »aufklärungsorientierte« Formen der Suchtprävention sind.

Die Erfolgsraten, die für das sekundärpräventive »Just be smokefree« berichtet werden, liegen durchaus im (oberen) Bereich der – insgesamt eher bescheidenen – Erfolgsquoten, die gängigerweise für Rauchentwöhnungsprogramme für Jugendliche berichtet werden (Mermelstein, 2003). Dieser Interventionsbereich gilt nach wie vor als extrem schwierig, u. a. weil Jugendliche offensichtlich professionellen Ausstiegsangeboten überaus kritisch gegenüberstehen (Leatherdale & McDonald, 2005). Insgesamt gilt hier, dass wohl nur mit einem umfassenden Mehrebenen-Konzept mit langer Laufzeit breitere und anhaltende Erfolge erzielbar sind. Dabei sind niedrigschwellige Angebote über das Internet ein wichtiger Baustein, der für viele einen »Einstieg in den Ausstieg« ermöglichen kann. Angesichts des starken Suchtpotenzials von Tabak muss ein solches integriertes Gesamtkonzept aber durch weitere Offerten mit zunehmender Intensität, wie z. B. personale Gruppenprogramme, Suchtambulanzen und therapeutische Einzel-Interventionen ergänzt werden.

Literatur

Botvin, G. J. (1986). Substance abuse prevention research: Recent developments and future directions. *Journal of School Health, 56*, 369–374.

Botvin, G. J., Baker, E., Filazzola, A. D. & Botvin, E. M. (1990). A cognitive-behavioral approach to substance abuse prevention: One-year follow-up. *Addictive Behaviors, 15*, 47–63.

Bundeszentrale für gesundheitliche Aufklärung (Hrsg.). (2006). Förderung des Nichtrauchens bei Jugendlichen. *Eine Wiederholungsbefragung der Bundeszentrale für gesundheitliche Aufklärung. Kurzbericht, Juli 2006.* Köln: BZgA. http://www.bzga.de (Zugriff: 15.09.2008).

Bundeszentrale für gesundheitliche Aufklärung (Hrsg.). (2007a). Förderung des Nichtrauchens bei Jugendlichen. *Eine Wiederholungsbefragung der Bundeszentrale für gesundheitliche Aufklärung. Kurzbericht, Mai 2007.* Köln: BZgA. http://www.bzga.de (Zugriff: 15.09.2008).

Bundeszentrale für gesundheitliche Aufklärung (Hrsg.). (2007b). *Qualitätssicherungsmaßnahmen im Rahmen der bundesweiten »rauchfrei« Jugendkampagne zur Tabakprävention – Ziele, Konzept und Umsetzung, 2007.* http://www.bzga.de (Zugriff: 15.09.2008).

Doll, R., Peto, R., Boreham, J. & Sutherland, I. (2004). Mortality in relation to smoking: 50 years' observations on male doctors. *British Medical Journal, 328*, 1519–1527.

FORSA (2004). *Pretest von Anzeigen zum Nichtrauchen für Jugendliche. Ergebnisbericht.* http://www.bzga.de (Zugriff: 15.09.2008).

Hanewinkel, R. (2007). »Be Smart – Don't Start«. Ergebnisse des Nichtraucherwettbewerbs in Deutschland 1997–2007. *Gesundheitswesen, 69*, 38–44.

Hanewinkel, R. & Wiborg, G. (2003). Förderung des Nichtrauchens in der Schule: Ergebnisse einer prospektiven kontrollierten Interventionsstudie. *Sucht, 49*, 333–341.

Hanewinkel, R. & Wiborg, G. (2006). Initial evaluation of a real-world self-help smoking cessation programme for adolescents and young adults. *Addictive Behaviours, 31*, 1939–1945.

Havighurst, R. J. (1972). *Developmental tasks and education.* Longman: New York.

Hawkins, J. D., Catalano, R. F. & Miller, J. (1992). Risk and protective factors for alcohol and other drug problems in adolescence and early adulthood: Implications for substance abuse prevention. *Psychological Bulletin, 112*, 64–105.

IFT (2008). »Be Smart – Don't Start«. Der internationale Wettbewerb für rauchfreie Schulklassen. *Abschlussbericht über den Wettbewerb im Schuljahr 2007/2008.* http://www.ift-nord.de (Zugriff am 15.09.2005).

Jackson, C. (1997). Initial and experimental stages of tobacco and alcohol use during late childhood: Relation to peer, parent, and personal risk factors. *Addictive Behaviors, 22*, 685–698.

John, U. & Hanke, M. (2001). Tabakrauch-attributable Mortalität in den deutschen Bundesländern. *Gesundheitswesen, 63*, 363–369.

Kanfer, F. H., Reinecker, H. & Schmelzer, D. (2000). *Selbstmanagement-Therapie. Ein Lehrbuch für die klinische Praxis* (3. Aufl.). Berlin: Springer.

Leatherdale, S. T. & McDonald, P. (2005). What smoking cessation approaches will young smokers use? *Addictive Behaviors, 30*, 1614–1618.

Mermelstein, R. (2003). Teen smoking cessation. *Tobacco Control, 12*, 25–34.

Neubauer, S., Welte, R., Weiche, A., König, H. H., Büsch, K. & Leidl, R. (2006). Mortality, morbidity and costs attributable to smoking in Germany. Update and a 10-year comparison. *Tobacco Control, 15*, 464–471.

Peto, R., Lopez, A. D., Boreham, J., Thun, M. & Heath, C. (2000). *Mortality from smoking in developed countries, 1950–2000.* Oxford: Oxford University Press.

Pinquart, M. & Silbereisen, R. K. (2002). Gesundheitsverhalten im Kindes- und Jugendalter. Entwicklungspsychologische Erklärungsansätze. *Bundesgesundheitsblatt – Gesundheitsforschung – Gesundheitsschutz, 11*, 873–878.

Prochaska, J. O., DiClemente, C. C. & Norcross, J. (1992). In search of how people change. *American Psychologist, 47*, 1102–1114.

Silbereisen, R. K. & Kastner, P. (1985). Jugend und Drogen: Entwicklung von Drogengebrauch – Drogengebrauch als Entwicklung? In R. Oerter (Hrsg.), *Lebensbewältigung im Jugendalter* (S. 129–219). Weinheim: VCH.

Singhal, A. & Rogers, E. M. (1999). *Entertainment education: A communication strategy for social change.* Mahwah, NJ: Erlbaum.

Tobler, N. S., Roona, M. R., Ochshorn, P., Marshall, D. G., Streke, A. V. & Stackpole, K. M. (2000). School-based adolescent drug prevention programs. 1998 meta-analysis. *Journal of Primary Prevention, 20*, 275–336.

Wiborg, G. & Hanewinkel, R. (2002). Effectiveness of the »smoke-free class competition« in delaying the onset of smoking in adolescence. *Preventive Medicine, 35*, 241–249.

Wiborg, G., Hanewinkel, R., Isensee, B. & Horn, W. R. (2004). Entwicklung, Implementation und Evaluation eines Programms zur Entwöhnung vom Rauchen für jugendliche und junge erwachsene Raucher. *Gesundheitswesen, 66*, 433–438.

Förderung des Umgangs mit körperlichen Problemen

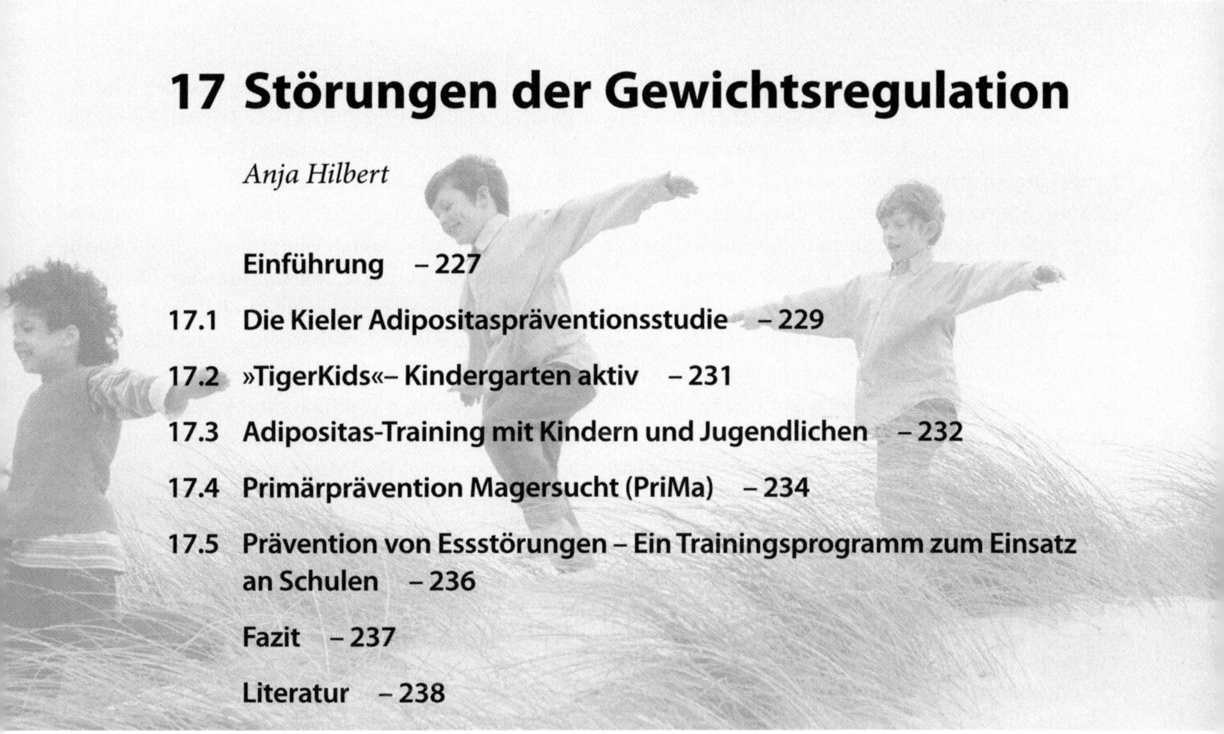

17 Störungen der Gewichtsregulation

Anja Hilbert

Einführung

Störungen der Gewichtsregulation, darunter Adipositas (Fettleibigkeit) und Essstörungen, sind im Kindes- und Jugendalter stark verbreitet. Daher gilt ihre Prävention derzeit als »Public-Health-Priorität« (Bundesministerium für Ernährung, Landwirtschaft und Verbraucherschutz & Bundesministerium für Gesundheit, 2008). Dieses Kapitel stellt – vor dem Hintergrund einer Beschreibung von Adipositas und Essstörungen im Kindes- und Jugendalter – beispielhaft evidenzbasierte Interventionsansätze vor. Diese werden in den aktuellen Forschungsstand eingeordnet und Implikationen für die zukünftige Forschung werden abgeleitet.

Übergewicht und Adipositas

Derzeit sind 6,3% der Kinder und Jugendlichen in der Bundesrepublik Deutschland adipös und 15,0% sind übergewichtig (Kurth & Schaffrath-Rosario, 2007). Die **Adipositas** bezeichnet eine über das Normalmaß hinausgehende Vermehrung des Körperfetts. Sie wird definiert über den Body-Mass-Index (BMI; kg/m^2), der an der alters- und geschlechtsbezogenen Verteilung relativiert wird (Adipositas: BMI > 97. Perzentil, Übergewicht: BMI > 90. Perzentil der Referenzdaten; Arbeitsgemeinschaft Adipositas im Kindes- und Jugendalter, 2004). Bereits ab dem Kindes- und Jugendalter ist die Adipositas ein **Risikofaktor für medizinische Folgestörungen**, darunter Typ-2-Diabetes-mellitus und Herz-Kreislauf-Erkrankungen. Weitere Einschränkungen in der Lebensqualität resultieren aus Erfahrungen gewichtsbezogener Stigmatisierung wie beispielsweise gewichtsbezogenen Hänseleien (Puhl & Latner, 2007). Psychologische Interventionsprogramme für die Adipositas sind auch deshalb besonders relevant, weil adipöse Kinder und Jugendliche mit erhöhter Wahrscheinlichkeit auch im Erwachsenenalter adipös sind.

Ätiologisch ist die Adipositas eine **komplexe, multifaktorielle Störung**, die aus einem Zusammenwirken verschiedener genetischer Faktoren und Umweltfaktoren resultiert. Während bislang wenige monogene Formen der Adipositas identifiziert wurden, wird in den meisten Fällen von einer **polygenen Vererbung** ausgegangen (Rankinen et al., 2006). Die »obesogene«, d. h. die Entstehung von Adipositas fördernde, **Umwelt** in den westlichen Industrienationen, die u. a. durch steigende Portionsgrößen, vermehrte Vermarktungsstrategien für Nahrungsmittel, passive Transportstrukturen oder eine erhöhte Verfügbarkeit von Unterhaltungsmedien gekennzeichnet ist, gilt als die treibende Kraft hinter den **steigenden Prävalenzraten** der Adipositas (Jeffery & Utter, 2003).

Ursächliches Prinzip der Adipositas ist eine **langfristig positive Energiebilanz**, bei der die Energieaufnahme den Energieverbrauch dauerhaft übersteigt. Allerdings ist festzuhalten, dass die Belege zur ätiologischen Relevanz von Energieaufnahme und -verbrauch – vorwiegend aus methodischen Gründen – bislang inkonsistent sind (Hilbert et al., 2008). Hingegen ist ein **erhöhter Fernsehkonsum** in Kindheit und Adoleszenz ein relativ gut bestätigter Risikofaktor der Adipositas (Marshall, Biddle, Gorely, Cameron & Murdey, 2004). Die Adipositas entwickelt sich darüber hinaus entlang eines sozialen Gradienten, nach dem Kinder aus Familien mit **niedrigem sozioökonomischen Status** ein erhöhtes Adipositasrisiko haben (Kurth & Schaffrath-Rosario, 2007). Neben **biologischen Markern**, wie z. B. ein geringes Geburtsgewicht, sind außerdem **psychopathologische Faktoren** wie depressive Symptome und Essanfälle als Risikofaktoren für die Adipositas identifiziert worden (Hilbert et al., 2008).

Zunehmend sind empirisch überprüfte **Interventionsprogramme** sowohl zur Prävention als auch zur psychologischen Behandlung der Adipositas im Kindes- und Jugendalter verfügbar. Interventionsprogramme zielen im Allgemeinen auf eine Gewichtsstabilisierung bzw. -reduktion durch eine Verbesserung des Ernährungs- und Bewegungsverhaltens ab. **Präventive Interventionen** bestehen zumeist in einer Psychoedukation über Ernährung und Bewegung und in Veränderungen in der Ernährungs- und Bewegungsumwelt (z. B. durch Verbesserung der schulischen Verpflegung oder durch aktive Schulpausen). Die meisten Programme folgen dabei einer primärpräventiven Strategie, um die Erstmanifestation zu verhindern (Hilbert et al., 2008). Zur psychologischen Behandlung adipöser Kinder und Jugendlicher mit einem BMI > 97. Perzentil werden zumeist Programme der **Adipositas-Verhaltenstherapie** eingesetzt, die Interventionen wie Psychoedukation, Selbstbeobachtung, Verhaltensmodifikation, Verhaltensübungen und Elemente des Problemlöse- und sozialen Kompetenztrainings umfassen (Warschburger & Petermann, 2008).

17

Essstörungen

Essstörungen gehören zu den **häufigsten psychischen Gesundheitsproblemen** im Kindes- und Jugendalter. Insgesamt 21,9% der Kinder und Jugendlichen im Alter von 11–17 Jahren, besonders Mädchen, zeigen Symptome von Essstörungen (Hölling & Schlack, 2007). Die Essstörungen Anorexia nervosa und Bulimia nervosa beginnen typischerweise in der Adoleszenz. Hauptmerkmal der **Anorexia nervosa** ist nach internationalen Diagnoseschlüsseln wie dem »Diagnostischen und Statistischen Manual Psychischer Störungen« (DSM-IV-TR; Saß, Wittchen, Zaudig & Houben, 2003) oder der »Internationalen Klassifikation psychischer Störungen«(ICD-10; Weltgesundheitsorganisation, 2005) eine Weigerung, das Minimum des für Alter und Körpergröße normalen Körpergewichts zu halten. Während die Anorexia nervosa somit durch ein intentional herbeigeführtes Untergewicht gekennzeichnet ist, sind Betroffene mit Bulimia nervosa zumeist normalgewichtig.

Charakteristisch für die **Bulimia nervosa** sind wiederkehrende Essanfälle, die von unangemessenen, einer Gewichtszunahme gegensteuernden Maßnahmen gefolgt werden, wie beispielsweise von selbstinduziertem Erbrechen. Symptome dieser definierten Essstörungen sowie weiterer nicht näher bezeichneter Essstörungen wie der mit der Adipositas assoziierten »**Binge-Eating**«- oder **Essanfallsstörung**, die durch wiederkehrende Essanfälle ohne unangemessene gewichtskompensatorische Maßnahmen gekennzeichnet ist, werden auch im Kindesalter zunehmend identifiziert (Hilbert & Czaja, 2007; Workgroup for Classification of Eating Disorders in Children and Adolescents, 2007).

Allgemeine Merkmale für Essstörungen sind eine erhöhte Essstörungspsychopathologie (z. B. Figur- oder Gewichtssorgen) und generelle Psychopathologie (z. B. Depressionen). Medizinische Komplikationen von Essstörungen treten häufig in Folge von Untergewicht oder Adipositas, von Mangelernährung oder gewichtskompensatorischen Maßnahmen auf.

Die **Ätiologie** von Essstörungen ist vermutlich auf ein **Zusammenwirken biologischer und psychosozialer Risikofaktoren** zurückzuführen. So legen Familien- und Zwillingsstudien eine familiäre Häufung und somit eine genetische Prädisposition von Essstörungssymptomen nahe. Als psychosoziale Risikofaktoren wurden Figur- und Gewichtssorgen, Diäthalten, ein geringes Selbstwertgefühl und andere psychosoziale Auffälligkeiten, eine mangelnde soziale Unterstützung, sexueller oder physischer Missbrauch, Essprobleme ab der frühen Kindheit sowie weibliches Geschlecht identifiziert (Jacobi, Hayward, de Zwaan, Kraemer & Agras, 2004). Der Verlauf von Essstörungen im Kindes- und Jugendalter ist variabel, kann teilweise jedoch in einer Chronifizierung münden.

Als **Aufrechterhaltungsfaktor** wurde zum einen ein negatives Körperbild identifiziert, das zu Einschränkungen der Nahrungsaufnahme motiviert (Fairburn, Cooper & Shafran, 2003). Die Nahrungseinschränkung kann bei der Bulimia nervosa, aber auch bei der Anorexia nervosa, zu Essanfällen führen, indem physiologisch ein Zustand der Mangelernährung und Heißhunger induziert werden. Essanfälle können zudem einen Versuch darstellen, negativen Affekt zu bewältigen, der aus alltäglichen psychischen Belastungen resultiert. Gewichtskompensatorisches Verhalten wie selbstinduziertes Erbrechen reduziert die figur- und gewichtsbezogenen Ängste zwar kurzfristig, wird langfristig jedoch zu ihrer Aufrechterhaltung beitragen (vgl. Hilbert, 2006).

Empirisch überprüfte Präventionsprogramme für Essstörungen fokussieren zumeist auf eine Förderung von Körperakzeptanz oder eine Induktion von Dissonanz zur Abschwächung des internalisierten Schlankheitsideals und setzen Interventionen wie Psychoedukation, Gruppendiskussion und Verhaltensübungen ein (Stice, Shaw & Marti, 2007). Psychotherapeutische Ansätze für Kinder und Jugendliche mit Essstörungen befinden sich in der Entwicklung.

17.1 Die Kieler Adipositas-präventionsstudie

Müller, Asbeck, Mast, Langnäse und Grund (2001)

Steckbrief
- **Problembereich:** Adipositasprävention
- **Altersbereich:** 5–7 Jahre
- **Trainingsteilnehmer:** 1. Klasse, Kinder aus Risiko-Familien
- **Dauer:** Schulintervention: 6- bis 8-stündige Unterrichtseinheit, Familienintervention: 3–5 Beratungstermine
- **Methode:** Psychoedukation, Verhaltensübungen, verhaltensorientierte Beratung
- **Besonderheiten:** Primäre Prävention in Schulen, sekundäre Prävention in Familien

Zielgruppe

Als primäre Prävention richtete sich die Kieler Adipositaspräventionsstudie an 5- bis 7-jährige Kinder der 1. Grundschulklasse (**Schulintervention**). Zusätzlich richtete sie sich sekundärpräventiv an Familien mit einem übergewichtigen Kind oder einem erhöhten Adipositasrisiko (d. h. mindestens einem Elternteil mit einem BMI ≥ 30 kg/m^2; **Familienintervention**). Zielgruppen der Kieler Adipositaspräventionsstudie waren somit Kinder, Eltern und Lehrer.

Rahmenbedingungen

Die Schulintervention erfolgte während des Projektzeitraums an mehreren Grundschulen aus verschiedenen Stadtteilen Kiels. Sie beinhaltete einen 6- bis 8-stündigen, durch eine Ernährungswissenschaftlerin und den jeweiligen Lehrer durchgeführten **Ernährungsunterricht** für die Kinder, gefolgt von sog. **bewegten Pausen**. Zusätzliche Programmelemente waren eine **eintägige Lehrerfortbildung** und ein **Elternabend**, die, wie auch die Familienintervention, von Ernährungswissenschaftlern/innen durchgeführt wurden.

Programmkonzept

Das Hauptziel der Kieler Adipositaspräventionsstudie war der **Aufbau eines gesunden Lebensstils**, um der Entstehung von Übergewicht und Adipositas vorzubeugen. Die wichtigsten Verhaltens- und Erziehungsregeln beinhalteten dabei

a) einen täglichen Verzehr von Obst und Gemüse,
b) eine Reduktion des Konsums sehr fetthaltiger Nahrung,
c) mindestens 1 Stunde körperliche Aktivität pro Tag und
d) eine Beschränkung des Fernsehkonsums auf höchstens 1 Stunde pro Tag.

Im Rahmen der **Schulintervention** wurde ein 6- bis 8-stündiger **Ernährungsunterricht** zum Thema »Ernährung und Gesundheit«durchgeführt. »**Bewegte Pausen**«sollten die Kinder zu körperlicher Aktivität animieren und Freude an der Bewegung vermitteln. Hierfür fanden in den Wochen des Ernährungsunterrichts täglich Bewegungsspiele während der großen Schulpausen statt.

Für die Eltern wurde in der Zeit des Ernährungsunterrichts ein **Elternabend** zum Thema »Kinderlebensmittel – sinnvoll oder überflüssig?«angeboten. Die Lehrer erhielten eine eintägige **Lehrerfortbildung** zum Thema »Ernährung – Gesundes Leben«.

Im Rahmen der **Familienintervention** fanden 3–5 persönliche **Beratungstermine** zu Ernährung und Bewegung bei den Familien zu Hause statt. Unter Anwendung von verhaltensorientierten Prinzipien wurden die Eltern angeleitet, die Nahrungsaufnahme und Aktivitäten ihrer Kinder zu protokollieren und ggf. unter Einsatz von Verstärkern zu korrigieren. Weiterhin erhielten die Kinder die Möglichkeit, über einen Zeitraum von 6 Monaten 2-mal wöchentlich an einem strukturierten **Sportprogramm** teilzunehmen. Den Eltern wurden außerdem praktische Übungen zur fettarmen Speisenzubereitung angeboten.

Materialien

Die Materialien der Kieler Adipositaspräventionsstudie stammen aus **verschiedenen Quellen** (z. B. Bundeszentrale für gesundheitliche Aufklärung, Verbraucherzentrale Schleswig-Holstein e.V., Institut Danone für Ernährung, Deutsche Gesellschaft für Ernährung e.V.) oder wurden in Zusammenarbeit **mit verschiedenen Organisationen entwickelt** (z. B. Landesinstitut Schleswig-Holstein für Praxis und Theorie der Schule, Bildungswissenschaftliche Hochschule an der Universität Flensburg, Institut für Sport und Sportwissenschaften der Christian-Albrechts-Universität zu Kiel). Sie liegen **nicht in Manualform** vor; die Materialien der Schulintervention können eingesehen werden bei Körtzinger (1999), die Materialien der Familienintervention bei Langnäse (2000) und die Materialien des strukturierten Sportprogramms bei Grund (2000).

Evaluation

Die Kieler Adipositaspräventionsstudie ist eine langfristig angelegte Studie, die eine quer- und längsschnittliche Untersuchung mehrerer Alterskohorten zwischen 1996 und 2009 beinhaltet. Die Ergebnisse der **clusterrandomisierten Evaluationsstudie** sind in verschiedenen Publikationen beschrieben. Insgesamt konnten durch die Intervention **Verbesserungen** im selbst berichteten **Gesundheitsverhalten** erzielt werden. Langfristige Effekte auf einige Maße des **Körperfetts** wurden berichtet.

In der Evaluationsstudie von Müller et al. (2001) wurden 136 Kinder, die an der Schulintervention teilgenommen hatten, vor der Intervention sowie 3 Monate und 1 Jahr danach untersucht. Die Daten des 1-Jahres-Follow-ups wurden mit denen einer soziodemographisch gematchten Kontrollgruppe von 161 Kindern verglichen, die keine Intervention erhalten hatte. Bei den Interventionskindern zeigten sich 3 Monate nach der Intervention signifikante Verbesserungen in gesundheitsbezogenen Variablen, darunter ein **verbessertes Ernährungswissen** und eine erhöhte selbst berichtete **körperliche Aktivität**. Im Vergleich zu den Kontrollkindern zeigte sich bei den Interventionskindern 1 Jahr nach der Intervention eine signifikant geringere Zunahme der Hautfaltendicke, während sich der BMI und die Prävalenzrate von Übergewicht nicht veränderten. Bei übergewichtigen Kindern nahm die prozentuale Körperfettmasse ab.

Czerwinski-Mast et al. (2003) berichteten, dass die 28 Kinder, deren Familien an der Familienintervention teilgenommen hatten, 1 Jahr später eine geringere Körperfettmasse aufwiesen und ein signifikant verbessertes Gesundheitsverhalten zeigten, darunter in der selbst berichteten Nahrungszusammensetzung, in der körperlichen Aktivität und im Fernsehkonsum. Allerdings war die Familienintervention von weniger als 30% der in Frage kommenden Familien in Anspruch genommen worden.

In der Evaluationsstudie von Plachta-Danielzik et al. (2007) wurden 344 Interventionskinder 4 Jahre nach der Intervention erneut untersucht. Zum Vergleich diente eine Kontrollgruppe von 1.420 Kindern, die keine Intervention erhalten hatten. Insgesamt hatte die Intervention keinen Effekt auf den mittleren BMI. Bei Kindern aus Familien mit hohem sozioökonomischem Status zeigte sich interventionsbedingt eine Reduktion der Prävalenz und Inzidenz von Adipositas. Eine erhöhte Remission von Übergewicht und Adipositas zeigte sich bei Kindern normalgewichtiger Mütter. Die Trizeps-Hautfaltendicke und der Hüftumfang bildeten die Veränderungen sensitiver ab als der BMI. Die Intervention hatte geringfügige, aber positive Effekte auf das selbst berichtete Gesundheitsverhalten.

17.2 »TigerKids« – Kindergarten aktiv

Koletzko (Hrsg.). (2008)

Steckbrief

- **Problembereich:** Adipositasprävention
- **Altersbereich:** Kindergartenalter
- **Trainingsteilnehmer:** Kindergärten oder Kindergartengruppen
- **Dauer:** Langfristige Integration der Programmelemente in den Kindergartenalltag
- **Methode:** Primäre Prävention: Verhaltens- und verhältnispräventiver Ansatz
- **Besonderheiten:** »TigerKids«-Materialbox, Unterstützung durch die Allgemeine Ortskrankenkasse

Zielgruppe

Das »TigerKids«-Programm wurde speziell für **Kindergartenkinder** entwickelt, um der ab dem Schuleintritt zu verzeichnenden Zunahme der Prävalenzraten übergewichtiger und adipöser Kinder vorzubeugen. Außerdem gelten Kinder dieses Alters und ihre Eltern als motivierbar zu Verhaltensänderungen. Das »TigerKids«-Programm ist ein **primärpräventives Training**. Es kann in einer einzigen Kindergartengruppe oder im gesamten Kindergarten durchgeführt werden.

Rahmenbedingungen

Kindergärten und Kindertagesstätten können sich für eine Teilnahme an dem »TigerKids«-Programm bei der örtlichen Allgemeinen Ortskrankenkasse bewerben. Das Programm wird durch Erzieher/innen einer Einrichtung durchgeführt. Um ihnen die kindgerechte Umsetzung des Programms zu ermöglichen, erhalten sie vor Beginn des Programms eine **2-tägige Schulung** durch Ernährungs- und Bewegungsfachkräfte der Allgemeinen Ortskrankenkasse. Außerdem werden die Erzieher/innen bei der Vorbereitung von »TigerKids«-Elternabenden unterstützt. Nach einem Jahr erfolgt eine Fortbildung für das erzieherische Personal zur **Auffrischung** der Programminhalte.

Programmkonzept

Die **Ziele** von »TigerKids«für die Kindergartenkinder sind

a) eine Erhöhung des Obst- und Gemüseverzehrs,
b) eine Erhöhung des Konsums energiearmer Getränke bei gleichzeitiger Senkung der Aufnahme energiereicher Getränke,
c) eine gesunde Pausenverpflegung sowie
d) eine Steigerung der körperlichen Aktivität in Kindergarten und Freizeit.

Diese Veränderungen sollen durch **Psychoedukation** und **Verhaltensübungen** im Kindergarten sowie durch die **Psychoedukation der Eltern** erreicht und langfristig im **Kindergarten- und Familienalltag** etabliert werden.

Die dauerhafte, **kindgerechte Umsetzung** der Projektziele erfolgt durch die Erzieher/innen, die dazu verschiedene Materialien wie eine Tiger-Handpuppe, die beispielsweise spielerisch die mitgebrachten Pausenbrote beurteilen kann, nutzen können. Ein Holzzug mit 7 Waggons dient dazu, den Kindern die 7 Lebensmittelgruppen und Prinzipien einer ausgewogenen Ernährung anhand einer Geschichte zu vermitteln. Die einzelnen Interventionen werden flexibel in den Kindergartenalltag integriert, sodass sich kein strukturierter Sitzungsablauf angeben lässt.

Durch **Elternabende**, vierteljährliche Elternbriefe und »Tipp-Cards« im Postkartenstil erhalten die **Eltern** Informationen zu Ernährung und Bewegung.

Die Erzieher/innen organisieren unter Einbezug der Eltern die Einrichtung einer »**Getränkestation**«, an der die Kinder ausschließlich kalorienarme Getränke wie Tees oder Saftschorlen erhalten, und ein **gemeinsames Frühstück**, das einmal pro Woche vorgesehen ist. Dreimal pro Woche findet jeweils ein 1-stündiges **Bewegungsprogramm** zur Steigerung der körperlichen Aktivität statt.

Materialien

Kindergärten, die an dem Projekt teilnehmen, erhalten mit Unterstützung der Allgemeinen Ortskrankenkasse eine **»TigerKids«-Materialbox** pro Betreuungsgruppe sowie einen Holzzug pro Einrichtung.

Die Materialbox enthält einen Leitfaden für Erzieher/innen, eine Tiger-Handpuppe sowie »Tipp-Cards« und Elternbriefe. Der **Leitfaden** umfasst Fachinformationen zu Ernährung und Bewegung,

Hinweise zur Einbeziehung der Eltern sowie praktische Spiel- und Übungsbeispiele, um die Kinder für das Programm zu motivieren.

Evaluation

Im Rahmen einer **clusterrandomisierten Evaluationsstudie** (Herbert et al., 2007a; b) wurden 75 Kindergärten mit ca. 3.000 Kindern aus 4 bayerischen Landkreisen zufällig der Interventionsbedingung, die das »TigerKids«-Programm erhielt, oder der Kontrollbedingung ohne Intervention zugeordnet. Vor Beginn der Intervention und nach weiteren 9 Monaten wurden Körpergewicht und -größe gemessen. Mittels Fragebögen wurden die Eltern über das Ernährungs- und Bewegungsverhalten der Kinder und die Erzieher/innen über Inhalte und Umsetzung des Programms befragt.

Laut Elternbericht nahmen die Kinder aus den Interventionskindergärten 9 Monate nach der Intervention signifikant **häufiger Obst und Gemüse** zu sich als die Kinder aus den Kontrollkindergärten. Außerdem tranken sie **weniger energiereiche Getränke**. Es zeigten sich weiterhin nichtsignifikante Trends zu einer stärkeren Reduktion des TV-Konsums und zu einer geringeren Prävalenz von Übergewicht und Adipositas.

Die Erzieher/innen in den Interventionskindergärten gaben 9 Monate nach der Intervention überwiegend an, dass die Kinder eine **gesündere Pausenverpflegung** mitbrachten und mehr Obst und Gemüse sowie weniger Süßigkeiten zu sich nahmen als vorher. Insgesamt 89% der Erzieher/innen beurteilten das Projekt als erfolgreich.

17.3 Adipositas-Training mit Kindern und Jugendlichen

Warschburger, Petermann und Fromme (2005)

Steckbrief

- **Problembereich:** Adipositas-Verhaltenstherapie
- **Altersbereich:** 11–15 Jahre
- **Trainingsteilnehmer:** Gruppentraining mit 4–8 Teilnehmern, auch Einzeltraining möglich
- **Dauer:** 12 Sitzungen à 90 min über einen Zeitraum von 12–24 Wochen
- **Methode:** Kognitiv-behaviorales Trainingsprogramm
- **Besonderheiten:** Multimodaler Behandlungsansatz, Manual mit Kopiervorlagen, Arbeitsblätter auf beiliegender CD-ROM

Zielgruppe

Das Adipositas-Training von Warschburger, Petermann und Fromme (2005) richtet sich an **adipöse Kinder und Jugendliche** im Alter von 11–15 Jahren (BMI >97. Perzentil). Zu den **Kontraindikationen** zählen sekundäre Entstehungsformen der Adipositas, eine Einnahme von Appetitzüglern, schwere psychosoziale Belastungen oder psychische Störungen, ein unterdurchschnittliches intellektuelles Niveau und das Vorliegen einer Bulimia nervosa.

Rahmenbedingungen

Das Training umfasst 6 Themenblöcke, die auf insgesamt **12 Sitzungen à 90 min** verteilt werden. Anfangs sollten die Sitzungen wöchentlich stattfinden, ab dem 4. Themenblock können auch 2–3 Wochen zwischen den einzelnen Treffen liegen.

Das Programm wird als **Gruppentraining** durchgeführt; Anwendungen als **Einzeltraining** sind möglich. Trainingsgruppen sollten generell 4–8 Teilnehmer umfassen und möglichst **geschlechtshomogen** und **altersnah** zusammengesetzt sein. Das Training kann sowohl ambulant als auch stationär durchgeführt werden, wobei das Vorgehen an das jeweilige Setting anzupassen ist.

Das gesamte Training sollte von einer mit dem Manual gut vertrauten Person durchgeführt werden. Weil für eine langfristige Reduktion bzw. Stabilisierung des Körpergewichts ein **multimodaler Therapieansatz** notwendig ist, der neben dem Verhaltenstraining auch eine langfristige Ernährungsumstellung mit kalorienreduzierter Mischkost und ein trainingsbegleitendes Sportprogramm beinhaltet, ist eine Zusammenarbeit mit einem **multiprofessionellen Team** Voraussetzung (Psychologen, Ärzte, Ernährungs- und Bewegungsfachkräfte).

Programmbegleitend können **3–5 Elternsitzungen** zur parallelen Schulung der Eltern angeboten werden.

Programmkonzept

Das übergeordnete Ziel des Adipositas-Trainings für Kinder und Jugendliche ist ein Aufbau von **Selbstmanagementfertigkeiten** für einen langfristig effektiven Umgang mit der Symptomatik der Adipositas. **Langfristige Ziele** des Programms sind

a) eine dauerhafte Reduktion bzw. Stabilisierung des Körpergewichts,
b) ein Aufbau angemessener Ernährungsgewohnheiten,
c) eine Steigerung von Selbstwertgefühl und Körperakzeptanz,
d) eine Steigerung der körperlichen Leistungsfähigkeit und der Lebensqualität sowie
e) ein Abbau psychosozialer und medizinischer Risikofaktoren.

Inhaltlich besteht das Programm aus **6 Themenblöcken** (Warschburger & Petermann, 2008):

- Grundlagen der Ernährung und Motivationsaufbau,
- störungsspezifisches Grundlagenwissen,
- Problemanalyse,
- Einübung von Verhaltensalternativen und Selbstkontrolltechniken,
- Stärkung von Ressourcen sowie
- Rückfallprophylaxe.

Diese Inhaltsbereiche werden mit den Kindern und Jugendlichen unter Anwendung **verhaltenstherapeutischer Techniken** erarbeitet. Zu Beginn liegt der Trainingsschwerpunkt v. a. auf einer Wissensvermittlung und Wahrnehmungsschulung. Die **Psychoedukation** ist dabei speziell dem Wissen und den Fähigkeiten der Kinder und Jugendlichen angepasst. So werden z. B. im Ernährungsbereich anstelle des Kalorienzählens beim Ampelwahlspiel Lebensmittel entsprechend ihres Energiegehalts grob 3 Kategorien zugeordnet (grün = oft bis rot = selten konsumieren). Die Vermittlung eines **multifaktoriellen Entstehungsmodells** der Adipositas dient dem Aufbau realistischer **Behandlungsziele** und der Ableitung von **Behandlungswissen**. Zusätzlich kann ein solches Modell dazu beitragen, bei den Eltern Schuldgefühle abzubauen. Die Behandlungsziele und Verhaltensschritte werden im Rahmen eines **Trainingsvertrags** vereinbart.

Eine zentrale Intervention ist die **Selbstbeobachtung** des Ernährungs- und Bewegungsverhaltens der Kinder und Jugendlichen und der Familie. Diese ist Grundlage für eine **Verhaltensanalyse**, die darauf abzielt, übermäßiges Essen durch **Stimuluskontrolle** zu vermeiden und **alternative Verhaltensmöglichkeiten** abzuleiten, die anschließend trainiert werden können. Beispielsweise können die »Fit-Tricks« (langsam essen, gründlich kauen, Pausen einlegen usw.) in **Rollenspielen** während der Sitzungen einstudiert werden und als **Hausaufgabe** zwischen den Sitzungen geübt werden. Die Teilnehmer/innen werden angeleitet, die Verhaltensänderungen mit Hilfe von **Selbstbeobachtungsprotokollen** und **Gewichtskurven** selbst zu beobachten, zu bewerten und sich selbst dafür zu verstärken. Zusätzlich ist für die Etablierung der neuen Verhaltensweisen eine **Verstärkung** durch Trainer und Eltern, z. B. mit Hilfe eines Tokenplans, wesentlich. Interventionen zur **sozialen Kompetenz** dienen u. a. dem adäquaten Umgang mit gewichtsbezogenen Hänseleien.

Sitzungsablauf

1. **Begrüßung:** »Blitzlichtrunde«, kurze Wiederholung der Inhalte der letzten Sitzung
2. **Hausaufgabe:** Besprechung der Selbstbeobachtungsaufgaben und der Gewichtskurve
3. **Selbstbelohnung** für durchgeführte Selbstbeobachtung und Übungen zwischen den Sitzungen
4. **Vorstellen des Leitthemas** der Sitzung nach kurzem Verweis auf den Trainingsplan
5. **Inhalte und Übungen:** Bearbeiten der Inhalte und Übungen
6. **Zusammenfassung:** Zusammenfassen der erarbeiteten Inhalte mit Gelegenheit zu Rückfragen
7. **Hausaufgaben:** Besprechen der zu erledigenden Übungen
8. **Selbstbelohnung** für Mitarbeit bei der Sitzung
9. **Abschluss:** Feedback der Teilnehmer an den Trainer

Materialien

Das **Trainingsmanual** gliedert sich in 2 Teile: Der 1. Teil bietet grundlegende Informationen zur Adipositas, während der 2. Teil das eigentliche Training darstellt und auf Voraussetzungen, Durchführung,

Evaluation sowie Tipps für schwierige Situationen eingeht. Im Anhang und auf einer beiliegenden **CD-ROM** finden sich alle Materialien, die zur Durchführung des Trainings benötigt werden.

Die Teilnehmer erhalten eine **Trainingsmappe**, in der sie das in den Sitzungen verwendete Arbeitsmaterial aufbewahren können.

Evaluation

Das Adipositas-Training wurde in einer Studie von Warschburger, Fromme, Petermann, Wojtalla und Oepen (2001) evaluiert. Für diese Untersuchung wurden 197 Kinder und Jugendliche im Alter von 9–19 Jahren während einer stationären Rehabilitation clusterrandomisiert Interventions- versus Kontrollgruppen zugeteilt. Alle Patienten erhielten eine energiereduzierte Mischkost und ein Bewegungsprogramm. Die Interventionsgruppe durchlief zusätzlich das kognitiv-behaviorale Adipositas-Training, während die Kontrollgruppe eine unspezifische Entspannungsintervention erhielt.

In beiden Gruppen zeigte sich unmittelbar nach der Behandlung und nach einem weiteren Jahr ein Gewichtsverlust, der auf die umgestellte Ernährung und das Sportprogramm zurückzuführen war. Nach der Behandlung berichtete die Interventionsgruppe über ein signifikant **verbessertes Essverhalten** im Vergleich zur Kontrollgruppe. Die Interventionsgruppe verzeichnete weiterhin 6 Monate nach der Maßnahme eine höhere **gewichtsbezogene Lebensqualität** als die Kontrollgruppe sowie eine höhere **Selbstwirksamkeitserwartung** im Umgang mit den Anforderungen der Adipositas. Die Akzeptanz des Trainings war bei allen Teilnehmern hoch.

17.4 Primärprävention Magersucht (PriMa)

Berger (2008)

Steckbrief

- **Problembereich:** Primäre Prävention der Anorexia nervosa
- **Altersbereich:** 12 Jahre
- **Trainingsteilnehmer:** Schülerinnen der 6. Schulklasse
- **Dauer:** Neun 90-minütige Lektionen im Rahmen des regulären Unterrichts oder als Projektwoche
- **Methode:** Gruppendiskussion anhand von Postern, basierend auf Dissonanzinduktion und -reduktion
- **Besonderheiten:** Manual, Poster und Arbeitshefte im Rahmen einer Schulung erhältlich

Zielgruppe

Die Primärprävention Magersucht (PriMa) wird mit **Mädchen der 6. Jahrgangsstufe**, d. h. im Alter von 12 Jahren, durchgeführt. Dieser Altersbereich liegt vor dem Erkrankungsgipfel der Anorexia nervosa bei ca. 15 Jahren; Essstörungssymptome werden ab diesem Alter vermehrt beobachtet. Weil Mädchen etwa 10-mal häufiger unter manifesten Essstörungen leiden als Jungen, werden Jungen in diesem speziellen Programm nicht berücksichtigt.

Rahmenbedingungen

Vor Programmbeginn findet eine 1-tägige **Lehrerfortbildung** statt, in der die Lehrer/innen in die Arbeit mit den Materialien eingeführt werden, sodass sie das Programm selbstständig im Rahmen eines **fächerübergreifenden Unterrichts** durchführen können. Im Zuge der »PriMa«-Fortbildung sind auch Manual, Poster und Arbeitshefte des Programms erhältlich (s. Berger, 2008).

Die Eltern erhalten im Rahmen eines **Elternabends** mit Diskussionsrunde Informationen über Inhalte und Ablauf des Programms.

Die **Lernumgebung** des Programms sollte ansprechend und angstfrei gestaltet werden, um eine vertiefte Auseinandersetzung mit dem Thema zu ermöglichen.

Programmkonzept

Ziel des »PriMa«-Programms ist ein **Abbau von Risikofaktoren** der Anorexia nervosa, v. a. von Gewichtssorgen, einem negativen Körperbild und Diäthalten, sowie eine **Stärkung von Schutzfaktoren**, insbesondere von einem positiven Körperbild, einem hohen Selbstwertgefühl und Kompetenzen im Umgang mit Konflikten, Unsicherheit, Misserfolgen und Medien.

Das »PriMa«-Programm besteht aus **9 Lektionen**, die vertiefend in die Problematik der Anorexia nervosa einführen. Dabei sind jeweils 3 Lektionen im medizinischen Sinne dem Normalbereich, dem subklinischen Bereich und dem klinischen Bereich zugeordnet. Diese **essstörungstypischen Themen** werden in der folgenden Reihenfolge behandelt:

1. **Schönheitsideale:** Einstellungen bezüglich Schlankheit und Attraktivität,
2. **Rebellion:** Einstellungen den Eltern gegenüber, insbesondere Auflehnung gegen Autorität,
3. **Macht:** Einstellungen zu Überlegenheit anderen gegenüber und Perfektionismus,
4. **Kontrollverlust:** Fantasien zu Süßigkeiten und Verzicht,
5. **Körperbildstörung:** Einstellungen zum und Wahrnehmung des eigenen Körpers,
6. **Suizidgedanken:** Beziehung zu den Eltern, Hungern als Aufmerksamkeitssignal,
7. **Rigide Essrituale:** Umgang mit Problemen und gestörtes Essverhalten,
8. **Gewichtsphobie:** Abhängigkeit des Körperbildes von äußeren Einflüssen und Gewichtskontrollverhalten,
9. **Depression:** Einstellungen zur Essstörung und deren Folgen sowie zu Behandlungsangeboten.

Jedes dieser Themengebiete wird in **Gruppendiskussionen** unter Anwendung von Gesprächsleitfäden mit den Schülerinnen erarbeitet. Die Basis dafür bilden speziell konzipierte **Poster**, die die **Barbiepuppe** in typischen Situationen zeigen. Dass diese jedoch mit der Entstehung und Aufrechterhaltung problematischen Essverhaltens assoziiert sind, wird erst durch Zitate von Betroffenen mit Anorexia nervosa verdeutlicht. Durch den widersprüchlichen Informationsgehalt der Poster soll **kognitive Dissonanz** erzeugt werden, um Diskussionen anzuregen und dadurch letztlich die kognitive Dissonanz wieder zu reduzieren. Beispielsweise ist auf einem Poster Barbie abgebildet, wie sie stolz lächelnd ihren rosaroten Schminkkoffer präsentiert, dessen Inhalt zunächst nicht klar zu erkennen ist (aus Thema 7: Rigide Essrituale). Das Zitat auf dem Poster macht jedoch deutlich, dass Barbie sich nur noch nach Essritualen, nämlich von rituell zubereiteten Küchenabfällen, ernährt. Jeglicher Bezug zu einem gesunden Essverhalten ist somit verloren gegangen, was der strahlenden Barbie zunächst nicht anzusehen war. Vor dem Hintergrund dieser Posterinhalte diskutieren die Schülerinnen über nicht offen sichtbares gestörtes Essverhalten, reflektieren über die Folgen von Essstörungen und über ihre eigenen Einstellungen zu und ihren Umgang mit Problemen.

Über die Poster hinaus können zur interaktiven Gestaltung des Unterrichts verschiedene **Übungen** und **Rollenspiele** genutzt werden.

Sitzungsablauf

1. **Posterbetrachtung und -diskussion:** Fokus auf Barbie
2. **Arbeitsauftrag an die Schülerinnen:** Themenspezifische Übungen
3. **Vergleich mit Barbie:** Benennen von Unterschieden und Gemeinsamkeiten
4. **Besprechung des Zitats auf dem Poster:** Übung zur Förderung von Empathie mit Betroffenen
5. **Hilfe für Barbie:** Ressourcenaktivierung und Lösungssuche
6. **Barbie spricht:** Übung zum Wechsel in Barbies Perspektive
7. **Resümee:** Zusammentragen von Zielen und Ergebnissen der Sitzung
8. **Hausaufgabe:** Ergänzen von Barbies Geschichte
9. (Vertiefende Zusatzübung wahlweise)

Materialien

Im Rahmen von »PriMa«-Fortbildungen können **Lehrmanual** für den Projektunterricht, **Arbeitshefte** für die Mädchen und die speziell angefertigten **Barbie-Poster** erworben werden (s. Berger, 2008).

Evaluation

An 16 Thüringer Schulen wurde zunächst eine **Prozessevaluation** durchgeführt. Fortbildung, Auftaktveranstaltungen, Poster und Projektunterricht wurden von allen Beteiligten positiv (in Schulnoten besser als 2,5) bewertet. Insgesamt 81% der Mädchen fanden es gut, dass keine Jungen an dem Projekt beteiligt waren. Auch der Lernzuwachs wurde positiv eingeschätzt (Berger, Bormann, Brix, Sowa & Strauß, 2008).

Die **Effektivität** des »PriMa«-Programms wurde an 1.006 Mädchen aus 42 Thüringer Schulen überprüft, wobei 20 Schulen an der Intervention teilnahmen und weitere 22 Schulen die Kontrollgruppe ohne Intervention darstellten. Dabei wurden die Effekte auf den körperbezogenen Selbstwert, auf Figurunzufriedenheit, Wissen und Einstellungen zu Magersucht und das Essverhalten per Selbstbeurteilungsfragebogen zu 3 Messzeitpunkten erfasst (vor der Intervention, unmittelbar danach und 3 Monate später). Gegenüber der Kontrollgruppe erzielte die Interventionsgruppe signifikant größere **Verbesserungen im körperbezogenen Selbstwert**, in **Wissen und Einstellungen** und im **Essverhalten**, insbesondere beim 3. Messzeitpunkt. Die Effektstärken lagen im kleinen bis mittleren Bereich (Berger, Joseph, Sowa & Strauß, 2007; Berger, Sowa, Bormann, Brix & Strauss, 2008).

17.5 Prävention von Essstörungen – Ein Trainingsprogramm zum Einsatz an Schulen

Dannigkeit, Köster und Tuschen-Caffier (2007)

Steckbrief

- **Problembereich:** Primäre Prävention von Essstörungen
- **Altersbereich:** Grundtraining: 11–12 Jahre, Auffrischungstraining: 13–14 Jahre
- **Trainingsteilnehmer:** Schülerinnen und Schüler der 6. bzw. 8. Klasse
- **Dauer:** Grund- und Auffrischungstraining à 5 Schulstunden innerhalb von 2 Wochen
- **Methode:** Lebenskompetenzansatz, verhaltensorientierte Techniken
- **Besonderheiten:** Manual mit Kopiervorlagen für die verwendeten Trainingsmaterialien

Zielgruppe

Das **Grundtraining** des Programms zur primären Prävention von Essstörungen wird mit Schülern/innen der **6. Klasse**, also im Alter von 11–12 Jahren durchgeführt. Das **Auffrischungstraining** in der **8. Klasse**, d. h. zwischen 13 und 14 Jahren, dient dazu, die Effekte des Grundtrainings zu festigen. Verschiedene Studien haben ab dem Alter von 11–12 Jahren ein erhöhtes Risiko für Essstörungen festgestellt. Pubertätsbedingte körperliche Veränderungen, beispielsweise eine Zunahme an Fettgewebe, führen gerade bei Mädchen oft zu Unzufriedenheit mit der eigenen Figur, Diäthalten und einem niedrigen Selbstwertgefühl. Weil Jungen einerseits zunehmend an Essstörungen erkranken und andererseits potenziell auf die Entstehung und Aufrechterhaltung von Essstörungen bei Mädchen einwirken können, richtet sich dieses Programm sowohl an **Mädchen** als auch an **Jungen**.

Rahmenbedingungen

Das Programm wird während der **regulären Unterrichtszeit** von **geschulten Trainern** durchgeführt, wobei die Lehrer während dieser Stunden nicht anwesend sind. Um eine **standardisierte Durchführung** des Trainings zu gewährleisten, sind die Instruktionen für die einzelnen Programmbausteine schriftlich festgelegt. Sowohl das Grundtraining als auch das Auffrischungstraining umfassen **jeweils 5 Schulstunden**; zwischen den beiden Interventionen liegen 2 Jahre. Programmbegleited findet ein **Elternabend** statt.

Programmkonzept

Ziel des präventiven Trainings ist eine Schwächung von Risikofaktoren bei einer gleichzeitigen Stärkung von Schutzfaktoren. Es basiert auf dem von der Weltgesundheitsorganisation vertretenen **Lebenskompetenzansatz**, in dessen Rahmen psychosoziale Kompetenzen und adaptive Bewältigungsstrategien im Umgang mit schwierigen Lebenssituationen gefördert werden sollen. Die **verhaltensorientierten Techniken** des Trainingsprogramms bestehen in Psychoedukation und Gruppendiskussion, in kognitiver Umstrukturierung, Verhaltensübungen und Trainingselementen zur Förderung von Problemlösefertigkeiten und sozialer Kompetenz.

Das **Grundtraining** besteht aus 3 Unterrichtseinheiten: Zunächst werden innerhalb einer Doppelstunde die Subjektivität des **Schönheitsideals in den Medien** sowie das Konzept der **Medienkompetenz** diskutiert. Nachfolgend dient eine Einzelstunde der Information über **gesunde Ernährung und Essstörungen**, in der auch eine Genussübung durchgeführt wird. Abschließend zielt eine Doppelstunde darauf ab, Fertigkeiten des **Problemlösens und der sozialen Kompetenz** anhand von Fallbeispielen und Rollenspielen zu fördern.

Im **Auffrischungstraining** werden wiederum in 3 Unterrichtseinheiten wichtige Inhalte des Grundtrainings wiederholt und neue Programmpunkte vertiefend ergänzt. So werden in der 1. Doppelstunde zusätzlich zum Schönheitsideal in den Medien **Geschlechtsstereotypien** thematisiert und ein Umgang mit kritischen figurbezogenen Kommentaren anhand von Rollenspielen eingeübt. Die darauf folgende Einzelstunde dient einer Vertiefung der Inhalte des Grundtrainings zur **gesunden Ernährung und Essstörungen**. In der abschließenden Doppelstunde werden die **pubertäre Entwicklung** und der **Umgang mit Stress** thematisiert, und die Schüler/innen werden angeleitet, sich im Rahmen einer Spiegelübung mit der **eigenen Figur** auseinanderzusetzen und den eigenen Körper wertfrei zu beschreiben. Die 3. Unterrichtseinheit wird in geschlechtsgetrennten Gruppen durchgeführt, um den Mädchen und Jungen den Austausch über sensible Themen zu erleichtern.

Programmbegleitend können die Eltern im Rahmen eines **Elternabends** über Ziele und Inhalte des Programms informiert werden.

Materialien

Ein **Manual** mit **Kopiervorlagen** für die verwendeten Trainingsmaterialien liegt vor (Dannigkeit, Köster & Tuschen-Caffier, 2007). Für einzelne Unterrichtseinheiten werden **zusätzliche Arbeitsgegenstände** benötigt, z. B. ein großer Spiegel für die Spiegelübung.

Evaluation

Im Rahmen einer **Voruntersuchung** wurde das Trainingsprogramm an 204 Schülern/innen erprobt und in einem längsschnittlichen Kontrollgruppendesign auf seine Effektivität hin überprüft (Messzeitpunkte: jeweils vor und nach dem Grund- und Auffrischungstraining und nach 3-monatigem Follow-up). Es zeigte sich nach Programmteilnahme und nach weiteren 3 Monaten ein signifikanter **Zuwachs** des per Selbstbeurteilungsfragebogen erhobenen **ernährungsbezogenen Wissens** in der Experimentalgruppe im Vergleich zur Kontrollgruppe. Langfristig konnten außerdem **Verbesserungen im Essverhalten**, in **figurbezogenen Einstellungen** sowie im **Selbstwertgefühl** nachgewiesen werden. Die Teilnehmer/innen beurteilten das Training insgesamt sehr positiv, wobei das Grundtraining im Mittel besser bewertet wurde als das Auffrischungstraining (Dannigkeit, Köster & Tuschen-Caffier, 2005).

Im Rahmen einer zweiten kontrollierten Längsschnittstudie wurde das optimierte Programm einer weiteren **Überprüfung der langfristigen Wirksamkeit** unterzogen. Im Rahmen dieser Studie wurden u. a. programmbegleitende Elternabende eingeführt. In einer Stichprobe von 393 Schülern/innen wurden die positiven Ergebnisse der Voruntersuchung hinsichtlich des Wissens und des Essverhaltens bestätigt und zusätzlich ein **geringeres Schlankheitsstreben** im Vergleich zur Kontrollgruppe dokumentiert. Jedoch fielen die Effekte geringer aus als in der Vorstudie und es konnten keine signifikanten Gruppenunterschiede im Selbstwertgefühl gefunden werden. Die Effektivität des Programms war insbesondere bei einer Subgruppe von Schülern/innen gegeben, die ein höheres Risiko für die Entwicklung einer Essstörung aufwies als die Gesamtstichprobe (Dannigkeit et al., 2007).

Fazit

Die Prävention von Adipositas und Essstörungen gilt derzeit als »**Public-Health-Priorität**«. Die Versorgung mit Präventions- und Behandlungsangeboten in Bezug auf die Adipositas wird insgesamt allerdings als defizitär eingeschätzt (Kliche & Mann, 2008). Für den Bereich der Essstörungen liegen überprüfte Interventionsansätze erst vereinzelt vor. Insgesamt besteht ein deutlicher Bedarf, theoretisch fundierte, manualbasierte Interventionsansätze mit dem Potenzial einer breitenwirksamen Anwendbarkeit in methodisch sorgfältigen Studien empiriegeleitet weiter zu optimieren oder neu zu entwickeln. In diesem Kapitel wurden grundlegende evidenzbasierte präventive und interventive Ansätze vorgestellt, die im deutschen Sprachraum zur Verfügung stehen.

Für den Bereich der **primären Prävention der Adipositas** bei Kindern und Jugendlichen ist festzuhalten, dass international insgesamt nur wenige langfristig angelegte Präventionsstudien vorliegen. Zudem konnten nur einige dieser Studien überhaupt einen Einfluss auf den BMI nachweisen (Flodmark, Marcus & Britton, 2006; Stice, Shaw & Marti, 2006; Summerbell et al., 2005). Trotz der allgemein geringen Effektivität in Bezug auf den BMI dokumentierten einige

Präventionsstudien, wie auch in den obigen Kapiteln (▶ Kap. 17.1 und 17.2) beschrieben, Verbesserungen in den Einstellungen (z. B. ein erhöhtes Selbstwertgefühl) und im selbst berichteten Verhalten (z. B. einen verringerten Fernsehkonsum; Carter & Bulik, 2008). Dass die berichteten Verhaltensänderungen sich kaum in einer Veränderung des BMI gezeigt haben, kann darauf zurückzuführen sein, dass die präventiven Interventionen zu wenig auf eine langfristige Veränderung des individuellen Ernährungs- und Bewegungsverhaltens ausgerichtet waren. Zudem wurden zahlreiche Präventionsstudien aufgrund methodischer Probleme kritisiert, z. B. hinsichtlich der Power, des Designs und der Evaluationsinstrumente. Von besonderer Wichtigkeit ist es, soziale und andere Umwelteinflüsse auf das Körpergewicht in zukünftigen Präventionsansätzen verstärkt zu berücksichtigen (Hilbert et al., 2008). Dazu zählt auch, Risikogruppen für die Adipositas (z. B. Kinder mit Migrationshintergrund) im Rahmen von selektiver primärer Prävention besonders anzusprechen.

Für Kinder und Jugendliche, die bereits adipös sind, sind auch im deutschen Sprachraum Programme der **Adipositas-Verhaltenstherapie** zunehmend verfügbar (zur Übersicht s. Warschburger & Petermann, 2008; ▶ Kap. 17.3). Wie eine Metaanalyse zeigte, erzielen verhaltenstherapeutische Programme sowohl im Vergleich zu unbehandelten Kontrollgruppen als auch im Vergleich zu rein informationsbasierten Interventionen immerhin **mittlere Effekte** auf den BMI (Wilfley et al., 2007). Darüber hinaus ergaben sich Hinweise auf eine langfristige Persistenz der Effekte. Weiterer Forschungsbedarf besteht hier insbesondere in Bezug auf eine Identifikation von Prädiktoren, um Informationen über eine optimale Gestaltung der Programme für eine langfristige Normalisierung des Körpergewichts abzuleiten.

Programme zur **primären Prävention von Essstörungen** bei Kindern und Jugendlichen erzielten – ähnlich wie Präventionsprogramme für andere Störungen – metaanalytisch **kleine Effekte** auf identifizierte Risikofaktoren (Stice et al., 2007). Mit anderen Worten wurden durch etwa die Hälfte der Essstörungspräventionsprogramme Risikofaktoren wie Figurunzufriedenheit, Internalisierung des Schlankheitsideals, Diäthalten und der BMI reduziert; bei einem Drittel der Studien zeigte sich darüber hinaus eine Reduktion aktueller oder zukünftiger Essstörungspsychopathologie (▶ Kap. 17.4 und 17.5). Eine **größere Effektivität** wurde für selektive Präventionsprogramme an Risikogruppen als für universelle Prävention belegt, für interaktive im Vergleich zu rein didaktischen Programmen, für geschlechtsspezifische Programme, die sich ausschließlich an Mädchen richteten, für Programme mit älteren Teilnehmern und für expertengeleitete Programme. Besonders effektiv waren Programme mit einem Fokus auf Körperakzeptanz oder auf Dissonanzinduktion.

Weitere Forschung ist notwendig, um aufbauend auf diesen Befunden Programme der Essstörungsprävention weiter zu optimieren. Forschungsbedarf besteht auch zur Definition und Identifikation von Essstörungen gerade im Kindesalter (Hilbert & Czaja, 2007; Workgroup for Classification of Eating Disorders in Children and Adolescents, 2007). Diese Informationen sind Voraussetzung, um spezielle Behandlungsangebote für das Kindes- und Jugendalter entwickeln zu können, die auch dazu beitragen, das Körpergewicht zu normalisieren.

Literatur

Arbeitsgemeinschaft Adipositas im Kindes- und Jugendalter (2004). *Leitlinien Adipositas im Kindes- und Jugendalter.* http://www.adipositas-gesellschaft.de/daten/Leitlinie-AGA-2004-09-10.pdf (aufgerufen am 22.07.2008).

Berger, U. (2008). *Essstörungen wirkungsvoll vorbeugen – Die Programme »PriMa«, »TOPP«und »Torera«zur Prävention von Magersucht, Bulimie, Fressattacken und Adipositas.* Stuttgart: Kohlhammer.

Berger, U., Bormann, B., Brix, C., Sowa, M. & Strauß, B. (2008). Evaluierte Programme zur Prävention von Essstörungen. *Ernährung, 2,* 159–168.

Berger, U., Joseph, A., Sowa, M. & Strauß, B. (2007). Die Barbie-Matrix: Wirksamkeit des Programms »PriMa«zur Primärprävention von Magersucht bei Mädchen ab der 6. Klasse. *Psychotherapie, Psychosomatik, Medizinische Psychologie, 57,* 248–255.

Berger, U., Sowa, M., Bormann, B., Brix, C. & Strauß, B. (2008). Primary prevention of eating disorders: Characteristics of effective programmes and how to bring them to broader dissemination. *European Eating Disorders Review, 16,* 173–183.

Bundesministerium für Ernährung, Landwirtschaft und Verbraucherschutz & Bundesministerium für Gesundheit (2008). *Der nationale Aktionsplan zur Prävention von Fehlernährung, Bewegungsmangel, Übergewicht und damit zusammenhängenden Krankheiten.* http://www.bmelv.de/nn_1236852/SharedDocs/downloads/03-Ernaehrung/Aufklaerung/Aktionsplan__InForm/Aktionsplan__InForm

17

,templateId=raw,property=publicationFile.pdf/Aktionsplan_InForm.pdf (aufgerufen am 22.07.2008).

Carter, F. A. & Bulik, C. M. (2008). Childhood obesity prevention programs: How do they affect eating pathology and other psychological measures? *Psychosomatic Medicine, 70*, 363–371.

Czerwinski-Mast, M., Danielzik, S., Asbeck, I., Langnäse, K., Spethmann, C. & Müller, M. J. (2003). Kieler Adipositaspräventionsstudie (KOPS). Konzept und erste Ergebnisse der Vierjahres-Nachuntersuchungen. *Bundesgesundheitsblatt – Gesundheitsforschung – Gesundheitsschutz, 46*, 727–731.

Dannigkeit, N., Köster, G. & Tuschen-Caffier, B. (2005). Ist primäre Prävention von Essstörungen langfristig wirksam? Ergebnisse zur Evaluation eines Trainingsprogramms an Schulen. *Zeitschrift für Gesundheitspsychologie, 13*, 79–91.

Dannigkeit, N., Köster, G. & Tuschen-Caffier, B. (2007). *Prävention von Essstörungen: Ein Trainingsprogramm zum Einsatz an Schulen*. Tübingen: DGVT-Verlag.

Fairburn, C. G., Cooper, Z. & Shafran, R. (2003). Cognitive behaviour therapy for eating disorders: A »transdiagnostic« theory and treatment. *Behaviour Research and Therapy, 41*, 509–528.

Flodmark, C. E., Marcus, C. & Britton, M. (2006). Interventions to prevent obesity in children and adolescents: A systematic literature review. *International Journal of Obesity, 30*, 579–589.

Grund, A. (2000). *Körperliche Aktivität, Fitneß und Ernährungszustand bei Kindern und Erwachsenen*. Unveröffentlichte Dissertation an der Christian-Albrechts-Universität zu Kiel, Agrar- und Ernährungswissenschaftliche Fakultät.

Herbert, B., Becker, S., Strauß, A., Mitschek, C., Kries, R. v. & Koletzko, B. (2007a). *Gesunde Ernährung und Bewegung in der Kita: das Kooperationsprojekt »TigerKids – Kindergarten aktiv«*. Vortrag auf dem 2. Nationalen Präventionskongress und dem 6. Deutschen Kongress für Versorgungsforschung, Dresden, Oktober 2007.

Herbert, B., Becker, S., Strauß, A., Mitschek, C., Kries, R. v. & Koletzko, B. (2007b). *»TigerKids-Kindergarten aktiv«– Gesundheit lernen und erleben von Anfang an*. Vortrag auf dem 13. Kongress Armut und Gesundheit, Berlin, November 2007.

Hilbert, A. (2006). Behandlung von Essstörungen am Beispiel der Bulimia nervosa und der »Binge-Eating«-Störung. In W. Rief, C. Exner & A. Martin (Hrsg.), *Psychotherapie: Ein Lehrbuch* (S. 280–296). Stuttgart: Kohlhammer.

Hilbert, A. & Czaja, J. (2007). Essanfälle und Adipositas bei Kindern. *Psychotherapie, Psychosomatik, Medizinische Psychologie, 57*, 413–419.

Hilbert, A., Ried, J., Schneider, D., Juttner, C., Sosna, M., Dabrock, P., Lingenfelder, M., Voit, W., Rief, W. & Hebebrand, J. (2008). Primary obesity prevention in children: An interdisciplinary analysis. *Obesity Facts, 1*, 16–25.

Hölling, H. & Schlack, R. (2007). Essstörungen im Kindes- und Jugendalter. Ergebnisse des bundesweiten Kinder- und Jugendgesundheitssurveys (KiGGS). *Bundesgesundheitsblatt – Gesundheitsforschung – Gesundheitsschutz, 50*, 794–799.

Jacobi, C., Hayward, C., de Zwaan, M., Kraemer, H. C. & Agras, W. S. (2004). Coming to terms with risk factors for eating disorders: Application of risk terminology and suggestions for a general taxonomy. *Psychological Bulletin, 103*, 19–65.

Jeffery, R. W. & Utter, J. (2003). The changing environment and population obesity in the United States. *Obesity Research, 11*, 125–225.

Kliche, T. & Mann, R. (2008). Die Qualität der Versorgungsangebote für adipöse Kinder und Jugendliche. *Bundesgesundheitsblatt – Gesundheitsforschung – Gesundheitsschutz, 51*, 646–656.

Koletzko, B. (Hrsg.). (2008). *Leitfaden für Erzieherinnen zur Ernährungs- und Bewegungserziehung* (3. überarbeitete Aufl.). Remagen: AOK-Verlag.

Körtzinger, I. (1999). *Ernährungserhebung und Ernährungsintervention in der Prävention ernährungsabhängiger Erkrankungen*. Unveröffentlichte Dissertation an der Christian-Albrechts-Universität zu Kiel, Agrar- und Ernährungswissenschaftliche Fakultät.

Kurth, B. M. & Schaffrath-Rosario, A. (2007). Die Verbreitung von Übergewicht und Adipositas bei Kindern und Jugendlichen in Deutschland. Ergebnisse des bundesweiten Kinder- und Jugendgesundheitssurveys (KiGGS). *Bundesgesundheitsblatt – Gesundheitsforschung – Gesundheitsschutz, 50*, 736–743.

Langnäse, K. (2000). *Einfluss sozialer Faktoren auf die Manifestation und Prävention der Adipositas bei Kindern*. Unveröffentlichte Dissertation an der Christian-Albrechts-Universität zu Kiel, Agrar- und Ernährungswissenschaftliche Fakultät.

Marshall, S. J., Biddle, S. J., Gorely, T., Cameron, N. & Murdey, I. (2004). Relationships between media use, body fatness and physical activity in children and youth: A meta-analysis. *International Journal of Obesity and Related Metabolic Disorders, 28*, 1238–1246.

Müller, M. J., Asbeck, I., Mast, M., Langnäse, K. & Grund, A. (2001). Prevention of obesity – more than an intention. Concept and first results of the Kiel Obesity Prevention Study (KOPS). *International Journal of Obesity, 25* (Suppl. 1), 66–74.

Plachta-Danielzik, S., Pust, S., Asbeck, I., Czerwinski-Mast, M., Langnäse, K., Fischer, C., Bosy-Westphal, A., Kriwy, P. & Müller, M. J. (2007). Four-year follow up of school-based intervention on overweight children – the KOPS study. *Obesity, 15*, 3159–3169.

Puhl, R. M. & Latner, J. D. (2007). Stigma, obesity, and the health of the nation's children. *Psychological Bulletin, 133*, 557–580.

Rankinen, T., Zuberi, A., Chagnon, Y. C., Weisnagel, S. J., Argyropoulos, G., Walts, B., Pérusse, L. & Bouchard, C. (2006). The human obesity gene map: The 2005 update. *Obesity, 14*, 529–644.

Saß, H., Wittchen, H.-U., Zaudig, M. & Houben, I. (Hrsg.). (2003). *Diagnostisches und Statistisches Manual Psychischer Störungen (DSM-IV-TR)*. Göttingen: Hogrefe.

Stice, E., Shaw, H. & Marti, C. N. (2006). A meta-analytic review of obesity prevention programs for children and adolescents: The skinny on interventions that work. *Psychological Bulletin, 132*, 667–691.

Stice, E., Shaw, H. & Marti, C. N. (2007). A meta-analytic review of eating disorder prevention programs: Encouraging findings. *Annual Review of Clinical Psychology, 3*, 207–231.

Summerbell, C. D., Waters, E., Edmunds, L. D., Kelly, S., Brown, T. & Campell, K. J. (2005). Interventions for preventing obesity in children. *Cochrane Database of Systematic Reviews, 3,* CD001871.

Warschburger, P., Fromme, C., Petermann, F., Wojtalla, N. & Oepen, J. (2001). Conceptualisation and evaluation of a cognitive-behavioural training programme for children and adolescents with obesity. *International Journal of Obesity, 25* (Suppl. 1), 93–95.

Warschburger, P. & Petermann, F. (2008). *Adipositas*. Göttingen: Hogrefe.

Warschburger, P., Petermann, F. & Fromme, C. (2005). *Adipositas-Training mit Kindern und Jugendlichen* (2., vollst. überarbeitete Aufl.). Weinheim: Beltz/PVU.

Weltgesundheitsorganisation (2005). *Internationale Klassifikation psychischer Störungen: ICD-10 Kapitel V (F) Klinisch-diagnostische Leitlinien* (5. Aufl.). Bern: Huber.

Wilfley, D. E., Tibbs, T. L., Van Buren, D. J., Reach, K. P., Walker, M. S. & Epstein, L. H. (2007). Lifestyle interventions in the treatment of childhood overweight: A meta-analytic review of randomized controlled trials. *Health Psychology, 26,* 521–532.

Workgroup for Classification of Eating Disorders in Children and Adolescents (WCEDCA). (2007). Classification of child and adolescent eating disturbances. *International Journal of Eating Disorders, 40* (Suppl.), 117–122.

18 Chronische Erkrankungen

Petra Warschburger und Silvia Wiedebusch

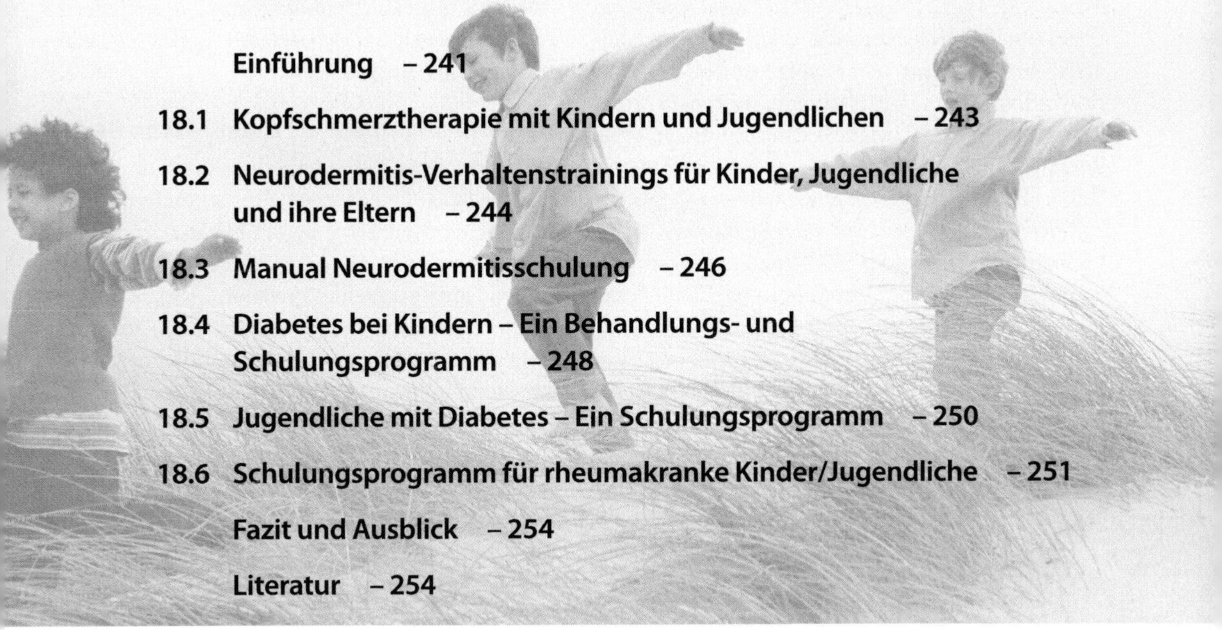

Einführung

Definition von chronischer Erkrankung

Chronische Erkrankung als Oberbegriff umfasst unterschiedliche somatische Krankheitsbilder wie Neurodermitis, Diabetes mellitus, Rheuma oder chronische Kopfschmerzen. Diese Erkrankungen unterscheiden sich in vielen verschiedenen Merkmalen voneinander, wie z. B. der funktionellen Beeinträchtigung, der Schmerzsymptomatik, der Progredienz, der Lebensbedrohlichkeit oder der Sichtbarkeit. Im Sinne des **biopsychosozialen Krankheitsmodells** ist ihnen gemeinsam, dass sich die betroffenen Kinder und Jugendlichen nicht nur auf eine langfristige Therapie, sondern auch auf ein Leben mit der Erkrankung einstellen müssen. Nach Stein, Baumann, Westbrook, Coupey und Ireys (1993) sollten die folgenden 3 Kriterien erfüllt sein, wenn man von einer chronischen Erkrankung spricht:

1. Es liegt eine biologische, psychologische oder kognitive Basis für die Erkrankung vor **und**
2. die Krankheit dauert seit mindestens einem Jahr an **und**
3. sie führt zu mindestens einer der genannten Folgen:
   - Einschränkung der Funktionen,
   - Abhängigkeit von Medikation sowie
   - erhöhte Inanspruchnahme von medizinischer und psychosozialer Versorgung.

Dieser sog. **non-kategoriale Ansatz** betont v. a. die Gemeinsamkeiten zwischen verschiedenen chronischen Krankheitsbildern auf der funktionalen und psychosozialen Ebene.

Zur Verbreitung chronischer Erkrankungen im Kindes- und Jugendalter

In den letzten Jahrzehnten ist die Anzahl chronisch kranker Kinder und Jugendlicher stetig angestiegen. Es ist davon auszugehen, dass insgesamt ca. 10–15% aller 4- bis 17-jährigen Kinder von einer chronischen Erkrankung betroffen sind (van der Lee, Mokkink, Grootenhuis, Heymans & Offringa, 2007), wobei Kinder mit **Atemwegserkrankungen** und **Neurodermitis** die mit Abstand größte Krankheitsgruppe darstellen (Kamtsiuris, Atzpodien, Ellert, Schlack & Schlaud, 2007).

Mittlerweile konnte in zahlreichen Studien gezeigt werden, dass eine chronische Erkrankung mit einer 2- bis 3-fach erhöhten Rate von psychischen Auffälligkeiten einhergeht (Lavigne & Faier-Routman, 1992; Warschburger, 2000a). Zwar existieren Unterschiede zwischen einzelnen Krankheitsbildern, aber diese sind teils weniger erheblich als die interindividuellen Unterschiede innerhalb einer Krankheitsgruppe (Lavigne & Faier-Routman, 1993; Rodenburg, Stams, Meijer, Aldenkamp & Dekovic, 2005): Hier sind gerade die Krankheitsbewältigungskompetenzen von entscheidender Bedeutung. Varni, Limbers und Burwinkle (2007) konnten zeigen, dass die Lebensqualität chronisch kranker Kinder und Jugendlicher im Vergleich zu gesunden Gleichaltrigen vermindert ist. Dieser Effekt zeigt sich v. a. sehr deutlich, wenn die Eltern um ihre Einschätzung gefragt werden. Allerdings gilt dies – wie auch für die psychischen Probleme – nicht für alle Betroffenen; ein Großteil der chronisch kranken Kinder und Jugendlichen scheint die mit der Erkrankung verbundenen Anforderungen und Belastungen gut bewältigen zu können.

Zum Stellenwert von Patienten- und Familienschulungen

Als Patientenschulung definiert man »... einen geplanten, strukturierten Lern- und Erfahrungsprozess, der die Betroffenen in die Lage versetzen soll, eigenverantwortlich mit der Erkrankung und den Behandlungsanforderungen umzugehen« (Warschburger 2000b, S. 248). Patientenschulung ist in den meisten Fällen interdisziplinär und erfordert die Zusammenarbeit von medizinischen und psychologischen/pädagogischen Berufsgruppen. In der Schulung rücken die Sichtweise der Betroffenen sowie ihr Verständnis der Erkrankung und ihre altersentsprechenden Möglichkeiten, sich an der Behandlung zu beteiligen, in den Mittelpunkt. Daher wird es auch als günstig angesehen, wenn die individuellen, subjektiven Körper-, Krankheits- und Behandlungskonzepte der Kinder berücksichtigt werden (Petermann & Wiedebusch, 2001; Süß, 2003).

18

Mittlerweile haben sich Patientenschulungsprogramme in der Versorgung chronisch kranker Kinder und Jugendlicher für zahlreiche Krankheitsbilder (z. B. Asthma, Diabetes mellitus, Rheuma, Neurodermitis) etabliert und sind entsprechend in die pädiatrischen Versorgungsleitlinien aufgenommen worden (z. B. Bundesärztekammer et al., 2008; Danne et al., 2008). Dabei wird zunehmend Wert darauf gelegt, dass qualitätsgesicherte Programme eingesetzt und die Schulungen von qualifizierten und interdisziplinär besetzten Schulungsteams durchgeführt werden.

Selbstmanagement als theoretische Basis

Übergeordnetes Ziel jeder Patientenschulung ist es, dass die Betroffenen lernen, ihre Erkrankung altersentsprechend selbstständig zu behandeln. Dies erfordert zum einen therapeutische Fertigkeiten, zum anderen aber auch emotionale und soziale Kompetenzen im Umgang mit der Erkrankung. Um dies zu gewährleisten, müssen Kinder und deren Familien **handlungsrelevantes Wissen** über die zugrunde liegende Erkrankung, deren Entstehung und Aufrechterhaltung, die Auslöser von möglichen Krankheitsschüben und natürlich auch über das Therapieregime und dessen Umsetzung erwerben. Im Kindes- und Jugendalter sind v. a. auch die **psychosozialen Folgebelastungen** für die Kinder, darüber hinaus aber auch für das gesamte familiäre System (Eltern, Geschwisterkinder), zu berücksichtigen. Patientenschulungen sollten deshalb nicht nur auf die medizinischen Aspekte der somatischen Erkrankung eingehen, sondern v. a. auch die psychischen und sozialen Belastungen thematisieren und bearbeiten. Ein weiteres wesentliches Element der Schulung liegt darin, die Motivation zur kontinuierlichen, teils prophylaktischen Umsetzung der notwendigen Behandlungsmaßnahmen zu steigern und dadurch zur **Erhöhung der Compliance** beizutragen.

Der Aufbau der **Selbstmanagementfertigkeiten** sollte schrittweise erfolgen und beinhaltet viele **verhaltenstherapeutische Elemente** wie Selbstbeobachtung, Selbstbewertung, Selbst- und Fremdbelohnung, Stimuluskontrolle, Abbau dysfunktionaler Gedanken, Rollenspiele zum Aufbau sozialer Kompetenzen und Einüben therapeutischer Fertigkeiten. Basis vieler Programme ist dabei die Vermittlung von grundlegendem Wissen über die Erkrankung. Patientenschulungsprogramme werden i.d.R. als **Gruppenprogramme** realisiert – nicht nur aus ökonomischen Gründen, sondern auch weil der Austausch innerhalb der Gruppe über die bisherigen Krankheitserfahrungen und -bewältigungsstrategien als wesentlich erachtet wird.

18.1 Kopfschmerztherapie mit Kindern und Jugendlichen

Denecke und Kröner-Herwig (2000)

Steckbrief

- **Problembereich:** Kopfschmerzen; akute Schmerzlinderung sowie Prophylaxe (Migräne)
- **Altersbereich:** Kinder und Jugendliche zwischen 11 und 14 Jahren
- **Trainingsteilnehmer:** Gruppen zu je 4–6 Kinder
- **Dauer:** 8 Trainingssitzungen im Umfang von jeweils 90 min
- **Methode:** Verhaltenstherapeutische Prinzipien, Entspannung, Informationsvermittlung
- **Besonderheiten:** Manual und Arbeitsmaterialien, Audiokassette mit Entspannungsinstruktion

Zielgruppe

Das Programm richtet sich an **Kinder und Jugendliche im Alter zwischen 11 und 14 Jahren**, wobei auch jüngere Kinder vom Training profitieren können, wenn ihr kognitiver Entwicklungsstand das Verstehen der Inhalte erlaubt.

Folgende **Einschlusskriterien** müssen erfüllt sein:

- Diagnose: primärer Kopfschmerz (Migräne, Kopfschmerz vom Spannungstyp oder beide Diagnosen),
- Erkrankungsdauer: mindestens 6 Monate,
- Häufigkeit der Kopfschmerzepisoden: mindestens 2 Anfälle pro Monat und
- ausreichende Deutsch-, Lese- und Rechtschreibkenntnisse.

Bei Kindern mit einem hyperkinetischen Syndrom ist zu befürchten, dass die Gruppenarbeit durch störende Verhaltensweisen erschwert wird.

Rahmenbedingungen

Es handelt sich um ein **Programm für Gruppen von 4–6 Kindern**, das sich über **8 Doppelstunden** erstreckt. Die Doppelstunden finden im wöchentlichen Abstand statt. Auf einen Einbezug der Eltern wird verzichtet, um die Autonomie der Teilnehmer hinsichtlich ihrer eigenen Bewältigungsfähigkeiten zu stärken. Darüber hinaus zeigte der Einbezug der Eltern in das Therapieprogramm keine deutliche Verbesserung der Wirksamkeit der Intervention bei den Kindern.

Das Programm ist in erster Linie für die Durchführung durch psychologische und ärztliche Psychotherapeuten mit verhaltenstherapeutischer Ausbildung gedacht. Obwohl das Programm primär ein **Gruppenprogramm** ist, können einzelne Elemente (teilweise nach entsprechender Modifikation) auch im Einzelsetting Verwendung finden. Des Weiteren wird eine **Kooperation mit Kinderärzten** empfohlen.

Programmkonzept

Das Programm beinhaltet **1 Anamnesegespräch, 8 Trainingssitzungen** und **1 Abschlussgespräch**. Im Anamnesegespräch wird das Kopfschmerz-Tagebuch eingeführt, das in den nächsten 4 Wochen bis zum Therapiebeginn täglich von den Kindern eigenständig bearbeitet werden soll.

Das Therapieprogramm enthält u. a. folgende **Schwerpunktthemen**, die in jeder Woche vom Therapeuten neu eingeführt werden:

a) Vermittlung eines Schmerzmodells,
b) Vermittlung von Auslösern des Kopfschmerzes,
c) Wahrnehmung von Symptomen einer Stressreaktion,
d) Wahrnehmung dysfunktionaler schmerzbezogener Kognitionen und
e) Vermittlung von Bewältigungsstrategien.

Die Abfolge der Sitzungen sollte eingehalten werden, da die einzelnen Wochenthemen aufeinander aufbauen.

Das anschauliche **Schmerzmodell** bietet den Kindern ein Schmerzverständnis, das Schmerzen als ein nichtbedrohliches Geschehen herausstellt. Vertiefend wird erläutert, dass physische und psychische Prozesse zusammenwirken. Zusätzlich werden Möglichkeiten der Einflussnahme auf das Geschehen verdeutlicht.

Als Entspannungsverfahren wird die **progressive Muskelrelaxation** eingeführt. Es wird eine Vielzahl von **Vermittlungsmethoden** eingesetzt, zu denen Rollenspiele, Geschichten und Comics gehören. Darüber hinaus wird als allgemeine Methode zur Stressbewältigung eine **Problemlösetreppe** vorgestellt. Dabei beschreiben die Stufen der Treppe einzelne Schritte zur Lösung eines Problems. Zusätzlich wird die als beste eingeschätzte Lösung im Rollenspiel erprobt, um den Transfer in den Alltag zu erleichtern. Dieser sukzessive Aufbau des Trainings zeigt sich auch daran, dass jede Sitzung mit einer Urkunde (z. B. »Der Kopfschmerz-Durchblicker«) beendet wird. Vier Wochen vor Beginn des Trainings und begleitend zum Training wird ein **Kopfschmerz-Tagebuch** von den Kindern geführt (**Self-Monitoring**).

Ein typischer Sitzungsablauf gestaltet sich wie folgt:

Sitzungsablauf

1. **Hausaufgabenbesprechung:** Hier spielt v. a. auch die Besprechung des Kopfschmerztagebuches eine zentrale Rolle
2. **Einführung in das Wochenthema:** Der Trainer führt mit Anschauungsmaterialien in die jeweilige Thematik ein
3. **Übungen:** Alle eingeführten Schmerzkontrolltechniken werden in der Gruppe gemeinsam geübt
4. **Planung der Umsetzung in den Alltag:** Es soll detailliert herausgearbeitet werden, wie die Umsetzung in den Alltag erfolgen kann
5. **Hausaufgabe** für die kommende Woche
6. **Urkunde** für die jeweilige Sitzung

Materialien

Zu dem Programm existiert ein **Manual**. Es ist weiterhin eine **Entspannungs-Kassette** mit Instruktionen zur progressiven Muskelrelaxation erhältlich. Die Entspannungs-Kassette kann nach einer entsprechenden Einführung im Training an die Kinder weitergegeben werden, damit sie ggf. angeleitete Entspannungsübungen zu Hause durchführen können. Für weitere Materialien (Arbeitsblätter für die Kinder) liegen **Kopiervorlagen** vor, die im Manual enthalten sind. Zusätzlich enthält das Manual auch verschiedene diagnostische Instrumente zur Evaluation des Trainings bzw. zur anamnestischen Abklärung.

18

Evaluation

Zum Training liegt eine randomisierte Evaluationsstudie vor, an der 75 Kinder im Alter von 9–15 Jahren teilnahmen (Kröner-Herwig & Denecke, 2002). Es wurden 3 Untersuchungsgruppen realisiert:

- die therapeutengeleitete Trainingsgruppe ($n = 29$) mit wöchentlichen Sitzungen,
- das Selbstlerntraining ($n = 27$) mit wöchentlichen Telefonkontakten und
- eine Wartekontrollgruppe ($n = 19$).

Diagnostische Anamnesegespräche wurden mit Kind und Eltern 5 Wochen vor Trainingsbeginn durchgeführt. Nach Abschluss des Trainings erfolgte eine Therapieerfolgsmessung sowie nach 6 Monaten eine Katamnese zur Überprüfung der Langzeiteffekte.

Beide Behandlungsvarianten wurden von den Teilnehmern sehr gut akzeptiert, obwohl die **Zufriedenheit** mit dem von Therapeuten geleiteten Gruppentraining etwas höher war.

In allen 3 Gruppen (auch der Wartekontrollgruppe) waren Veränderungen über die Zeit zu beobachten. Im Vergleich zeigte sich jedoch in den beiden Interventionsgruppen nicht nur eine verminderte **Kopfschmerzsymptomatik**, sondern auch eine **Abnahme des Stresserlebens und der körperlichen Stresssymptomatik**. Darüber hinaus gaben die Kinder nach Abschluss des Trainings an, **kognitive Umstrukturierungs- sowie Entspannungstechniken** häufig anzuwenden. Die Trainingswirkungen ließen sich **nicht nur kurzfristig, sondern auch längerfristig** (nach 6 Monaten) nachweisen. Die höchsten Effekte wies die von Therapeuten geleitete Gruppenbehandlung auf.

18.2 Neurodermitis-Verhaltenstrainings für Kinder, Jugendliche und ihre Eltern

Scheewe, Warschburger, Clausen, Skusa-Freeman und Petermann (1997)

Steckbrief

- **Problembereich:** Verbesserung des Umgangs mit Neurodermitis (vorrangig sekundärpräventiv)
- **Altersbereich:** Es werden verschiedene altersentsprechende Varianten vorgestellt (Vorschulalter, Schulalter, Jugendalter, Elternarbeit)
- **Trainingsteilnehmer:** Kleingruppen mit bis zu 6 Teilnehmern

▼

- **Dauer:** 10 Sitzungen im Umfang von jeweils 60–90 min
- **Methode:** Verhaltenstherapeutische Prinzipien, Entspannung, Kratzalternativen
- **Besonderheiten:** Manual und Arbeitsmaterialien

Zielgruppe

Die zentrale Zielgruppe des Jugendtrainings (»Neurodermitis-Treff«) bilden **Kinder und Jugendliche ab dem 10. Lebensjahr.** Es empfiehlt sich hier nach dem kognitiven Entwicklungsstand die Zuweisung zum Kinder- oder Jugendtraining vorzunehmen. Das Programm richtet sich vorrangig an Kinder und Jugendliche, die akut von Neurodermitis betroffen sind. Es ist jedoch auch denkbar, dass das Programm bei Jugendlichen nach einer erfolgreichen Behandlung eingesetzt wird, um ein Wiederauftreten der Symptome zu verhindern. Als wesentliches **Einschlusskriterium** sollte eine Betroffenheit durch rezidivierende Schübe und/oder quälenden Juckreiz vorliegen, um eine Veränderungsmotivation erzielen zu können. Als **Kontraindikationen** werden mangelnde Gruppenfähigkeit, geringe Beeinträchtigung durch die Neurodermitis, schwerwiegende psychosoziale Probleme oder anderweitige medizinische Störungen, die im Vordergrund stehen, genannt.

Rahmenbedingungen

Die Programmentwicklung erfolgte im **stationären Kontext**, ein Einsatz im **ambulanten Setting** ist aber ebenfalls möglich. Das Training erstreckt sich über 10 Sitzungen mit einer Dauer von jeweils 60–90 min. Bei den Jugendgruppen ist in besonderer Weise auf eine Realisierung von **alters-** wie auch **geschlechtshomogenen Gruppen** von bis zu 6 Teilnehmern zu achten, um einen offenen Austausch untereinander über problematische Erfahrungen mit der Neurodermitis zu fördern. Zusätzlich ist es möglich, eine begleitende **Elternschulung** durchzuführen, die gerade bei jüngeren Kindern als zwingend erforderlich erachtet wird.

Programmkonzept

Die Ansatzpunkte für ein **kognitiv-behaviorales Training** wurden aus der Literatur abgeleitet und lassen sich wie folgt zusammenfassen:

a) **Selbstbeobachtung:** Der chronisch-rezidivierende und sehr stark individuell geprägte Charakter der Erkrankung macht eine regelmäßige Selbstbeobachtung notwendig.
b) **Wissen über auslösende und aufrechterhaltende Faktoren** sollte in erster Linie auch individualisiert werden.
c) **Umgang mit psychischen Auslösern:** Die Jugendlichen sollen Entspannungstechniken kennenlernen, aber auch allgemeine Strategien zum Stressmanagement. Auch der sozial-kompetente Umgang mit unangenehmen sozialen Situationen soll trainiert werden.
d) **Umgang mit Juckreiz:** Juckreiz wird als Alarmsignal gesehen; dessen Auftreten sollte möglichst vermieden werden. Verschiedene Techniken zur Meidung von und zum Umgang mit Juckreiz werden vermittelt.
e) **Abbau exzessiven Kratzverhaltens:** Die Vermittlung und Einübung von Kratzalternativen steht im Mittelpunkt des Programms, da Kratzen als einer der Hauptfaktoren für die Aufrechterhaltung der Entzündungssymptomatik gilt.
f) **Maßnahmen zur Compliance-Steigerung:** Oftmals steht gerade die Durchführung von präventiven Maßnahmen (wie regelmäßige Hautpflege oder Allergenkarenz) im Vordergrund. Die Compliance bei der Umsetzung solcher präventiver Verhaltensweisen soll durch den Einsatz von Tagebüchern, Token-Programmen oder kleinen Experimenten (z. B. Halbseiten-Eincremversuche) gesteigert werden.

Im Mittelpunkt des Neurodermitis-Trainings stehen Maßnahmen zur **Reduktion des Kratzverhaltens**, die schrittweise vermittelt und mit Hilfe des **Neurodermitis-Tagebuches** protokolliert und in ihrer Wirksamkeit bewertet werden können. **Psychoedukative Elemente** zum Krankheitsbild und dessen Therapie sollen dazu beitragen, dass die therapeutischen Anforderungen nachvollziehbarer werden. Durch den im Basismodul vermittelten **Problemlöseansatz** sollen die Betroffenen in die Lage versetzt werden, die oftmals zu beobachtende Hilflosigkeit im Umgang mit der Erkrankung zu bewältigen. Angewandt werden zahlreiche verhaltenstherapeutische Strategien wie z. B. Selbstbeobachtung, Rollenspiele, Abbau dysfunktionaler Gedanken oder sozialer Kompetenzaufbau. Die Jugendlichen sollen schrittweise ihre Fertigkeiten zum eigenverantwortlichen Umgang mit der Erkrankung aufbauen und in ihrem Selbstwirksamkeitserleben bestärkt werden. Der typische Sitzungsablauf stellt sich wie folgt dar:

Sitzungsablauf

1. **Besprechung des Tagebuches:** Auswertung des Neurodermitistagebuches und evt. Extraaufgaben
2. **Rückblick:** Klärung evt. offener Fragen und Überleitung zum aktuellen Sitzungsthema
3. **Inhaltliche Bausteine:** In der Regel ein bis zwei inhaltliche Bausteine, die mit verschiedenen Materialien (wie Comics, Filme oder Lückentexte) erarbeitet werden; Juckreiz-Techniken werden praktisch eingeübt
4. **Abschluss:** Punktevergabe im Trainingspass.

Materialien

Zum Neurodermitis-Training existiert eine ausführliche Dokumentation in Form eines publizierten **Trainingsmanuals** (Scheewe et al., 1997). Das Manual enthält neben den Übungsbeschreibungen und Instruktionen weiterhin **Kopiervorlagen für die Trainingsmaterialien**. Darüber hinaus umfasst das Manual eine ausführliche **Beschreibung des Krankheitsbildes** (Ätiologie, Diagnostik und Therapie) und ein **Glossar mit medizinischen Fachtermini**.

Evaluation

Zur Evaluation des Jugendtrainings wurde eine kontrollierte Studie durchgeführt (Warschburger, 1996). Hierzu ist zu erwähnen, dass die Evaluation mit einer **Vorform des Trainings** (mit 7 Sitzungen) durchgeführt wurde, in der besonders Wert auf eine Kratzalternative (Sensibilisierung für das Kratzen und »Kratzen in der Luft«) gelegt wurde, die im Weiteren nicht mehr zum Einsatz kam, da dieses Vorgehen von den Jugendlichen kaum akzeptiert wurde. Im Rahmen der Studie nahmen 43 Jugendliche am Training teil, 42 bildeten die Kontrollgruppe. Die Effekte wurden bis zu 4 Monate nach Trainingsende erfasst. Die Ergebnisse zeigten, dass das Neurodermitis-Training für Jugendliche nicht nur zu **deutlichen Wissenszuwächsen** führt, sondern auch zu **Verbesserungen im Bereich der Kratzkontrolltechniken**. In beiden Gruppen verbesserte sich erwartungsgemäß der **Hautzustand** (da beide Gruppen auch medizinisch behandelt wurden). Die Effekte sind weitgehend unabhängig vom Geschlecht. Insgesamt wurde das Trainingsprogramm von den Jugendlichen sehr gut bewertet.

18.3 Manual Neurodermitisschulung

Werfel, Lotte, Scheewe, Staab mit den Teilnehmern des Modellvorhabens »Neurodermitisschulung« des Bundesministeriums für Gesundheit und der Gesetzlichen Krankenkassen (2008)

Steckbrief

- **Problembereich:** Verbesserung des Umgangs mit Neurodermitis (vorrangig sekundärpräventiv)
- **Altersbereich:** Kinder im Alter von 8–12 bzw. 13–18 Jahren und deren Eltern (für Kinder von 0–12 Jahren)
- **Trainingsteilnehmer:** Gruppen von 6–12 Eltern; Kinder- bzw. Jugendlichengruppen bis zu 6 Kindern
- **Dauer:** 6 Sitzungen zu je 2 h; der Umfang der Kindervariante verdoppelt sich durch die zusätzliche Elternschulung
- **Methode:** Verhaltenstherapeutische Prinzipien, Entspannungstechniken, Informationsvermittlung
- **Besonderheiten:** Manual und Arbeitsmaterialien; zusätzliche Arbeitsblätter im Internet; Ausbildungszentren

Zielgruppe

Die »Neurodermitisschulung« (Werfel et al., 2008) ist als **Gruppentraining** für den **Altersbereich von 0–18 Jahren** ausgelegt. Das Manual besteht aus 3 Varianten: Einer Elternschulung, die für Kinder bis 7 Jahren als alleiniges Training gedacht ist. Bei Kindern zwischen 8 und 12 Jahren sieht das Programm sowohl ein Training der Kinder als auch der Eltern vor. Schließlich existiert eine weitere Trainingsfassung für Jugendliche im Alter zwischen 13 und

18 Jahren. Spezielle **Kontraindikationen** werden nicht explizit benannt.

Rahmenbedingungen

Für die Schulung der **Eltern** wird eine **Gruppengröße von 6–12 Personen** empfohlen, für die **Kinderschulungen** sind bis zu **6 Teilnehmer pro Gruppe** vorgesehen. Bei der Zusammensetzung der Kindergruppen sollte eine allzu große Heterogenität hinsichtlich des Alters vermieden werden, bei den Jugendlichengruppen wird die Durchführung in geschlechtshomogenen Gruppen empfohlen. Das Training kann während einer akuten Neurodermitis oder als Prävention eines erneuten Auftretens eingesetzt werden. Für die Übernahme der Schulungskosten durch die Krankenkassen sind besondere Bedingungen zu beachten. Das Programm basiert auf bereits publizierten, teils auch evaluierten Werken zur Neurodermitisschulung.

Die **Dauer der Trainingssitzungen liegt bei 120 min**, es sollen **6 Trainingssitzungen** realisiert werden. Gerade für die Kinder- und Jugendschulung sollte eine Unterbrechung (von ca. 10 min) eingeplant werden; eine offizielle Pause ist aber nicht vorgesehen. Für die einzelnen inhaltlichen Blöcke werden detaillierte Zeitvorgaben als Orientierung vorgegeben.

Die Schulung sollte **interdisziplinär** von einem Arzt, Psychologen oder Pädagogen, einer Ernährungs- und ggf. Pflegefachkraft durchgeführt werden. Regelmäßige Teamsitzungen sind erforderlich, um sich auszutauschen. Ein **spezielles Training** bezogen auf die psychologischen, medizinischen und pädagogischen Inhalte und Herangehensweisen wird als erforderlich erachtet.

Programmkonzept

Die folgende Darstellung bezieht sich auf die Durchführung des **Kindertrainings**, das für die Altersgruppe zwischen 8 und 12 Jahren angeboten und um eine Elternschulung ergänzt wird. Die Kinderschulung besteht aus **6 Trainingssitzungen** für die Kinder und **6 Sitzungen für die Eltern**, wobei die Kinder in der 1. und 6. Sitzung zeitweilig an den Elterntreffen teilnehmen. Die begleitende **Elternschulung** fokussiert v. a. die Vermittlung von Informationen zum Krankheitsbild Neurodermitis.

Inhaltlich werden folgende Themen angesprochen:

a) Klinisches Bild der Neurodermitis, Juckreiz-Kratz-Zirkel und Diagnostik,
b) Kratzalternativen, Belastungen und Ressourcen,
c) Umgang mit Juckreiz, Körperpflege und Therapie,
d) Ernährung und alternative Therapieformen sowie
e) Reflektion des Gelernten.

In den **gemeinsamen Sitzungsanteilen** werden beispielsweise die Kennenlernphase mit Eltern und Kindern zusammen durchgeführt und auch die Erwartungen an die Schulung gemeinsam gesammelt. Den Abschluss bildet eine »Wettshow«, die von den Kindern mit Videoclips und Wettfragen zum Thema Neurodermitis vorbereitet wird.

Im Vordergrund der Kindersitzungen stehen die angestrebte **längerfristige Verhaltensänderung** und die Steigerung der **Selbstmanagementfertigkeiten**. Bei der Wissensvermittlung wird Wert auf eine altersangemessene Form gelegt. Trainingsbegleitend wird ein **Tokenprogramm** eingesetzt (Trainingspass) und die Kinder erhalten Stempel für erledigte Aufgaben. Die Kratzalternativen werden sukzessiv eingeführt und sollen von Woche zu Woche eingeübt werden. Am Ende des Trainings sollen diese verschiedenen Kratzalternativen in einem kleinen Videospot kurz dargestellt werden. Die Einheiten zur **Entspannung** sind integrativer Bestandteil jeder Sitzung.

Ein typischer Sitzungsablauf wird im Folgenden beschrieben:

Sitzungsablauf
Sitzungsablauf der Kindersitzungen

1. **Besprechung der Hausaufgabe:** Rückblick auf die vergangene Woche und Besprechung der erhaltenen Aufgabe inkl. Verteilen der Belohnungspunkte für die Erledigung der Hausaufgabe
2. **Inhaltlicher Baustein:** In der Regel 1–2 inhaltliche Themen, die in der Gruppe oder anhand von Übungen besprochen werden
3. **Entspannungsphase:** Regelmäßige Entspannungs- und Körperwahrnehmungsübungen
4. **Hausaufgabe für zu Hause:** Vorstellung der Aufgabe (i.d.R. Kratzreduktionstechnik), die bis zur nächsten Sitzung bearbeitet werden soll

▼

Sitzungsablauf der Elternsitzungen

1. **Klären von Fragen:** Relativ offener Einstieg mit Rückblick auf die vorangegangene Sitzung und ggf. auch Besprechung von Hausaufgaben
2. **Vorstellen des Themas:** Kurzvorstellung der Thematik und der jeweiligen Sitzungsziele
3. **Inhaltliche Bearbeitung des Themas:** Je nach Thematik durch eine kurze Wissensvermittlung zu Beginn oder Einstieg durch offene Fragen
4. **Hausaufgabe für zu Hause:** Diese konzentrieren sich v. a. auf das Einüben der in der jeweiligen Sitzung vorgestellten Kratzalternativen (z. B. Kühlen der Haut bei Juckreiz) und das Protokollieren ihres Einsatzes mit einem Tagebuch
5. **Austeilen der Informationsmaterialien**

Materialien

Eine ausführliche Trainingsdokumentation in Form eines publizierten **Manuals** liegt für alle 3 Altersvarianten vor. Das Manual enthält die Übungen, die dazu gehörigen Instruktionen und teils auch praktische Tipps bzw. Erfahrungswerte zur Umsetzung. Die **Arbeitsmaterialien** können in Originalgröße von der Internetseite heruntergeladen und ausgedruckt werden. Zusätzlich liegen **Trainerinfos** vor, die Hintergrundinformationen zum aktuellen Stand der Forschung liefern.

Evaluation

Im Rahmen des Modellprojekts »Neurodermitis-Schulung« wurde eine bundesweite kontrollierte, randomisierte Studie in 7 Einrichtungen durchgeführt (Staab et al., 2006). Insgesamt nahmen 274 Eltern mit einem Kind zwischen 3 Monaten und 7 Jahren, 102 Kinder (8–12 Jahre) und ihre Eltern und 70 Jugendliche (13–18 Jahre) an dem 6-wöchigen Programm teil. Nach 1 Jahr wurden die Ergebnisse der Schulung mit einer ungeschulten, randomisierten Kontrollgruppe verglichen ($n = 244$, $n = 83$ bzw. $n = 50$).

In beiden Gruppen zeigte sich im Laufe der Zeit eine **Abnahme der Krankheitsschwere**, dieser Effekt war in der Interventionsgruppe aber deutlich größer. Bei den Kindern aller Altersgruppen verringerte sich signifikant das Ausmaß des katastrophisierenden Umgangs mit dem Juckreiz und für die Altersgruppe der 8- bis 12-Jährigen zeigte sich ein signifikant stärkerer Einsatz von **positiven Copingstrategien**. Die **elterliche Lebensqualität** steigerte sich in allen geschulten Elterngruppen (in der Jugendlichengruppe nicht erfasst).

18.4 Diabetes bei Kindern – Ein Behandlungs- und Schulungsprogramm

Hürter, Jastram, Regling, Toeller, Lange, Weber, Burger und Haller (2005)

Steckbrief

- **Problembereich:** Vermittlung therapeutischer Fertigkeiten im Umgang mit einem Typ-1-Diabetes
- **Altersbereich:** Kinder zwischen 6 und 12 Jahren
- **Trainingsteilnehmer:** Individuelle Schulung oder kleine, altershomogene Schulungsgruppen
- **Dauer:** Je nach Bedarf ca. 8 Schulungseinheiten, 18 praktische Übungseinheiten
- **Methode:** Altersgerechte Wissensvermittlung, praktische Übungen
- **Besonderheiten:** Schulungsbuch, zertifiziertes Schulungsprogramm

Zielgruppe

Die Zielgruppe dieses Schulungsprogramms sind **Kinder zwischen dem 6. und 12. Lebensjahr**. Jedem betroffenen Kind dieser Altersgruppe wird nach der Diabetesmanifestation eine strukturierte, initiale Schulung ermöglicht (Lange, Sassmann, von Schütz, Kordonouri & Danne, 2007).

Spezifische **Ausschlusskriterien** werden nicht genannt, es wird jedoch darauf hingewiesen, dass für eine erfolgreiche Schulung eine gewisse Lernbereitschaft der Kinder gegeben sein muss, die im Einzelfall durch belastende psychosoziale Probleme oder psychiatrische Auffälligkeiten eingeschränkt sein kann (Lange et al., 2007). In diesen Fällen wird von einer Schulung abgeraten und ein individuelles therapeutisches Vorgehen bevorzugt.

Rahmenbedingungen

Das vorgestellte Programm ist ein **standardisiertes** und vom Bundesversicherungsamt **zertifiziertes Schulungsprogramm** für Kinder mit Typ-1-Diabetes, das sowohl für die **initiale Schulung** der Kinder nach Manifestation des Diabetes als auch für **Folgeschulungen** genutzt werden kann. Initialschulungen finden i.d.R. im stationären Rahmen und häufig im Einzelsetting statt (Lange, 2001), während Folgeschulungen im ambulanten oder stationären Rahmen angeboten werden können. Die regelmäßige Schulung von Kindern ist gemäß den Leitlinien für die pädiatrische Diabetologie ein integraler Bestandteil der stationären und ambulanten Langzeitbehandlung bei Typ-1-Diabetes (Danne et al., 2008). Durchgeführt werden sollte die Schulung von einem pädiatrisch-diabetologischen **Schulungsteam**, bestehend aus einem pädiatrischen Diabetologen, einem Diabetesberater, einem Diätassistenten und einem Psychologen (bzw. Sozialarbeiter).

Der **Schulungsumfang** kann in Abhängigkeit von den Voraussetzungen der Schulungsteilnehmer (Alter, Entwicklungsstand, Lernfortschritte) variieren und beträgt im Durchschnitt 8 Schulungseinheiten sowie weitere 18 praktische Übungseinheiten (Hürter, Kordonouri, Danne & Lange, 2007; Saßmann & Lange, 2007).

Programmkonzept

Im Schulungsprogramm für Kinder mit Diabetes erläutern 2 Protagonisten, ein 10-jähriger Junge und ein 12-jähriges Mädchen, die beide an Typ-1-Diabetes erkrankt sind, die Schulungsinhalte. Vermittelt werden **kindgerechte Erklärungen** (Hürter et al., 2007)

- zu Ursachen des Diabetes,
- zur Insulintherapie,
- zur Ernährung,
- zu Stoffwechselkontrollen und
- zum Verhalten in kritischen Situationen (z. B. bei Hypoglykämien).

Bei älteren Kindern kann in der letzten Schulungseinheit zusätzlich auf die Insulindosierung bei einer intensivierten Therapie mit multiplen Injektionen pro Tag eingegangen werden.

Das in der Schulung vermittelte Wissen ist am kognitiven Entwicklungsstand der Kinder in der angesprochenen Altersgruppe orientiert. Informationen, mit denen Kinder dieses Alters noch überfordert sind, wurden absichtlich ausgespart. Die **Auswahl der Schulungsinhalte** orientierte sich an folgenden Kriterien (Hürter et al., 2007): Es werden Inhalte angesprochen, die

a) für die betroffenen Kinder im Alltag eine unmittelbare Handlungsrelevanz haben,
b) Bereiche betreffen, in denen die Kinder bereits selbstverantwortlich handeln können,
c) notwendig sind, um die Therapierationale zu verstehen,
d) evtl. auftretende Ängste und Schuldgefühle der Kinder abbauen und
e) dazu beitragen, die soziale Integration von Kindern mit Typ-1-Diabetes zu fördern.

Über die Wissensvermittlung hinaus geht es darum, den Schulungsteilnehmern die therapeutischen Fertigkeiten zu vermitteln, dieses Wissen im Alltag umsetzen zu können (Hürter et al., 2007). So regen zahlreiche Übungs- und Spielvorschläge die Kinder zur Erprobung des Gelernten an (Lange, 2001). Zur Beurteilung des Schulungsverlaufs und -erfolgs wird am Ende der Sitzungen jeweils ein **standardisierter Wissenstest** durchgeführt. Eine typische Trainingssitzung ist wie folgt aufgebaut:

Sitzungsablauf

1. **Begrüßung:** Begrüßung der Schulungsteilnehmer (variierend je nach Schulungskontext, ob ambulant oder stationär, initiale oder Folgeschulung)
2. **Inhaltliche Bausteine:** Zum Beispiel Schulungseinheit zur Wirkung von Insulin (vereinfachtes Stoffwechselmodell nach dem Motto »Insulin und Essen müssen im Körper immer gut zusammen passen, damit es Kindern mit Diabetes gut geht«)
3. **Abschluss der Sitzung:** Wissenstest und positive Rückmeldung zu individuellen Lernfortschritten

Materialien

Das Programmpaket besteht aus einem 6 Kapitel umfassenden **Spiralbuch** mit dem Titel »Diabetes-Buch für Kinder«, einer **Elternbroschüre, Notfallhinweisen**, einer **Kohlenhydrataustauschtabelle** und einem **Protokollheft** (Hürter et al., 2005). Für das Schulungsteam bietet ein »**Didaktischer Leitfaden**« Vorschläge zur Umsetzung der einzelnen Schulungseinheiten.

Evaluation

In einer multizentrisch durchgeführten Evaluationsstudie zur Prozess- und Ergebnisqualität dieses Schulungsprogramms zeigten sich sowohl **Verbesserungen der Krankheitsakzeptanz** und der **therapeutischen Fertigkeiten** als auch ein **positiver Einfluss auf medizinische Krankheitsparameter** ($n = 70$; Lange, Kinderling & Hürter, 2001). Allerdings handelt es sich hier nicht um eine Studie mit einem randomisierten Kontrollgruppendesign, das für zukünftige Evaluationsstudien wünschenswert wäre (Hermanns & Kulzer, 2008).

18.5 Jugendliche mit Diabetes – Ein Schulungsprogramm

Lange (2002)

Steckbrief

- **Problembereich:** Vermittlung therapeutischer Fertigkeiten im Umgang mit einem Typ-1-Diabetes
- **Altersbereich:** Jugendliche zwischen 12 und 18 Jahren
- **Trainingsteilnehmer:** Individuelle Schulung oder kleine, altershomogene Schulungsgruppen
- **Dauer:** Je nach Bedarf ca. 20 Schulungseinheiten, 10 praktische Übungseinheiten
- **Methode:** Wissensvermittlung, praktische Übungen, Verbesserung des Selbstwirksamkeitserlebens
- **Besonderheiten:** Schulungshefte, zertifiziertes Schulungsprogramm

Zielgruppe

Die Zielgruppe des Schulungsprogramms sind **Jugendliche zwischen dem 12. und 18. Lebensjahr**, die an einem Typ-1-Diabetes erkrankt sind. **Ausschlusskriterien** können wie beim entsprechenden Schulungsprogramm für Kinder (Hürter et al., 2005), das bereits in ► Kap. 18.4 beschrieben wurde, schwere psychische Belastungen sein, die die Informationsaufnahme behindern.

Rahmenbedingungen

Das Schulungsprogramm wird für die **initiale Schulung** der Jugendlichen nach Diagnosestellung eingesetzt, kann aber bei anderer Gewichtung der Schulungseinheiten auch für **Folgeschulungen** genutzt und im ambulanten Setting eingesetzt werden. Der **Schulungsumfang variiert** je nach Gruppenzusammensetzung und individuellen Voraussetzungen der Schulungsteilnehmer und beträgt im Durchschnitt 20 theoretische und 10 praktische Schulungseinheiten (Lange et al., 2007).

Programmkonzept

Das Schulungsprogramm für Jugendliche mit Diabetes ist **modular** aufgebaut. Neben der Vermittlung von **Grundlagenwissen** zum Krankheitsbild und zur Insulintherapie werden vorrangig Themen besprochen, die die besonderen Probleme der **Krankheitsbewältigung** in der Phase der Adoleszenz aufgreifen. So werden beispielsweise die Entwicklung von Autonomie und die Loslösung von der Familie, mögliche Veränderungen des Selbstbildes und des Selbstwertgefühls angesichts einer chronischen Erkrankung sowie die Entwicklung eigener Lebensperspektiven im persönlichen und beruflichen Bereich erörtert. Die ergänzenden **praktischen Übungen** sollen v. a. die erlebte Selbstwirksamkeit der Schulungsteilnehmer erhöhen und ihre therapeutischen Fertigkeiten verbessern. Insgesamt können – je nach Indikation – in der Schulung **bis zu 11 Themenblöcke** behandelt werden, die jeweils in entsprechenden Themenheften didaktisch aufbereitet sind:

a) 5 Themen richten sich vorwiegend an neu betroffene Jugendliche nach der Manifestation. In diesen Schulungseinheiten werden die **Grundlagen der Diabetestherapie** vermittelt (Themenhefte: »Diabetes, was nun?«; »Wie du dich selbst gut behandelst – mit Insulin!«; »Lass dir's gut schmecken! Essen und Trinken«; »So bekommst du deinen Diabetes gut unter Kontrolle! Selbstkontrollen«; »Wenn der Blutzucker mal daneben liegt. Hypoglykämie und Hyperglykämie«).
b) 2 Themen richten sich an Jugendliche, die bereits länger von der Erkrankung betroffen sind. In diesen Schulungseinheiten wird auf die **ei-**

genverantwortliche und individuelle Gestaltung der Insulintherapie eingegangen (Themenhefte: »Diabetes, was ist das genau?«; »Wie viel Insulin brauchst du?«).

c) 3 Themen greifen spezielle **Fragen aus verschiedenen Lebensbereichen** der Jugendlichen auf (Themenhefte: »Bleib fit und beweglich! Sport, Reisen und Freizeit«; »Du wirst erwachsen! Körperliche Entwicklung, Kontrazeption und Kinderwunsch«; »Was sagt das Gesetz? Berufswahl, Rechtsfragen und Führerschein«) und

d) 1 Thema sind Informationen zu den möglichen diabetesbedingten **Folgeerkrankungen** (Themenheft: »Diabetes heute und später«).

Eine Neuauflage des Schulungsprogramms für Jugendliche mit Diabetes, die derzeit in Vorbereitung ist, wird als zusätzliches Thema die **Insulinpumpentherapie** ausführlich behandeln (vgl. Lange et al., 2007). Der folgende Sitzungsablauf entspricht einer typischen Schulungseinheit:

Sitzungsablauf

1. **Einführung:** Reportage über einen Jugendlichen mit Diabetes, in der das jeweilige Schulungsthema eingeführt wird
2. **Inhaltliche Bausteine:** Zum Beispiel aus dem Themenheft »Was sagt das Gesetz?«, Gesprächsübungen und Rollenspiele zum Thema: Bewerbung um einen Ausbildungsplatz
3. **Abschluss der Sitzung:** Reflektion der Übung und persönliche Schlussfolgerungen

Materialien

Als **schulungsbegleitende Materialien** liegen zu den Themenblöcken 11 Themenhefte, die in Form von Magazinen gestaltet sind, in einem Ringeinband vor (Lange, 2002). Darüber hinaus werden den Schulungsteilnehmern eine Kohlenhydrataustauschtabelle, ein Protokollheft und Notfallhinweise, eine Elternbroschüre und eine Broschüre für Lehrer, Ausbilder und weitere Betreuer zur Verfügung gestellt. Für das Schulungsteam bietet ein »**Didaktischer Leitfaden**« Vorschläge zur Umsetzung der einzelnen Schulungseinheiten. Die Neuauflage des Schulungsprogramms wird ein weiteres Schulungsheft zur Insulinpumpentherapie enthalten (Lange et al., 2007).

Evaluation

Eine multizentrische Evaluationsstudie zeigte **positive Effekte** des Schulungsprogramms auf das **Krankheitswissen** und die **therapeutischen Fertigkeiten** von Jugendlichen ($n = 345$; Lange & Hürter, 1998), die auch nach einem Zeitraum von 1 Jahr noch feststellbar waren. Eine Evaluationsstudie, in der eine Schulungsgruppe mit einer ungeschulten, randomisierten Kontrollgruppe verglichen wird, steht allerdings noch aus. Da für diese Zielgruppe kein weiteres Schulungskonzept vorliegt, ist das Programm trotz dieses fehlenden Qualitätsnachweises vom Bundesversicherungsamt zertifiziert worden (Hermanns & Kulzer, 2008).

18.6 Schulungsprogramm für rheumakranke Kinder/Jugendliche

Arbeitskreis Patientenschulung der Deutschen Gesellschaft für Rheumatologie et al. (2000)

Steckbrief

- **Problembereich:** Verbesserung des Umgangs mit der Rheumaerkrankung
- **Altersbereich:** Kinder und Jugendliche ab 12 Jahren
- **Trainingsteilnehmer:** Schulungsgruppen von 6–8 Kindern mit juveniler idiopathischer Arthritis
- **Dauer:** 6 Module
- **Methode:** Altersgerechte Wissensvermittlung, verhaltensmedizinische Prinzipien der Schmerz- und Krankheitsbewältigung, Vermittlung therapeutischer Fertigkeiten, praktische Übungen
- **Besonderheiten:** Schulungsmaterialien; Durchführung nur durch zertifizierte Teams

Zielgruppe

Die Zielgruppe dieses Schulungsprogramms sind rheumakranke **Kinder und Jugendliche ab 12 Jahren** (Gesellschaft für Kinder- und Jugendrheumatologie, 2007), wobei das Programm bei einer didaktischen und methodischen Ausrichtung auf eine jüngere Zielgruppe auch ab dem Alter von 9 Jahren einsetzbar ist (Oppermann, 2002). Häufig wird eine **begleitende Elternschulung** angeboten.

Als **Ausschlusskriterien** für die Teilnahme an einer rheumatologischen Patientenschulung gelten das Vorliegen einer akuten Schubsituation mit deutlicher Krankheitssymptomatik, das Vorliegen einer psychischen Kontraindikation (z. B. depressive Befindlichkeit) sowie Sprachschwierigkeiten (Manschwetus, 2003).

Rahmenbedingungen

Die Schulungen finden in kinderrheumatologischen Zentren statt, in denen ein erfahrenes **interdisziplinäres Schulungsteam**, bestehend aus Kinderrheumatologen, Physiotherapeuten, Ergotherapeuten, Psychologen und Sozialarbeitern, zur Verfügung steht (Gesellschaft für Kinder- und Jugendrheumatologie, 2007). An den Schulungen beteiligte Ärzte oder Psychologen müssen nach den Qualitätsstandards der Deutschen Gesellschaft für Rheumatologie fachlich im Bereich der Rheumatologie qualifiziert sein und mindestens 5 Schulungskurse für rheumakranke Kinder und ihre Eltern durchgeführt haben, um sich als Schulungsleiter zu qualifizieren (Langer, Ehlebracht-König & Mattussek, 2000; Manschwetus, 2003).

Die Schulungen können sowohl im **stationären Setting** in Akut- und Rehabilitationskliniken als auch im **ambulanten Setting** im Rahmen von Wochenendseminaren durchgeführt werden (Oppermann, 2002). Nach Möglichkeit sollten **altershomogene Schulungsgruppen mit maximal 8 Kindern** gebildet werden (Langer et al., 2000).

Programmkonzept

Das Schulungsprogramm für rheumakranke Kinder und Jugendliche wurde vom Arbeitskreis Patientenschulung der »Deutschen Gesellschaft für Rheumatologie« in multizentrischer und interdisziplinärer Zusammenarbeit entwickelt (Oppermann, 2002). Die Schulung verfolgt das Ziel, Kinder und Jugendliche, die an einer juvenilen idiopathischen Arthritis (JIA) erkrankt sind, über das Krankheitsgeschehen zu informieren und sie zu einem aktiven Krankheitsverhalten zu befähigen. Im Vordergrund steht dabei die Vermittlung praktischer, therapeutischer Fertigkeiten (z. B. Gelenkschutzregeln, physiotherapeutische Übungen, Entspannungsübungen, Schmerzbewältigungstechniken), um das **Selbstmanagement** der Patienten zu verbessern (Langer et al., 2000). Im Hinblick auf die psychosozialen Langzeitfolgen der JIA hat es sich als günstig erwiesen, wenn die betroffenen Kinder und Jugendlichen im Verlauf ihrer Erkrankung angemessene Strategien zur Krankheits- und Schmerzbewältigung entwickeln (Petermann & Wiedebusch, 2005).

18

Das Schulungsprogramm basiert auf **6 Modulen** zu folgenden Bereichen (Arbeitskreis Patientenschulung der Deutschen Gesellschaft für Rheumatologie et al., 2000; Illhardt, Wersing & Ganser, 2007; Gesellschaft für Kinder- und Jugendrheumatologie, 2007):

1. **»Was bedeutet Rheuma beim Kind?«** In diesem Modul werden die Krankheitsbilder des rheumatischen Formenkreises, mögliche Krankheitsursachen und -einflüsse sowie die Anzeichen eines Krankheitsschubs erläutert. Die Schulungsteilnehmer sollen einen Einblick in verschiedene Krankheitsformen bekommen und ihr eigenes Krankheitsbild den Erkrankungen des rheumatischen Formenkreises zuordnen können. Des Weiteren wird eine Einführung in die Anatomie der Gelenke und das Immunsystem gegeben und der Zweck verschiedener diagnostischer Maßnahmen erklärt.
2. **»Wie wird Rheuma beim Kind behandelt?«** Das Spektrum der vielfältigen Therapiemöglichkeiten bei JIA ist Thema dieses Moduls, wobei ein Schwerpunkt auf der medikamentösen Therapie liegt. Durch die Förderung des Verständnisses für die Wirkmechanismen therapeutischer Maßnahmen und den Abbau von Behandlungsängsten soll die Compliance der Schulungsteilnehmer verbessert werden.
3. **»Rheuma braucht Bewegung – Physiotherapie bringt's!«** Dieses Modul soll die Wirkmechanismen krankengymnastischer Übungen verdeutlichen und bei den Kindern und Jugendlichen diesbezügliche therapeutische Fertigkeiten aufbauen und stärken. Einleitend werden der Aufbau und die Funktion von Gelenken erläutert und darauf basierend Möglichkeiten zur Überprüfung der Gelenkbeweglichkeit sowie zur Vermeidung von Schonhaltungen und Fehlstellungen vorgestellt. Weitere Themen sind geeignete Freizeitsportarten und häusliche physiotherapeutische Übungen. Die Schulungsteilnehmer lernen in praktischen Übungen die vermittelten Techniken selbständig anzuwenden.
4. **»Ergo fürs Ego – wie kann ich Ergotherapie für mich nutzen?«** Den Schulungsteilnehmern wer-

den in diesem Modul anhand konkreter Beispiele Gelenkschutzregeln vermittelt, die Fehlhaltungen vorbeugen sollen. In praktischen Übungen lernen die Kinder und Jugendlichen, diese Regeln bei alltäglichen Bewegungsabläufen zu beachten. Des Weiteren werden ergotherapeutische Hilfsmittel vorgestellt.

5. »**Anregungen zur Krankheitsbewältigung.**« In diesem Modul werden psychologische Themen, die im Kontext der Krankheitsbewältigung bedeutsam sind, behandelt. So geht es beispielsweise um die Belastungsbewältigung (Coping), die Nutzung personaler und familiärer Ressourcen sowie Methoden der Schmerzbewältigung. Zu allen Themen wird ein Erfahrungsaustausch der Schulungsteilnehmer angeregt.
6. »**Alltagsbewältigung und sozialrechtliche Fragen.**« Im letzten Modul geht es vorrangig um krankheitsbedingte Probleme und die soziale Integration der Kinder und Jugendlichen in Freizeit und Schule. In Schulungsgruppen mit Jugendlichen werden auch die Berufsplanung und der Übergang in die berufliche Ausbildung sowie sozialrechtliche Themen, wie beispielsweise die Beantragung eines Schwerbehindertenausweises, angesprochen.

In einer häufig stattfindenden begleitenden **Elternschulung** werden zusätzlich Inhalte behandelt, die über die Themen der Kinderschulung hinausgehen; so beispielsweise der Umgang mit der JIA in besonderen Situationen, wie etwa bei akuten Erkrankungen oder im Urlaub und weiterführende sozialrechtliche Fragen.

Während die Schulungsinhalte durch das vorliegende Programm des Arbeitskreises Patientenschulung der Deutschen Gesellschaft für Rheumatologie et al. (2000) bundesweit vereinheitlicht wurden, variiert die Art der Durchführung in den verschiedenen kinderrheumatologischen Zentren. Die Schulungsteams sind angehalten, die **Didaktik und Methodik** der Patientenschulung an das jeweilige Alter beziehungsweise den Entwicklungsstand der Teilnehmer anzupassen. Je jünger die teilnehmenden Kinder sind, desto häufiger sollten in der methodischen Gestaltung spielerische Elemente und anschauliche Modelle (z. B. Rollenspiele, Zeichnen, Lernen anhand von Symbolen, Einsatz plastischer Gelenkmodelle) zum Einsatz kommen (Oppermann, 2002). Zur Vertiefung des vermittelten Krankheits- und Therapiewissens werden die Schulungsthemen jeweils in einer anderen Sitzung wiederholt. Außerdem können die Kinder die erlernten therapeutischen Fertigkeiten im Verlauf der Schulung unter physio- und ergotherapeutischer Anleitung einüben. Eine typische Trainingssitzung ist wie folgt aufgebaut:

Sitzungsablauf

1. **Begrüßung und Wiederholung:** Begrüßung der Schulungsteilnehmer und kurze Wiederholung der Schulungsinhalte der letzten Sitzung
2. **Inhaltliche Bausteine (z. B. Modul 2):** Verschiedene Therapiemöglichkeiten bei JIA werden vorgestellt, wobei schwerpunktmäßig auf die medikamentöse Behandlung eingegangen wird. Zur Veranschaulichung der Wirkmechanismen einzelner Medikamentengruppen und als Erinnerungshilfe werden Tiersymbole eingeführt, nämlich
   - das Nilpferd für die Basismedikamente
   - der Tiger für das Cortison
   - die Maus für Entzündungshemmer und
   - der Schmetterling für ergänzende Medikamente
3. **Abschluss der Sitzung:** Ausblick auf die nächste Schulungseinheit, Verabschiedung

Materialien

Für die Durchführung der Schulung steht ein Ringordner mit **Schulungsmaterialien** zu den 6 Modulen zur Verfügung (Arbeitskreis Patientenschulung der Deutschen Gesellschaft für Rheumatologie et al., 2000). Eine überarbeitete Version der Schulungsmaterialien ist derzeit in Vorbereitung.

Evaluation

Das Schulungsprogramm wurde während der Entwicklungsphase in 6 kinderrheumatologischen Zentren evaluiert und entspricht den Qualitätsstandards für rheumatologische Patientenschulungen der Fachgesellschaft (Oppermann, 2002). Eine Evaluation des Programms in einem Kontrollgruppenvergleich liegt bisher allerdings nicht vor. Süß (2003) konnte an einer kleinen Stichprobe zeigen, dass sich der **Wissensstand** 6- bis 10-jähriger, rheumakranker Kinder durch eine Schulungsmaßnahme, in der vorrangig Krankheits- und Behandlungswissen vermittelt wurde, im Vergleich zu einer Kontrollgruppe signifikant verbesserte.

Fazit und Ausblick

Mittlerweile liegen für die verschiedenen Krankheitsbilder bereits **systematische Reviews** vor, die die Wirksamkeit von psychologischen Programmen auch im Hinblick auf eine verminderte Symptomatik zeigen (Barlow & Ellard, 2004; McQuaid & Nassau, 1999). So untersuchten Plante, Lobato und Engel (2001) 125 Studien, die Gruppenprogramme für chronische Erkrankungen für unterschiedliche Krankheitsbilder wie Asthma, zystische Fibrose, Krebs, Epilepsie oder auch Adipositas anboten. Die Programme wurden – nach den formulierten Zielen und Methoden – in verschiedene Gruppen (emotionale Unterstützung, Psychoedukation, Adaptation/Fertigkeitsaufbau oder Symptomreduktion) eingeteilt. Dabei erwiesen sich die Programme, die sich auf Adaptation/Fertigkeitsaufbau konzentrierten, als gut etabliert ebenso wie die Programme, die sich der Symptomreduktion widmeten. Für den Bereich der emotionalen Unterstützung und Psychoedukation lagen keine ausreichenden Befunde aus gut kontrollierten Studien vor. Eine **Metaanalyse** von Kahana, Drotar und Frazier (2008) konzentrierte sich auf psychologische Programme, die explizit die **Compliance** verbessern wollten. Im Ergebnis zeigte sich für die 70 einbezogenen Studien eine mittlere Effektstärke für **verhaltenstherapeutische Ansätze** ($d = .54$) und **Ansätze, die auf mehreren Komponenten beruhen** ($d = .51$), während sich auch hier die rein edukativen Ansätze als weniger wirksam erwiesen.

Der Bedarf gerade an kontrollierten, randomisierten Studien zur Untersuchung der Wirksamkeit von Patientenschulungen ist sicherlich noch sehr groß. Dies gilt insbesondere auch für die Frage der differenziellen Indikation und Wirksamkeit. Das heißt für welche Alters- und Geschlechtsgruppen, ab welchem Schweregrad und bei welcher psychosozialen Belastung ist welches Trainingsprogramm angebracht. Die bislang vorliegenden Studien deuten jedoch eindeutig darauf hin, dass gerade verhaltensorientierte und multimodale Programme in der Lage sind, nicht nur die psychosoziale Befindlichkeit der Kinder zu steigern, sondern auch positive Veränderungen der Compliance und des Gesundheitszustandes zu erzielen.

Gerade für die seltenen und progredienten Krankheitsbilder lässt sich feststellen, dass oftmals noch keine standardisierten Schulungsprogramme vorliegen; für einige Bereiche existiert nur ein einziges Schulungsprogramm – auch hier besteht noch deutlicher Entwicklungsbedarf. Wünschenswert ist für die Zukunft, dass die Wirkfaktoren von Patientenschulungsprogrammen systematischer untersucht werden, um Aussagen über notwendige und vielleicht auch hinreichende Programmelemente zu erhalten. In einigen Bereichen muss darüber hinaus nachgedacht werden, wie sich sog. **Booster-Sessions** (Auffrischungssitzungen) zur Förderung der Nachhaltigkeit gestalten und implementieren lassen.

Literatur

Arbeitskreis Patientenschulung der Deutschen Gesellschaft für Rheumatologie (Arbeitsgruppe Kinder-Rheumatologie), Deutsche Rheuma-Liga Bundesverband e.V. & Merck KGaA Darmstadt (Hrsg.). (2000). *Das rheumakranke Kind. Ein Schulungsprogramm in 6 Modulen für rheumakranke Kinder/Jugendliche und deren Eltern*. Darmstadt: Merck.

Barlow, J. H. & Ellard, D. R. (2004). Psycho-educational interventions for children with chronic disease, parents and siblings: An overview of the research evidence base. *Child, Care, Health and Development, 30*, 637–645.

Bundesärztekammer et al. (Hrsg.). (2008). *Nationale Versorgungsleitlinie Asthma*. Langfassung, Version 1.4. www.versorgungsleitlinien.de/themen/asthma/pdfnvl_asthma_lang.pdf (Zugriff am 20.07.2008).

Danne, T., Beyer, P., Etspüler, J., Heidtmann, B., Holl, R. W., Holterhus, P. M., Kiess, W., Knerr, I., Kardonouri, O., Lange, K., Lepler, R., Marg, W., Näke, A., Neu, A., Petersen, M. & Ziegler, R. (2008). Diabetes mellitus im Kindes- und Jugendalter. *Diabetologie, 3* (Suppl. 2), 181–185.

Denecke, H. & Kröner-Herwig, B. (2000). *Kopfschmerztherapie mit Kindern und Jugendlichen. Ein Trainingsprogramm. Göttingen*: Hogrefe.

Gesellschaft für Kinder- und Jugendrheumatologie (2007). *Informationen zu Eltern-/Patientenschulungen*. www.agkjr.de/schulung.html (Zugriff am 24.06.2008).

Hermanns, N. & Kulzer, B. (2008). Diabetesschulung – ein kritischer Überblick. *Diabetologe, 4*, 209–226.

Hürter, P., Jastram, H. U., Regling, B., Toeller, M., Lange, K., Weber, B., Burger, I. & Haller, R. (2005). *Diabetes bei Kindern: ein Behandlungs- und Schulungsprogramm* (3. Aufl.). Mainz: Kirchheim.

Hürter, P., Kordonouri, O., Danne T. & Lange, K. (2007). *Kompendium pädiatrische Diabetologie*. Berlin: Springer.

Illhardt, A., Wersing, K. & Ganser, G. (2007). Krankheitsbewältigung im Alltag. In N. Wagner & G. Dannecker (Hrsg.), *Pädiatrische Rheumatologie* (S. 565–586). Berlin: Springer.

Kahana, S., Drotar, D. & Frazier, T. (2008). Meta-analysis of psychological interventions to promote adherence to treatment in pediatric chronic health conditions. *Journal of Pediatric Psychology, 33*, 590–611.

Kamtsiuris, P., Atzpodien, K., Ellert, U., Schlack, R. & Schlaud, M. (2007). Prävalenz von somatischen Erkrankungen bei Kindern und Jugendlichen in Deutschland. *Bundesgesundheitsblatt – Gesundheitsforschung – Gesundheitsschutz, 50*, 686–700.

Kröner-Herwig, B. & Denecke, H. (2002). Cognitive-behavioral therapy of pediatric headache. Are there differences in efficacy between a therapist-administered group training and a self-help format? *Journal of Psychosomatic Research, 53*, 1107–1114.

Lange, K. (2001). Diabetesschulung in der Pädiatrie. *Psychomed, 13*, 11–18.

Lange, K. (2002). *Jugendliche mit Diabetes: ein Schulungsprogramm*. Mainz: Kirchheim.

Lange, K. & Hürter, P. (1998). Effekte einer strukturierten Diabetesschulung für Jugendliche auf Stoffwechsel, Wissen, Wohlbefinden und Selbständigkeit – Ergebnisse einer multizentrischen Studie (Abstract). *Diabetes und Stoffwechsel, 7* (Suppl. 1), 62.

Lange, K., Kinderling, S. & Hürter, P. (2001). Eine multizentrische Studie zur Prozess- und Ergebnisqualität eines strukturierten Schulungsprogramms. *Diabetes und Stoffwechsel, 10*, 59–65.

Lange, K., Sassmann, H., von Schütz, W., Kordonouri, O. & Danne, T. (2007). Prerequisites for age-appropriate education in type 1 diabetes: A model programme for paediatric diabetes education in Germany. *Pediatric Diabetes, 8* (Suppl. 6), 63–71.

Langer, H. E., Ehlebracht-König, I. & Mattussek, S. (2000). Qualitätsstandards der Deutschen Gesellschaft für Rheumatologie für die rheumatologische Patientenschulung. *Zeitschrift für Rheumatologie, 59*, 272–290.

Lavigne, J. V. & Faier-Routman, J. (1992). Psychological adjustment to pediatric physical disorders: A meta-analytic review. *Journal of Pediatric Psychology, 17*, 133–157.

Lavigne, J. V. & Faier-Routman, J. (1993). Correlates of psychological adjustment to pediatric physical disorders: A meta-analytic review and comparison with existing models. *Developmental and Behavioral Pediatrics, 14*, 117–123.

Manschwetus, H. (2003). Qualitätsstandards und Zertifizierungen der Patientenschulung in der Rheumatologie. *Zeitschrift für Rheumatologie, 62* (Suppl. 2), 21–23.

McQuaid, E. L. & Nassau, J. H. (1999). Empirically supported treatments of disease-related symptoms in pediatric psychology: Asthma, diabetes, and cancer. *Journal of Pediatric Psychology, 24*, 305–328.

Oppermann, J. (2002). Patientenschulung bei rheumakranken Kindern. *Aktuelle Rheumatologie, 27*, 259–263.

Petermann, F. & Wiedebusch, S. (2001). Patientenschulung mit Kindern: Wie lassen sich subjektive Krankheits- und Behandlungskonzepte berücksichtigen? *Kindheit und Entwicklung, 10*, 13–27.

Petermann, F. & Wiedebusch, S. (2005). Psychosoziale Aspekte der juvenilen chronischen Arthritis. In P. F. Schlottke, S. Schneider, R. Silbereisen & G. W. Lauth (Hrsg.), *Enzyklopädie der Psychologie, Bd. 6. Störungen im Kindes- und Jugendalter – Verhaltensauffälligkeiten* (S. 155–181). Göttingen: Hogrefe.

Plante, W. A., Lobato, D. & Engel, R. (2001). Review of group interventions for pediatric chronic conditions. *Journal of Pediatric Psychology, 26*, 435–453.

Rodenburg, R., Stams, G. J., Meijer, A. M., Aldenkamp, A. P. & Dekovic, M. (2005). Psychopathology in children with epilepsy: A meta-analysis. *Journal of Pediatric Psychology, 3*, 453–468.

Saßmann, H. & Lange, K. (2007). Diabetesschulung im Kindes- und Jugendalter. *Diabetologe, 3*, 349–356.

Scheewe, S., Warschburger, P., Clausen, K., Skusa-Freeman, B. & Petermann, F. (1997). *Neurodermitis-Verhaltenstrainings für Kinder, Jugendliche und ihre Eltern*. München: MMV-Quintessenz.

Staab, D., Diepgen, T. L., Fartasch, M., Kupfer, J., Lob-Corzilius, T., Ring, T., Scheewe, S., Scheidt, R., Schmid-Ott, G., Schnoppi, C., Szczepanski, R., Werfel, T., Wittenmeier, M., Wahn, K. & Gieler, K. (2006). Age related, structured educational programmes for the management of atopic dermatitis in children and adolescents: Multicentre, randomised controlled trial. *British Medical Journal, 332*, 933–938.

Stein, R. E. K., Bauman, L. J., Westbrook, L. E., Coupey, S. M. & Ireys, H. T. (1993). Framework for identifying children who have chronic conditions: The case for a new definition. *Journal of Pediatrics, 122*, 342–347.

Süß, G. B. (2003). Krankheitskonzepte und Patientenschulung bei juveniler chronischer Arthritis. *Monatsschrift Kinderheilkunde, 151*, 738–744.

Van der Lee, J. H., Mokkink, L. B., Grootenhuis, M. A., Heymans, H. S. & Offringa, M. (2007). Definitions and measurement of chronic health conditions in childhood: A systematic review. *Journal of American Medical Association, 297*, 2741–2751.

Varni, J. W., Limbers, C. A. & Burwinkle, T. M. (2007). Impaired health-related quality of life in children and adolescents with chronic conditions: A comparative analysis of 10 disease clusters and 33 disease categories//severities utilizing the PedsQL™ 4.0 Generic Core Scales. *Health and Quality of Life Outcomes, 5*, 43–57.

Warschburger, P. (1996). *Psychologie der atopischen Dermatitis im Kindes- und Jugendalter*. München: MMV-Quintessenz.

Warschburger, P. (2000a). *Chronisch kranke Kinder und Jugendliche – Psychosoziale Belastungen und Bewältigungsanforderungen*. Göttingen: Hogrefe.

Warschburger, P. (2000b). Chronisch kranke Kinder und Jugendliche: Spezifische Anforderungen an die psychosoziale Versorgungssituation. In M. Härter & F. Koch (Hrsg.), *Implementierung psychosozialer Dienste im Krankenhaus* (S. 243–259). Göttingen: Hogrefe.

Werfel, T., Lotte, C., Scheewe, S. & Staab, D. mit den Teilnehmern des Modellvorhabens »Neurodermitisschulung« des Bundesministeriums für Gesundheit und der Gesetzlichen Krankenkassen (Hrsg.). (2008). *Manual Neurodermitisschulung*. München: Dustri.

Förderung des Umgangs mit kritischen Lebensereignissen

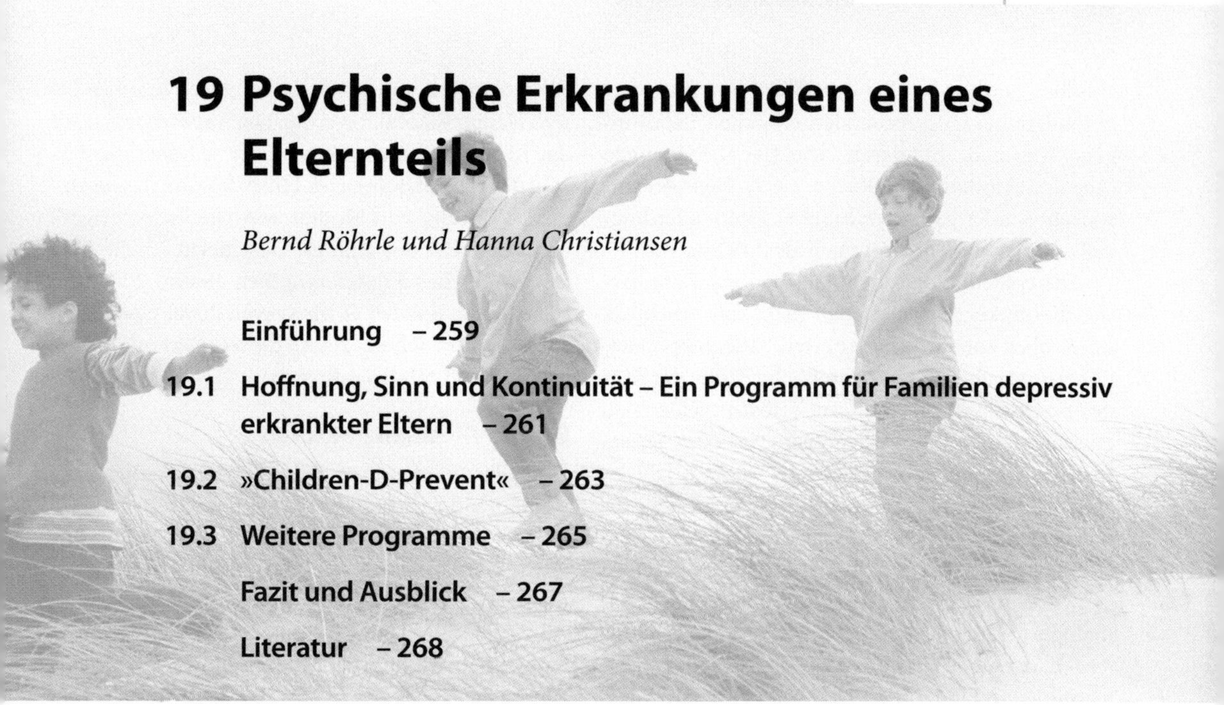

19 Psychische Erkrankungen eines Elternteils

Bernd Röhrle und Hanna Christiansen

Einführung

Das Zusammenleben mit psychisch erkrankten Eltern stellt ein quantitativ und qualitativ beachtliches **Risikopotenzial** für einen ungünstigen Entwicklungsverlauf dar und für die Wahrscheinlichkeit der Kinder, selbst psychisch zu erkranken (Lenz, 2007; 2008; Zobel, 2006). Die Folgen dieser Belastung sind sehr unterschiedlich und entsprechend facettenreich sind die bestehenden Interventionen, die entwickelt wurden, um diesem Risikopotenzial zu begegnen (Sharpe & Rossiter, 2002).

Epidemiologische Hinweise: Anzahl psychisch kranker Eltern

Nach Lenz (2005) liegt die Prävalenz psychisch kranker Eltern über verschiedene Studien hinweg **zwischen 9 und 61%**. Legt man die Zahl der Familien und die Raten psychisch Erkrankter nach Angaben des Statistischen Bundesamtes (2006) und des Bundesgesundheitssurveys (Wittchen, 2000) zugrunde, so kann man mit 3,8 Mio. betroffenen Kindern und Jugendlichen rechnen.

Auswirkungen auf Kinder psychisch kranker Eltern

Die unmittelbaren Folgen für Kinder durch eine psychische Erkrankung eines Elternteils sind **Einsamkeit, Desorientierung und Angst** (Aldridge, 2006). Sie fühlen sich u. a. alleine gelassen, wenig unterstützt und angeleitet, diskriminiert, durch übertragene Aufgaben überlastet, in familiären Konflikten zerrissen, in Abhängigkeits- und Unabhängigkeitskonflikten zerrieben. Bei den Eltern zeigen sich Scham, Überforderung, Schweigen (Familiengeheimnis), Verleugnung oder Krankheitsfixierung, Rückzug/Isolation, Anklammern, Überreaktionen und Resignation.

Werden die Eltern nicht adäquat versorgt und schließt die Versorgung das Kind nicht mit ein, kann es zu einem **erhöhten Risiko** für diese Kinder kommen, selber eine psychische Störung zu entwickeln. Nach verschiedenen Autoren zeigen sich bei den Kindern Entwicklungsdefizite, geringere intellektuelle Kompetenzen (niedrigere verbale Intelligenz durch schlechtere Förderung), Schul- und Leistungsprobleme, Verhaltensprobleme (insbesondere Angststörungen), Depression und Substanzmissbrauch (Goodman & Tully, 2008; Hall, 2004; Lenz, 2007; Nicholson, Cooper, Freed & Isaacs, 2008). Zudem kann es zur Ausbildung der gleichen psychischen Störung wie bei den Eltern kommen, insbesondere bei entsprechenden erblichen Belastungen, wie z. B. bipolaren affektiven Störungen (Lapalme, Hodgins & LaRoche, 1997). Häufiger entwickeln Kinder psychisch kranker Eltern allerdings vollkommen andere Störungen als ihre Eltern.

Die epidemiologischen Angaben zur Zahl psychisch kranker Eltern streuen nicht nur erheblich, sie beruhen zudem auf selegierten Patientenpopulationen und geben so das tatsächliche Risiko der Kinder psychisch kranker Eltern, selbst psychisch zu erkranken, nicht hinreichend genau wieder. Dieses Risiko ist exakter in 3 vorliegenden **Meta-Analysen** erfasst. Alle 3 berichten erwartungsgemäß über inhomogene Datensätze. Bei Connell und Goodman (2002) ergaben sich in Hinsicht auf Zusammenhänge zwischen väterlicher bzw. mütterlicher Psychopathologie und kindlichen externalisierenden und internalisierenden Verhaltensproblemen kleine Effektstärken (*r*) in Höhe von .14–.18. Das heißt, dass die Problemverhaltensweisen der Kinder zwar mit der elterlichen Psychopathologie zusammenhängen, dies aber nicht in einem hohen Maße. **Höhere Zusammenhänge** lassen sich für geschlechtshomogene Gruppen finden. Ist die biologische Abstammung der Kinder von ihren Eltern eindeutig, verbessern sich die Maße für Zusammenhänge zwischen elterlicher und kindlicher Psychopathologie weiter und liegen dann im mittleren Bereich. Zusammenhänge von $r = .27–.32$ konnten gefunden werden (Lenz & Schulz, 2008; Kane & Garber, 2004).

Risikofaktoren

Die Stärke des Zusammenhangs zwischen elterlicher Erkrankung und dem Befinden der Kinder hängt, wie dies die oben angeführten Meta-Analysen schon zeigten, von einer Reihe von **Moderatoren**, d. h. auch von Risikofaktoren ab. Es kann also nicht direkt von einer psychischen Erkrankung der Eltern auf Auffälligkeiten der Kinder geschlossen werden. Gewalterfahrungen, materielle Not/Armut, niedriges Bildungsniveau, mangelnde oder belastende Sozialkontakte, belastende Lebensereignisse, Störungen der Eltern-Kind-Beziehung/negative Erziehungsstile (»High Expressed Emotion«, »Emotional Overinvolvement«), Partnerschaftsprobleme (konflikthafte Paarbeziehungen, Trennung, Scheidung) und Alkoholkonsum in der Schwangerschaft (fetales Alkoholsyndrom) stellen bei der Entstehung psychischer Erkrankungen von Kindern psychisch kranker Eltern Hauptrisikofaktoren dar. Die Auswirkungen auf das Kind sind umso gravierender, je höher die Anzahl der Risikofaktoren ist. Hinzu kommt die zusätzliche Wirkung von **Mediatoren** wie »schwieriges« Temperament des Kindes, Geschlecht (mehr Jungen), Alter des Kindes zwischen 15 und 20 Jahren (Gladstone, Boydell & McKeever, 2006; Goodman, 2007; Lenz & Schulz, 2008), die das Erkrankungsrisiko indirekt mit beeinflussen.

Schutz-/Resilienzfaktoren

Demgegenüber stehen Schutz- bzw. Resilienzfaktoren, die das Erkrankungsrisiko mindern können (Gladstone et al., 2006; Lenz, 2007). Auf **Seiten des Kindes** zählen ein robustes, aktives und kontaktfreudiges Temperament, emotionale Einfühlungs- und Ausdrucksfähigkeit sowie gute soziale Problemlösefähigkeiten, mindestens durchschnittliche Intelligenz, Selbstvertrauen, ein positives Selbstwertgefühl und Überzeugungen der Selbstwirksamkeit zu den Schutzfaktoren. Hinzu kommen eine ausreichende alters- und entwicklungsadäquate Aufklärung der Kinder über die Erkrankung. **Elterlicherseits** stellen die angemessene Behandlung des erkrankten Elternteils sowie ein adäquater Umgang beider Eltern mit der Krankheit, eine emotional sichere Bindung zu mindestens einer primären Bezugsperson, ein emotional positives, zugewandtes, akzeptierendes und zugleich angemessen forderndes, kontrollierendes und stabiles **Erziehungs- und Familienklima** sowie eine trotz der Erkrankung gute Paarbeziehung der Eltern wichtige Resilienzfaktoren dar. Ein stabiles, tragfähiges und Sicherheit vermittelndes **soziales Netzwerk** hat sich als ein wichtiger außerfamiliärer Schutzfaktor erwiesen.

Zum Stellenwert frühzeitiger Prävention und Intervention

Um diesen Risikopotenzialen zu begegnen, wurden zahlreiche und z. T. sehr **unterschiedliche Interventionen** entwickelt, welche sich die zentralen Schutzfaktoren zu Nutze machen (Beardslee, Hosman, Solantaus, van Doesum & Cowling, in Druck; Cuijpers, 2005; Deneke, Beckmann & Dierks, 2008; Emshoff & Price, 1999; Fraser, James, Anderson, Lloyd & Judd, 2006; Goodman & Tully, 2008; Göpfert, Webster & Nelki, 2004; Hinden, Biebel, Nicholson, Henry & Katz-Leavy, 2006; Lenz, 2007; 2008; Mowbray &

Oyserman, 2003; Nicholson et al. 2008; Oyserman & Mowbray, 2003; Oyserman, Mowbray & Zemencuk, 1994). Formal lassen sich kind- oder elternzentrierte Programme sowie bifokal angelegte Programme unterscheiden. **Gemeinsame Komponenten** dieser präventiven Maßnahmen sind:

- **Screenings**, um das Risiko und die Versorgungssituation der Kinder abzuschätzen.
- **Edukation** über Ursachen und Erscheinungsbilder der jeweiligen elterlichen Erkrankung, aber auch über die Risiken für die Kinder und entsprechende Hilfsmöglichkeiten, um Gefühle der Hilflosigkeit abzubauen.
- **Innerfamiliäre Entlastungen** durch Trainings in Stressbewältigung, Stärkung der Erziehungskompetenzen, Verbesserung des kommunikativen Milieus, Familienhilfen, Aufbau eines familienexternen Betreuungssystems (z. B. Patenschaften) und schulische Unterstützungen.
- Unterstützung beim **Umgang mit Gefühlen**, insbesondere beim Ausleben und Abbau von Ängsten und Schuldgefühlen, auch durch Aufbau positiven Selbstwerterlebens (z. B. auch im Rahmen erlebnispädagogischer Maßnahmen).
- Intensivierung **familienexterner Kontakte** und **Aktivierung anderer Ressourcen**, um eine familiäre Dezentrierung und größere Autonomie der Kinder zu erreichen.
- **Therapie, Frühintervention und Rückfallprophylaxe** bei den Eltern, auch mit Einbezug der Kinder als Angehörige.
- **Strukturelle Maßnahmen** zur Stabilisierung der Situation der betroffenen Familien durch Aufnahme der Kinder in die Behandlungseinrichtungen, die von den Eltern genutzt werden, Qualifizierung behandelnder Teams im Umgang mit der familiären Problematik, Vernetzung aller beteiligter Einrichtungen (auch Schulen), bis hin zum Entzug des Sorgerechts und der damit einhergehenden notwendigen Hilfemaßnahmen.

Maßnahmen dieser Art wurden in zahlreichen Studien, allerdings selten auf randomisierten Untersuchungsplänen basierend, evaluiert. Es zeigten sich eine **Reihe wünschenswerter Effekte**. Darunter fällt, dass eine Psychotherapie der Eltern auch dem Wohlergehen der Kinder dient. Unterstützende Maßnahmen für die Eltern halfen, die Eltern in einem ambulanten Setting zu halten und so die Interaktion zu den Kindern aufrechterhalten zu können. Die Inanspruchnahme von psychosozialen Diensten nahm ab, die Erziehungssituation für die Kinder besserte sich und es kam auch nachweislich zu Entwicklungsvorteilen der entsprechend betreuten Kinder (zur zusammenfassenden Effektivität der Maßnahmen vgl. Christiansen & Röhrle, in Vorbereitung).

Zu den vielversprechenden Interventionen, da angemessen evaluiert, gehören die im Folgenden dargestellten Programme. Die Forschergruppe um Beardslee hat in 4 Phasen ein bifokales Interventionsprogramm für Kinder depressiv erkrankter Eltern entwickelt, wobei Phase 4 der Implementierung einer umfangreichen und randomisierten Effektivitätsstudie galt. Die zweite vorzustellende Arbeit basiert auf diesem Programm, richtet sich aber vornehmlich an die Kinder depressiv erkrankter Eltern und ist das erste, quasi-experimentell abgesicherte, manualisierte deutschsprachige Programm auf diesem Gebiet.

19.1 Hoffnung, Sinn und Kontinuität – Ein Programm für Familien depressiv erkrankter Eltern

Beardslee (in Druck)

Steckbrief

- **Problembereich:** Prävention psychischer Störungen bei Kindern affektiv erkrankter Eltern auf primärer, sekundärer und tertiärer Ebene
- **Altersbereich:** Kinder zwischen 9 und 14 Jahren und ihre Eltern
- **Trainingsteilnehmer:** Familien – affektiv erkrankte(s) und gesundes Elternteil(e) und deren Kinder
- **Dauer:** Variable Anzahl an Sitzungen, durchschnittlich werden 6–8 angestrebt
- **Methode:** Psychoedukative, familienzentrierte Kurzzeitintervention mit nachfolgendem Langzeit-Follow-up
- **Besonderheiten:** Manual für Erst- und Follow-up-Intervention, Arbeitsmaterialien, Adaptation für unterschiedliche kulturelle Settings

Zielgruppe

Das Programm richtet sich an Kinder im Alter **zwischen 9 und 14 Jahren**, deren **Eltern an affektiven Störungen**, insbesondere Depressionen erkrankt sind. Eingebunden sind auch die Eltern der Kinder. Der Altersbereich wurde aufgrund eines erhöhten Risikos für affektive Erkrankungen in der mittleren Adoleszenz gewählt. **Kontraindikationen** sind akute Krisen. Die primäre Arbeit des Präventionsprogramms sollte dementsprechend zu einem Zeitpunkt durchgeführt werden, an dem die Familie nicht mit der Bewältigung einer akuten Krise beschäftigt ist.

Rahmenbedingungen

Das Programm wird **familienzentriert** in **6–8 Sitzungen** durchgeführt. Es finden sowohl Einzelinterviews mit Eltern und Kindern sowie Familientreffen statt. Die Treffen finden entweder in der Wohnung der Familie oder in der Praxis des Interventionsleiters statt. Die aufsuchende Intervention (Hausbesuche) ist eine wichtige Komponente in der Arbeit mit affektiv erkrankten Familien, insbesondere wenn Kinder erreicht werden sollen.

Programmkonzept

Das Programm verfolgt 7 **zentrale Ziele:**

a) Unterrichtung der Eltern über Depression sowie diesbezüglich Risiko- und Resilienzfaktoren für Kinder.
b) Hilfe beim Verständnis von Resilienz und ihrer Förderung bei den eigenen Kindern.
c) Hilfe beim Erkennen der gegenwärtigen Bedürfnisse der Kinder und Beratung über mögliche Maßnahmen für den Fall einer Zuspitzung der Schwierigkeiten.
d) Hilfe beim Planen der eigenen Zukunft.
e) Hilfe beim Entwickeln neuer Strategien der Kommunikation über die Erkrankung und damit in Zusammenhang stehenden Schwierigkeiten.
f) Entwicklung neuer Verhaltensweisen und Einstellungen der Erkrankung gegenüber.
g) Entwicklung grundlegender neuer Bewältigungsstrategien zur Erhöhung der Resilienz und Verbesserung der Kommunikation.

Therapeutisch wird ein partnerschaftliches Verhältnis zwischen dem Therapeuten und den teilnehmenden Familien angestrebt. Auf diese Weise sollen die Familien zur Selbsthilfe und dem Ausbau eigener Fähigkeiten und Fertigkeiten angeleitet werden, die zukünftig ihre Coping-Fertigkeiten verbessern. In 7, bei Bedarf auch 8 Sitzungen werden mit der Familie die folgenden Themenbereiche bearbeitet:

1. **Einführung, Elterngeschichte und Übereinkunft:** Interventionsrahmen wird abgesteckt, die Familiengeschichte sowie das Hauptanliegen der Familie wird erhoben; Erarbeitung von Interventionszielen; Ausgabe Interventionsmaterialien; Etablierung der therapeutischen Allianz sowie Entbindung von der Schweigepflicht gegenüber Vorbehandlern.
2. **Krankheitsspezifische Erfahrungen und Psychoedukation:** Rückblick auf die 1. Sitzung; Zusammenfassung der Krankheitsgeschichte des erkrankten Elternteils; Sicht des gesunden Elternteils auf die Erkrankung des Partners; kognitiv-psychoedukative Komponente; elterliche Perspektive auf das Funktionsniveau des Kindes.
3. **Sitzung mit dem Kind:** Ziele der Intervention kindgerecht erklären; kindliches Funktionsniveau und Verständnis der elterlichen Erkrankung erfassen; Erfragung von Anliegen und Fragen, die in der Familiensitzung besprochen werden sollen.
4. **Planung des Familientreffens:** Darstellung der Einschätzung des kindlichen Funktionsniveaus; Besprechung der vom Kind thematisierten Fragen; Planung der Familiensitzung.
5. **Familiensitzung:** Darstellung von Informationen über Depression und Resilienz; Moderation einer Diskussion über die Erkrankung.
6. **Zusammenfassender Überblick und Pläne für die Zukunft:** Eindrücke der Eltern und Kinder; Besprechung möglicher Unklarheiten; Betonung, dass Intervention der Beginn eines Prozesses ist, der die Weiterentwicklung der Familie fördert; Betonung, dass der Interventionsleiter jederzeit kontaktierbar ist; positive Formulierung von Familienzielen; Überblick über die noch nicht erreichten Ziele und Besprechung der bestehenden Familienanliegen.
7. **Follow-up-Sitzung:** Nachbereitung der Interventionsziele; Ermutigung, den Interventionsleiter als Ressource zu nutzen; Überblick und Nachbereitung des psychoedukativen Materials; Erfassung des familiären Funktionsniveaus seit der letzten Sitzung; wahrgenommener Nutzen der Intervention; Besprechung weiterer Anliegen und Fragen.

Das Langzeit-Follow-up hat 2 Schwerpunkte:
- Bleiben Interventionsleiter und Familie auf unbestimmte Zeit in Kontakt?
- Wird die Intervention als Beginn eines Familienprozesses verstanden, in dem die elterliche Erkrankung und deren Auswirkungen auf die Familie fortlaufend diskutiert und reflektiert werden?

Sitzungsablauf
Beispielhafter Überblick über die 2. Sitzung (Elternsitzung): Krankheitsspezifische Erfahrungen und Psychoedukation
1. **Rückblick:** Reaktionen und Fragen bez. Interventionsmaterial; Austausch über das Befinden zwischen letzter und aktueller Sitzung
2. **Besprechung der psychischen Erkrankung:** Zusammenfassung der Krankheitsgeschichte des erkrankten Elternteils; Sicht des gesunden Elternteils auf die Erkrankung des Partners
3. **Kognitiv-psychoedukative Komponente:** Anzeichen und Symptome der Depression; Merkmale resilienter Kinder und Risikofaktoren für Kinder; Belastungen für den gesunden Partner
4. Elterliche Perspektive auf das **Funktionsniveau des Kindes:** Fokus auf Stärken und problematische Bereiche gleichermaßen
5. **Vorbereitung der nächsten Sitzung:** Besprechung der Familiensitzung sowie Vorbereitung des Kindes auf diese Sitzung

Materialien

Zu dem Programm existiert ein **ausführliches Manual** für die Erstintervention, für das Follow-up sowie für unterschiedliche kulturelle Settings. Hinzu kommt ein **diagnostisches Manual** mit Fragebögen für Eltern und Kinder und den Ebenen der Programmevaluation. Die einzelnen Interventionen sind inhaltlich sehr genau beschrieben und somit leicht umsetzbar.

Evaluation

Zu dem Programm liegen mehrere Evaluationsstudien vor (zuletzt Beardslee, Wright, Gladstone & Forbes, 2008). Die Daten wurden insgesamt über 5 Jahre erhoben. Es zeigten sich für die Interventionsgruppen **Einstellungsänderungen der Eltern bezüglich affektiver Störungen** und der Auswirkungen von depressiven Erkrankungen auf die Familien. Insbesondere zeigten sich **Änderungen in Verhaltensweisen**, die **kindliche Resilienz, Kommunikation** und **Verständnis** innerhalb der Familie **fördern** sowie bezüglich des **Umgangs der Eltern mit kindlichen Risikofaktoren**. Eltern, die an der Therapeuten-geleiteten Gruppe teilnahmen, berichteten über mehr Veränderungen als die Teilnehmer der rein psychoedukativen Gruppe. Diese Gruppenunterschiede blieben über alle Follow-up-Erhebungen hinweg erhalten (Beardslee et al., 1996).

In beiden Gruppen (Therapeuten-geleitete Intervention, ausschließlich Psychoedukation) zeigten sich positive Effekte: **verringerte Häufigkeit von Eheproblemen, verbesserte Familienkommunikation, verbesserte familiäre Problemlösefertigkeiten, verbessertes Selbst- und Familienverständnis** und größerer elterlicher **Fokus auf das Kind. Schutzfaktoren** ließen sich signifikant **steigern** und **Risikofaktoren** signifikant **verringern**. Im Mittel zeigten Eltern in der Therapeuten-geleiteten Interventionsgruppe stärkere Veränderungen in den untersuchten Variablen als Teilnehmer der rein psychoedukativen Gruppe (Beardslee, Versage et al., 1997; Beardslee, Salt et al., 1997; Beardslee, Wright et al., 1997). Allerdings ließ sich zuletzt für beide Vorgehensweisen nachweisen, dass sich die familiäre Funktionstüchtigkeit stärkte und die Anzahl der internalisierenden Symptome bei den Kindern minderte.

19.2 »Children-D-Prevent«

Binnen, Matthias, Siever und Röhrle (2009)

Steckbrief
- **Problembereich:** Prävention psychischer Störungen bei Kindern depressiv erkrankter Eltern (vorrangig primärpräventiv)
- **Altersbereich:** 6–11 Jahre
- **Trainingsteilnehmer:** Gruppen mit bis zu 9 Kindern
- **Dauer:** 8 Trainingssitzungen; 7 im Umfang von 90 min und eine Abschlusssitzung im Umfang von 120 min

▼

- **Methode:** Psychoedukation, verhaltenstherapeutische Prinzipien, Elternarbeit
- **Besonderheiten:** Manual und Arbeitsmaterialien

Zielgruppe

Das Programm richtet sich an Kinder zwischen **6 und 11 Jahren.** Die Ausrichtung des Programms ist vorrangig **primärpräventiv**, obwohl einige Kinder durch die depressive Erkrankung der Eltern belastet sein können bis hin zu ersten eigenen psychischen Auffälligkeiten, die allerdings im subklinischen Bereich liegen sollten. **Kontraindikationen** für die Teilnahme an diesem Gruppenprogramm sind

a) klinisch beeinträchtigende psychische Störungen mit eigener Behandlungsnotwendigkeit und
b) unfreiwillige Teilnahme.

Bei eigener psychischer Erkrankung des Kindes muss zunächst diese angemessen behandelt werden, bevor die Auseinandersetzung mit der psychischen Erkrankung eines Elternteils begonnen werden kann, da es ansonsten zu einer weiteren Destabilisierung des Kindes und Verstärkung von Ängsten und Befürchtungen kommen kann. Eine nicht freiwillige Teilnahme an dem Programm stört die Gruppenarbeit z. B. durch ablehnendes Problemverhalten, sodass das Arbeiten mit der übrigen Gruppe erschwert wird.

Rahmenbedingungen

Es handelt sich um ein **Programm für Gruppen** mit **maximal** bis zu **9 Kindern**, das sich über **7 Doppelstunden** und eine **120 minütige Abschlusssitzung** erstreckt. Die Stunden finden typischerweise im wöchentlichen Abstand statt, wobei dies jedoch variabel gehandhabt werden kann. Ergänzend sind **2 Elternabende** vorgesehen, wobei einer der Elternabende am Anfang des Programms zur Vorbereitung stattfindet, um die Eltern kennenzulernen und ihnen Programminhalte vorstellen zu können. Der 2. Elternabend findet am Ende des Trainings statt. Die Eltern bekommen die Möglichkeit, bestehende Fragen zu klären und erhalten darüber hinaus Hinweise, wie sie mit ihrem Kind über ihre Erkrankung sprechen können (z. B. Buchtipps). Für Eltern, die nicht an diesem Abend teilnehmen möchten, können **alternativ Einzelgespräche** vereinbart werden.

»Children-D-Prevent« kann in **Kliniken, Beratungsstellen, kinder- und jugendpsychologischen Praxen** und ähnlichen Institutionen angeboten werden. Für die Durchführung wird ein Raum mit Tischen und Stühlen benötigt, der ausreichend Platz für Gruppenspiele und einen Stuhlkreis bietet. Außerdem ist ein Beamer erforderlich.

Die **Gruppenleitung** sollten nur Personen übernehmen, die über **ausreichend Erfahrung** in der **Arbeit mit Kindern** verfügen. Vorausgesetzt werden außerdem **grundlegende pädagogisch-therapeutische Fertigkeiten** und ein **umfassendes Fachwissen** bezüglich der Erkrankung »**Major Depression**«.

Programmkonzept und -aufbau

Der inhaltliche Schwerpunkt des Programms liegt auf der **altersgerechten Aufklärung** der Kinder über das Krankheitsbild der »Major Depression«, d. h. über Symptome, Entstehungsbedingungen und Behandlungsmöglichkeiten. Darüber hinaus soll den Kindern ermöglicht werden, **Erfahrungen** über das Leben mit einem depressiven Elternteil **auszutauschen.** Außerdem bekommen die Kinder die Gelegenheit, über ihre Befürchtungen und Ängste zu sprechen und Fragen zu stellen. Interventionsziele sind:

a) die differenzierte Wahrnehmung **der eigenen Gefühle**,
b) deren **adäquate Äußerung** und
c) ein **angemessener Umgang** mit dem jeweiligen Gefühl.

Weiterhin sollen die Kinder lernen, auch die **Gefühle anderer** und die **Auslöser von Gefühlen** angemessen zu entschlüsseln. In einer Übung ziehen die Kinder z. B. »Gefühlskarten«. Sie flüstern dem Gruppenleiter das erkannte Gefühl ins Ohr und stellen es dann für die Gruppe pantomimisch dar. Anschließend wird erfragt, wann das Kind dieses Gefühl das letzte Mal hatte und welche Auslöser (z. B. Streit mit den Eltern) dem Gefühl (Trauer oder Wut) vorangingen. Damit soll vermieden werden, dass die Kinder die Ursache für die Symptome der Eltern in ihrem eigenen Verhalten sehen. Zudem wird mit den Kindern besprochen, bei wem sie Hilfe erhalten können, wenn es ihnen schlecht geht oder sie wichtige Fragen haben. Für jedes Kind wird ein **individueller Hilfeplan** erstellt. Gerade bei dieser Intervention ist eine enge Zusammenarbeit mit den Eltern wichtig.

Die Eltern sollten die Möglichkeit bekommen, im Vorfeld eigene Vorschläge zu machen, welche Personen in den Hilfeplan aufgenommen werden könnten. Ein typischer Sitzungsablauf gestaltet sich wie folgt:

Sitzungsablauf

1. **Begrüßungsritual:** Begrüßung der einzelnen Kinder mit einem gemeinsamen Begrüßungsritual
2. **Blitzlicht:** In einer kurzen Runde berichtet jeder, wie es ihm gerade geht und was er am Tag schon erlebt hat
3. **Inhaltliche Bausteine:** Thematische Einheiten im Wechsel mit Spielen, die der Förderung des Gruppenzusammenhaltes und der Motivation dienen sollen
4. **Blitzlicht:** Jedes Kind hat die Möglichkeit, in einem zweiten Blitzlicht kurz zu berichten, wie ihm die Stunde gefallen hat und wie es sich gerade fühlt
5. **Abschiedsritual**

Im Anschluss an das Training sollten die Eltern darüber informiert werden, wie ihr Kind das Training aufgenommen hat und ob es davon profitieren konnte. Für den Fall, dass die Eltern weiterhin Unterstützung benötigen, sollten sie an entsprechendes Fachpersonal weiter verwiesen werden, sofern dies nicht in der eigenen Institution gewährleistet werden kann.

Materialien

Für das Programm existiert ein **Manual**, welches die einzelnen Sitzungen des Kindertrainings ausführlich beschreibt (Binnen et al., 2009). Für weitere Materialien (Arbeitsblätter für die Kinder, Übungen, Spiele, Briefe an die Eltern und Kinder) liegen **Kopiervorlagen** vor, die im Manual enthalten sind.

Evaluation

Zu dem Programm liegt eine Evaluationsstudie vor, an der 27 Kinder im Alter von 6–13 Jahren teilnahmen. In der Experimentalgruppe befanden sich 4 Jungen und 4 Mädchen, in der Kontrollgruppe 4 Jungen und 5 Mädchen. Zusätzlich wurden in einer Vergleichsgruppe 5 Jungen und 5 Mädchen untersucht, bei deren Eltern keine psychische Erkrankung vorlag. Alle Kinder der Experimental- und Wartekontrollgruppe hatten mindestens einen Elternteil mit der Diagnose einer »Major Depression« nach DSM-IV, deren letzter stationärer Klinikaufenthalt zu Beginn des Trainings jeweils 1–2 Monate zurücklag. Die Kinder selbst litten nicht unter einer psychischen Störung, anderen chronischen Erkrankungen oder Behinderungen. An der Untersuchung nahmen auch die erkrankten Elternteile bzw. in der Vergleichsgruppe die Hauptbezugsperson der Kinder teil. Das Programm »Children-D-Prevent« wurde in einem quasi-experimentellen Wartekontrollgruppen-Design mit 2 Messzeitpunkten überprüft. Im Ergebnis zeigte sich eine **Wissensverbesserung** bei den Kindern in der Experimentalgruppe. Diese führte allerdings nicht zu einer Reduktion des allgemeinen Auffälligkeitsgrades der Kinder. Eine **Reduktion der depressiven Symptomatik** konnte ebenfalls **nicht statistisch nachgewiesen** werden. Diese Ergebnisse entsprechen allerdings den Befunden anderer Studien, die zumeist einen Wissenszuwachs aber keine Reduktion der Inzidenzraten berichten. Zu berücksichtigen ist außerdem, dass es sich insgesamt um eine sehr **kleine Stichprobe** handelte und die Gruppen nicht randomisiert werden konnten, sodass sich in der Experimentalgruppe Eltern mit durchschnittlich längeren Klinikaufenthalten fanden als in der Wartekontrollgruppe. Eine randomisierte, kontrollierte Studie mit ausreichend großen Fallzahlen sollte zur weiteren Überprüfung des Programms durchgeführt werden.

19.3 Weitere Programme

Weitere Programme zur Prävention psychischer Störungen bei Kindern psychisch kranker Eltern liegen vor, wenngleich sie in der Mehrzahl nicht hinreichend evaluiert sind. Die Mehrzahl der Programme ist in den USA entwickelt worden und liegt nicht auf Deutsch vor. Das KOPP-Programm wurde in den Niederlanden entwickelt, bislang ebenfalls ohne deutschsprachige Adaption. Einige seien hier der Vollständigkeit halber genannt:

»Coping With Stress Course« (Clarke, Lewinsohn & Hops, 1995)

Bei dem Gruppenpräventionsprogramm handelt es sich um ein **kognitiv-behaviorales Programm** mit

Psychoedukation. Es wurde für **Jugendliche** entwickelt, die ein erhöhtes Risiko haben, an einer **depressiven Störung** zu erkranken (z. B. Kinder von depressiven Eltern; Jugendliche, bei denen bereits depressive Symptome auftraten oder die bereits unter einer depressiven Episode gelitten hatten). Das manualisierte Programm umfasst 15 Sitzungen à 45 min. Der gesamte Ansatz des Programms orientiert sich stark an der kognitiven Therapie der Depression nach Beck. Ziel des Programms ist es, das Störungsrisiko der jugendlichen Risikogruppe zu senken und somit der Entstehung einer depressiven Störung vorzubeugen.

Clarke et al. (2001) untersuchten 94 Jugendliche, die mindestens einen Elternteil hatten, der an einer depressiven Störung erkrankt war. Die Jugendlichen waren 13–18 Jahre alt und wurden randomisiert auf 2 Gruppen aufgeteilt. 49 Jugendliche erhielten die Standardbehandlung der HMO (Health Maintenance Organization) und dienten als Kontrollgruppe. Die weiteren 45 Jugendlichen nahmen an dem Gruppenpräventionsprogramm »Coping With Stress Course« (CWS) teil. Mit Hilfe verschiedener psychometrischer Testverfahren wurden die Jugendlichen und ihre Eltern zu 4 Messzeitpunkten untersucht. Insgesamt konnten die Jugendlichen der Experimentalgruppe nach dem Training als »**weniger depressiv**« eingestuft werden als die Jugendlichen der Kontrollgruppe. Dieser Effekt blieb über 12 Monate hinweg **stabil**. Die Inzidenzraten einer MDD-Episode lagen beim 12-Monats-Follow-up in der EG bei 9,3% und in der KG bei 28,8%. Im 24-Monats-Follow-up konnten die Effekte bestätigt werden. Sie waren jedoch eindeutig schwächer geworden. In den weiteren Auffälligkeitsmaßen unterschieden sich die beiden Gruppen über alle Messzeitpunkte hinweg nicht signifikant voneinander.

»SMILES« (Pitman & Matthey, 2004)

Das »Simplifying Mental Illness + Life Enhancement Skills Program« **ist** ein **3-tägiges Gruppenpräventionsprogramm** für **6- bis 8-jährige Kinder** oder **13- bis 16-jährige Jugendliche** mit einem **psychisch kranken Elternteil oder Geschwisterkind**. Ziel des Programms ist die Förderung des kindlichen **Störungswissens** und eine Stärkung der **Bewältigungsstrategien** der Kinder. Insgesamt soll die Resilienz der Kinder gestärkt, ihr Selbstwertgefühl gesteigert und die wahrgenommenen Gefühle von Einsamkeit und Isolation vermindert werden.

Das Programm wurde an einer Stichprobe von 25 Kindern im Alter von 5–15 Jahren evaluiert. Es zeigte sich eine signifikante **Verbesserung des Störungswissens** der Kinder von der Prä- zur Post-Messung sowie ein signifikant vermehrter Einsatz von **angemessenen Bewältigungsstrategien** bei den Kindern. Sowohl Eltern als auch Kinder bewerteten das Training als hilfreich.

»Positive Connections« (Orel, Groves & Shannon, 2003)

Das Gruppenprogramm ist ein Präventionsangebot für Kinder psychisch kranker Eltern. Das Programm wurde für Kinder im Alter von **8–13 Jahren** entwickelt und erstreckt sich ungefähr über einen Zeitraum **von 8 Monaten**. Das Ziel des Programms ist die Förderung des **kindlichen Störungsverständnisses** und das Erlernen eines **angemessen Umgangs mit der elterlichen Erkrankung**. Begleitend zu der Psychoedukation wird **ein Elternabend** angeboten. Ein weiterer Fokus des Programms liegt auf der »sozialen Unterstützung« des Kindes. Weiterhin bekommen die Kinder die Möglichkeit, Kontakte mit einem externen Mentor aufzubauen und diese Kontakte zu pflegen.

Zur Evaluation von »Positive Connections« (Orel et al., 2003) wurden qualitative und quantitative Daten von 11 Kindern erhoben. Methodisch stützt sich die Evaluation des Programms auf Prä-Post-Vergleiche. Die Autoren erhoben verschiedene Selbstwertaspekte der Kinder und das allgemeine Funktionsniveau der Familie (Ausdruck von Gefühlen innerhalb der Familie, Kommunikation, Rollenverhalten, Normen und Werte). Weiterhin wurden Fragebögen entwickelt, die das kindliche Störungswissen und Bewältigungsfähigkeiten erfragen. Die teilnehmenden Kinder zeigten auf allen Skalen **signifikante Verbesserungen**. Auch das **kindliche Störungswissen** und die **Bewältigungsfertigkeiten verbesserten sich**. Das allgemeine Funktionsniveau der Familie verbesserte sich dagegen nicht in allen Bereichen gleichermaßen.

»SMAAP« (Short et al., 1995)

Das »Stress Management and Alcohol Awareness Program« wurde speziell für Kinder **alkoholkranker Eltern** entwickelt und evaluiert (vgl. Emshoff & Price, 1999; Nastasi & DeZolt, 1994). Es beinhaltet **8 Sitzungen**, in denen **Informationen** zu Alkohol vermittelt werden, **Selbstwert, Copingstrategien** und **Problemlösen** thematisiert und trainiert sowie mögliche **Unterstützungsquellen** ermittelt werden.

Zur Evaluation wurden 271 Kinder zwischen 9 und 13 Jahren randomisiert auf 3 Kohorten mit Wartekontrollgruppen aufgeteilt. Das Programm zeigte **einen positiven Effekt** auf Programmwissen, emotionales Coping und Unterstützungscoping.

»KOPP«-Programm (Van Doesum, Hosman & Riksen-Walraven, 2005)

Der Fokus des in den Niederlanden entwickelten Programms liegt auf der Verbesserung **der Mutter-Kind-Interaktion** und richtet sich an **depressiv erkrankte Mütter mit Kleinstkindern**. Die Behandlung kann sowohl stationär als auch ambulant erfolgen. Bei stationärer Aufnahme werden sowohl Mutter als auch das Kind aufgenommen, um eine längere Trennung von Mutter und Kind zu vermeiden. Das »KOPP«-Programm richtet sich nach **6 Grundprinzipien:**

1. Die Intervention findet im 1. Lebensjahr des Kindes statt,
2. Verbesserung der Mutter-Kind-Interaktion,
3. frühzeitige Behandlung der Mutter,
4. Verbesserung der mütterlichen sozialen Unterstützung,
5. instrumentelle Hilfe/Unterstützung der Mutter sowie
6. 6–8 Hausbesuche mit Video-Feedback, Modelling, kognitiver Restrukturierung, praktischer pädagogischer Unterstützung und Babymassage.

Es liegen klinisch **positive Erfahrungen** vor, wenngleich eine empirische Evaluation des Programms aussteht.

Hinweise auf Projekte

In der Bundesrepublik Deutschland existiert eine Reihe von bekannt gewordenen Projekten, die leider nicht hinreichend evaluiert wurden. Vom Berliner Verein »Ambulante Sozialpädagogik Charlottenburg e.V.« und dem Hamburger Pflegekindverein »Pfiff e.V.« wird Kindern psychisch kranker Eltern ein **ehrenamtlicher Pate** zur Seite gestellt. Beim Projekt »**Kinder psychisch kranker Eltern (KIPKEL)**« handelt es sich um ein ambulantes, vornehmlich psychoedukatives Hilfsangebot für Kinder psychisch kranker Eltern zwischen 5 und 17 Jahren und ihren Eltern, wobei die emotionale Unterstützung der Kinder durch externe Personen ergänzt wird (Hipp & Staets, 2003). Das **Gruppenprogramm für Kinder (AURYN)** folgt einem ähnlichen Ansatz für Kinder im Alter von 7–16 Jahren (Deneke et al. 2008).

Fazit und Ausblick

Kind psychisch kranker Eltern zu sein, stellt einen quantitativ und qualitativ bedeutsamen Risikofaktor dar, dem man **bislang zu wenig Beachtung** geschenkt hat. Repräsentativ angelegte Risikostudien werden dies voraussichtlich bestätigen. Zwar liegen schon einige Interventionsansätze vor, die sich in der Praxis bewährt haben oder sich als hinreichend empirisch abgesichert erweisen, dennoch ist das Wissen sowohl zur Wirksamkeit (Efficacy) als auch Effektivität (Effectiveness) noch völlig unzureichend. Unter anderem fehlt es an metaanalytischen Bewertungen hinreichend vieler randomisiert angelegter Untersuchungspläne, aber auch an Ergebnissen zu Komponentenanalysen und breit angelegten Implementationsmöglichkeiten. In Zukunft sollten kommende Programme folgendes leisten:

- Sich gezielter an störungsspezifischen bestehenden **Risiko- und Schutzfaktoren** orientieren.
- Prüfen, inwieweit eine **Kombination verschiedener Interventionsprogramme und -typen** zur Verbesserung der Effektivität beitragen kann, da psychische Störungen selten isoliert und häufig komorbid auftreten.
- Mehr **theoriegeleitete Interventionen** entwickeln.

In Hinsicht auf den zuletzt genannten Punkt schlägt Lenz (2008), in Anlehnung an Grawes Psychotherapietheorie, ein Vorgehen vor, das als zentrale Strategie **Ressourcenaktivierung** für die folgenden Bereiche umfasst: zur Befriedigung der Bedürfnisse nach Orientierung und Kontrolle, Lustgewinn und Unlustvermeidung, Bindung und Selbstwerterhöhung bzw. -schutz. Zu den schon vorgeschlagenen Interventionen würden dann hinzukommen: Entwicklung lösungsorientierter Strategien, wie man sie aus der Familientherapie und Netzwerktherapie kennt, Hilfen zur Lösung von Problemen (Problemlösetraining) und klärungsorientierte Vorgehensweisen. Im Mittelpunkt soll dabei ein narratives Vorgehen stehen, bei dem Kinder ihrer Situation gewahr werden und diese mitteilen lernen. Es bleibt zu hoffen, dass nicht nur durch solche Bemühungen dieser Interventionsbereich mehr Beachtung erhält als bislang.

Literatur

Aldridge, J. (2006). The experiences of children living with and caring for parents with mental illness. *Child Abuse Review, 15*, 79–88.

Beardslee, W. R. (in Druck). *Hoffnung, Sinn und Kontinuität: Ein Programm für Familien depressiv erkrankter Eltern*. Tübingen: DGVT.

Beardslee, W. R., Hosman, C., Solantaus, T., van Doesum, K. & Cowling, V. (in Druck). Children of mentally ill parents: An opportunity for effective prevention all too often neglected. In C. Hosman, E. Jane-Llopis & S. Saxena (Eds.), *Prevention of mental disorders: Effective interventions and policy options*. Oxford: Oxford University Press.

Beardslee, W. R., Keller, M. B., Seifer, R., Lavori, P. W., Staley, J., Podorefsky, D. & Shera, D. (1996). Prediction of adolescent affective disorder: Effects of prior parental effective disorders and child psychopathology. *Journal of the American Academy of Child and Adolescent Psychiatry, 35*, 774–782.

Beardslee, W. R., Salt, P., Versage, E., Gladstone, T. R. G., Wright, E. & Rothberg, P. C. (1997). Sustained change in parents receiving preventive interventions for families with depression. *American Journal of Psychiatry, 154*, 510–515.

Beardslee, W. R., Versage, E. M., Wright, E., Salt, P., Rothberg, P. C., Drezner, K. & Gladstone, T. R. G. (1997). Examination of preventive interventions for families with depression: Evidence of change. *Development and Psychopathology, 9*, 109–130.

Beardslee, W. R., Wright, E. J., Gladstone, T. R. G. & Forbes, P. (2008). Long-term effects from a randomized trial of two public health preventive interventions for parental depression. *Journal of Family Psychology, 21*, 703–713.

Beardslee, W. R., Wright, E., Salt, P., Gladstone, T. R. G., Versage, E. & Rothberg, P. C. (1997). Examination of children's responses to two preventive intervention strategies over time. *Journal of the American Academy of Child and Adolescent Psychiatry, 36*, 196–204.

Binnen, R., Matthias, K., Siever, J. & Röhrle, B. (2009). *Children-D-Prevent – Ein präventives Gruppenprogramm für Kinder depressiver Eltern*. Poster auf dem 25. Kongress für Klinische Psychologie, Psychotherapie und Beratung: »Vernetzt(e) Psychotherapie« Berlin, 29.02. bis zum 04.03.2008. (in Vorbereitung zum Druck: Tübingen: DGVT).

Christiansen, H. & Röhrle, B. (2009). *Hilfen für Kinder psychisch kranker Eltern – Eine Meta-Analyse. Fachbereich Psychologie*. Philipps-Universität Marburg (in Vorbereitung).

Clarke, G., Lewinsohn, P. & Hops, H. (1995). *Instructor's manual for the adolescent coping with stress course*. Verfügbar unter: http://www.kpchr.org/acwd/acwd.html (abgerufen am 26.07.2008).

Clarke, G. N., Hornbrook, M., Lynch, F. L., Polen, M., Gale, J., Beardslee, W. R., O'Connor, E. & Seeley, J. R. (2001). A randomized trial of a group cognitive intervention for preventing depression in adolescent offspring of depressed parents. *Archives of General Psychiatry, 58*, 1127–1134.

Connell, A. M. & Goodman, S. H. (2002). The association between psychopathology in fathers versus mothers and children's internalizing and externalizing behavior problems: A meta-analysis. *Psychological Bulletin, 128*, 746–773.

Cuijpers, P. (2005). Prevention programmes for children of problem drinkers: A review. *Drugs: Education, Prevention, and Policy, 12*, 465–475.

Deneke, C., Beckmann, O. & Dierks, H. (2008). Präventive Gruppenarbeit mit Kindern psychisch kranker Eltern. In A. Lenz & J. Jungbauer (Hrsg.), *Kinder und Partner psychisch kranker Menschen. Belastungen, Hilfebedarf, Interventionskonzepte* (S. 63–79). Tübingen: DGVT.

Emshoff, J. G. & Price, A. W. (1999). Prevention and intervention strategies with children of alcoholics. *Pediatrics, 103*, 1112–1121.

Fraser, C., James, E. L., Anderson, K., Lloyd, D. & Judd, F. (2006). Intervention programs for children of parents with a mental illness: A critical review. *International Journal of Mental Health Promotion, 8*, 9–20.

Gladstone, B. M., Boydell, K. M. & McKeever, P. M. (2006). Recasting research into children's experiences of parental mental illness: Beyond risk and resilience. *Social Science and Medicine, 62*, 2540–2550.

Goodman, S. H. (2007). Depression in mothers. *Annual Review of Clinical Psychology, 3*, 107–135.

Goodman, S. H. & Tully, E. (2008). Children of depressed mothers. Implications for the etiology, treatment, and prevention of depression in children and adolescents. In R. Z. Abela & B. L. Hankin (Eds.), *Handbook of depression in children and adolescents* (pp. 415–440). New York: Guilford.

Göpfert, M., Webster, J. & Nelki, J. (2004). Formulation and assessment of parenting. In M. Göpfert, J. Webster & M. V. Seeman (Eds.), *Parental psychiatric disorder. Distressed parents and their families* (pp. 93–111). Cambridge: Cambridge University Press.

Hall, A. (2004). Parental psychiatric disorder and the developing child. In M. Göpfert, J. Webster & M. V. Seeman (Eds.), *Parental psychiatric disorder. Distressed parents and their families* (pp. 22–49). Cambridge: Cambridge University Press.

Hinden, B. R., Biebel, K., Nicholson, J., Henry, A. & Katz-Leavy, J. (2006). A survey of programs for parents with mental illness and their families: Identifying common elements to build the evidence base. *Journal of Behavioral Health Services & Research, 33*, 21–38.

Hipp, M. & Staets, S. (2003). Familiäre Ressourcen stärken. *Soziale Psychiatrie, 27*, 27–30.

Kane, P. & Garber, J. (2004). The relations among depression in fathers, children's psychopathology, and father-child conflict: A meta-analysis. *Clinical Psychology Review, 24*, 339–360.

Lapalme, M., Hodgins, S. & LaRoche, C. (1997). Children of parents with bipolar disorder: A meta-analysis of risk for mental disorders. *Canadian Journal of Psychiatry, 42*, 623–631.

Lenz, A. (2005). *Kinder psychisch kranker Eltern*. Göttingen: Hogrefe.

Lenz, A. (2007). Kinder psychisch kranker Eltern – ein Überblick über Forschungsstand und Präventionsprogramme. In B. Röhrle (Hrsg.), *Prävention und Gesundheitsförderung. Bd. III: Kinder und Jugendliche* (S. 519–556). Tübingen: DGVT.

Lenz, A. (2008). *Interventionen bei Kindern psychisch kranker Eltern. Grundlagen, Diagnostik und therapeutische Maßnahmen*. Göttingen: Hogrefe.

Lenz, C. & Schulz, S. (2008). *Das Risikopotenzial elterlicher psychischer Störungen für die Kinder – Eine Meta-Analyse*. Unveröffentlichte Diplomarbeit. Philipps-Universität Marburg, Fachbereich Psychologie.

Mowbray, C. T. & Oyserman, D. (2003). Families with parental mental illness, adolescence. In T. P. Gullotta & M. Bloom (Eds.), *Encyclopedia of primary prevention and health promotion* (pp. 471–479). New York: Kluwer.

Nastasi, B. K. & DeZolt, D. M. (1994). *School interventions for children of alcoholics*. New York: Guilford Press.

Nicholson, J., Cooper, J., Freed, R. & Isaacs, M. R. (2008). Children of parents with mental illness. In T. P. Gullotta & G. M. Blau (Eds.), *Family influences on childhood behaviour and development* (pp. 231–266). New York: Routledge.

Orel, N. C., Groves, P. A. & Shannon, L. (2003). Positive connections: A programme for children who have a parent with mental illness. *Child and Family Social Work, 8*, 113–122.

Oyserman, D. & Mowbray, C. T. (2003). Families with parental mental illness, adolescence. In T. P. Gullotta & M. Bloom (Eds.), *Encyclopedia of primary prevention and health promotion* (pp. 281–291). New York: Kluwer.

Oyserman, D., Mowbray, C. T. & Zemencuk, J. K. (1994). Resources and supports for mothers with severe mental illness. *Health & Social Work, 19*, 132–142.

Pitman, E. & Matthey, S. (2004). The SMILES program: A group program for children with mentally ill parents or siblings. *American Journal of Orthopsychiatry, 74*, 383–388.

Sharpe, D. & Rossiter, L. (2002). Siblings of children with a chronic illness: A meta-analysis. *Journal of Pediatric Psychology, 27*, 699–710.

Short, J. L., Roosa, M. W., Sandler, I. N., Ayers, T. S., Gensheimer, L. K., Braver, S. L. & Tein, J.-Y. (1995). Evaluation of a preventive intervention for a self-selected subpopulation of children. *Amercan Journal of Community Psychology, 23*, 223–247.

Statistisches Bundesamt (2006). *Datenreport 2006. Zahlen und Fakten über die Bundesrepublik Deutschland*. Bonn: Bundeszentrale für Politische Bildung.

Van Doesum, K. T. M., Hosman, C. M. H. & Riksen-Walraven, J. M. (2005). A model-based intervention for depressed mothers and their infants. *Infant Mental Health Journal, 26*, 157–176.

Wittchen, H. U. (2000). *Bedarfsgerechte Versorgung psychischer Störungen. Abschätzungen aufgrund epidemiologischer, bevölkerungsbezogener Daten. Stellungnahme im Zusammenhang mit der Befragung von Fachgesellschaften durch den Sachverständigenrat für die Konzertierte Aktion im Gesundheitswesen*. München: MPI für Psychiatrie.

Zobel, M. (2006). *Kinder aus alkoholbelasteten Familien im Kindes- und Jugendalter*. Göttingen: Hogrefe.

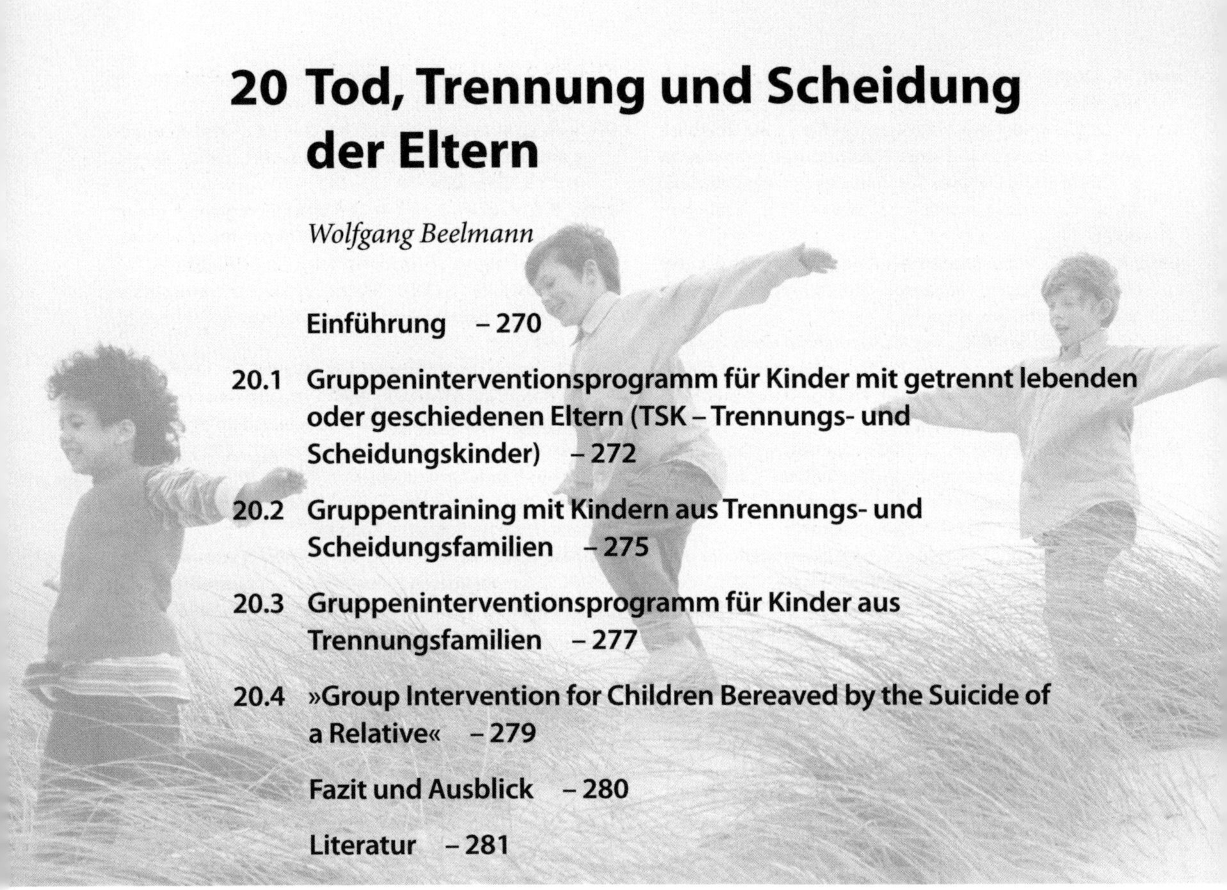

20 Tod, Trennung und Scheidung der Eltern

Wolfgang Beelmann

Einführung

Bedeutung und Auftretenshäufigkeit der Ereignisse

Der Tod eines Elternteils und die Erfahrung einer ehelichen Trennung bzw. Scheidung der Eltern gehören sicherlich zu den gravierendsten Ereignissen in der Biographie von Kindern. Theoretisch können sie als **kritische Lebensereignisse** aufgefasst werden (vgl. Filipp, 1995), die für die Kinder mit tief greifenden Veränderungen in zentralen Lebensbereichen verbunden sind und die vielfältige Bewältigungsanstrengungen erforderlich machen. Von einer Scheidung ihrer Eltern sind in Deutschland in der letzten Dekade jährlich (bei leichten Schwankungen) um die 150.000 minderjährige Kinder betroffen (Statistisches Bundesamt, 2008). Eine weitaus geringere Anzahl von Kindern wird mit dem Tod eines Elternteils konfrontiert. Schätzungen zufolge verlieren etwa 5% der Kinder bis zu ihrem 18. Lebensjahr einen Elternteil durch Tod (vgl. Walper, 2002).

Trennung/Scheidung der Eltern: Belastungen und Folgen

Die **Belastungen** in der Zeit nach einer Trennung der Eltern sind für die betroffenen Kinder sehr vielfältig: Reduzierung der Kontakte zu einem/zu beiden Elternteilen, Abnahme der elterlichen Zuwendung und Fürsorge, hohe Konflikthaftigkeit von Beziehungen, finanzielle Einschnitte, Schul-/Wohnortwechsel. Daher erleben Kinder i.d.R. große Schwierigkeiten bei der Bewältigung dieses Lebensereignisses, und bei einer nicht unerheblichen Anzahl von ihnen zeigt sich eine deutliche Symptombelastung, die unterschiedliche Bereiche betreffen kann (vgl. Felder & Staub, 2003).

Eine große Anzahl von Studien hat deutlich gemacht, dass Kinder aus Scheidungsfamilien im Vergleich zu Kindern aus vollständigen Familien ein erhöhtes Risiko für die **Entwicklung von Störungen** tragen (vgl. Amato, 2001; Amato & Keith, 1991). Diese betreffen v. a. die Entwicklung aggressiven und delinquenten Verhaltens, die Verschlechterung schulischer Leistungen, die Zunahme von Problemen im sozialen Bereich, eine Verringerung des psychischen Wohlbefindens und der Lebenszufriedenheit sowie ein verunsichertes Selbstkonzept (vgl. Felder & Staub 2003; Hetherington & Kelly, 2003; Wallerstein, 2002; Walper & Bröning, 2008). Zu den **langfristigen Folgen** einer als Kind erlebten Trennung/Scheidung der Eltern zählen ein erhöhtes Risiko für psychische Erkrankungen, für Delinquenz und v. a. für eigene Partnerschaftsprobleme sowie eine eigene Scheidung. Auch wird in diesem Zusammenhang von einer höheren Wahrscheinlichkeit der Inanspruchnahme psychotherapeutischer und medizinischer Hilfsangebote ausgegangen (vgl. Stathakos & Röhrle, 2007).

Wie insbesondere **differenziell** und **längsschnittlich** ausgerichtete Studien (vgl. Hetherington & Stanley-Hagan, 1999; Schmidt-Denter & Beelmannn, 1997) gezeigt haben, können die Adaptationsprozesse und Entwicklungsverläufe bei Kindern nach einer Trennung der Eltern sehr unterschiedlich verlaufen. So gibt es im Hinblick auf die beschriebenen Probleme zum einen Kinder, bei denen sich kaum Schwierigkeiten äußern, und zum anderen Kinder, die eine verstärkte Problembelastung nur vorübergehend im aktuellen Zusammenhang mit dem Trennungs-/Scheidungsgeschehen aufweisen. Es findet sich aber eine nicht geringe Anzahl von Kindern, bei denen sich die Symptome in der Zeit nach der elterlichen Trennung chronifizieren und längere Zeit anhalten. Im Allgemeinen wird davon ausgegangen, dass etwa 20–25% der Kinder und Jugendlichen aus geschiedenen Ehen als **Risikogruppe** betrachtet werden können, die professionelle Unterstützung in Form von Beratung oder Therapie benötigen (vgl. Stathakos & Röhrle, 2007).

Das Ausmaß der Probleme sowie der Verlauf und der Ausgang des Adaptationsprozesses hängen von einer Vielzahl relevanter Einflussfaktoren ab. So gelten insbesondere die Gestaltung der Eltern-Kind-Beziehungen nach der Trennung, das elterliche Erziehungsverhalten, anhaltende Konflikte der früheren Ehepartner sowie materiell-ökologische Merkmale als bedeutsame Einflussgrößen, die im Sinne von **Risikofaktoren** oder **Schutzfaktoren** den Bewältigungs- und Entwicklungsprozess der Kinder entscheidend moderieren (vgl. Amato, 2001; Amato & Keith, 1991; Beelmann & Schmidt-Denter, 2009; Hetherington & Stanley-Hagan, 1999; Rogers, 2004; Schmidt-Denter & Beelmann, 1997).

Gruppeninterventionen bei Trennung und Scheidung

Die skizzierte Ausgangslage begründet den Bedarf an professioneller Hilfe für Kinder im Zusammenhang mit der Auseinandersetzung und Bewältigung der Trennung/Scheidung ihrer Eltern. Im Laufe der Zeit wurden (neben anderen Interventionsformen) Gruppeninterventionen für Kinder aus Trennungs-/Scheidungsfamilien entwickelt, eingesetzt und zum Teil auch evaluiert. Zunächst wurde in den USA eine Vielzahl solcher Interventionsprogramme konzipiert, die in Folge auch die Entwicklung deutschsprachiger Programme sehr stark beeinflusst haben. Die größte Bedeutung für die Programmentwicklung in Deutschland hatten dabei das Konzept »Children of Divorce Intervention Programm (CODIP)« von Pedro-Carroll und Cowen (1985) und der Ansatz »Children's Support Group (CSG)« von Stolberg und Garrison (1985).

Die bekannteren **strukturierten Gruppeninterventionsprogramme** aus dem deutschen Sprachraum (Fthenakis et al., 1995; Jaede, Wolf & Zeller-König, 1996; Schmitz & Schulte, 1993) haben sich bei ihrer Konzeption stark an diesen beiden Ansätzen orientiert. Diese belastungsbezogenen Präventionsprogramme realisieren ein methodisches Vorgehen, das sowohl den Aufbau einer unterstützenden Gruppenatmosphäre anstrebt, als auch auf eine emotionale, kognitive und behaviorale Auseinandersetzung der Kinder mit dem Thema Trennung/Scheidung im Gruppenkontext abzielt. Dabei werden vielfältige methodische Zugänge wie etwa Entspannungsübungen, Kommunikationsübungen, Bewältigungs- und Problemlösetrainings gewählt und insbesondere kreative und spielbasierte Techniken eingesetzt (vgl. Fthenakis, 2008; Schmitz & Schmidt-Denter, 1997). Neben den nachfolgend vorgestellten strukturierten Gruppeninterventionsprogrammen existiert auch eine kleinere Anzahl von Angeboten für Kinder nach einer Trennung/Scheidung, die als eher **offene prozessorientierte Gruppenangebote** charakterisiert werden können (z. B. Walter, 2000). Diese Ansätze sind sehr eng mit den jeweiligen praktischen Erfahrungen und therapeutischen Orientierungen der Durchführenden verknüpft und zudem bislang kaum systematisiert, sodass sie recht wenig konkrete Hilfen für die Planung und Durchführung von problembereichsspezifischen Gruppeninterventionen bieten.

Tod eines Elternteils: Belastungen und Folgen

In verschiedenen Studien wurde gezeigt, dass Kinder und Jugendliche nach dem Tod eines Elternteils in den meisten Fällen deutliche **Belastungsreaktionen** wie etwa Konzentrationsprobleme, Erschöpfungssymptome und ein verringertes Selbstwertgefühl zeigen, die sich sowohl im häuslichen als auch im schulischen Lebensbereich manifestieren. Während es für die meisten der betroffenen Kinder im 1. Jahr nach dem Elternverlust zu einer kontinuierlichen Abnahme der Symptombelastung und damit zu einer deutlichen Beruhigung kommt, finden sich jedoch auch Kinder, bei denen sich länger andauernde Verhaltensstörungen offenbaren (vgl. Walper, 2002). Darüber hinaus werden sowohl zeitlich verzögert auftretende Symptome bei betroffenen Kindern berichtet, als auch langfristige Folgen eines im (v. a. frühen) Kindesalter erlebten Elternverlustes, die bis ins Erwachsenenalter hinein festzustellen sind (vgl. Walper, 2002).

Die Prozesse der **Verarbeitung** des Verlusts eines Elternteils durch Tod verlaufen hinsichtlich der Erscheinungsform und der Dauer individuell sehr unterschiedlich. Es sind neben personalen Faktoren (kognitiver und sozialer Entwicklungsstand, Persönlichkeitsstruktur, Konzept von Tod und Sterben) und sozialen Faktoren (Beziehung zur verstorbenen Person, psychosoziales Umfeld - insbesondere die Befindlichkeit des hinterbliebenen Elternteils und seine Fürsorge für das Kind, kulturelles Umfeld) auch Merkmale des Todesumstands (plötzlicher Tod vs. längerer Leidensweg, natürlicher vs. gewaltsamer Tod, An- oder Abwesenheit bei Todeseintritt) von Bedeutung. Sie bestimmen die Trauerreaktion und die weitere Verarbeitung des Verlusts entscheidend mit (vgl. Cizek & Geserick, 2007).

Interventionsansätze beim Tod eines Elternteils

Die derzeit vorliegenden psychologischen Hilfsangebote für Kinder zu dieser Thematik umfassen neben der Beratung/Therapie im Einzelsetting auch Hilfen in Form von begleiteten Selbsthilfegruppen sowie standardisierten **Einzel- und Gruppenprogrammen**, die professionell entwickelt wurden. Eine gute Übersicht über vorhandene Programme findet sich bei Cizek und Geserick (2007).

Im angloamerikanischen Sprachraum liegen bereits einige **standardisierte Interventionsprogramme** vor, die Kindern und Jugendlichen eine Unterstützung bei der Verarbeitung des Todes/des Sterbeprozesses einer nahe stehenden Person bieten, und deren Wirksamkeit zum Teil bereits auch in gut angelegten Evaluationsstudien nachgewiesen wurde (vgl. Cizek & Geserick, 2007). Eines dieser Programme wird nachfolgend vorgestellt.

Im deutschsprachigen Raum mangelt es bislang an standardisierten Interventionsprogrammen für Kindergruppen. Es sind hier eher offene Angebote im Sinne von **Selbsthilfegruppen** entstanden, die zum Teil pädagogisch-beraterisch bzw. psychotherapeutisch begleitet werden (s. etwa: @ www.trauernde-kinder.de, @ www.domino-trauerndekinder.de). Viele dieser Konzepte basieren auf dem Ansatz des Dougy Centers in Portland, USA (@ www.dougy.org). In der letzten Zeit bemühen sich einige dieser Einrichtungen um die Entwicklung standardisierter Gruppenangebote in diesem Problemfeld und zugleich um deren systematische Wirksamkeitsüberprüfung (vgl. Röseberg, 2006).

20.1 Gruppeninterventionsprogramm für Kinder mit getrennt lebenden oder geschiedenen Eltern (TSK – Trennungs- und Scheidungskinder)

Fthenakis, Chow, Gemar, Köster-Goorkotte, Kohlmann, Lehmann, Mayer-Gaub, Seibel, Siefert, Stahl, Walbiner und Wolf (1995)

Steckbrief

- **Problembereich:** Bewältigung einer Trennung/Scheidung der Eltern
- **Altersbereich:** Kinder im Alter von 7–11 Jahren
- **Trainingsteilnehmer:** Gruppe von 6–8 Kindern
- **Dauer:** 12 Sitzungen von jeweils 90 min Dauer
- **Methode:** Themen-zentriertes Gruppenkonzept, gesprächs- und spielbasierte Vorgehensweise, begleitende Elternarbeit
- **Besonderheiten:** Dokumentation der Programmentwicklung, Manual mit Kopiervorlagen

Zielgruppe

Das **präventiv ausgerichtete Gruppenprogramm** richtet sich an Kinder im Alter von **7–11 Jahren**, deren Eltern sich getrennt haben oder die geschieden sind. Die Autoren halten die **Altershomogenität** einer Gruppe für wichtig (ähnlicher Entwicklungsstand), wobei der Altersabstand nach Möglichkeit nicht mehr als 2 Jahre betragen sollte. Die Kinder bzw. deren Familien sollten sich in unterschiedlichen Stadien des Trennungs-/Scheidungsprozesses befinden, da die Kinder dann unterschiedliche Erfahrungen in die Gruppe einbringen, von denen sie wechselseitig profitieren können.

Rahmenbedingungen

Das Interventionsprogramm für Gruppen von **6–8 Kindern** erstreckt sich über **12 Sitzungen**. Die Dauer der i.d.R. **wöchentlich** stattfindenden Einzelsitzungen beträgt **90 min**. Die Gruppe sollte nach Möglichkeit von einer **Frau** und einem **Mann** geleitet werden (Modellfunktion). Die Zusammensetzung der Gruppe soll ein **ausgeglichenes Geschlechterverhältnis** aufweisen. Ist dies nicht möglich, wird eine geschlechtshomogene Gruppe bevorzugt. Eine räumliche Nähe zwischen den Wohnorten der Kinder wird als vorteilhaft angesehen, da dieser Umstand eigenständige Kontakte der Kinder außerhalb der Gruppe unterstützt. Eine Voraussetzung für die Gruppenteilnahme des Kindes ist die Bereitschaft mindestens eines Elternteils, an den begleitenden **4 Elternabenden** teilzunehmen. Das Programm ist primär für den Einsatz in Beratungsstellen konzipiert.

Programmkonzept

Das präventiv ausgerichtete Gruppeninterventionsprogramm gliedert sich in 4 Blöcke:

a) 1. Block (1. und 2. Sitzung) **Kennenlernen und Gruppenbildung:** Übergeordnetes Ziel ist das gegenseitige Kennenlernen sowie der Aufbau eines unterstützenden Gruppenklimas. Die Kinder erhalten Informationen über die Rahmenbedingungen der Gruppe, Gruppenregeln werden erarbeitet und schließlich wird auf die derzeitige Familienkonstellation/Lebenssituation eines jeden Kindes in der Gruppe eingegangen.

b) 2. Block (3.–6. Sitzung) **Umgang mit Gefühlen und Wissen über Trennungsgeschehen:** Im Vordergrund steht die Förderung der Wahrnehmung, der Benennung und der ereignis-/personspezifischen Zuordnung von unterschiedlichen Gefühlen durch das Kind. In der Gruppensituation erlernen die Kinder sowohl den bewussteren Umgang mit eigenen Gefühlen und damit zusammenhängenden Reaktionen als auch effektive Bewältigungsstrategien. Zudem erhalten die Kinder Informationen über die Personen und Institutionen, die an einem Scheidungsverfahren beteiligt sind.

c) 3. Block (7.–9. Sitzung) **Erwerb von Handlungskompetenzen:** Es wird der Umgang mit Wünschen, die Differenzierung zwischen realisierbaren und nichtrealisierbaren sowie die Verabschiedung von als unerfüllbar erkannten Wünschen aufgegriffen. Es werden gemeinsam verschiedene Strategien zur Lösung von Problemen entwickelt, und die Kinder sollen mittels spielbasierter Methoden dazu befähigt werden, verschiedene Lösungsmöglichkeiten abzuwägen. Schließlich werden die Kinder darin unterstützt, im Hinblick auf erfüllbare Wünsche/anstehende Probleme erarbeitete Problemlösestrategien im eigenen Alltag auszuprobieren.

d) 4. Block (10.–12. Sitzung) **Reflexion und Abschied:** Wiederholung und Reflexion der erarbeiteten Lerninhalte, Festigung erworbenen Wissens und erworbener Kompetenzen. Es wird gemeinsam eine Gruppenzeitung erstellt, in der bedeutsame Erfahrungen und Erkenntnisse aus den vorangegangenen Sitzungen einfließen. Durch individuelle persönliche Rückmeldungen (ergänzt durch das Überreichen erstellter Bilder/Arbeitsblätter und der Gruppenzeitung) werden Abschiedsprozesse unterstützt.

Im Rahmen der **Elternarbeit** wird zunächst das Interventionsprogramm den Eltern (einem Elternteil) und dem Kind im Rahmen eines Vorgesprächs vorgestellt. Es wird die Bedeutung beider Elternteile im Hinblick auf die Kooperation zugunsten der Kinder in der Zeit nach der Trennung/Scheidung hervorgehoben. Zudem können Rückfragen gestellt werden, bevor eine Entscheidung über die Teilnahme des Kindes getroffen wird.

Das Gruppenprogramm der Kinder wird von 4 **Elternabenden** begleitet. Die Ziele der Elternarbeit werden zunächst in der Verbesserung der Elterninformation und einer daraus resultierenden Verringerung innerfamiliärer Spannungen gesehen. Darüber hinaus soll die elterliche Erziehungskompetenz gestärkt werden und man möchte erreichen, dass die Kindergruppenarbeit insgesamt (insbesondere der Transfer neuer Kompetenzen der Kinder in den Alltag) von den Eltern unterstützt wird. Das Manual beinhaltet eine Anleitung zur Gestaltung der begleitenden Elternabende.

Die einzelnen Gruppensitzungen sind überschaubar gegliedert und folgen einem **festen Schema**. Dies soll den Kindern einen sicheren und verlässlichen Rahmen bieten und gleichzeitig das Gefühl der Zugehörigkeit zur Gruppe stärken. Das detaillierte Manual hält für jede der 12 Sitzungen thematisch zentriert verschiedene Übungs-/Spielvorschläge bereit. So werden den Leitern Möglichkeiten der Auswahl geboten, um die Übungen stärker an den Bedürfnissen der jeweiligen Gruppe auszurichten.

Eine Gruppensitzung ist durch folgenden typischen Aufbau gekennzeichnet:

Sitzungsablauf

1. **Anfangsritual:** Persönliche Begrüßung eines jeden Kindes durch die Gruppenleitung, Begrüßungsritual mit der Gruppe, Überblick über den Sitzungsablauf
2. **Einstimmung:** Kennenlernen bzw. weiterer Vertrauensaufbau (z. B. gemeinsames Spiel oder ein gemeinsam gesungenes Lied)
3. **Thematische Arbeitseinheiten:** 2 inhaltliche Einheiten, Dauer ca. 20–40 min (z. B. Erarbeitung von Lösungsstrategien durch Probehandeln im Rollenspiel oder eine thematisch orientierte Diskussionsrunde); zwischen den beiden Einheiten: Pause mit Essen und Trinken
4. **Bewegungsspiel:** Abschluss der Sitzung wird durch ein von der thematischen Einheit losgelöstes Bewegungsspiel eingeleitet (z. B. ein Fangspiel)
5. **Abschluss-/Reflexionsrunde:** Vorgabe eines Satzanfangs, der von jedem Kind beendet werden soll (z. B. »Jetzt« fühle ich mich …), Verabschiedung der Gruppe (Ritual: sich im Kreis an die Hände fassen und gemeinsamer Abschiedsruf), persönliche Verabschiedung eines jeden Kindes durch die Gruppenleitung

Materialien

Zu diesem Programm liegt eine Programmdokumentation vor, die ein detailliertes **Manual** beinhaltet. Im Manual sind die vorgesehenen Übungen mit präzisen Anweisungen für jede der 12 Sitzungen übersichtlich dargestellt. Darüber hinaus enthält das Manual die **Arbeitsmaterialien** für die Kindergruppe als Kopiervorlage. Hierzu zählen auch die Aufzeichnungen der einsetzbaren Geschichten und die Entspannungsinstruktionen sowie konkrete Vorgaben für den Einstieg in die verschiedenen Rollenspiele.

Evaluation

Die Programmdokumentation gibt zunächst einen Überblick über existierende Gruppeninterventionsprogramme für Kinder (insbesondere über die Ansätze, die für die Entwicklung des eigenen Programms bedeutsam waren) und über vorliegende Evaluationsergebnisse. Zusammenfassend schlussfolgern die Autoren aus den Ergebnissen der aufgeführten Studien ganz allgemein, dass die verschiedenen Interventionsansätze trotz methodischer Mängel in den Studien als »zufriedenstellend fundierte Arbeiten« gelten können.

Das Programm wurde im Rahmen einer Studie, an der 23 Kinder im Alter von 7–11 Jahren teilnahmen, **evaluiert** (Dahmani, Michel & Röhrle, 2001). Mittels eines **Eigenwartekontrollgruppendesigns**, bei dem alle Kinder zu 3 Messzeitpunkten untersucht wurden (T1: vor dem Programmstart, T2: nach gut 7 Wochen ohne Behandlung bzw. während der 1. Gruppensitzung, T3: etwa 11 Wochen später bzw. während der letzten Gruppensitzung), wurden die Auswirkungen des Interventionsprogramms auf das kindliche Scheidungserleben und auf die Verhaltensauffälligkeiten der Kinder analysiert. Es zeigte sich, dass das Ausmaß an Verhaltensauffälligkeiten im Interventionszeitraum sehr viel deutlicher als während der Wartephase abnahm. Keine eindeutigen Evaluationsbefunde ergaben sich beim kindlichen Scheidungserleben. Die Autoren betrachten ihre Ergebnisse als einen weiteren Hinweis auf die Wirksamkeit des Programms, stellen gleichzeitig aber auch in kritischer Form heraus, dass es in diesem speziellen Präventionsbereich noch einen erheblichen Bedarf an methodisch anspruchvollen Evaluationsstudien gibt.

20.2 Gruppentraining mit Kindern aus Trennungs- und Scheidungsfamilien

Jaede, Wolf und Zeller-König (1996)

Steckbrief

- **Problembereich:** Kindliche Bewältigung einer Trennung/Scheidung der Eltern (präventiv ausgerichtet)
- **Altersbereich:** Kinder im Alter von 9–12 Jahren
- **Trainingsteilnehmer:** Gruppe von bis zu 8 Kindern
- **Dauer:** 16 Sitzungen von jeweils 90 min Dauer
- **Methode:** Themen-zentriertes Gruppenkonzept, gesprächs- und spielbasierte Vorgehensweise
- **Besonderheiten:** Begleitende Elternarbeit, Manual mit Kopiervorlagen

Zielgruppe

Das Gruppenprogramm wendet sich an Kinder im Alter von **9–12 Jahren**, deren Eltern sich getrennt haben oder geschieden sind. Eine Voraussetzung für die Aufnahme in die Gruppe ist, dass das Kind **über grundlegende soziale Kompetenzen verfügt** (z. B. eigene Grenzen und die Grenzen anderer Kinder wahrnehmen und akzeptieren kann, anderen zuhören und sich selbst mitteilen kann, sich in eine Gruppenstruktur eingliedern kann). Bei der Gruppenzusammensetzung sollte beachtet werden, dass die Kinder nach Möglichkeit einen **ähnlichen Entwicklungsstand** aufweisen. In Bezug auf die Phasen des Trennungs-/Scheidungsprozesses und die damit zusammenhängenden Erfahrungen der einzelnen Kinder wird eine inhomogene Gruppenstruktur favorisiert. Als **Ausschlusskriterium** für die Teilnahme an der Gruppe gilt das Vorliegen schwerer psychischer Beeinträchtigungen beim Kind. In einem solchen Fall ist eher eine Einzelbetreuung oder Psychotherapie indiziert.

Rahmenbedingungen

Das Training ist für eine Gruppe von **bis zu 8 Kindern** konzipiert und erstreckt sich über insgesamt **16 Sitzungen**, die im **wöchentlichen Abstand** stattfinden und jeweils **90 min** dauern. In der Gruppe sollte eine **Gleichverteilung von Jungen und Mädchen** gegeben sein. **Geschwisterkinder und enge Freunde** sollten nicht in die gleiche Gruppe aufgenommen werden, da vermutet wird, dass feste Rollenmuster nicht hinreichende Entwicklungsfreiräume lassen. Neben einem **Vorgespräch** finden **2 verpflichtende Elternabende** statt. Die Gruppe wird gemeinsam von einem **Mann und** einer **Frau** geleitet (positives Paarmodell). Die Gruppenleitung sollte Erfahrungen in der Arbeit mit Kindern und Jugendlichen sowie in der Trennungs-/Scheidungsberatung besitzen. Zudem werden in diesem Arbeitskontext Kenntnisse der systemischen Perspektive sowie eine spezifische **Fortbildung** zur Durchführung von Gruppen für Trennungs- und Scheidungskinder für hilfreich erachtet. Das Programm ist vornehmlich für den Einsatz in Beratungsstellen konzipiert.

Programmkonzept

Vor Beginn des Gruppentrainings findet ein **Vorgespräch** mit möglichst beiden Elternteilen und dem Kind statt. Dieses Gespräch ermöglicht einerseits ein gegenseitiges Kennenlernen und dient andererseits dazu, die Ziele der Gruppenarbeit und den Charakter der Themen-bezogenen Gruppenarbeit vorzustellen, und Informationen zur Indikation zu erhalten. Es wird dem Kind vorgeschlagen, an einer »Schnupperstunde« teilzunehmen, bevor es sich für eine endgültige Teilnahme am Gruppentraining entscheidet. Auch wird dem Kind erklärt, dass von ihm eine kontinuierliche Gruppenteilnahme erwartet wird, wenn es sich entschließt, mitzumachen. Schließlich wird im Vorgespräch die Zustimmung des sorgeberechtigten (bzw. präsenten) Elternteils eingeholt, den nichtsorgeberechtigten (bzw. nichtpräsenten) Elternteil über die Gruppenteilnahme des Kindes zu informieren und ihn zu den Elternabenden und dem Abschlussfest einzuladen.

Der Verlauf des Gruppenprogramms unterteilt sich in **3 Phasen:**

a) **Kennenlernphase:** Diese Phase erstreckt sich etwa über die ersten beiden Sitzungen. Im Vordergrund stehen das gegenseitige Kennenlernen, das Schaffen einer guten Gruppenatmosphäre sowie die Entwicklung einer Gruppenidentität. Es werden Gruppenregeln vereinbart und es wird ein Name für die Gruppe ausgewählt.

b) **Themen-zentrierte Phase:** Diese Phase umfasst 2 Blöcke. Der 1. Block dient zunächst einer noch eher allgemein gehaltenen Heranführung an das Thema Trennung/Scheidung (z. B. geht es um verschiedene Lebenssituationen nach einer Trennung/Scheidung, um unterschiedliche familiäre Lebensformen). Erst allmählich werden stärker problembelastete und emotionsbesetzte Themen mit Hilfe geeigneter Übungen aufgegriffen. Im 2. Block geht es um die persönliche Auseinandersetzung der Kinder mit trennungs-/scheidungsrelevanten Gefühlen und um die Beschäftigung mit möglichen Bewältigungsstrategien (z. B. Wahrnehmung und Beschreibung unterschiedlicher Gefühle und Gefühlsintensitäten, Erarbeitung und Erprobung verschiedener Copingstrategien).
c) **Abschlussphase:** Diese Phase bietet den Kindern einen Rückblick auf gemeinsam in der Gruppe Erlebtes und Erarbeitetes. Zudem soll den Kindern eine positive Erfahrung des Abschiednehmens ermöglicht werden.

Die einzelnen Gruppensitzungen sind durch eine **klare Struktur** mit sich wiederholenden Ritualen gekennzeichnet. Eine typische Sitzung weist folgendes Ablaufschema auf:

Sitzungsablauf
1. **Einstieg:** Begrüßungsritual, Eingangsrunde (Möglichkeit für die Kinder, über wichtige Erlebnisse der letzten Zeit zu sprechen), Hinweise zum Thema und zum Verlauf der Sitzung
2. **Spiel:** Gruppen- und Bewegungsspiele zum Einstieg (Vertrauensaufbau, Gruppenzusammenhalt)
3. **Themen-zentrierte Arbeit:** Das Thema Trennung/Scheidung wird mit Hilfe verschiedener Methoden (z. B. Gespräche, Rollenspiele, Film, Plakatwände) bearbeitet
4. **Pause** (Teerunde)
5. **Abschlussspiele** dienen dazu, den Kindern den Gruppenzusammenhalt erlebbar zu machen
6. **Abschlussrunde, -ritual:** Rückblick und Abschied (gemeinsamer Kreis, Abschlussgeste)

Die **Elternarbeit**, die das Programm begleitet, umfasst neben dem Vorgespräch 2 verpflichtende Elternabende (zu Beginn und gegen Ende des Programms). Die Abende dienen dazu, die kindliche Perspektive im Hinblick auf Trennung und Scheidung zu verdeutlichen, auf mögliche Veränderungen des kindlichen Verhaltens hinzuweisen und die inhaltlichen Themen des Programms darzustellen. Angeregt werden soll zudem der Austausch und die Unterstützung zwischen den Eltern.

Materialien

Zum Gruppentrainingsprogramm gibt es ein ausführliches **Manual**. In diesem werden der Aufbau und die Vorgehensweise zu den einzelnen Sitzungen einschließlich der in Frage kommenden Spiele/Übungen (mit Hinweisen zum benötigten Material) dargestellt. Ferner befindet sich im Anhang einzusetzendes Bild- und Textmaterial.

Evaluation

Die Angaben zur Wirksamkeit dieses Trainingsprogramms basieren lediglich auf **Erfahrungsberichten** zu den bisher durchgeführten Gruppen. Die von den Programmautoren wiedergegebenen Erfahrungen bei der Gruppendurchführung, die sie im Hinblick auf die Indikationsstellung, die Mitarbeit der Eltern sowie die Struktur und den Verlauf der Gruppenarbeit reflektieren (vgl. Jaede, Wolf & Zeller, 1994), lassen annehmen, dass das Trainingsprogramm geeignet ist, Kindern in dieser spezifischen Lebenssituation eine hilfreiche Unterstützung zu bieten. Empirisch fundiertere Evaluationsstudien zur Wirksamkeit dieses Programms wären darüber hinaus jedoch dringend erforderlich.

20.3 Gruppeninterventionsprogramm für Kinder aus Trennungsfamilien

Schmitz und Schulte (1993); Schmidt-Denter, Schmitz und Schulte (1994)

Steckbrief

- **Problembereich:** Kindliche Bewältigung einer Trennung/Scheidung der Eltern (präventiv ausgerichtet)
- **Altersbereich:** Kinder im Alter von 6–12 Jahren
- **Trainingsteilnehmer:** Gruppe von 6–10 Kindern
- **Dauer:** 9 Sitzungen von i.d.R. jeweils 90 min Dauer
- **Methode:** Themen-zentriertes Gruppenkonzept, gesprächs- und spielbasierte Vorgehensweise
- **Besonderheiten:** Kein publiziertes Manual im engeren Sinne, sondern umfassende Programm- und Interventionsdokumentation mit Arbeitsmaterial, eigene Programmevaluation, begleitende Elternarbeit

Zielgruppe

Das Gruppenprogramm richtet sich an trennungs-/scheidungsbetroffene Kinder im Alter von **6–12 Jahren**. Auch wenn alle Kinder dieser Alterspanne grundsätzlich von diesem Angebot profitieren können, so wird doch eine **vom Entwicklungsstand her homogene Zusammensetzung** der Gruppe empfohlen. Angemerkt wird, dass die Altersgruppe der 8- bis 11-Jährigen von diesem Programm stärker zu profitieren scheint. Es wird der **präventive Charakter** des Gruppenprogramms stark hervorgehoben: Demnach erscheint eine möglichst frühzeitig nach der räumlichen Trennung einsetzende Teilnahme besonders sinnvoll.

Rahmenbedingungen

Das Programm ist für eine Gruppe von **6–10 Kindern** konzipiert. Es erstreckt sich über 9 Doppelstunden von i.d.R. **90 min Dauer** (bei größeren Gruppen erweitert auf max. 120 min), die in **wöchentlichem Abstand** stattfinden. Den Eltern werden Gespräche mit den Gruppenleitern (s. unten) angeboten. Das Programm ist primär für den Einsatz in Beratungsstellen konzipiert.

Programmkonzept

Das Gruppeninterventionsprogramm verfolgt 4 zentrale Ziele:

- Vermittlung der **Einsicht,** kein Einzelfall zu sein (Abbau von Isolations- und Schamgefühlen).
- Wahrnehmung, Verständnis und Ausdruck von **Gefühlen**, die im Zusammenhang mit der elterlichen Trennung stehen (Entwicklung einer realistischeren Sichtweise, Wahrnehmung von Loyalitätskonflikten, Äußerung von Trauer und Ärger).
- Unterstützung bei der Entwicklung von **Kompetenzen und Bewältigungsstrategien** (Verarbeitung aktueller und zukünftiger problematischer Situationen, vermehrte aktive Mitgestaltung der Lebenssituation).
- Stärkung des **Identitäts- und Selbstwertgefühls.**

Das konzipierte Interventionsprogramm erstreckt sich über 9 Sitzungen. In allen Sitzungen kommen altersangemessene gesprächs- und spielbasierte Methoden zum Einsatz. Der Gesamtablauf des Programms kann in **4 Phasen** unterteilt werden:

a) **Kennenlernen, Gruppengefühl, Themeneinstieg** (1. und 2. Sitzung): Die Kinder lernen sich kennen und stellen sich aufeinander ein (Kennenlern-/Vertrauensspiele). Auf dieser Grundlage nähern sie sich über das ihnen gemeinsame Thema der Trennung/Scheidung der Eltern und einer damit zusammenhängenden ähnlichen Lebenssituation weiter einander an (spiel-/gesprächsbasierte Förderung des Miteinanders in der Gruppe und des weiteren Zusammenwachsens der Gruppe). In der 2. Sitzung wird über das **Vorlesen einer Geschichte** zum Thema Trennung und der sich daran anschließenden Gesprächsrunde nochmals die gemeinsame thematische Basis der Gruppe verdeutlicht. Nachfolgend haben die Kinder dann die Gelegenheit, auf einem **gemeinsamen Plakat** alles aufzuschreiben/aufzumalen, was ihnen zum Thema Trennung/Scheidung einfällt. Jedes Kind kann sich auf diese Weise recht frei und in seinem individuellen Tempo den einzelnen Aspekten der elterlichen Trennung nähern. Gleichzeitig entsteht mit diesem Plakat ein »verbindendes Gruppenprodukt«, welches die Kinder in der anschließenden Gesprächsrunde zum Austausch anregen soll.

b) **Vertiefende Themenbearbeitung** (3.–6. Sitzung): Zentrale Themen, die für die Kinder im Zusammenhang mit der elterlichen Trennung wichtig sind (z. B. Angst auslösende Konflikte/Streitereien zwischen den Eltern, Loyalitätskonflikte) werden aufgegriffen und in der Gruppe mit spiel- und gesprächsbasierten Verfahren (u. a. auch Entspannungsgeschichten) vertieft bearbeitet. In dieser thematischen Arbeitsphase geht es aufeinander aufbauend zum einen um die emotionale Auseinandersetzung mit dem jeweiligen Thema und zum anderen um die gemeinsame Entwicklung und Erprobung von Bewältigungsstrategien in der Gruppe.

c) **Selbstwert und Identität** (7. Sitzung): Die eigenen Wünsche und Bedürfnisse der Kinder werden in den Mittelpunkt gerückt. Mit Hilfe spiel- und gesprächsbasierter Methoden werden die Kinder darin unterstützt, diese auch jenseits des Trennungsgeschehens als wichtigen Teil ihrer Person wahrzunehmen und ihnen Beachtung zu schenken.

d) **Abschied** (8. und 9. Sitzung): In der 8. Sitzung geht es um Verabschiedung/Loslassen von Dingen bezogen auf die Familie (z. B. Abschied vom Zusammenleben mit der ganzen Familie) und um Dinge, die in veränderter Form erhalten bleiben (z. B. Fortbestehen einer eigenständigen Beziehung zu beiden Elternteilen). Schließlich wird in der letzten Sitzung bewusst voneinander Abschied genommen. Die Kinder werden ermuntert, ein Fazit darüber zu ziehen, was für sie in der Gruppe besonders wichtig gewesen ist. Abschließend haben die Kinder Gelegenheit, sich in spielerischer Form gegenseitig positives Feedback zu geben.

Die einzelnen Sitzungen folgen einer festen, **gleichbleibenden Struktur**, die den Kindern einen sicheren Rahmen bieten soll.

Sitzungsablauf

1. **Einstiegsphase:** Begrüßung, Aufwärmspiele, offene Gesprächsrunde (Frage »Was hat sich in der letzten Woche wichtiges ereignet?«), u. U. hier bereits Verbindung zum geplanten Thema der Sitzung herstellen
2. **Themen-zentrierte Arbeitsphase 1:** Inhaltliche Arbeit zu einem bestimmten Thema
3. **Pause:** Trinken, spielen und toben
4. **Themen-zentrierte Arbeitsphase 2:** Fortsetzung der inhaltlichen Arbeit
5. **Abschlussphase:** Verschwiegenheitsschwur im Kreis an den Händen (Ritual), sich voneinander verabschieden

Ein die Kindergruppe begleitendes **Elterngespräch** findet zunächst bei der Anmeldung statt. An diesem Gespräch sind das Kind und ein (oder beide) Elternteil(e) beteiligt. Es werden erste Informationen zum Kind und zur familiären Situation erhoben, und es werden besondere Probleme des Kindes oder der Elternteile im Umgang mit dem Kind angesprochen. Zudem dient das Gespräch dem gegenseitigen Kennenlernen und der Beantwortung von Fragen im Zusammenhang mit dem Gruppenprogramm. Zum Ende der Gruppe wird jedem Elternpaar (Mutter und Vater) ein Gespräch mit den Gruppenleitern angeboten. Ausgehend von einer Rückmeldung der Gruppenleiter zum Verhalten des Kindes in der Gruppe werden hier meistens Themen wie etwa die weitere Gestaltung der Eltern-Kind-Beziehungen oder die Schwierigkeit der Eltern, mit dem Kind über die Trennung zu sprechen, aufgegriffen. Bei diesen Gesprächen werden z. T. konkrete Regelungen erarbeitet oder es werden weitere Gesprächstermine mit den Eltern vereinbart.

Materialien

Zu diesem Programm liegt eine ausführliche **Programmdokumentation** in Form einer Diplomarbeit vor (Schmitz & Schulte, 1993) sowie sich darauf beziehende weitere Publikationen (Schmidt-Denter & Schmitz, 1997; Schmidt-Denter et al., 1994). Die Dokumentation enthält neben einer Darstellung der Programmentwicklung und einer detaillierten Beschreibung der Programmdurchführung auch eine

Darstellung der empirischen Durchführung der begleitenden **Evaluationsstudie**. Im ergänzenden Anhang sind die eingesetzten Materialien und Erhebungsinstrumente sowie ausführliche **Protokolle** der Gruppensitzungen dokumentiert.

Evaluation

Die Arbeit von Schmitz und Schulte (1993) beinhaltet auch einen **umfassenden Erfahrungsbericht**, in dem die Durchführung und die Wirkungen des Programms auf die Kinder kritisch diskutiert werden. Darüber hinaus finden sich in der Arbeit die Ergebnisse einer **Evaluation**, die auf der Grundlage der Daten von $n = 7$ Kindern (einfacher Vorher-Nachher-Vergleich) durchgeführt wurde. Dabei zeigten sich positive Veränderungstendenzen in Richtung einer realistischeren Wahrnehmung der Beziehung zu beiden Elternteilen und einer entspannteren Geschwisterbeziehung. Im Hinblick auf Veränderungen bei den kindlichen Verhaltensauffälligkeiten waren die Ergebnisse uneinheitlich und ließen keine gesicherte Interpretation zu.

20.4 »Group Intervention for Children Bereaved by the Suicide of a Relative«

Pfeffer, Jiang, Kakuma, Hwang und Metsch (2002)

Steckbrief

- **Problembereich:** Verarbeitung des durch Suizid verursachten Verlusts eines nahe stehenden Familienmitglieds
- **Altersbereich:** Kinder und Jugendliche im Alter von 6–15 Jahren
- **Trainingsteilnehmer:** Gruppe von 2–5 Kindern
- **Dauer:** 10 Sitzungen von jeweils 90 min Dauer
- **Methode:** Themen-zentriertes Gruppenkonzept, psychoedukative Verfahrensweisen
- **Besonderheiten:** Manual, parallel stattfindende Veranstaltungen für hinterbliebene erwachsene Familienmitglieder

Zielgruppe

Das Interventionsprogramm, von dem bislang nur eine englischsprachige Fassung vorliegt, richtet sich an Kinder und Jugendliche im Alter von **6–15 Jahren**, die einen Elternteil oder ein anderes nahes Familienmitglied durch dessen Suizid verloren haben. Es wird bei der Gruppenzusammensetzung darauf geachtet, dass die Kinder einen in etwa **ähnlichen Entwicklungsstand** aufweisen (Altersgruppierungen: 6–9 Jahre, 10–12 Jahre, 13–15 Jahre). Wenn Geschwisterkinder einen ähnlichen Entwicklungsstand haben, und ihre Beziehung nicht zu problematisch ist, werden sie in die gleiche Gruppe aufgenommen.

Rahmenbedingungen

Die Intervention ist für eine Gruppe von **2–5 Kindern** konzipiert und umfasst insgesamt **10 Sitzungen**. Diese finden im **wöchentlichen Abstand** statt und dauern jeweils **90 min.** Die Gruppe wird von einem graduierten und mit dem Programm vertrauten **Psychologen** geleitet. Parallel zu dem Training finden Veranstaltungen für die hinterbliebenen erwachsenen Familienmitglieder (Eltern) statt.

Programmkonzept

Das Interventionskonzept sieht vor, dass die Kinder mit Hilfe **psychoedukativer Methoden** und unter Berücksichtigung des Entwicklungsstandes der Kinder in folgender Weise bei der Verarbeitung des Verlustes und bei der Anpassung an die neue Lebenssituation unterstützt werden:

a) Es werden in der Gruppe Themen-zentrierte Gespräche geführt über die **Vorstellungen der Kinder vom Tod** und dessen Endgültigkeit sowie über die Konzepte der Kinder von Suizid und ihre Vorstellungen über mögliche Gründe für suizidales Verhalten.
b) Die Kinder lernen **Gefühle** von Trauer und Kummer zu identifizieren und sie werden an konstruktive Arten zu trauern herangeführt.
c) Die Kinder werden darin unterstützt, mit **traumatischen Gedanken** und **Ängsten vor Stigmatisierung** umzugehen.
d) Zudem geht es in der Gruppe um die Förderung der kindlichen **Problemlösekompetenzen**.
e) Schließlich werden die Kinder darin ermutigt, **optimistischer** zu sein und neue **unterstützende Beziehungen** aufzunehmen.

Sitzungsablauf

1. **Einstiegsphase:** Ritualisierte Begrüßung, thematischer Einstieg über wichtige Erlebnisse der letzten Zeit
2. **Themen-zentrierte Arbeit:** Die Themen Tod und Trauer (unter Berücksichtigung des besonderen Umstandes des Suizids) werden unter Beachtung des Entwicklungsstandes der Gruppenmitglieder mit Hilfe verschiedener Methoden (insbesondere gesprächs- und spielbasierter Austausch, Fertigkeitstraining) bearbeitet
3. **Abschlussrunde:** Rückblick auf die Sitzung und Verabschiedung im Abschlusskreis

In den parallel zu den Kindergruppen stattfindenden begleitenden Sitzungen für die **hinterbliebenen Eltern** werden diese darin unterstützt, ein vermehrtes Verständnis für das Verlusterlebnis des Kindes und der damit zusammenhängenden emotionalen Reaktionen zu entwickeln. Die Eltern werden ferner dazu angeleitet, das Ausdrücken von Trauergefühlen beim Kind zu fördern, mit dem Kind über den in seiner Familie erlebten Suizid zu sprechen und morbide Reaktionen beim Kind frühzeitig zu erkennen.

Materialien

Es existiert ein **Manual**, welches sowohl die Hinweise zur Durchführung der Gruppenintervention für Kinder als auch zur Durchführung der begleitenden Elternsitzungen enthält.

Evaluation

Zu diesem Programm wurde eine **Evaluationsstudie** unter Berücksichtigung einer unbehandelten Kontrollgruppe von ebenfalls betroffenen Kindern durchgeführt. An dieser Studie nahmen insgesamt $n = 75$ Kinder teil (Interventionsgruppe: 39, Kontrollgruppe: 36). Die 1. Datenerhebung fand kurz vor Beginn der Intervention statt, die 2. Erhebung erfolgte 12 Wochen später nach Beendigung des Programms. Ein methodisches Problem dieser Studie ist in dem hohen Stichprobenschwund bei der Kontrollgruppe ($n = 27$) zu sehen; bei der behandelten Gruppe war dieser deutlich geringer (lediglich $n = 7$). Den zentralen Ergebnissen dieser Studie zufolge erweist sich das Interventionsprogramm insgesamt als ein wirksames Verfahren. Während sich bei der Kontrollgruppe im untersuchten Zeitraum bei den meisten Kindern Angstsymptome verstärkt hatten und das Ausmaß an depressiven Verstimmungen unverändert blieb, konnte bei der Interventionsgruppe für beide Symptombereiche nach Abschluss des Programms eine Reduzierung festgestellt werden.

Fazit und Ausblick

Zu den verschiedenen US-amerikanischen Programmen bei Trennung und Scheidung liegt bereits eine Vielzahl von Evaluationsstudien vor, in denen Teilaspekte dieser Ansätze meist mit positivem Ergebnis überprüft wurden. Dagegen gibt es zu den deutschsprachigen Programmen nur wenige (methodisch eingeschränkte) Studien, die deren Wirksamkeit überprüft haben (vgl. Dahmani, Michel & Röhrle, 2001). Hier besteht ein großer Nachholbedarf an methodisch anspruchsvollen Evaluationsstudien. Im Rahmen einer **Meta-Analyse** zu Interventionsprogrammen für scheidungsbetroffene Kinder und Jugendliche (Stathakos & Röhrle, 2007), die auf insgesamt 23 Primärstudien basiert, wurde die Effektivität dieser fast ausschließlich englischsprachigen Programme systematisch überprüft. Die Ergebnisse der Analysen attestieren den Interventionsprogrammen insgesamt betrachtet eine **zufriedenstellende Wirksamkeit**. Nachgewiesen wurden positive Effekte bei der Einstellung gegenüber der Scheidung, bei der Ängstlichkeit sowie beim schulischen Verhalten und bei der schulischen Leistung. Auch wurden positive Effekte bei den Merkmalen Selbstwertgefühl und Kontrollüberzeugung festgestellt, während sich beim Merkmal Depression kein positiver Effekt zeigte (vgl. Stathakos & Röhrle, 2007).

Über diese Wirksamkeitsnachweise hinaus geben die Autoren auch Hinweise zur Verbesserung bestehender Interventionsprogramme. Angeregt wird dabei eine stärkere **Berücksichtigung des Lebenskontextes** (Familie, Schule) der teilnehmenden Personen (Stathakos & Röhrle, 2007). Diesen Impuls aufgreifend erscheint es vielversprechend, wenn die existierenden Kinderprogramme eine weitaus engere thematische Verzahnung mit den (z. T. bereits vorgesehenen) Elterngesprächen erfahren. Auf diese Weise könnten die in der Kindergruppe behandelten Themen bei stärker sensibilisierten Eltern im Lebensalltag auf eine größere Resonanz treffen (im Sinne einer besseren **Passung**) und konstruktiv weitergeführt werden. Die stärkere Berücksichtigung einer systemischen Perspektive erscheint dabei vielversprechend.

Die Kritik im Hinblick auf das bei den Interventionsmaßnahmen häufig nicht hinreichend berücksichtigte unterschiedliche **Risiko-Niveau** der teilnehmenden Kinder (Stathakos & Röhrle, 2007) wird gestützt durch die Befunde der differenziell ausgerichteten Scheidungsforschung (Schmidt-Denter & Beelmann, 1997). Auf der Grundlage der Erkenntnisse über unterschiedliche Adaptationsverläufe und damit im Zusammenhang stehende spezifische Risikofaktoren und protektive Faktoren sollten Gruppenangebote zukünftig stärker bestrebt sein, ihre konkreten Maßnahmen deutlicher auf unterschiedliche Subgruppen scheidungsbetroffener Kinder abzustimmen. Dies könnte beispielsweise bedeuten, dass auf der einen Seite im Sinne eines primären bzw. **selektiven Präventionsansatzes** bei solchen Kindern, die (noch) keine Symptombelastung aufweisen, eine Stärkung vorhandener Kompetenzen deutlicher in den Vordergrund gerückt würde. Demgegenüber könnte bei Kindern mit einem erhöhten Risiko und sich bereits abzeichnenden Störungen im Sinne einer **indizierten Prävention** stärker auf eine Abschwächung von Risiken und damit auf eine Unterbrechung bereits beginnender Fehlentwicklungen fokussiert werden. Ein solches Vorgehen setzt allerdings eine **differenzierte Diagnostik** voraus. Bezug nehmend auf neuere Ergebnisse zur Wirksamkeitsforschung von Präventionsmaßnahmen im Kindes- und Jugendalter (vgl. Beelmann, 2006) kann angenommen werden, dass von solch gezielteren Präventionsmaßnahmen eine erhöhte Wirksamkeit zu erwarten ist.

Systematische Gruppeninterventionsprogramme für Kinder, die vom Tod eines Elternteils betroffen sind, wurden im deutschen Sprachraum bislang noch nicht publiziert (vgl. Cizek & Geserick, 2007). Im Hinblick auf die Entwicklung eines solchen Interventionsansatzes wäre es erforderlich und sinnvoll, die bereits im angloamerikanischen Sprachraum vorliegenden Programme an die deutschen Verhältnisse anzupassen, und dabei die erwähnten konzeptionellen Ansatzpunkte aus den **psychologisch-pädagogisch begleiteten Trauergruppen** für Kinder und Jugendliche nutzbringend zu integrieren.

Literatur

Amato, P. R. (2001). Children of divorce in 1990s: An update of the Amato and Keith (1991) meta-analysis. *Journal of Family Psychology, 15*, 355–370.

Amato, P. R. & Keith, B. (1991). Parental divorce and the well-being of children: A meta-analysis. *Psychological Bulletin, 110*, 26–46.

Beelmann, A. (2006). Wirksamkeit von Präventionsmaßnahmen bei Kindern und Jugendlichen: Ergebnisse und Implikationen der integrativen Erfolgsforschung. *Zeitschrift für Klinische Psychologie, 35*, 151–162.

Beelmann, W. & Schmidt-Denter, U. (2009). Mother-child interaction following marital separation: A longitudinal observation study. *European Psychologist*, in press.

Cizek, B. & Geserick, C. (2007). Programme zur Bewältigung von Verlust und Tod. In B. Röhrle (Hrsg.), *Prävention und Gesundheitsförderung Bd. III für Kinder und Jugendliche* (S. 439–474). Tübingen: dgvt Verlag.

Dahmani, S., Michel, A. & Röhrle, B. (2001). Evaluation eines Gruppeninterventionsprogramms für Scheidungskinder. *Zeitschrift für Gesundheitspsychologie, 9*, 180–185.

Felder, W. & Staub, L. (2003). *Scheidung und Kindeswohl. Ein Leitfaden zur Bewältigung schwieriger Übergänge*. Bern: Huber.

Filipp, S.-H. (1995). Ein allgemeines Modell für die Analyse kritischer Lebensereignisse und ihrer Effekte. In S.-H. Filipp (Hrsg.), *Kritische Lebensereignisse*, 3. Aufl. (S. 3–52). Weinheim: Beltz PVU.

Fthenakis, W. E. (2008). *Die Familie nach der Familie. Wissen und Hilfen bei Elterntrennung und neuen Beziehungen*. München: Beck.

Fthenakis, W. E., Chow, S., Gemar, K., Köster-Goorkotte, I., Kohlmann, N., Lehmann, F., Mayer-Gaub, G., Seibel, K., Siefert, I., Stahl, F., Walbiner, W. & Wolf, J. (1995). *Gruppeninterventionsprogramm für Kinder mit getrennt lebenden oder geschiedenen Eltern. TSK Trennungs- und Scheidungskinder*. Weinheim: Beltz.

Hetherington, E. M. & Kelly, J. (2003). *Scheidung. Die Perspektive des Kindes*. Weinheim: Beltz.

Hetherington, E. M. & Stanley-Hagan, M. (1999). The adjustment of children with divorced parents: a risk and resiliency perspective. *Journal of Child Psychology and Psychiatry, 40*, 129–140.

Jaede, W., Wolf, J. & Zeller, B. (1994). Das Freiburger Gruppeninterventionsprogramm für Kinder aus Trennungs- und Scheidungsfamilien. *Praxis der Kinderpsychologie und Kinderpsychiatrie, 43*, 359–366.

Jaede, W., Wolf, J. & Zeller-König, B. (1996). *Gruppentraining mit Kindern aus Trennungs- und Scheidungsfamilien*. Weinheim: Psychologie Verlags Union.

Pedro-Carroll, J. L. & Cowen, E. L. (1985). The children of divorce intervention program: An investigation of the efficacy of a school-based prevention program. *Journal of Consulting and Clinical Psychology, 53*, 603–611.

Pfeffer, C. R., Jiang, H., Kakuma, T., Hwang, J. & Metsch, M. (2002). Group intervention for children bereaved by the suicide of a relative. *Journal of the American Academy of Child and Adolescent Psychiatry, 41*, 505–513.

Rogers, K. N. (2004). A theoretical review of risk and protective factors related to post-divorce adjustment in young children. *Journal of Divorce and Remarriage, 40*, 135–148.

Röseberg, F. (2006). Kindertrauer: »Trau dich Trauern«. *Zeitschrift für Palliativmedizin, 7*, 3.

Schmidt-Denter, U. & Beelmann, W. (1997). Kindliche Symptombelastungen in der Zeit nach einer ehelichen Trennung – eine differenzielle und längsschnittliche Betrachtung. *Zeitschrift für Entwicklungspsychologie und Pädagogische Psychologie, 29*, 26–42.

Schmidt-Denter, U. & Schmitz, H. (1997). Gruppeninterventionen für Kinder aus Trennungs- und Scheidungsfamilien – Ein Literaturüberblick. *Psychologie in Erziehung und Unterricht, 44*, 13–26.

Schmidt-Denter, U., Schmitz, H. & Schulte, S. (1994). Unsere Eltern trennen sich. Evaluation einer Gruppenintervention für Kinder aus Trennungsfamilien. In H. Cremer, A. Hundsalz & H. Menne (Hrsg.), *Jahrbuch der Erziehungsberatung, Bd. 1* (S. 163–184). Weinheim: Juventa.

Schmitz, H. & Schmidt-Denter, U. (1997). Methodische Vorgehensweisen in Gruppeninterventionen für Kinder aus Trennungs- und Scheidungsfamilien – Ein Literaturüberblick. In G. Lehmkuhl & U. Lehmkuhl (Hrsg.), *Scheidung – Trennung – Kindeswohl. Diagnostische, therapeutische und juristische Aspekte* (S. 34–52). Weinheim: Deutscher Studienverlag.

Schmitz, H. & Schulte, S. (1993). Gruppenintervention für Kinder aus Trennungsfamilien. Unveröffentlichte Diplomarbeit an der Universität zu Köln, Psychologisches Institut.

Stathakos, P. & Röhrle, B. (2007). Scheidungsprogramme für Kinder: Vorgehen und Effektivität. Eine Meta-Analyse. In B. Röhrle (Hrsg.), *Prävention und Gesundheitsförderung, Bd. III für Kinder und Jugendliche* (S. 475–499). Tübingen: dgvt Verlag.

Statisches Bundesamt (2008). Pressemitteilung Nr. 317 vom 28.08.2008. Verfügbar unter http://www.destatis.de/jetspeed/portal/_ns:YW13b.html. (abgerufen am: 09.09.2008).

Stolberg, A. L. & Garrison, K. M. (1985). Evaluating a primary prevention program for children of divorce. *American Journal of Community Psychology, 13*, 111–124.

Wallerstein, J. S. (2002). *Scheidungsfolgen – die Kinder tragen die Last*. Münster: Votum.

Walper, S. (2002). Verlust der Eltern durch Trennung, Scheidung oder Tod. In R. Oerter & L. Montada (Hrsg.), *Entwicklungspsychologie*, 5. Aufl. (S. 818–832). Weinheim: Beltz PVU.

Walper, S. & Bröning, S. (2008). Bewältigungshilfen bei Trennung und Scheidung. In F. Petermann & W. Schneider (Hrsg.), *Angewandte Entwicklungspsychologie* (S. 571–604). Göttingen: Hogrefe.

Walter, A. (2000). Das Unsagbare sagbar machen. Gruppenarbeit mit Kindern, deren Eltern getrennt oder geschieden sind. In W. Buchholz-Graf & C. Vergho (Hrsg.), *Beratung für Scheidungsfamilien* (S. 169–203). Weinheim: Juventa.

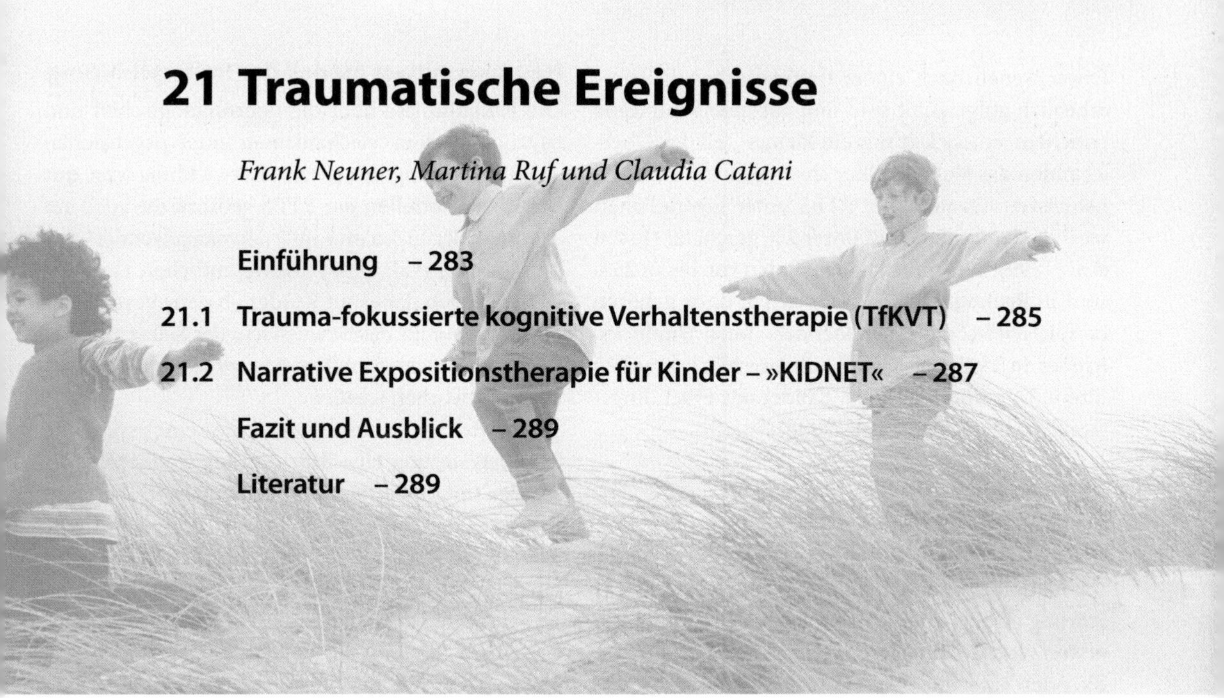

21 Traumatische Ereignisse

Frank Neuner, Martina Ruf und Claudia Catani

Einführung

Traumatische Ereignisse und die Folgen

Belastende Lebensereignisse im Kindes- und Jugendalter können die Entstehung von psychischen Krankheiten begünstigen. Dabei ist zu unterscheiden zwischen sog. **kritischen Lebensereignissen**, wie Trennung der Eltern oder Krankheit eines Familienmitgliedes und **traumatischen Erfahrungen im engeren Sinne**, wie z. B. schwere Unfälle oder Gewalt. Traumatische Erfahrungen sind dadurch definiert, dass während des Ereignisses das **Leben oder die körperliche Unversehrtheit** einer Person bedroht ist. Dabei ist nicht von Bedeutung, ob die Person selbst unmittelbar bedroht ist oder ob das Ereignis nur beobachtet wird. Zusätzlich ist für ein traumatisches Ereignis erforderlich, dass die Situation unter **intensiver Angst oder Hilflosigkeit** erlebt wird. Diese enge Definition von Traumata hat sich bewährt, da derartige Erlebnisse im Unterschied zu anderen belastenden Lebensereignissen spezifische psychische Konsequenzen zur Folge haben können.

In den größeren **epidemiologischen Studien** gab etwa **jeder 4. Jugendliche** in Deutschland an, bereits ein traumatisches Erlebnis nach diesen Kriterien erlebt zu haben (Essau, Conradt & Petermann, 1999; Perkonigg & Wittchen, 1999). Es ist davon auszugehen, dass diese Zahl eine Unterschätzung darstellt, da Gruppen mit einem erhöhten Risiko für das Erleben eines Traumas, wie **Migranten und Flüchtlinge** sowie **Jugendliche, die in Institutionen leben**, in den epidemiologischen Studien nicht hinreichend berücksichtigt wurden. Den epidemiologischen Studien zufolge sind die häufigsten traumatischen Erlebnisse bei Kindern und Jugendlichen körperliche Gewalterfahrungen und schwere Unfälle. Ein sexueller Missbrauch wurde von knapp 10% der Mädchen berichtet, eine Vergewaltigung von etwa 6%. Auch diese Zahlen dürften eine untere Schätzung darstellen, da ein erheblicher Teil der Opfer von sexueller Gewalt ihre Erfahrungen selbst dann nicht als Vergewaltigung oder Missbrauch bezeichnet, wenn die juristischen Kriterien der Delikte klar erfüllt sind (Koss, 1993).

Die typischen psychischen Folgeerscheinungen von traumatischen Erlebnissen werden als **posttraumatische Belastungsstörung (PTBS)** bezeichnet. Diese Störung beinhaltet anhaltendes **Wiedererleben** der traumatischen Erfahrungen in Form von Gedanken, Bildern, Gefühlen und Alpträumen, sowie **Vermeidungsverhalten** gegenüber Erinnerungsreizen und eine allgemeine **emotionale Betäubung**. Hinzu kommt eine anhaltende körperliche **Übererregung**. Während die meisten Kinder und

Erwachsenen nach einem traumatischen Erlebnis erheblich aufgewühlt sind und einzelne Symptome berichten, entwickelt nur ein kleiner Teil der Überlebenden das Vollbild einer chronischen PTBS. Die Lebenszeitprävalenz der PTBS unter Jugendlichen wird in Deutschland auf **unter 2%** geschätzt (Essau et al., 1999). Wesentlich höhere Raten von bis zu 25% sind in **Risikogruppen** zu erwarten, dazu gehören beispielsweise die Überlebenden eines Unglücks, Kinder in Heimen, Kinder mit psychisch kranken Eltern, Migranten und v. a. Kinder aus Flüchtlingsfamilien (Dyregrov & Yule, 2006).

Verarbeitung von traumatischen Ereignissen im Kindesalter

Die meisten Kinder und Erwachsenen verarbeiten traumatische Lebensereignisse, ohne eine psychische Störung zu entwickeln. Wenn jedoch **innerhalb der ersten Wochen** eine besonders schwere Symptomatik oder eine diagnostizierbare posttraumatische Belastungsstörung entstanden ist, dann ist der **weitere Spontanverlauf ungünstig**. Längsschnittstudien haben gezeigt, dass sich dann selbst bei Traumatisierungen nach einem einzelnen Ereignis innerhalb der ersten Monate bis etwa einem Jahr nicht mehr als die Hälfte der betroffenen Kinder von selbst erholen (La Greca, Silverman & Wasserstein, 1998; Meiser-Stedman, Yule, Smith, Glucksman & Dalgleish, 2005). Von diesem Zeitpunkt an verfestigt sich die Symptomatik zunehmend. So wurden selbst viele Jahre und Jahrzehnte nach Unglücken, Naturkatastrophen und Kriegen hohe Raten von PTBS bei den Überlebenden festgestellt, die während des Ereignisses noch Kinder waren (Morgan, Scourfield, Williams, Jasper & Lewis, 2003; Sack, Him & Dickason, 1999; Yule et al., 2000). Eine **besonders ungünstige Entwicklung** ist zu erwarten bei Kindern, die ein außerordentlich schweres Trauma erlebt haben oder in der Vorgeschichte schon mit einer Reihe von belastenden Lebensereignissen konfrontiert waren. In einigen Studien zeigte sich zusätzlich, dass **Mädchen eine ungünstigere Prognose** haben und dass der **familiären und sozialen Unterstützung** für die Verarbeitung eines Traumas eine bedeutende Rolle zukommt (Dyregrov & Yule, 2006). Es gibt bisher keinen Hinweis darauf, dass Interventionen, die unmittelbar nach dem traumatischen Erlebnis ansetzten, die Verarbeitung des traumatischen Erlebnisses für das Kind erleichtern können.

Neurokognitives Modell der Traumatisierung

Die Erkenntnisse über die neurobiologischen und psychologischen Mechanismen einer psychischen Traumatisierung haben zur Entwicklung von **gut belegten Modellen** der PTBS geführt, die auch auf Traumatisierungen im Kindesalter angewendet wurden (Neuner et al., 2008). Die wesentlichen Theorien beziehen sich dabei auf Kinder ab dem Vorschulalter, wenn bereits das Bewusstsein des Selbst als eigene Person sowie grundlegende sprachliche Kompetenzen erworben wurden.

Es wird davon ausgegangen, dass eine psychische Traumatisierung eine **Störung des Gedächtnisses** für das traumatische Erlebnis darstellt. Dabei wird das traumatische Erlebnis im Gedächtnis auf eine krankhafte Art gespeichert. Diese Pathologie wird zurückgeführt auf hormonelle Vorgänge während und unmittelbar nach der Extremsituation des traumatischen Ereignisses, welche eine normale Abspeicherung des Erlebnisses verhindern. Das Gedächtnis für Lebensereignisse besteht aus expliziten, bewusst abrufbaren Strukturen (etwa dem autobiographischen Gedächtnis oder den grundlegenden kognitiven Überzeugungen über sich und die Welt) und impliziten, automatisch gesteuerten Strukturen (etwa dem assoziativen emotionalen Gedächtnis oder der Furchtstruktur). Die Symptomatik der PTBS wird verstanden als **unkontrollierte Aktivität der impliziten Gedächtnisstruktur**, also den wiederholt auftretenden sensorischen, emotionalen, gedanklichen und körperlichen Erinnerungen an das traumatische Erlebnis. Diese **exzessiven Erinnerungen** bleiben unverstanden und unreguliert, da die Anpassung der dazugehörigen expliziten Gedächtnisstrukturen, etwa die Einordnung des Ereignisses in der Autobiographie und die adaptive Modifikation der Grundüberzeugungen der Person, nicht erfolgt ist. Den **Trauma-fokussierten Therapieverfahren** ist gemeinsam, dass sie den Patienten dazu ermutigen, sich den Erinnerungen an das traumatische Erlebnis einschließlich der damit verbundenen schmerzhaften Gefühle zu stellen und so eine **aktive Bearbeitung der Gedächtnisrepräsentation** zu erlauben. Sowohl bei Erwachsenen, als auch bei Kindern, sind die Trauma-fokussierten Therapieverfahren die erste Wahl in der Behandlung der posttraumatischen Belastungsstörung.

21.1 Trauma-fokussierte kognitive Verhaltenstherapie (TfKVT)

Cohen, Mannarino und Deblinger (2006)

Steckbrief

- **Problembereich:** Behandlung einer psychischen Traumatisierung
- **Altersbereich:** Kinder und Jugendliche im Alter von 3–18 Jahren
- **Trainingsteilnehmer:** Einzelsitzungen mit dem Kind, ggf. mit Einbezug der Eltern
- **Dauer:** 12–16 wöchentliche Sitzungen von 60–90 min
- **Methode:** Verhaltenstherapeutische Prinzipien, Entspannung, Exposition
- **Besonderheiten:** Internetseite zur Unterstützung des Trainings der Methode

Zielgruppe

Das Programm richtet sich an Kinder, die in der Folge eines oder mehrerer traumatischer Erlebnisse (z. B. sexueller Missbrauch, häusliche Gewalt, Naturkatastrophen) eine posttraumatische Belastungsstörung, eine traumatische Trauer oder eine subklinische posttraumatische Symptomatik entwickelt haben. Es wurde für einen **großen Altersbereich** gestaltet, der von Kindern im Vorschulalter (ab 3 Jahre) bis zu Jugendlichen reicht.

Rahmenbedingungen

Die Trauma-fokussierte Verhaltenstherapie ist ein psychotherapeutisches Verfahren für Kinder und Jugendliche, welches von **Therapeuten** durchgeführt werden sollte, die sowohl eine grundlegende psychotherapeutische Ausbildung, als auch eine Ausbildung in Trauma-fokussierter Verhaltenstherapie erworben haben. Die Möglichkeit, **wöchentliche Sitzungen** in einer therapeutischen Praxis durchzuführen sowie die **Mitarbeit oder zumindest das Einverständnis der Eltern**, ist erforderlich.

Programmkonzept

Die Therapie beruht auf einem **kognitiv-verhaltenstherapeutischen Grundverständnis**. Es beinhaltet folgende Bausteine:

a) **Psychoedukation** über Trauma in der Kindheit und PTSD,
b) **Elterntraining**,
c) **Entspannungsübungen** individualisiert für Kind und Eltern,
d) Übungen in **affektiver Modulation** angepasst an Kind, Eltern und Kultur (Erkennen von Gefühlen, Unterscheidung der Komponenten von Gefühlen, aktive Veränderung von Gefühlen),
e) **kognitive Verarbeitung:** Verbindung von Gedanken, Gefühlen und Verhalten in Bezug auf das Trauma,
f) **Trauma-Narration:** Unterstützung des Kindes beim Erstellen einer verbalen, schriftlichen oder gezeichneten Erzählung über das Trauma und den damit verbundenen Erfahrungen; verbunden mit kognitiver und affektiver Verarbeitung des traumatischen Erlebnisses,
g) **In-vivo-Exposition** und Bewältigung von Trauma-Erinnerungen (wenn nötig),
h) gemeinsame **Eltern-Kind-Sitzungen** zur Einübung und Förderung der Kommunikation über das Trauma sowie
i) **Förderung** der persönlichen Sicherheit und eines optimalen Entwicklungsverlaufs.

Die Trauma-fokussierte Verhaltenstherapie stellt **eine Sammlung von Bausteinen** zusammen, die individuell auf die Bedürfnisse des jeweiligen Kindes angepasst werden. Sie erlaubt dem Therapeuten **viele Freiheiten** in der Gestaltung der Behandlung für das einzelne Kind. Es wird also nicht nach einem streng standardisierten Manual vorgegangen, sondern es werden zentrale Verfahren beschrieben, die je nach Alter und Entwicklungsstand des Kindes angepasst werden müssen. Dies erfordert eine gute Ausbildung des Therapeuten in den jeweiligen Verfahren.

Die **zentralen Techniken** der Trauma-fokussierten Verhaltenstherapie umfassen sowohl Methoden zur Emotionsregulation (Entspannungsübungen und spezielle Übungen zur Affektregulation) als auch Methoden der Exposition an traumatische Erinnerungen (Trauma-Narration) einschließlich kognitiver Verarbeitung. Als **Entspannungsverfahren** kommt eine große Bandbreite von Methoden in Betracht. Dazu gehören Atemtechniken, progressive Muskelentspannung, Fantasiegeschichten oder imaginative Verfahren. Das Ziel ist, dass Kinder erlernen, willentlich einen physiologischen Entspannungszustand herbeizuführen, um Kontrolle über die Angstreaktionen zu erwerben.

Über Entspannungsverfahren hinaus werden auch differenziertere Verfahren der **Emotionsregulation** eingesetzt. Da viele traumatisierte Kinder erhebliche Schwierigkeiten schon beim Erkennen von Emotionen haben, ist ein wesentlicher Teil das Erlernen der Benennung und Differenzierung von Gefühlen. Danach werden verschiedene Strategien zur Modulation der Gefühle besprochen und eingeübt. Dabei werden zunächst Gefühle berücksichtigt, die nicht im Zusammenhang mit dem Trauma stehen, um dann schrittweise die Methoden auch für Trauma-bezogene Emotionen anzuwenden. Auf die Methoden der Emotionsregulation wird in den folgenden Trauma-bezogenen Therapieschritten immer wieder zurückgegriffen.

Eines der wichtigen Elemente der Trauma-fokussierten Verhaltenstherapie ist die Erstellung der **Trauma-Narration**, wobei in etwa 3–4 aufeinanderfolgenden Therapiesitzungen das traumatische Ereignis zunehmend intensiver und detailtreuer aufgearbeitet wird. Je nach Entwicklungsstand des Kindes soll dabei auf einen verbalen oder schriftlichen Bericht zurückgegriffen werden, wobei auch Zeichnungen des Kindes verwendet werden können. Das Vorgehen wird als eine **graduierte Exposition** an die Trauma-Erinnerung verstanden, wobei von Sitzung zu Sitzung mehr Gefühle und unangenehme Details berücksichtigt werden. Innerhalb der Sitzungen sowie zwischen den Sitzungen wird eine Gewöhnung der emotionalen Reaktion des Kindes angestrebt.

Die Trauma-Narration dient auch als Vorlage zur **Identifikation dysfunktionaler Trauma-bezogener Kognitionen**. Das Augenmerk des Therapeuten ist deshalb auf Bewertungsmuster des Kindes in der Traumageschichte gerichtet. Das Ziel ist, falsche Schlussfolgerungen, die zu beeinträchtigenden Gefühlen führen, zu hinterfragen und zu korrigieren. Insbesondere **Schuld- und Schamgefühle** spielen hierbei eine große Rolle. So fühlen sich Kinder oft für Geschehnisse verantwortlich, auch wenn sie aufgrund ihres Alters oder im Ablauf der Geschichte keinerlei Kontrolle haben konnten. Für die Modifikation der Kognitionen werden übliche Verfahren aus der kognitiven Therapie eingesetzt.

Ein typischer Sitzungsablauf gestaltet sich wie folgt:

Sitzungsablauf

1. **Rückblick** auf die letzte Therapiestunde
2. **Therapeutisches Verfahren** (Auswahl einer Strategie nach Plan der Therapie, z. B. Übung zur Emotionsregulation oder Trauma-Narration
3. **Nachbesprechung** der Sitzung und **Orientierung** auf den Alltag

Materialien

Für die Therapie gibt es ein **englischsprachiges Manual** (Cohen, Mannarino & Deblinger, 2006), eine deutsche Übersetzung ist derzeit in Arbeit. Es gibt einen umfassenden **Kurs im Internet** unter@ http://tfcbt.musc.edu/.

Evaluation

Die Wirksamkeit der Therapie wurde in den USA in mehreren randomisiert-kontrollierten Therapiestudien überprüft. Während die Effekte für Kinder **im Vorschulalter nur eingeschränkt belegt** werden konnten, zeigten sich **überzeugende Befunde** v. a. für Kinder im Schulalter nach sexuellem Missbrauch (Deblinger, Mannarino, Cohen & Steer, 2006; Deblinger, Steer & Lippmann, 1999; Cohen, Deblinger, Mannarino & Steer, 2004) sowie nach anderen Gewalterfahrungen (Stein et al., 2003). Obwohl diese Studien durch mehrere **Schwächen** gekennzeichnet sind (Stallard, 2006), kann die Trauma-fokussierte Verhaltenstherapie als **Methode erster Wahl** zur Behandlung von traumatisierten Kindern gelten.

21.2 Narrative Expositionstherapie für Kinder – »KIDNET«

Schauer, Neuner und Elbert (2005)

Steckbrief

- **Problembereich:** Behandlung von Kindern nach mehrfacher Traumatisierung
- **Altersbereich:** Kinder im Alter von 7–18 Jahren
- **Trainingsteilnehmer:** Eine gemeinsame Eltern-Kind-Sitzung, weitere Einzelsitzungen mit dem Kind
- **Dauer:** 6–10 Sitzungen im Umfang von jeweils 90 min
- **Methode:** Lebenslinie, narrative Aufarbeitung der Biographie einschließlich der traumatischen Erlebnisse
- **Besonderheiten:** Pragmatisches Verfahren, geeignet für den Einsatz in Krisenregionen

Zielgruppe

»KIDNET« ist die **Anpassung der »Narrativen Expositionstherapie«** (**NET**; Schauer, Neuner & Elbert, 2005) für Kinder und Jugendliche. NET wurde ursprünglich entwickelt für Überlebende organisierter Gewalt, wie Folter und Krieg. Diese Zielgruppen sind dadurch gekennzeichnet, dass i.d.R. nicht ein einzelnes, sondern eine ganze **Reihe von traumatischen Erlebnissen** vorliegt. Während Studien die Effektivität von »KIDNET« bisher v. a. für Flüchtlingskinder und kriegstraumatisierte Kinder in ihren Herkunftsländern belegt haben, zeigen erste Erfahrungen mit Kindern, die andere traumatische Erlebnisse berichten, insbesondere wiederholte traumatische Erlebnisse, eine Anwendbarkeit auch über diese Gruppe von Kindern hinaus.

Rahmenbedingungen

»KIDNET« ist ein **pragmatisches Therapieverfahren**, welches auch für den Einsatz unter schwierigen Bedingungen in Krisenregionen entwickelt wurde, und stellt deshalb nur geringe Anforderungen an die Rahmenbedingungen. »KIDNET« kann eingesetzt werden von **Therapeuten**, welche in dem Verfahren ausgebildet sind und über grundlegende Kenntnisse in seelischer Gesundheit und therapeutische Fähigkeiten verfügen. »KIDNET« wurde in Feldbedingungen auch von **ausgebildeten Lehrern** durchgeführt. Zur Ausführung von »KIDNET« wird ein **ruhiger Platz** (ein Zimmer, eine Hütte, eine Matte in einem großen Raum) benötigt, in dem das Kind und der Therapeut für die Zeit der Behandlung ungestört sein können.

Programmkonzept

Das grundlegende Vorgehen von »KIDNET« besteht aus einer ausführlichen schriftlichen **Dokumentation der Lebensgeschichte** des Kindes, wobei insbesondere die traumatischen Erlebnisse in allen Details aufgearbeitet werden. Dieses Vorgehen benötigt eine sorgfältige **Psychoedukation** des Kindes und der Eltern (bzw. der engsten Bezugspersonen). In der Psychoedukation wird das Symptombild des Kindes anhand der diagnostischen Kriterien und des Gedächtnismodells in kindgerechter Weise erklärt, wobei hier auf Metaphern zurückgegriffen wird. Aus dem Modell wird das Behandlungsverfahren abgeleitet.

Der wesentliche Unterschied zu anderen therapeutischen Verfahren ist, dass in der »KIDNET« eine Narration über die gesamte Lebensgeschichte erstellt wird, und die **Narration nicht auf das traumatische Erlebnis beschränkt** wird. Dies hat mehrere Gründe. Zum einen ist es vielen schwer traumatisierten Kindern vor der Behandlung gar nicht möglich, aus der Fülle von traumatischen Ereignissen ein einzelnes Erlebnis zu identifizieren oder das schwerste Ereignis zu benennen. Zum anderen stellt die Lebensgeschichte selbst den Kontext für die traumatischen Erlebnisse dar. Eine Aufarbeitung des gesamten Kontextes ermöglicht damit die zeitliche und räumliche Einbettung der traumatischen Lebensereignisse an sich.

Das strukturierende Element der »KIDNET« ist die Arbeit mit der sog. **Lebenslinie.** In der 1. Therapiesitzung legt das Kind, mit Unterstützung des Therapeuten, ein Seil als Symbol des Lebensverlaufes auf den Boden. Auf diesem Seil werden nun die Lebensereignisse, die für das Kind von besonderer Bedeutung sind, mit weiteren Symbolen markiert. Dabei repräsentieren Blumen unterschiedlicher Farben und Größen positiv erlebte Lebensereignisse und Steine unterschiedlicher Größe negative oder traumatische Lebensereignisse. Nach Erstellen der Lebenslinie wird diese vom Kind abgezeichnet oder vom Therapeuten fotografiert. Das Abbild der Lebenslinie dient für die weitere Behandlung zur Strukturierung der Sitzungen und zur Einordnung der in den jeweiligen Sitzungen besprochenen Lebensereignisse.

In den folgenden Sitzungen wird die **Lebensgeschichte des Kindes** aufgeschrieben. In einem **streng chronologischen Vorgehen** wird, angefangen bei den ersten Erinnerungen in der Kindheit bis zur heutigen Situation, ein lebendiger Bericht verfasst. Zu diesem Zweck schreibt der Therapeut während der Sitzungen mit und erstellt zwischen den Sitzungen die Narration.

Während auch die positiven Lebensereignisse in die Lebensgeschichte eingefügt werden, liegt der Schwerpunkt der therapeutischen Arbeit in der Aufarbeitung der traumatischen Erlebnisse. Diese werden unter Verwendung einer **direktiven Gesprächstechnik** chronologisch von Beginn bis zum Ende des Ereignisses erzählt und aufgeschrieben. Der Bericht erfolgt dabei insbesondere in den besonders eindrucksvollen Momenten in allen möglichen sensorischen, emotionalen, kognitiven und körperlichen Details. Es kann dabei auf **kreative Techniken** (Zeichnen, Nachspielen, das Einnehmen von Körperpositionen etc.) zurückgegriffen werden, um den Erzählfluss zu fördern. Der Therapeut unterstützt das Kind bei der chronologischen Gestaltung der Erzählung, sowie beim Erkennen und Formulieren der sensorischen, emotionalen, kognitiven und physiologischen Inhalte. Dabei wird bestehenden Tendenzen der aktiven Vermeidung (beispielsweise abbrechen wollen, schnell über Ereignisse hinwegreden) und der gefühlsbezogenen Abspaltung vom Therapeuten direkt entgegengewirkt.

Ziel des Vorgehens ist eine Überwindung der pathologischen Aufspaltung zwischen sensorisch-emotionaler Gedächtnisrepräsentation des Ereignisses und dem Wissen über die Lebensgeschichte. Die Erinnerung an das Trauma, die weitgehend ohne Anbindung an den zeitlichen und räumlichen Kontext erlebt wird, wird **verortet und »vergeschichtlicht«**. Das Kind soll durch die Verankerung der immer wieder intrusiv wieder erlebten Details des Erlebens in eine narrativ-strukturierte Erzählung lernen, dass diese Erlebnisse eine Erinnerung sind und keine aktuelle Bedrohung darstellen.

Nach der intensiven Vorbereitung wird in der 2. Sitzung die Erzählung begonnen. In den **folgenden Therapiesitzungen** wird die jeweils in der vorangegangenen Sitzung erarbeitete Erzählung vom Therapeuten vorgelesen und vom Kind ergänzt und korrigiert, bevor in der Narration fortgefahren wird, bis die Geschichte abgeschlossen ist. Zum Abschluss findet in der letzten Sitzung die **Übergabe des Dokumentes** statt. Die Geschichte wird erneut vorgelesen und von allen Beteiligten unterschrieben. Mit dem Kind wird die weitere Verwendung des Dokumentes besprochen. In Fällen politischer Traumatisierung ist ein Gebrauch für die **Menschenrechtsarbeit** denkbar. Manche Kinder möchten, dass ihre Eltern ihre Geschichte zu Lesen bekommen. In allen Fällen hat jedoch der Schutz des Kindes Priorität und die Entscheidung des Kindes ist zu respektieren.

Sitzungsablauf
1. **Rückblick** auf die Tage seit der letzten Sitzung
2. Blick auf die **Lebenslinie**
3. **Vorlesen** und ggf. Ergänzen der bisher erarbeiteten Narration
4. **Fortsetzung der Narration** mit Schwerpunkt auf die traumatischen Erlebnisse in der Lebensgeschichte
5. **Abschluss** der Sitzung mit Ausblick auf den Alltag bis zur nächsten Sitzung

Materialien

Für die »KIDNET« gibt es ein **englischsprachiges Manual** (Schauer et al., 2005) und eine ausführliche **deutsche Beschreibung** (Ruf et al., 2007a). Eine deutsche Übersetzung des Manuals ist in Arbeit. Die für die Durchführung der Therapie notwendigen Materialen (Steine, Blumen, ein Seil) können überall ohne Schwierigkeiten besorgt werden.

Evaluation

Bisher wurden Fallberichte und eine kleine Fallserie mit »KIDNET« veröffentlicht (Onyut et al., 2005; Schauer et al., 2004), weitere Gruppenstudien sind eingereicht oder werden zur Veröffentlichung vorbereitet. Eine Therapiestudie mit Flüchtlingskindern in Deutschland (Ruf et al., 2007b) zeigte, dass mit »KIDNET« bei schwer traumatisierten Flüchtlingskindern eine **deutliche Reduktion von posttraumatischer Symptomatik** im Vergleich zu einer Wartelisten-Kontrollgruppe erreicht werden konnte. Eine weitere kontrollierte Studie mit traumatisierten jugendlichen Waisen in Ruanda, die ihre Eltern im Genozid verloren haben, konnte zeigen, dass die »KIDNET« sowohl auf posttraumatische, wie auf depressive Symptomatik wirkt (Schaal, Elbert & Neuner, in press). In Sri Lanka konnte in 2 randomisiert-kontrollierten Studien nachgewiesen werden, dass »KIDNET« auch von **lokalen ausgebildeten Lehrern erfolgreich** durchgeführt werden kann und sowohl nach dem Tsunami von 2004 im Indischen Ozean wie auch nach Kriegsgewalt eine deutliche Verbesserung des Zustandes der Kinder bewirkte (Catani et al., 2008).

Fazit und Ausblick

Im Vergleich zur Behandlung von Traumafolgen im Erwachsenenalter gibt es bisher bei Kindern **nur wenige gute Studien**, die eine eindeutige Aussage treffen können. Vergleichsweise gut ist der Kenntnisstand bei Kindern im Schulalter. Hier haben sich verschiedene Varianten der **Trauma-fokussierten Therapie bewährt**, wobei aufgrund des Forschungsstandes die Trauma-fokussierte kognitive Verhaltenstherapie nach Cohen, Mannarino und Deblinger (2006) als das Verfahren erster Wahl zu werten ist. Ein Behandlungsverfahren, welches gleichzeitig kurz und pragmatisch ist, aber sehr wohl den Bedürfnissen gerade komplex und mehrfach traumatisierter Kinder gerecht wird, ist »KIDNET«, für das vielversprechende Ergebnisse vorliegen. Als weiteres therapeutisches Verfahren ist die sog. Augenbewegungs-Desensibilisierung (**Eye-Movement Desensitization and Reprocessing – EMDR**) hervorzuheben, die bei Erwachsenen nachweislich erfolgreich ist und deren Kinderversion bereits in ersten Pilotstudien getestet wurde (Hensel, 2007). Hier wird die geleitete Erinnerung an das Trauma verbunden mit systematischen Augenbewegungen oder einer anderen rhythmischen Stimulation. Der Nutzen dieser begleitenden Aktivität ist allerdings weder theoretisch begründet noch empirisch nachgewiesen (Davidson & Parker, 2001). Weitere, v. a. im deutschsprachigen Raum eingesetzte Therapieverfahren sind die »**Trauma-zentrierte Spieltherapie**« und die »**Psychodynamisch Imaginative Traumatherapie**«. Da bisher zu beiden Ansätzen **keine wissenschaftliche Evidenz** vorliegt, kann der therapeutische Nutzen einer Verwendung dieser Verfahren zum jetzigen Zeitpunkt nicht beurteilt werden.

Zusammenfassend deutet sich an, dass bei Kindern, genauso wie bei Erwachsenen, das **Erzählen des traumatischen Erlebnisses** einen zentralen Bestandteil einer erfolgreichen Traumabehandlung darstellt. Durch ein solches Vorgehen wird dem Kind möglich gemacht, seine Erfahrung als Teil der eigenen Lebensgeschichte verstehen zu können. Traumatische Erlebnisse werden als Teil der eigenen Vergangenheit gesehen und erfahren und stellen somit keine aktuelle Bedrohung für das betroffene Kind mehr dar. Allerdings ist die Erforschung der Wirkfaktoren erst in den Anfängen, und gerade die am meisten untersuchte Trauma-fokussierte Verhaltenstherapie stellt eine Kombination von sehr vielen Methoden dar, wobei die Bedeutung einzelner Elemente für den Therapieerfolg unklar ist. Es ist davon auszugehen, dass in den nächsten Jahren kürzere und pragmatischere Verfahren entwickelt werden, die sich auf die wesentlichen und wirkungsvollsten Elemente der Therapien konzentrieren.

Ein weiterer Mangel der bisherigen Forschung ist die Konzentration auf die posttraumatische Belastungsstörung, welche nur eine der möglichen Folgen von kindlicher Traumatisierung darstellt. Gerade Kinder, die in ihren Familien misshandelt wurden, entwickeln häufig ein sehr heterogenes Bild an Symptomatik, welches eine PTBS einschließen kann, aber nicht muss. Misshandlungen im Kindesalter können zusätzlich oder alternativ zur PTBS auch eine Depression, Somatisierung, Persönlichkeitsstörung und andere Diagnosen begünstigen. Bisher ist unklar, ob eine Behandlung der Traumatisierung auch für diese Störungen eine Besserung bringt oder ob ein Verlauf in schwere Pathologie verhindert werden kann.

Literatur

Catani, C., Kohila, M., Ruf, M., Schauer, E., Elbert, T. & Neuner, F. (2008). *Treating children traumatized by war and Tsunami: A comparison between exposure therapy and meditation-relaxation in North-East Sri Lanka*. Manuscript submitted for publication.

Cohen, J. A., Deblinger, E., Mannarino, A. P. & Steer, R. A. (2004). A multisite, randomized controlled trial for children with sexual abuse-related PTSD symptoms. *Journal of the American Academy of Child & Adolescent Psychiatry, 43*, 393–402.

Cohen, J. A., Mannarino, A. P. & Deblinger, E. (2006). *Treating trauma and traumatic grief in children and adolescents*. New York: The Guilford Press.

Davidson, P. R. & Parker, K. C. (2001). Eye movement desensitization and reprocessing (EMDR): a meta-analysis. *Journal of Consulting and Clinical Psychology, 69*, 305–316.

Deblinger, E., Mannarino, A. P., Cohen, J. A. & Steer, R. A. (2006). A follow-up study of a multisite, randomized, controlled trial for children with sexual abuse-related PTSD symptoms. *Journal of the American Academy of Child & Adolescent Psychiatry, 45*, 1474–1484.

Deblinger, E., Steer, R. A. & Lippmann, J. (1999). Two-year follow-up study of cognitive behavioral therapy for sexually abused children suffering post-traumatic stress symptoms. *Child Abuse & Neglect, 23*, 1371–1378.

Dyregrov, A. & Yule, W. (2006). A review of PTSD in children. *Child and Adolescent Mental Health, 11*, 176–184.

Essau, C. A., Conradt, J. & Petermann, F. (1999). Incidence of post-traumatic stress disorder in adolescents: results of the Bremen Adolescent Study. *Zeitschrift für Kinder- und Jugendpsychiatrie und Psychotherapie, 27*, 37–45.

Hensel, T. (2007). EMDR (Eye Movement Desentization and Reprocessing). In M. A. Landolt & T. Hensel (Hrsg.), *Traumatherapie bei Kindern und Jugendlichen* (S. 61–81). Göttingen: Hogrefe.

Koss, M. P. (1993). Detecting the scope of rape: A review of prevalence research methods. Special Section: Rape. *Journal of Interpersonal Violence, 8*, 198–222.

La Greca, A. M., Silverman, W. K. & Wasserstein, S. B. (1998). Children's predisaster functioning as a predictor of posttraumatic stress following Hurricane Andrew. *Journal of Consulting and Clinical Psychology, 66*, 883–892.

Meiser-Stedman, R., Yule, W., Smith, P., Glucksman, E. & Dalgleish, T. (2005). Acute stress disorder and posttraumatic stress disorder in children and adolescents involved in assaults or motor vehicle accidents. *American Journal of Psychiatry, 162*, 1381–1383.

Morgan, L., Scourfield, J., Williams, D., Jasper, A. & Lewis, G. (2003). The Aberfan disaster: 33-year follow-up of survivors. *British Journal of Psychiatry, 182*, 532–536.

Neuner, F., Catani, C., Ruf, M., Schauer, E., Schauer, M. & Elbert, T. (2008). Narrative Exposure Therapy for the treatment of traumatized children and adolescents (KidNET): From neuro-cognitive theory to field intervention. *Child and Adolescent Psychiatric Clinics of North America, 17*, 641–664.

Onyut, L. P., Neuner, F., Schauer, E., Ertl, V., Odenwald, M., Schauer, M. & Elbert, T. (2005). Narrative Exposure Therapy as a treatment for child war survivors with posttraumatic stress disorder: two case reports and a pilot study in an African refugee settlement. *BMC Psychiatry, 5*, 7.

Perkonigg, A. & Wittchen, H. U. (1999). Prevalence and comorbidity of traumatic events and posttraumatic stress disorder in adolescents and young adults. In A. Maercker, M. Schützwohl & Z. Solomon (Eds.), *Post-traumatic stress disorder: a lifespan developmental perspective*. Seattle: Hogrefe & Huber.

Ruf, M., Schauer, M., Neuner, F., Schauer, E., Catani, C. & Elbert, T. (2007a). KIDNET – Narrative Expositionstherapie (NET) für Kinder. In M. A. Landolt & T. Hensel (Hrsg.), *Traumatherapie bei Kindern und Jugendlichen* (S. 84–109). Göttingen: Hogrefe.

Ruf, M., Schauer, M., Neuner, F., Catani, C., Schauer, E. & Elbert, T. (2007b). *KIDNET – A highly effective treatment approach for traumatized refugee children*, paper presented at the 10th European Conference on Traumatic Stress Studies, June 5–9, Opatija, Croatia.

Sack, W. H., Him, C. & Dickason, D. (1999). Twelve-year follow-up study of Khmer youths who suffered massive war trauma as children. *Journal of the American Academy of Child & Adolescent Psychiatry, 38*, 1173–1179.

Schaal, S., Elbert, T. & Neuner, F. (in press). *Narrative Exposure Therapy versus group Interpersonal Psychotherapy – a controlled clinical trial with orphaned survivors of the Rwandan genocide*. Psychotherapie & Psychosomatics.

Schauer, E., Neuner, F., Elbert, T., Ertl, V., Onyut, L. P., Odenwald, M. & Schauer, M. (2004). Narrative Exposure Therapy in children: a case study. *Intervention, 2*, 18–38.

Schauer, M., Neuner, F. & Elbert, T. (2005). *Narrative Exposure Therapy – a short term intervention for traumatic stress disorders after war, terror or torture*. Göttingen: Hogrefe & Huber.

Stallard, P. (2006). Psychological interventions for post-traumatic reactions in children and young people: a review of randomised controlled trials. *Clinical Psychology Review, 26*, 895–911.

Stein, B. D., Jaycox, L. H., Kataoka, S. H., Wong, M., Tu, W., Elliot, M. N. & Fink, A. (2003). A mental health intervention for schoolchildren exposed to violence: a randomized controlled trial. *JAMA, 290*, 603–611.

Yule, W., Bolton, D., Udwin, O., Boyle, S., O'Ryan, D. & Nurrish, J. (2000). The long-term psychological effects of a disaster experienced in adolescence: I: The incidence and course of PTSD. *Journal of Child Psychology and Psychiatry, 41*, 503–511.

Förderung von Erziehungs-kompetenzen und weitere Förderprogramme

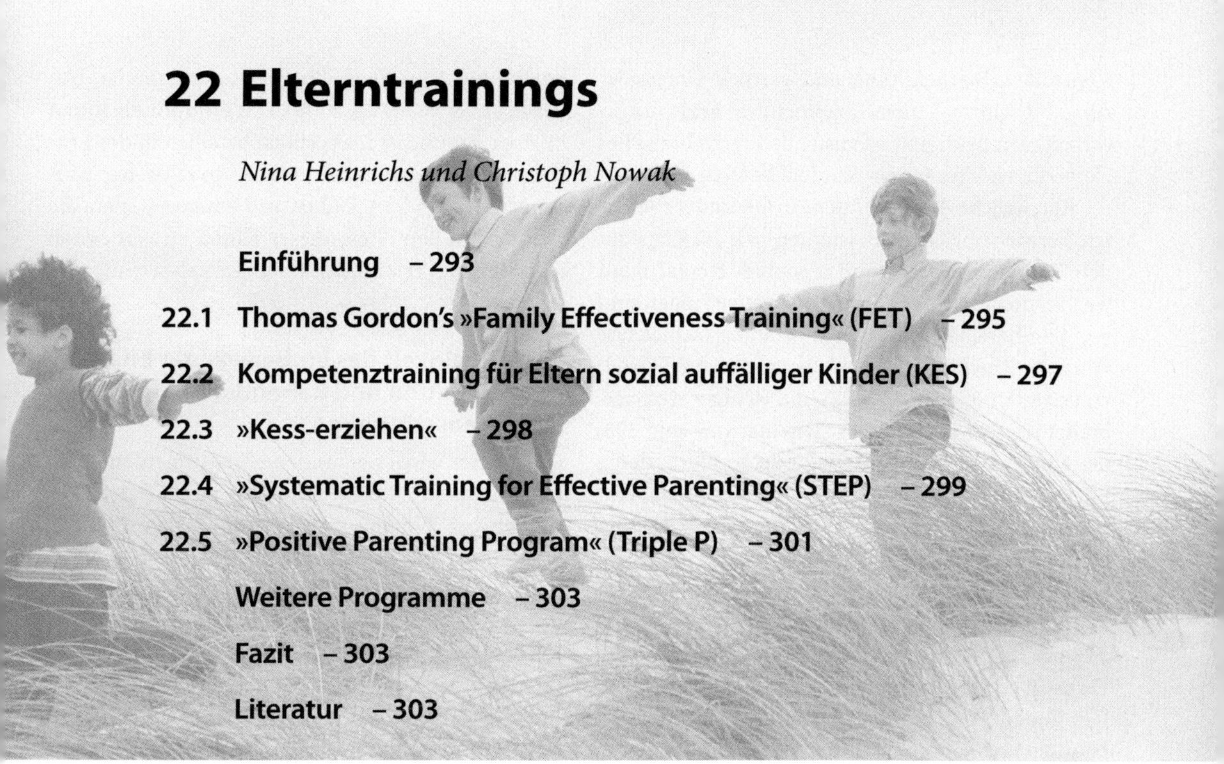

22 Elterntrainings

Nina Heinrichs und Christoph Nowak

Einführung

Der Einbezug von Eltern in die Prävention von und Intervention bei Verhaltensauffälligkeiten des Kindes

Der stärkste, potenziell veränderbare Risikofaktor für die Entwicklung kindlicher Verhaltensauffälligkeiten ist die Qualität der Erziehung, die ein Kind genießt. Erziehungspraktiken haben einen erheblichen Einfluss auf die Entwicklung von Kindern (Collins, Maccoby, Steinberg, Hetherington & Bornstein, 2000). Dabei kann man unterschiedliche Erziehungsstile, -einstellungen und -verhaltensweisen unterscheiden. Eine der bekanntesten **Klassifikationen von Erziehungsstilen** kommt von Baumrind (1971). Sie unterscheidet 4 Erziehungsstile:

- **Permissiv:** Die Eltern setzen wenige Normen oder Standards, die Anforderungen an das Kind sind gering. Der Erzieher steht eher im Hintergrund und das Kind ist stärker auf sich allein gestellt. Die Eltern sind akzeptierend, nicht bestrafend und unterstützend für kindliche Bedürfnisse.
- **Autoritär:** Die Eltern kontrollieren und bewerten das Verhalten des Kindes stark. Es werden sehr hohe Anforderungen an das Kind gestellt, Erziehungswerte sind konventionell (z. B. Gehorsam, Strafe, Betonung von Arbeit und Leistung).
- **Autoritativ:** Die Eltern unterstützen verbale Auseinandersetzungen, die Autonomie des Kindes wird betont, aber es werden auch Anforderungen gestellt. Die Interessen des Kindes werden gefördert, Anregungen zu Aktivität und Bildung werden gegeben.
- **Indifferent:** Das Kind wird von den Eltern vernachlässigt. Der Erzieher pendelt zwischen Autonomie und Feindseligkeit; häufig gibt es beträchtliche soziale Probleme in der Familie.

Erziehungsstile sind übergeordnete Dimensionen elterlichen Verhaltens. In meta-analytischen Arbeiten hat sich ein **übermäßig kontrollierendes Verhalten** der Eltern gegenüber dem Kind als Prädiktor für kindliche Ängste oder Depressionen bestätigt (Gerlsma, Emmelkamp & Arrindell, 1990; Wood, McLeod, Sigman, Hwang & Chu, 2003). Hohe mütterliche Kontrolle und niedrige Unterstützung durch den Vater wurden zudem auch mit externalisierenden Verhaltenssymptomen des Kindes assoziiert (Gadeyne, Ghesquière & Onghena, 2004). Hohe

Kontrolle, Überbehütung und geringe Unterstützung bis hin zu einem ablehnenden Erziehungsverhalten reflektieren offensichtlich erzieherisches Handeln, welches für ein Kind nicht förderlich ist.

Körperliche Bestrafungen, insbesondere leichtere Formen physischer Bestrafung (wie der Klaps auf den Po), sind in der Bundesrepublik Deutschland weit verbreitet (BMFSFJ, 2003). Negative Folgen sind v. a. von harter körperlicher Bestrafung (schallende Ohrfeige, Tracht Prügel, Schlagen mit einem Gürtel) zu erwarten (Gershoff, 2002), die weniger weit verbreitet ist, aber noch immer zwischen 10% und 30% der Kinder betrifft: Im Vergleich zu Kindern, deren Eltern keine körperliche Bestrafung anwenden, entwickeln körperlich gezüchtigte Kinder häufiger psychische Probleme, darunter v. a. Störungen des Sozialverhaltens und ängstlich-depressive Beschwerden. Körperliche Gewalt ist nicht die einzige Form der Bestrafung, die Eltern anwenden. Sanktionen wie Fernsehverbot, Ausgehverbot, das Kind »niederbrüllen« und nicht mehr mit dem Kind reden, sind ebenfalls weit verbreitet, obwohl manche dieser Strategien langfristig wenig hilfreich sind, da sie die Entwicklung psychischer Beschwerden ebenfalls fördern. Die **Art der Konsequenz**, die für ein bestimmtes, nicht erwünschtes Verhalten des Kindes eingesetzt wird, scheint also wichtig zu sein, ebenso wie die Frage, (ab) wann man Konsequenzen setzen sollte.

Eigene **psychische Beschwerden von Eltern** spielen eine große Rolle bei der Frage, welches Erziehungsverhalten gezeigt wird: Lovejoy, Graczyk, O'Hare und Neuman (2000) fanden einen Zusammenhang zwischen **mütterlicher Depressivität** und negativem Erziehungsverhalten gegenüber dem Kind. Psychische Störungen der Eltern behindern demnach die gesunde Entwicklung des Kindes (Barry, Dunlap, Cotton, Lochman & Wells, 2005; Hammen & Brennan, 2001) und diese Behinderung wird v. a. über das Erziehungsverhalten mediiert. Die Triade aus elterlicher Psychopathologie, dem Mediator Erziehung und kindlichem Problemverhalten unterstreicht die Relevanz von Elterntrainings im Gegensatz zu rein kindbezogenen Interventionen für die Nachhaltigkeit der Kinder- und Jugendlichenpsychotherapie sowie die Prävention psychischer Störungen bei Kindern.

Auch **partnerschaftliche Probleme** beeinflussen die kindliche Entwicklung und kindliche Verhaltensauffälligkeiten beeinflussen wiederum die **Paarbeziehung** (für einen Überblick s. Heinrichs, Bodenmann & Hahlweg, 2008). Das **emotionale Klima** in einer Familie ist maßgeblich beteiligt an der Entstehung und Aufrechterhaltung psychischer Störungen bei Kindern. Daher sind Interventionen, die sich darum bemühen, dieses Klima zu verbessern oder einer Verschlechterung vorzubeugen, sehr sinnvoll.

Die Wichtigkeit des Einbezugs der Eltern in der Prävention und Behandlung kindlicher Verhaltensstörungen

Der immer wieder gefundene Zusammenhang von Erziehungsverhaltensweisen und psychischen Störungen bei Kindern eröffnet eine große **Chance: Erziehungsverhalten** ist im Gegensatz zu anderen Risikofaktoren für kindliche Verhaltensauffälligkeiten wie **biologische** (z. B. das Geschlecht des Kindes, Verfügbarkeit bestimmter Hormone, Neurotransmitter oder Enzyme) oder **soziale** (geringes Einkommen, geringe Bildung, frühe Elternschaft etc.) **Variablen veränderbar**. Jedes Kind wird vor eine Reihe von Entwicklungsaufgaben gestellt, die es bewältigen soll und die, wenn sie erfolgreich gemeistert werden, die gesunde Entwicklung fördern. Eine Funktion von Erziehung ist, Kinder bei diesem »Meistern« zu unterstützen. Wenn Eltern darin unterstützt werden, ihre Kinder angemessen, d. h. mit einer positiven Erziehung, zu unterstützen, und sie darin ermutigt werden, hilft dies, psychische Störungen bei Kindern zu vermeiden. Wenn Kinder bereits verhaltensauffällig sind oder wenn Eltern psychisch krank sind oder ausgeprägte partnerschaftliche Konflikte haben, kommt dem Erziehungsverhalten eine mindestens genauso wichtige Rolle zu, als wenn es um das alltägliche Unterstützen des Kindes geht. Aus diesem Grund ist der Einbezug der Eltern auf allen Ebenen relevant, denn Eltern bieten den besten Zugang zu den Kindern. Mit ihrer Hilfe kann auf jeder Ebene effektive Hilfestellung potenziell zu einer Verbesserung des psychosozialen Funktionsniveaus aller Beteiligten führen.

Elterntrainings stellen eine Möglichkeit dar, Familien bei der Erziehung zu unterstützen. Dabei können Elterntrainings eingesetzt werden, um der Entwicklung kindlicher Verhaltensauffälligkeiten vorzubeugen (als **Präventionsmaßnahme**) oder um Eltern bei der Erziehung psychisch auffälliger Kinder zu helfen (als **Interventionsmaßnahme**, meist psychotherapeutische Ergänzung zur Behandlung des Kindes).

Obwohl das Erziehungsverhalten möglicherweise nicht bei allen psychischen Störungen die gleiche Relevanz besitzt und im Vergleich zu anderen determinierenden Faktoren auch nicht notwendigerweise das schwerste Gewicht besitzt, so ist es jedoch durch Außenstehende mit am besten zu modifizieren, wenn man weiß, was in welche Richtung geändert werden soll.

Zusammenfassend kann man konstatieren, dass der **autoritative Erziehungsstil** vermutlich die günstigsten Auswirkungen auf psychischer Ebene hat. Es gibt daher wenig divergente Meinungen in Bezug darauf, was ein angemessener (im Sinn eines entwicklungsfördernden) Erziehungsstil ist. Darüber hinaus herrscht weitgehend Einigkeit darüber, was nicht angemessen bzw. entwicklungsschädigend ist, wobei die Einflüsse sich stärker auf externalisierende Verhaltensauffälligkeiten auswirken oder von diesen ausgehen als auf oder von internalisierenden Problemen. Was allerdings recht kontrovers ist, ist die Frage, wie man Eltern auf der Einstellungs- und Verhaltensebene diese Informationen nahe bringt und wie man am besten dafür sorgen kann, dass das Gelernte oder Erfahrene auch im erzieherischen Alltag umgesetzt werden kann. Elterntrainings unterscheiden sich teilweise sehr darin, was sie diesbezüglich empfehlen. Das liegt daran, dass die Programme für Eltern aus unterschiedlichen theoretischen Orientierungen heraus entstanden sind und damit eine differente Haltung gegenüber den empfohlenen Erziehungsstrategien haben und sich auch darin unterscheiden, wie direktiv die Unterstützung der Eltern vermittelt werden sollte. Dies wird anhand unterschiedlicher Elterntrainings im Folgenden dargestellt. Die Reihenfolge der Darstellung ergibt sich aus der alphabetischen Reihenfolge der Programmabkürzungen.

22.1 Thomas Gordon's »Family Effectiveness Training« (FET)

Ursprung: Gordon (1989)

Steckbrief

- **Problembereich:** Verbesserung der Familieninteraktion unabhängig vom Vorhandensein familiärer Probleme oder Erziehungsprobleme
- **Altersbereich:** Kinder aller Altersstufen
- **Trainingsteilnehmer:** Familienmitglieder in Gruppen von 6–16 Personen oder Selbststudium
- **Dauer:** 18 h, aufgeteilt auf 6 Abendtreffen oder Wochenendkurse
- **Methode:** Humanistisch, personenzentrierte Orientierung, Fördern von aktivem Zuhören, Senden und Senden von Ich-Botschaften durch Kurzvorträge, Rollenspiele, schriftliche Übungen, Gruppendiskussion, (Selbst-) Reflexion
- **Besonderheiten:** Bezieht die gesamte erweiterte Familie mit ein (im Unterschied zum Gordon Elterntraining – PET)

Zielgruppe

Das Gordon Eltern- bzw. Familientraining (@ www.gordonmodell.de) richtet sich an **Familien mit Kleinkindern bis hin zu Jugendlichen**. Die primären Ansprechpartner sind **Mütter und Väter**; andere eng mit der Familie verbundene Personen, wie pädagogische Betreuer, Großeltern, Patchwork-Partner oder Lehrer werden ermutigt, ebenfalls an dem Programm teilzunehmen. Es werden keine Zielprobleme, Indikationen oder Kontraindikationen genannt (Breuer, 2005; @ www.gordontraining.org). Entsprechend der **personenzentrierten Ausrichtung** des Programms zielt der Inhalt auf eine **Verbesserung der Familieninteraktion** ab hin zu einer achtenden und annehmenden Beziehung. Es werden keine störungsspezifischen Techniken angewandt.

Rahmenbedingungen

Das »Family Effectiveness Training« (FET) wird regulär als **Gruppenkurs** mit 6–16 Teilnehmern angeboten, kann jedoch auch im **Selbststudium** durchgeführt werden. Die Gruppenkurse umfassen **18 h**, die entweder auf 6 Abendsitzungen verteilt oder als Intensivkurse, meist an Wochenenden, angeboten werden. Die Durchführung erfolgt durch von der »Akademie für Personzentrierte Psychologie GmbH« **lizenzierte Trainer**; es werden – bezüglich der Voraussetzungen um Trainer zu werden – keine Einschränkungen genannt. Die **Kosten** für den Kurs belaufen sich je nach Institution und Bezuschussung (z. B. durch soziale Initiativen) auf 100–400 Euro. Um den Kurs im Selbststudium (ca. 20 h) durchzuführen, erhalten die Familienmitglieder umfassende Materialien (s. unten) und werden i.d.R. von einem lizenzierten Gordon-Trainer betreut.

Programmkonzept

Das FET ist eine Weiterentwicklung des seit über 40 Jahren durchgeführten »Parent Effectiveness Training« (PET) von Thomas Gordon, welches versucht, neben den Eltern die gesamte Familie einzubeziehen. Es basiert auf der **humanistischen Psychologie** und deren praktischer Umsetzung im personenzentrierten Ansatz Carl Rogers (1902–1987). Der Mensch wird als Gesamtpersönlichkeit mit einer inhärenten Motivation zur Selbstentfaltung gesehen – Störungskonzepte spielen eine untergeordnete Rolle. Die wesentlichen Techniken, die vermittelt werden, sind:

a) **aktives Zuhören,**
b) **Ich-Botschaften,**
c) **Aufstellen und Befolgen gemeinsam erarbeiteter Regeln,**
d) **Erkennen und Vermeiden von Kommunikationssperren** sowie
e) **konstruktive Konfliktlösung.**

Durch die Vermittlung dieser Techniken soll eine bessere Kommunikation zwischen den Familienmitgliedern gefördert werden. Konflikte sollen reduziert bzw. eine angemessene Konfliktbewältigung vermittelt werden. Der **Sitzungsablauf** umfasst i.d.R. eine Rückschau auf die Umsetzung der Techniken der vergangen Stunde, eine Einführung in das Sitzungsthema durch einen Kurzvortrag des Trainers sowie variable Demonstrationen, Arbeitsbuchaufgaben, Rollenspiele und Kleingruppendiskussionen.

Materialien

Die **Eltern** sollten zu Beginn des Gruppenkurses das Begleitmaterial in Form eines Kursbuches und diverser Karten, die bei späteren Übungen zum Einsatz kommen, erwerben. Für den **Kursleiter** stehen Handbuch, Rollenspielkarten, eine Präsentation am PC sowie audiovisuelle Materialien zur Verfügung. Für das **Selbststudium** erhalten die Eltern einen Leitfaden, eine Lehr-DVD, eine Audio-CD sowie Kursbücher.

Evaluation

Zum »**Family Effectiveness Training**« selbst sind **keine Evaluationsstudien** bekannt. Das **Vorgängerprogramm »Parent Effectiveness Training«** ist hingegen bereits in 4 Sekundäranalysen mit insgesamt 24 überwiegend amerikanischen Studien aus den 70er- und 80er-Jahren evaluiert worden, wobei es einige methodische Schwächen dieser Arbeiten zu bemängeln gibt (s. Heinrichs, Behrmann, Härtel & Nowak, 2007, S. 130). Müller, Hager und Heise (2001) berichten die größten Effekte des PET für die Kommunikationskompetenz, die Einstellungsänderung und die Kommunikationsfähigkeit der Eltern. Mittlere Effekte wurden für positive Veränderungen des Erziehungsverhaltens berichtet, keine gesicherten Effekte konnte für das kindliche Problemverhalten nachgewiesen werden. Die beste Wirksamkeit fanden Müller und Kollegen (2001) für Kinder der Altersgruppe von 7–12 Jahren im Vergleich zu jüngeren Kindern. Da diese Meta-Analyse jedoch nur Primärstudien mit einbezog, die signifikante Ergebnisse erbracht haben, besteht die Gefahr, dass die oben berichteten Effekte den tatsächlichen Trainingseffekt überschätzen. Daher sei als Wirksamkeitsmaß die in einer früheren Meta-Analyse von Cedar und Levant (1990) berichtete zusammenfassende Effektstärke von 0.33, die auf einen kleinen Effekt hindeutet, noch zusätzlich an dieser Stelle genannt.

22.2 Kompetenztraining für Eltern sozial auffälliger Kinder (KES)

Lauth und Heubeck (2006)

Steckbrief

- **Problembereich:** Kinder mit Störungen des Sozialverhaltens
- **Altersbereich:** Kinder im Alter von 5–11 Jahren
- **Trainingsteilnehmer:** Gruppen zwischen 4 und 14 Müttern und Vätern – Elternpaare und Alleinerziehende
- **Dauer:** 7 Sitzungen à 180 min über ca. 10 Wochen
- **Methode:** Lerntheoretisch durch Rollenspiele, Verhaltensübungen, Hausaufgaben; Techniken sind Veränderungsbewusstsein schaffen, positive Spielzeit, Wahrnehmung eigener Gefühle, effektiv Aufforderungen stellen, Konsequenzen setzen
- **Besonderheiten:** Kann begleitend zur psychotherapeutischen Behandlung des Kindes absolviert werden

Zielgruppe

Das Training wurde für Eltern **sozial auffälliger Kinder** im Alter von **5–11 Jahren** entwickelt. Es ist primär als Intervention bei bestehenden kindlichen hyperkinetischen Störungen, oppositionellem Trotzverhalten oder einer Störung des Sozialverhaltens konzipiert, richtet sich jedoch auch an subklinische Erscheinungsformen der genannten Störungen zur Verhütung einer Verschlimmerung der Problematik. Die **Voraussetzungen zur Teilnahme** sind ausreichende Deutschkenntnisse der Eltern, sowie deren Bereitschaft, an einer verhaltensorientierten Intervention, einschließlich der notwendigen Hausaufgaben, teilzunehmen. Es können sowohl Alleinerziehende als auch Elternpaare partizipieren. Das Training kann begleitend zu Interventionen, die sich an das Kind richten, durchgeführt werden.

Rahmenbedingungen

Das Kompetenztraining wird in einer **Gruppe mit 4–10** Müttern und Vätern unter Leitung **eines Trainers** durchgeführt. Bei 2 Trainern kann die Gruppengröße auf bis zu 14 Teilnehmer ausgeweitet werden. Es werden **6 wöchentliche Trainingseinheiten à 3 h**, inklusive einer 30-minütigen Pause, durchgeführt. 4–6 Wochen nach dem 6. Treffen wird eine **Auffrischungssitzung** geplant. Während die ersten 6 Sitzungen nicht notwendigerweise von beiden Elternteilen zusammen besucht werden müssen, sollten sie gemeinsam zur siebten erscheinen. In der Regel finden die Trainings abends nach Absprache in einem **Vorgespräch** statt.

Programmkonzept

Das Training folgt folgendem **Ablauf:**

a) Vorgespräch: Diagnostik und Indikationsklärung;
b) Sitzung 1 und 2: Veränderungsbewusstsein und Einführung der positiven Spielzeit;
c) Sitzung 3 und 4: Familiäre Stresssituationen: Wahrnehmung eigener Gefühle und Änderung dysfunktionaler Abläufe;
d) Sitzung 5 und 6: Verstärkung, konsequentes Erziehen und effektive Aufforderungen stellen sowie
e) Auffrischungssitzung.

Das KES beruht auf 3 Modellvorstellungen. Das **biopsychosoziale Störungsmodell** postuliert eine verhaltensgenetische Prädisposition beim Kind (Vulnerabilität), die unter ungünstigen Umweltbedingungen die Entwicklung einer Störung fördert. Stress und mangelnde Ressourcen führen zu **dysfunktionalen Erziehungsstrategien**, wie inadäquater Bestrafung, welche durch die entsprechende Reaktion des Kindes zu einem Teufelskreis zwischen »Streitparteien« eskalieren kann. Sozial auffälliges Verhalten wird als **gestörte Anpassung des Kindes** an seine Umwelt (familiär, schulisch etc.) verstanden. Gründe können mangelnde Kompetenzen des Kindes, aber auch das Fehlen einer »Nische« für das kindliche Verhalten sein.

Daraus ergeben sich folgende **Ansatzpunkte für das Training:**

- Die Passung zwischen elterlichem und kindlichem Verhalten soll erhöht werden.
- Der Fokus der Eltern soll auf spezifischen Alltagschwierigkeiten, nicht auf generellen Erziehungsansätzen liegen. Daher lernen Eltern nur das, was ihnen änderungsbedürftig erscheint.

Die Techniken werden gemeinsam in der Gruppe besprochen und an konkreten Beispielsituationen der Eltern eingeübt.

Sitzungsablauf
1. Bekanntgabe der **Tagesordnung**
2. **Auswertung** der Wochenaufgabe aus der letzten Sitzung
3. Inhaltliche **Bausteine und Übungen**
4. **Eigene Stärke** finden: Teilnehmer sollen mit einem positiven Gefühl des Gestärktseins nach Hause gehen
5. Vorgabe und Besprechung der **Wochenaufgabe**

Materialien

Das Programm selbst wird in einem handlichen, übersichtlichen **Manual** (Lauth & Heubeck, 2006) erklärt. Darin enthalten sind auch alle notwendigen diagnostischen **Fragebögen** zur Indikationsstellung sowie für jede Sitzung **Kopiervorlagen** der Protokoll-, Auswertungs- und Informationsblätter für die Teilnehmer.

Evaluation

Zur Überprüfung der Wirksamkeit wird im Manual auf 4 Einzelstudien verwiesen. In einer kontrollierten Studie (ob randomisiert wurde, ist unklar) mit 38 Müttern von ADHS-Kindern (Konrad, 2002, zitiert nach Lauth & Heubeck, 2006) zeigte sich die Trainingsgruppe gegenüber der Wartekontrollgruppe unmittelbar nach der Intervention in typischen Erziehungsstresssituationen als **weniger belastet**. Die Umsetzung des Trainings im praktischen Setting mehrerer Erziehungsberatungsstellen in einer unkontrollierten Studie mit insgesamt 97 teilnehmenden Müttern zeigte **bedeutsame Veränderungen** in der mütterlichen Belastung und der von ihnen wahrgenommenen Auffälligkeit des Kindes. Diese Befunde werden im Manual genannt, eine entsprechende Veröffentlichung zur vertieften Auseinandersetzung mit diesen Daten wird nicht angegeben. Nur geringe Verbesserungen wurden in Bezug auf die familiäre Belastung sowie die ADHS-Symptomatik erreicht. Eine nichtstandardisierte Befragung von 8 Trainern unter Praxisbedingungen erbrachte positive Rückmeldungen. In einer randomisierten Studie zum Vergleich eines Trainings gegenüber einem Training ohne Verhaltensübungen und gegenüber einer non-direktiven Alternativbehandlung mit 62 Eltern verhaltensauffälliger Kinder (Lauth, Grimm & Otte, 2007) konnte gezeigt werden, dass KES (Training mit Verhaltensübungen) 12 Wochen nach Abschluss der 6. Sitzung den beiden anderen Gruppen überlegen war. So zeigten sich in Bezug auf Verhaltensauffälligkeiten des Kindes große Intragruppeneffektstärken von $d = 0.70–0.88$ (außer für die Skala »Kind ist allein beschäftigt« mit 0.13). Auf einem Fragebogen zu familiären Ressourcen und Belastungen erreichte KES kleine bis mittlere Effektstärken zwischen 0.35–0.51.

22.3 »Kess-erziehen«

AKF – Arbeitsgemeinschaft für Katholische Familienbildung e. V.

Steckbrief
- **Problembereich:** Prävention von Erziehungsproblemen und allgemeine Elternbildung
- **Altersbereich:** Kinder ab 2 Jahre
- **Trainingsteilnehmer:** Gruppen mit maximal 12 Eltern
- **Dauer:** 5 Sitzungen à 135 min
- **Methode:** Individualpsychologisch nach Adler/Dreikurs mit Vorträgen, Rollenspielen, Bewegungsübungen; Techniken sind Erkennen und Wahrnehmen der Beweggründe für kindliches Verhalten, Einschätzung des Entwicklungsstands, Grenzen setzen, Konsequenzen folgen lassen
- **Besonderheiten:** Im Schwerpunkt allgemeine Familienbildung

Zielgruppe

Das »Kess-erziehen«-Training dient der **präventiven Versorgung** interessierter **Eltern von Kindern ab 2 Jahren**. Der Schwerpunkt liegt auf der generellen Familienbildung und der Integration der Standpunkte von Eltern und Kind. Es werden keine Einschränkungen für teilnehmende Eltern bezüglich des Vorhandenseins oder der Art der Probleme in der Erziehung oder beim Kind gemacht (Horst, 2005a). Sowohl Elternpaare als auch Alleinerziehende können teilnehmen.

Rahmenbedingungen

Die Sitzungen finden als wöchentliche Gruppentreffen mit **8–12 Eltern** statt, wobei **5 Trainingseinheiten à**

135 min durchgeführt werden. Die Koordination der lokalen Trainings erfolgt durch die »Arbeitsgemeinschaft Katholische Familienbildung« (AKF; @ www.kess-erziehen.de). Kursleiter werden durch die AKF trainiert, wobei für die Ausbildung keine Einschränkungen bezüglich Vorwissen o. Ä. gemacht werden. Die durchgeführten Einheiten werden wie folgt bezeichnet

a) **Das Kind sehen** – Soziale Grundbedürfnisse achten;
b) **Verhaltensweisen verstehen** – Angemessen reagieren;
c) **Kinder ermutigen** – Folgen des eigenen Handelns zumuten;
d) **Konflikte entschärfen** – Probleme lösen und
e) **Selbstständigkeit fördern** – Kooperation entwickeln.

Programmkonzept

Das Programm basiert auf der **Individualpsychologie Alfred Adlers** (1870–1937) und deren Umsetzung in die Erziehungspraxis durch **Rudolf Dreikurs** (1897–1972). Demnach wird die Motivation für kindliches Verhalten in den Mittelpunkt gestellt, namentlich das Streben nach Anerkennung, Zugehörigkeit, Kompetenz und Geborgenheit. Eltern sollen lernen, Beweggründe für eigenes und kindliches Verhalten zu verstehen und dem Kind eine Erfüllung seiner Motivation auch durch angemessenes Verhalten zu ermöglichen. Zugleich werden **verhaltensorientierte Techniken**, wie sinnvolles Setzen von Grenzen und Konsequenzen ziehen, vermittelt. Das Training dient auch zur **Elternbildung** hinsichtlich der Entwicklungsverläufe bei Kindern sowie der Anzeichen von Störungen. Der Kurs schließt Vorträge, Übungen und Reflexionen der Eltern ein. Zudem werden Anregungen für die praktische Umsetzung der Techniken zwischen den Sitzungen gegeben.

Sitzungsablauf

1. **Impulsvorträge** erläutern das Thema der Stunde
2. **Übungen und Reflexionsanleitungen** ermöglichen die Übertragung der Techniken auf die individuelle Problemlage
3. **Konkrete Anregungen für zu Hause** ermutigen die Umsetzung der Strategien
4. Anregung einer **Vernetzung der Eltern,** um langfristig hilfreiche soziale Unterstützung zu gewährleisten

Materialien

Es liegt ein ausgearbeitetes **Kursleitermanual** für den Trainer vor. Teilnehmer erhalten ein **kursbegleitendes Elternbuch**.

Evaluation

Die Programmverantwortlichen berichten (ohne Quellenverweis), dass Teilnehmende äußerten, sie fühlten sich »in der Erziehung weniger gestresst«, »können leichter Grenzen setzen und Konflikte mit dem Kind lösen«, begegneten »ihren Kindern verständnisvoller«, erlebten »ihr Kind als zugänglicher, ausgeglichener und kooperativer« und dass Paare »sich in ihrer gemeinsamen Erziehungsaufgabe gestärkt und ihrem partnerschaftlichen Miteinander bereichert« fühlten (Horst, 2005b, S. 10). Ob diese Aussagen auf einer empirischen Basis stehen, ist nicht angegeben. Eine **Evaluationsstudie** des »Kess-erziehen«-Programms **konnte nicht gefunden werden**.

22.4 »Systematic Training for Effective Parenting« (STEP)

Dinkmeyer und McKay (2007); dt. Kühn und Petcov (2005)

Steckbrief

- **Problembereich:** Primärprävention, Sekundärprävention bis hin zu indizierter Hilfe bei kindlichen Problemen wie ausgeprägten hyperkinetischen Symptomen
- **Altersbereich:** Alle Altersgruppen
- **Trainingsteilnehmer:** Gruppen zwischen 6 und 12 Eltern
- **Dauer:** In der Regel 10 wöchentliche Sitzungen à 2 h, Möglichkeit für regelmäßige Treffen nach Kursende
- **Methode:** Individualpsychologisch und humanistisch über Vorträge, Videopräsentationen, Übungen/Rollenspiele, Erlebnisbe-

richte; Techniken sind Respektieren und Einbindung des Kindes in Entscheidungsprozesse, Eltern sollen Freiräume gewähren, Vorbild sein und Motive/Interessen des Kindes erkennen und fördern
- **Besonderheiten:** Kursbegleitendes Elternbuch

Zielgruppe

Das »STEP«-Elterntraining richtet sich nach Aussage des deutschen Weiterbildungsinstituts (Kühn & Petcov, 2005) an **Eltern von Kindern aller Altersstufen**, wobei zum Teil **nach Alter differenzierte Kurse** angeboten werden. Das Programm richtet sich sowohl an interessierte Eltern, die sich **präventiv** weiterbilden wollen, als auch an Eltern **mit Erziehungsproblemen** oder mit Kindern mit **diagnosewürdigen Auffälligkeiten**. Das Programm ist ferner für alle Familienstrukturen (Paare, Alleinerziehende, Adoptiveltern, Patchworkfamilien) ausgerichtet und es werden spezielle **Kurse für pädagogische Fachkräfte** (z. B. Lehrer) angeboten. Weiterhin wird angegeben, dass die Kurse an das jeweilige Klientel hinsichtlich vorhandener Erziehungskompetenz, dem sozialen bzw. Bildungsniveau und dem kulturellen Hintergrund der Eltern angepasst sind.

Rahmenbedingungen

Insgesamt werden 20 h Elterntraining in Gruppen mit 6–12 Müttern und Vätern absolviert. Diese sind i.d.R. auf **10 2-stündige wöchentliche Treffen** aufgeteilt, werden jedoch auch als **Wochenendkurs** (5-mal 4 h) offeriert. Die Kurse werden von **regionalen Trainern** angeboten und zentral durch das »InSTEP«-Weiterbildungsinstitut vermittelt (@ www.instep-online.de). Die Trainer werden durch »InStep« **lizenziert** und müssen über eine abgeschlossene Ausbildung im psychologischen/sozialen/pädagogischen Bereich verfügen. Die Gebühren betragen in Deutschland (Stand: Juli 2008) 190 € für ein Elternteil sowie 300 € für ein Ehepaar. Ferner besteht die Möglichkeit, nach Abschluss des Kurses an 5 sog. **Elterntreffs** während eines Zeitraumes von ca. 6 Monaten teilzunehmen.

Programmkonzept

Das in den USA entwickelte Programm basiert auf der **Individualpsychologie Alfred Adlers** (1870–1936) und legt den Schwerpunkt auf die **Gleichwertigkeit aller Familienmitglieder** sowie ein **gesundes Dazugehörigkeitsgefühl**. Auch Ansätze von Rudolf Dreikurs (1897–1972), namentlich v. a. das Erziehungsprinzip der **Ermutigung**, sowie **personzentrierte Prinzipien** wie Ich-Botschaften, aktives Zuhören und »Widerspiegeln« finden sich im Rational des Programms wieder. »STEP« wurde 1976 von Dinkmeyer und McKay in den USA eingeführt.

Am Anfang des Kurses lernen die Eltern, sich ihrer eigenen Wertvorstellungen und Überzeugungen sowie der Motive und Ziele des Fehlverhaltens ihres Kindes bewusst zu werden. Sodann wird die Technik des Ermutigens vermittelt, die zur Erkennung von Stärken und zur Förderung des Selbstbewusstseins des Kindes beitragen soll. Daraufhin werden **Kommunikations- und Problemlösungsstrategien** behandelt sowie der Einsatz von disziplinierenden Maßnahmen besprochen. **Disziplin** bedeutet, dass das Kind lernen soll, entsprechend den logischen Konsequenzen des eigenen Handelns seine Handlungsgrenzen, innerhalb derer es unabhängig agieren kann, zu erkennen. Das Ziel ist eine Internalisierung, d. h. Selbstdisziplin. Die letzten beiden Sitzungen dienen dem **gemeinsamen Lösen** von vorgebrachten Erziehungsproblemen in der Gruppe. Das Kind soll Einfluss auf familiäre Entscheidungen haben und in seiner Individualität und Autonomie von den Eltern respektiert werden. Die Treffen laufen nach einer festen Struktur ab, die jedoch im Ermessen der Kursleiterin liegt. Bestandteile sind:

a) **Rollenspiele**,
b) **Erlebnisberichte aus der vergangenen Woche und Gruppenreflektion**,
c) **Übungen** und
d) **spezifische Inhaltsbausteine**.

Materialien

Die Eltern erhalten zu Kursbeginn ein begleitendes **»STEP«-Elternbuch**. Die Kursinhalte werden sowohl durch Übungen als auch durch Videopräsentationen und Vorträge des Kursleiters vermittelt. Es werden zudem Informationen auf der **Internetseite** des Programms bereitgestellt. Der Trainer verfügt über ein **Kursleiterbuch** und eine **Trainer-DVD**.

Evaluation

Das Programm kann 61 heterogene, in den USA durchgeführte Wirksamkeitsstudien vorweisen. Diese werden von Gibson (1999) zusammengefasst, der resümierend von **Kurzzeiteffekten in vielen Erziehungsfacetten** berichtet, die jedoch nicht notwendigerweise auch einige Zeit nach Beendigung des Trainings aufrecht erhalten werden, wie 13 Follow-up-Studien zeigen. Eine deutsche nichtrandomisierte Evaluationsstudie wurde in Bielefeld durchgeführt (Marzinzik & Kluwe, 2007). Die Ergebnisse der Pilotstudie mit 34 Eltern in der »STEP«- und 40 Eltern in der Kontrollgruppe zeigen, dass sich unmittelbar nach dem Training eine Überlegenheit der »STEP«-Eltern im Kompetenzgefühl und im weitschweifigen und überreagierenden Erziehungsverhalten zeigt. Eltern mit einem weitschweifigen Erziehungsverhalten führen mit ihren Kindern immer wieder langatmige und ermüdende Diskussionen über das Problemverhalten ihres Kindes. Sie reden viel, obwohl dies in entsprechenden Situationen wenig effektiv ist. Eltern mit einem überreagierenden Erziehungsverhalten tendieren dazu, im Zorn Konsequenzen zu setzen, die in keinem Verhältnis zu dem Fehlverhalten des Kindes stehen. Diese Eltern zeigen übermäßige Reizbarkeit, können »gemein« sein und werden schnell wütend. Die zusätzlich im Abschlussbericht der Pilotstudie (Hurrelmann, 2007) berichteten 3-Monats-Follow-up-Ergebnisse zeigen die Aufrechterhaltung der Verbesserung in der Erziehungskompetenz. Die Zufriedenheit mit der Elternrolle und der Effekt auf überreagierendes Erziehungsverhalten werden jedoch nicht aufrechterhalten.

22.5 »Positive Parenting Program« (Triple P)

Sanders (1999)

Steckbrief

- **Problembereich:** Primärprävention von Erziehungsproblemen und kindlichen Verhaltensstörungen auf Populationsebene bis hin zur psychotherapeutischen Familienintervention
- **Altersbereich:** Kinder im Alter von 0–16 Jahren
- **Trainingsteilnehmer:** Eltern von Kindern und Jugendlichen im Einzel-, Gruppen-, Selbsthilfe-, oder Telefonkontaktformat

▼

- **Dauer:** Unterschiedlich, von Kurzberatung (4 Sitzungen à 15–30 min) bis zu intensiver Betreuung (mehrmonatige wöchentliche Sitzungen à 60–90 min) oder Selbststudium
- **Methode:** Sozial-kognitive Lerntheorie durch Kurzvorträge, Verhaltensübungen, Interaktionsbeispiele auf Video/DVD; Techniken sind die positive Beziehung zum Kind aufbauen und aufrechterhalten, eine sichere und angenehme Lernumgebung schaffen, gemeinsame Familienregeln entwerfen und durch effektive Aufforderungen bzw. entsprechende altersangemessene Konsequenzen auf ihre Einhaltung achten, vorausplanen und auf sich selbst als Eltern achten
- **Besonderheiten:** Umfasst mehrere Interaktionsebenen, Spezialformate (z. B. für Teenager) und Sitzungsformate

Zielgruppe

»Triple P« (@ www.triplep.de) ist ein **präventiv orientiertes Elternprogramm**, welches auf mehreren Ebenen spezifische Trainingsprogramme entsprechend dem Belastungsgrad der Familie und ihren speziellen Umständen anbietet. Das Programm umfasst **5 Ebenen** (»Levels«, nummeriert von 1–5), die graduell von Primärprävention durch die breitflächige Streuung von Erziehungsinformationen (Level 1) bis hin zu intensiver Betreuung in indizierten Settings (z. B. bei sozialverhaltensgestörten Kindern) reichen. »Triple P« wird ferner in **Einzel- und Gruppenform** angeboten, als **Selbsthilfekurs** mit oder ohne Trainerkontakten per Telefon offeriert und stellt **mehrere spezifische Programme**, wie »Stepping Stones Triple P« (für Eltern geistig behinderter Kinder) oder »Work Place Triple P« (für Eltern, die sich um eine möglichst reibungslose Vereinbarung von Familie und Beruf kümmern) bereit. Es richtet sich an **Eltern von Kindern von 0–16 Jahren**.

Rahmenbedingungen

Das Trainingsformat von »Triple P« ist flexibel. Die wesentlichen Formate sind:

a) **Informationskampagne** im Sinne einer Bereitstellung von Informationsmaterial und Kontaktmöglichkeiten mit populationsweiter Verbreitung,

b) **individuelle Kurzberatung** mit einem oder beiden Elternteilen in 4 wöchentlichen Sitzungen à 15–30 min,
c) **individuelles Training** in Einzel- oder Familiensitzungen mit wöchentlichen Sitzungen à 60–90 min über 8–15 Wochen und
d) **Gruppentraining** mit 5–12 Eltern (-paaren) mit 4 zweistündigen wöchentlichen Sitzungen sowie mit 4 darauf folgenden individuellen Telefonkontakten mit dem Trainer (20 min).

Die Sitzungen werden von **lizenzierten regionalen Trainern** durchgeführt. Die Koordinierung der Trainerausbildung und der Kursvermittlung erfolgt durch »Triple P Deutschland« (@ www.triplep.de), wobei von Trainerkandidaten eine Ausbildung in einem pädagogischen oder therapeutischen Bereich sowie entwicklungspsychologisches Grundwissen verlangt wird. Die Kurskosten variieren je nach Art des Kurses und der Anbieter.

Programmkonzept

Das »Positive Elternprogramm« ist ein **verhaltensorientiertes Training**, welches auf sozialen Lernprinzipien basiert (Sanders, Markie-Dadds & Turner, 2003). Es wurde in den 80er- und 90er-Jahren an der University of Queensland in Australien von Prof. Matthew Sanders und Kollegen entwickelt (Sanders, 1999). Die vermittelten Methoden fußen auf

- **sozialen Lernmodellen der Eltern-Kind-Interaktion**, wodurch Lernmechanismen zur Entstehung und Aufrechterhaltung dysfunktionaler Verhaltensweisen in der Familie identifiziert werden,
- **sozialen Informationsverarbeitungsmodellen**, welche die einflussreiche Rolle elterlicher Kognitionen und Attributionen auf das Erziehungsverhalten betonen sowie
- **Forschung in kindlicher Verhaltenstherapie und -analyse, Entwicklungspsychologie und Psychopathologie**, insbesondere in Hinblick auf Vulnerabilitäts- und Resilienzfaktoren für spätere Verhaltensauffälligkeiten.

Die Sitzungen auf Ebene 3–5 sind wie folgt aufgebaut:

Sitzungsablauf

1. **Überblick:** Zu Beginn wird ein kurzer Überblick über den Inhalt gegeben
2. **Hausaufgabenbesprechung:** Besprochen werden die Hausaufgaben aus der vorangegangenen Sitzung
3. **Aktuelle Strategien:** Die in dieser Stunde aktuellen Strategien werden über Video, Folien und Übungen in der Elterngruppe oder in Einzelsitzungen (je nach Format) vermittelt
4. **Abschluss:** Abschließend werden offene Fragen geklärt und die Eltern angeregt, sich eine neue Hausaufgabe zu wählen. Für die Hausaufgaben wählen die Eltern sich die Strategien aus, mit denen sie denken, ihre selbst gesteckten Ziele erreichen zu können. Zu Hause sollen sie die Strategien ausprobieren und gleichzeitig den Einsatz protokollieren

Die »**Kleinen Helfer**« können auf jeder Ebene zur Unterstützung herangezogen werden oder auf Ebene 1 und 2 auch eigenständig ausgeteilt werden. Es handelt sich dabei um eine Loseblatt-Sammlung (DIN A4, 2-, 3- oder 4-seitig), die **für verschiedene Altersstufen** (Säuglinge, Kleinkinder, Kindergartenkinder, Grundschulkinder und Teenager) besonders typische Erziehungsthemen behandeln. Es gibt ca. jeweils 10 bzw. 12 »Kleine Helfer« pro Altersgruppe. Auch kann **Filmmaterial** mit benutzt werden: Ein Beispiel ist die DVD »Überlebenshilfe für Eltern mit Kindern bis 12«, auf der Ideen und Anregungen der Broschüre »Positive Erziehung« anhand von Beispielen illustriert werden.

Materialien

Abhängig von der Art des Kurses werden den Eltern begleitende **»Triple P«-Übungsbücher** zur Verfügung gestellt. Bei Selbststudiumsformaten werden entweder das entsprechende **Elternbuch** oder **Videodarstellungen** (DVDs) verwendet, zudem stellt »Triple P« ein umfassendes **Online-Angebot** zur Verfügung. Bestandteil der Gruppen- und Selbststudiumskurse sind i.d.R. Telefonkontakte mit dem Trainer. Der Trainer verfügt über ein **Trainingsmanual** (spezifisch für die durchgeführte Ebene) und entsprechende **Medien** (DVDs oder Videos).

Evaluation

»Triple P« ist das **am umfassendsten evaluierte Elternprogramm**, da es die größte Zahl gut kontrollierter Studien in verschiedenen Ländern und Kontexten aufweisen kann. Eine Meta-Analyse von 55 Wirksamkeitsstudien (Nowak & Heinrichs, 2008; davon 33 randomisiert) fand durchgehend **positive Veränderungen** bei allen Formen von »Triple P« (Selbsthilfe/Einzel-/Gruppensitzung, Levels 1–5). Die größten Effekte auf das Kind wurden durch individuelle Elternberatung und durch intensivere Maßnahmen (d. h. auf höheren Ebenen) erreicht. Dies entspricht den Erwartungen, da höhere Ebenen stärker belastete Familien ansprechen, während Ebene 1 präventiv ohne bestehenden Problemdruck zum Einsatz kommt und dementsprechend wenig Veränderungspotenzial besteht. Es zeigten sich zudem auch positive Effekte auf das generelle elterliche Wohlbefinden. Die Analyse unterstützt den Vorteil des maßgeschneiderten Ansatzes von »Triple P«; so werden beispielsweise auf Level 5 Zusatzmodule wie partnerschaftliche Beratung angeboten, welche zu einer signifikanten Verbesserung der partnerschaftlichen Zufriedenheit führten. Geringere Verbesserungen im Vergleich zum Elternurteil wurden berichtet, wenn klinische Beobachter standardisierte Eltern-Kind-Interaktionen anhand eines entsprechenden Kodiersystems einschätzten. Das Geschlecht des Kindes hatte keinen Einfluss auf die Wirksamkeit, jedoch zeigten sich geringfügig höhere Effekte für jüngere Kinder (jünger als 5 1/2 Jahre) verglichen mit älteren Kindern.

Weitere Programme

Die vorgestellten Programme stellen nur eine Auswahl der existierenden Elternprogramme dar. Es wurde versucht, möglichst alle unterschiedlichen Programmkonzepte (humanistisch, verhaltensorientiert, ressourcenorientiert, individualpsychologisch) durch die getroffene Selektion verbreiteter Trainings darzustellen. Weitere, hier nicht vorgestellte, aber überregional bekannte Elternprogramme sind unter anderem: **»Präventionsprogramm für Expansives Problemverhalten«** (PEP; Plück, Wieczorrek, Wolff Metternich & Döpfner, 2006; ► Kap. 2), **»Starke Eltern – Starke Kinder«** (Honkanen-Schoberth, 2003), das **»Prager Eltern-Kind-Programm«** (PEKiP; ursprünglich von J. Koch, @ www.pekip.de), das **»Präventive Elternprogramm«** (PEP; Michel, Perrez & Kronenberg, 2001), das **»Familienteam«** (Graf, 2005) oder die **interaktive DVD »Freiheit in Grenzen«** (Schneewind, 2005).

Fazit

Er gibt eine Vielzahl von Elterntrainings, die sich je nach **Schwerpunkt** (Prävention oder Intervention), **theoretischer Fundierung** (verhaltensorientiert, personenzentriert, tiefenpsychologisch), **Zielgruppe** und **fokussiertem Problemverhalten** unterscheiden. Eine Auswahl kann und muss sicher nach den eigenen Präferenzen der Eltern erfolgen, denn es gibt nicht das eine »richtige« Elterntraining für alle Eltern. Allerdings sollte den Eltern nicht zu viel versprochen werden, ohne dass diese Versprechungen auch eingehalten werden können bzw. ihre Einhaltung überprüft wurde. Alle vorgestellten (und auch nicht vorgestellten) Programme mögen hilfreich sein in der Veränderung elterlichen Erziehungsverhaltens und/oder kindlichen Verhaltens. Ob sie es wirklich sind, erfordert allerdings empirische Untersuchungen, wobei die Wichtigkeit von methodischer Qualität berücksichtigt werden sollte, so weit es die Rahmenbedingungen zulassen. Für die meisten der hier vorgestellten Programme **fehlen umfassende und langzeitliche Wirksamkeitsnachweise**. Die am Besten evaluierten und als wirksam befundenen Programme sind »Triple P« (s. Nowak & Heinrichs, 2008), »STEP« und das »Gordon Elterntraining«, wobei die letzteren beiden auf weniger Variablen positiven Einfluss nehmen als das erste Programm. Andere Programme sind relativ neu auf dem Markt (PEP; Plück et al., 2006) und/oder stützen sich auf kleinere Pilotstudien (KES) oder verfügen über keine empirische Wirksamkeitsevidenz (»Kess-erziehen«). Das für die individuelle Situation passendste Training sollte nicht nur nach Rahmenbedingungen oder Inhalt ausgewählt werden, sondern unter gleichzeitiger Berücksichtigung der nachgewiesenen Wirksamkeit des Programms.

Literatur

Barry, T. D., Dunlap, S. T., Cotton, S. J., Lochman, J. E. & Wells, K. C. (2005). The influence of maternal stress and distress on disruptive behavior problems in boys. *Journal of the American Academy of Child and Adolescent Psychiatry, 44*, 265–273.

22

Baumrind, D. (1971). Current patterns of parental authority. *Developmental Psychology Monograph, 4*, 1–103.

Bertram, H., Naumann, S., Harstick-Koll, S., Kuschel, A., Heinrichs, N., Hahlweg, K., Brix, G. & Döpfner, M. (in Druck). Das Familien-Interaktions-Beobachtungssystem (FIBS). *Zeitschrift für Klinische Diagnostik und Evaluation*.

Breuer, K. (2005). Thomas Gordon's Family Effectiveness Training. In S. Tschöpe-Scheffler (Hrsg.), *Konzepte der Elternbildung – eine kritische Übersicht* (S. 25–39). Opladen: Barbara Budrich.

Bundesministerium für Familie, Senioren, Frauen und Jugend (BMFSFJ). (2003). *Gewaltfreie Erziehung. Eine Bilanz nach Einführung des Rechts auf gewaltfreie Erziehung*. Köln: BMFSFJ.

Cedar, B. & Levant, R. F. (1990). A meta-analysis of the effects of Parent Effectiveness Training. *American Journal of Family Therapy, 18*, 373–384.

Collins, W. A., Maccoby, E. E., Steinberg, L., Hetherington, E. M. & Bornstein, M. H. (2000). Contemporary research on parenting. The case for nature and nurture. *American Psychologist, 55*, 218–232.

Dinkmeyer, D. Sr. & McKay, G. (2007). *Step – Das Elternhandbuch*, 3. vollst. überarb. Aufl. Berlin: Beltz Verlag.

Gadeyne, E., Ghesqiuère, P. & Onghena, P. (2004). Longitudinal relations between parenting and child adjustment in young children. *Journal of Clinical Child and Adolescent Psychology, 33*, 347–358.

Gerlsma, C., Emmelkamp, P. M. G. & Arrindell, W. A. (1990). Anxiety, depression, and perception of early parenting: A meta-analysis. *Clinical Psychology Review, 10*, 251–277.

Gershoff, E. T. (2002). Corporal punishment by parents and associated child behaviours and experiences: A meta-analytic and theoretical review. *Psychological Bulletin, 128*, 539–579.

Gibson, D. G. (1999). *A monograph: Summary of the research related to the use and efficacy of the Systematic Training for Effective Parenting (STEP) program 1976–1999*. Erhalten am 08. Juli 2008 http://www.instep-online.de/pdf/A%20MONOGRAPH%20-%20STEP%20Research.pdf.

Gordon, T. (1989). *Familienkonferenz*. München: Heyne-Verlag.

Graf, J. (2005). *FamilienTeam – das Miteinander stärken. Das Geheimnis glücklichen Zusammenlebens*. Freiburg: Herder.

Hammen, C. & Brennan, P. A. (2001). Depressed adolescents of depressed and nondepressed mothers: Tests of an interpersonal impairment hypothesis. *Journal of Consulting and Clinical Psychology, 69*, 284–294.

Heinrichs, N., Behrmann, L., Härtel, S. & Nowak, C. (2007). *Kinder richtig erziehen – aber wie. Eine Auseinandersetzung mit bekannten Erziehungsratgebern*. Göttingen: Vandenhoeck & Ruprecht.

Heinrichs, N., Bodenmann, G. & Hahlweg, K. (2008). *Prävention bei Paaren und Familien*. Göttingen: Hogrefe.

Honkanen-Schoberth, P. (2003). *Starke Eltern brauchen starke Eltern. Der Elternkurs des Deutschen Kinderschutzbundes*. Berlin: Urania.

Horst, C. (2005a). Kess-erziehen – und Familie entspannter (er)leben. In S. Tschöpe-Scheffler (Hrsg.), *Konzepte der Elternbildung – eine kritische Übersicht* (S. 85–98). Opladen: Barbara Budrich.

Horst, C. (2005b). Familie entspannter (er)leben. *Thema Jugend, 2*, 10–11.

Hurrelmann, K. (2007). *Evaluation des STEP-Elterntrainings. Abschlussbericht der wissenschaftlichen Begleitforschung für den Zeitraum März 2005 bis Dezember 2006*. Online verfügbar http://www.uni-bielefeld.de/gesundhw/beep/index.html.

Konrad, G. (2002). *Entwicklung und Evaluation eines Gruppentrainings für Mütter von Kindern mit einer Aufmerksamkeitsdefizit-/Hyperaktivitätsstörung (ADHS)*. Frankfurt a.M.: Peter Lang.

Lauth, G. W., Grimm, K. & Otte, T. A. (2007). Verhaltensübungen im Elterntraining. Eine Studie zur differenzierten Wirksamkeit im Elterntraining. *Zeitschrift für Klinische Psychologie und Psychotherapie, 36*, 26–35.

Lauth, G. W. & Heubeck, B. (2006). *Kompetenztraining für Eltern sozial auffälliger Kinder (KES)*. Göttingen: Hogrefe.

Lovejoy, M. C., Graczyk, P. A., O'Hare, E. & Neuman, G. (2000). Maternal depression and parenting behavior: A meta-analytic review. *Clinical Psychology Review 20*, 561–592.

Marzinzik, K. & Kluwe, S. (2007). Stärkung der Erziehungskompetenz durch Elternkurse. Zur Wirksamkeit und Reichweite des Elterntrainings STEP. *Prävention, 03*, 79–82.

Michel, G., Perrez, M. & Kronenberg, K. (2001). *Präventives Eltern Programm (PEP)*. Unveröffentlichtes Manuskript der Universität Fribourg (Schweiz).

Müller, C. T., Hager, W. & Heise, E. (2001). Zur Effektivität des Gordon-Eltern-Trainings (PET) – Eine Meta-Evaluation. *Gruppendynamik und Organisationsberatung, 32*, 339–364.

Nowak, C. & Heinrichs, N. (2008). A comprehensive meta-analysis of Triple P-Positive Parenting Program using hierarchical linear modeling: Effectiveness and moderating variables. *Journal of Clinical Child and Family Psychology Review, 11*, 114–144.

Plück, J., Wieczorrek, E., Wolff Metternich, T. & Döpfner, M. (2006). *Präventionsprogramm für Expansives Problemverhalten (PEP). Ein Manual für Eltern- und Erziehergruppen*. Göttingen: Hogrefe.

Sanders, M. R. (1999). The Triple P – Positive Parenting Program: Towards an empirically validated multi-level parenting and family support strategy for the prevention and treatment of child behaviour and emotional problems. *Child and Family Psychology Review, 2*, 71–90.

Sanders, M. R., Markie-Dadds, C. & Turner, K. M. T. (2003). Theoretical, scientific and clinical foundations of the Triple P-Positive Parenting Program: A population approach to the promotion of parenting competence. *Parenting Research and Practice Monograph, 1*, 1–21.

Schneewind, K. A. (2005). *Freiheit in Grenzen. Eine interaktive CD-ROM/DVD zur Stärkung von Beziehungs- und Erziehungskompetenzen für Eltern mit Jugendlichen*. München: 3c, Creative Communications Concept GmbH.

Wood, J. J., McLeod, B. D., Sigman, M., Hwang, W.-C. & Chu, B. C. (2003). Parenting and childhood anxiety: Theory, empirical findings, and future directions. *Journal of Child Psychology & Psychiatry & Allied Disciplines, 44*, 134–151.

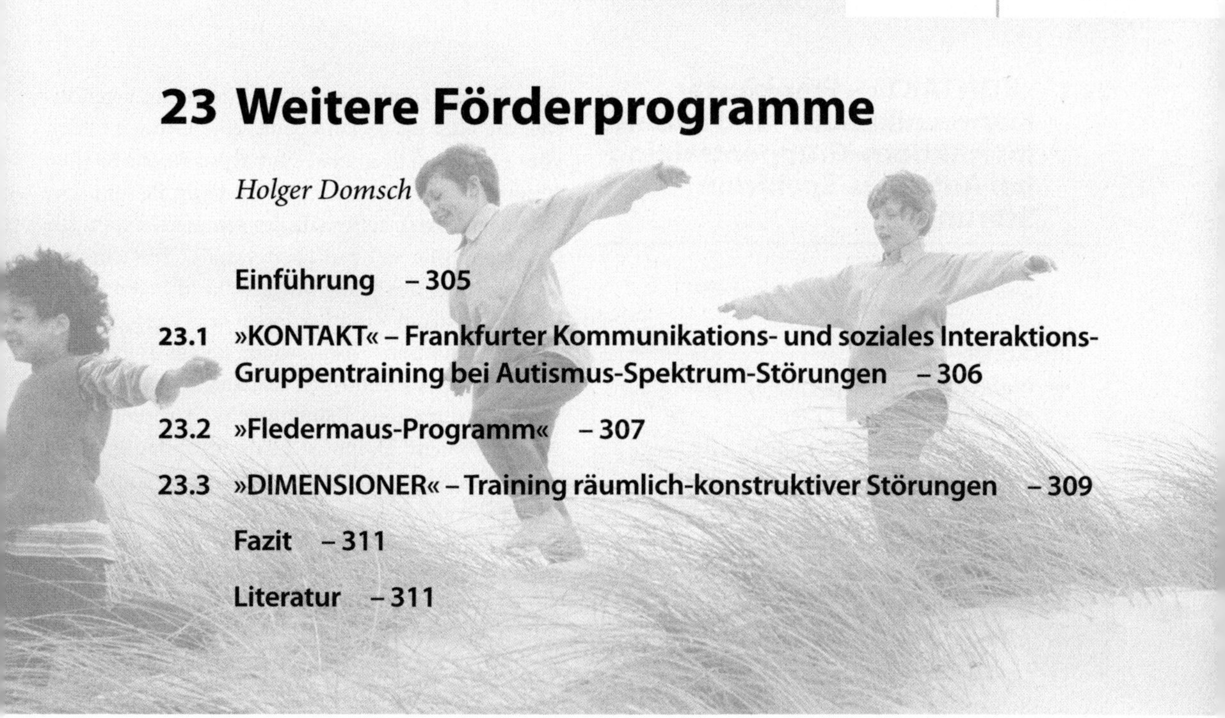

23 Weitere Förderprogramme

Holger Domsch

Einführung

Das vorliegende Kapitel enthält eine Reihe an Trainingsprogrammen, die sich keinem der bisherigen Kapitel thematisch zuordnen lassen. Des Weiteren kommen diese Programme aus Bereichen, zu denen leider nur wenige Programme existieren, die die Kriterien für die vorliegende Programmübersicht erfüllen. Aufgrund der Heterogenität der Programme in diesem Kapitel sollen sie nacheinander beschrieben werden, ohne dass eine detaillierte Einführung in das jeweilige Themengebiet erfolgt.

Das Programm »**KONTAKT**« – Frankfurter Kommunikations- und soziales Interaktions-Gruppentraining bei Autismus-Spektrum-Störungen (Herbrecht, Bölte & Poustka, 2008) richtet sich an Kinder und Jugendliche zwischen 8 und 19 Jahren. Vornehmlich ist das Programm für autistische Kinder vom Asperger-Typus gedacht, welcher im Vergleich zum frühkindlichen Typus die mildere Form des Autismus darstellt. Weiterhin ist das Programm für »High-Functioning«-Autisten vorgesehen. Diese Gruppe von Kindern weist die Symptome eines frühkindlichen Autismus auf, ohne dass eine geistige Behinderung bei den Kindern vorliegt. Zudem zeigen diese Kinder und Jugendlichen trotz einer verzögerten Sprachentwicklung gute verbale Fähigkeiten (Poustka, Bölte, Feineis-Matthews & Schmötzer, 2004).

Das »**Fledermaus-Programm**« von Fricke und Lehmkuhl (2006) richtet sich an Eltern von Kindern mit Schlafstörungen und stellt damit ein Elterntraining dar. Schlafstörungen können isoliert auftreten, finden sich jedoch häufig auch als begleitende Symptome anderer Auffälligkeiten wie z. B. einer hyperkinetischen Störung oder Angststörung (Fricke-Oerkermann, Frölich, Lehmkuhl & Wiater, 2007). Damit spricht das Programm einen wichtigen Bereich an, der als Problem sowohl isoliert als auch gepaart mit anderen Auffälligkeiten auftreten kann.

Für Kinder mit räumlich-konstruktiven Störungen ist das Gruppenprogramm »**DIMENSIONER**« von Muth, Heubrock und Petermann (2001) gedacht. Kinder mit einer räumlich-konstruktiven Störung fallen nach Heubrock und Petermann (2000) im Alltag unter anderem dadurch auf, dass sie Schwierigkeiten mit der Orientierung haben, Auffälligkeiten in der räumlich-sequenziellen Anordnung von Wörtern zeigen, Schwierigkeiten bei dem Lesen der Analoguhr haben oder auch einfache Objekte nicht abzeichnen können.

23.1 »KONTAKT« – Frankfurter Kommunikations- und soziales Interaktions-Gruppentraining bei Autismus-Spektrum-Störungen

Herbrecht, Bölte und Poustka (2008)

Steckbrief
- **Problembereich:** Autismus-Spektrum-Störungen
- **Altersbereich:** Ca. 8–19 Jahre
- **Trainingsteilnehmer:** Gruppen von 4–7 Kindern und Jugendlichen mit Autismus, Schwerpunkt: Asperger-Syndrom und »High-Functioning«-Autismus
- **Dauer:** Offen
- **Methode:** Emotionserkennung, soziales Fertigkeitentraining z. B. anhand von Rollenspielen
- **Besonderheiten:** Offene Gruppen

Zielgruppe

»KONTAKT« (Herbrecht et al., 2008) richtet sich an Kinder und Jugendliche mit **unterschiedlichen Formen von Autismus**. Der Schwerpunkt liegt dabei auf Kindern und Jugendlichen mit dem Asperger-Syndrom oder »High-Functioning«-Autismus. Dennoch räumen die Autoren ein, dass auch eine breitere Ausrichtung des Trainings möglich sei. Die Teilnehmer sollen über eine ausreichende intellektuelle Leistungsfähigkeit verfügen (**IQ >70**). Des Weitern sollen sie ein relativ ausgewogenes allgemeines kognitives und sprachliches Niveau (fließende Sprache) aufweisen.

Rahmenbedingungen

Um der Spannbreite der Symptomatik gerecht zu werden, sehen die Programmautoren eine **eingehende Diagnostik** vor dem Trainingsbeginn vor. Diese sollte sowohl das »Diagnostische Interview für Autismus – Revidierte Fassung« (ADI-R; Bölte, Rühl, Schmötzer & Poustka, 2006) als auch die »Diagnostische Beobachtungsskala für Autistische Störungen« (ADOS; Rühl, Bölte, Feineis-Matthews & Poustka, 2004) einschließen.

Das Altersspektrum der Teilnehmer liegt zwischen ca. **8–19 Jahren**, wobei Kinder bis 13 Jahren zusammen trainiert werden und weiterhin Jugendliche, die älter als 13 Jahre sind, eine Gruppe bilden können. **Kinder** trainieren **einmal pro Woche 60 min. Jugendliche** trainieren i.d.R. **14-tägig 90 min.** Die Sitzungen finden außerhalb der Schulferien statt. Die Gruppengröße soll zwischen 4 und 7 Teilnehmern liegen, wobei die Teilnehmeranzahl in Jugendgruppen höher als in Kindergruppen sein kann. Es sind **»offene Gruppen«** vorgesehen, sodass Teilnehmer die Gruppe während des fortlaufenden Trainings verlassen oder neue Teilnehmer zur Gruppe hinzustoßen können. Damit ist **keine festgelegte Dauer** des Trainings vorgesehen. Allerdings sollte eine Gruppe in gleicher Besetzung nicht länger als 2 Jahre bestehen (Bölte, schriftliche Kommunikation, 2008). Pro Gruppe sind **2 Therapeuten** vorgesehen.

Elterngesprächsrunden finden **vierteljährlich** statt, um einen Austausch zwischen Therapeuten und Eltern zu ermöglichen.

Programmkonzept

Die **Programmziele** richten sich laut Manual auf folgende Bereiche:
a) Lernen, Kontakt aufzunehmen,
b) soziale Regeln erlernen und einhalten,
c) Training von Selbst- und Fremdwahrnehmung,
d) Konfliktlösungsstrategien erarbeiten,
e) soziale Kompetenzen erlernen/stärken,
f) soziale Konstrukte und die eigene Rolle dabei besser verstehen lernen sowie
g) Selbstvertrauen stärken.

Das Training ist in 3 Stufen mit ansteigender Schwierigkeit aufgebaut. In der Anfangsstufe wird zunächst die **Grundlage für ein Arbeiten in der Gruppe** gelegt. Dies umfasst u. a. das gemeinsame Kennenlernen sowie das Schaffen einer Gruppenidentität. Schwerpunkt der 2. Stufe liegt auf dem **Erkennen und Ausdrücken von Emotionen und dem Umgang mit Emotionen**. Die 3. Stufe umfasst u. a. das **Einüben sozialer Fertigkeiten**, die **Verbesserung von Eigen- und Fremdwahrnehmung** sowie den **Transfer** des Gelernten.

Dafür gibt es konstante, intermittierende und variable Bausteine:
- **Konstante Bausteine** werden in jeder Trainingsstunde durchgeführt und umfassen die Eingangs- und Abschlussrunde.
- **Intermittierende Bausteine** umfassen zum einen das Aufstellen und Erörtern von Gruppen-

regeln und zum anderen Hausaufgaben, die einer Generalisierung und praktischen Einübung des Gelernten dienen sollen.
- **Variable Bausteine** können je nach Bedarf flexibel eingesetzt werden.

Ein solcher Baustein ist beispielsweise die Förderung der Emotionserkennung. Im Manual werden hierfür unterschiedliche Materialien (z. B. Frankfurter Test und Training des Erkennens von fazialem Affekt; Bölte et al., 2002) vorgeschlagen. Ein weiterer variabler Baustein ist das Führen von **themenspezifischen Gruppengesprächen**, die die Sicherheit in Alltagssituationen sowie in der Kontaktaufnahme und Interaktion mit Gleichaltrigen erleichtern sollen. Die Teilnehmer können sich zu allgemeinen oder spezifischen Themen (z. B. »Was bedeutet Freundschaft?«, »Wie trete ich mit jemandem in Kontakt?«) austauschen. Erworbene soziale Fertigkeiten können zudem mit **Rollenspielen** verfestigt werden. Rollenspiele stellen nach Angabe der Autoren den anspruchsvollsten Baustein für autistische Kinder dar. Weitere Bausteine können gemeinsame **Gruppenaktivitäten** (z. B. Eis essen gehen) oder **Gruppenspiele** sein.

Die Trainingsbausteine sollen entsprechend den individuellen Bedürfnissen der Teilnehmer ausgewählt werden, sodass die Teilnehmer auch eigene Problembereiche und Erlebnisse mit in die Gruppe einbringen können. Im Folgenden ist ein beispielhafter Sitzungsablauf dargestellt:

Sitzungsablauf
1. **Einführungsrunde:** z. B. »Was habe ich letzte Woche erlebt?«
2. **Gruppenspiel:** »Aufwärmen« und üben, anderen in die Augen zu schauen
3. **Emotionserkennung:** Erkennen verschiedener Emotionen und deren Bedeutung verstehen
4. **Abschluss:** z. B. »Was hat mir heute gefallen?«

Bei Kindern soll die Motivation durch ein **Token-Verstärkersystem** gefördert werden. Hierbei erhalten die Kinder Punkte für angemessenes Verhalten und können diese gegen Preise (z. B. Glasmurmeln) eintauschen.

Materialien

Zur Verfügung steht ein **Manual**, das die einzelnen Bausteine des Trainings beschreibt. Im Manual finden sich ebenfalls einige **Bögen**, die Situationen für mögliche Rollenspiele beinhalten sowie Bögen für die Hausaufgaben. Darüber hinaus werden die **Tests für die Eingangsdiagnostik** sowie die **Materialien für den Emotionsbaustein** benötigt.

Evaluation

Im Manual ist **eine Studie** angegeben, die eine 11-monatige Therapie von 17 Kindern und Jugendlichen mit einer autistischen Störung evaluierte. Die Autoren geben an, dass nach Expertenrating eine **Verhaltensverbesserung** der Kinder und Jugendlichen in unterschiedlichen Bereichen (z. B. soziale Interaktion; Kommunikation; repetitives, stereotypes Verhalten) zu beobachten war. Die Ergebnisse der **Elternangaben lieferten gemischte Ergebnisse**, da sich nur in einigen Bereichen Verbesserungen abzeichneten. Hierzu zählen beispielsweise die sozialen Fertigkeiten und die Interaktion mit Gleichaltrigen. Auch im Lehrerurteil zeichneten sich Verbesserungen im Verhalten in Gruppensituationen ab.

Einschränkend muss jedoch auf die **relativ kleine Stichprobe** sowie das **Fehlen einer Kontrollgruppe** hingewiesen werden. Somit sind wirkliche Therapieeffekte z. B. von Entwicklungseffekten der Kinder und Jugendlichen über den relativ langen Zeitraum der Therapie (11 Monate) nicht zu trennen.

23.2 »Fledermaus-Programm«

Fricke und Lehmkuhl (2006)

Steckbrief
- **Problembereich:** Schwerpunktmäßig Kinder mit Insomnie- und Parasomniebeschwerden
- **Altersbereich:** 4–13 Jahre
- **Trainingsteilnehmer:** Gruppen von 6–10 Eltern oder Eltern in Einzelsitzungen
- **Dauer:** 7 Sitzungen à 90 min (Gruppensetting) oder 7 Sitzungen à 50 min (Einzelsetting)
- **Methode:** Informationsvermittlung, ressourcenorientierter/verhaltenstherapeutischer Ansatz
- **Besonderheiten:** Kurzintervention

Zielgruppe

Das »Fledermaus-Programm« (Fricke & Lehmkuhl, 2006) richtet sich an **Eltern von 4- bis 13-jährigen Kindern** mit **Schlafstörungen**. Schwerpunktmäßig werden Eltern von Kindern mit Insomnie- oder Parasomniebeschwerden angesprochen. **Insomniebeschwerden** umfassen dabei eine ungenügende Dauer und Qualität des Schlafes aufgrund von Ein- und Durchschlafstörungen. Unter **Parasomnien** werden Auffälligkeiten im Schlaf gefasst, die sich i.d.R. bei Schlafphasenwechseln oder beim partiellen Erwachen ereignen. Hierunter fallen beispielsweise Schlafwandeln, Pavor nocturnus oder Schlafstörungen mit Albträumen. Die Elterngruppen sollten so zusammengestellt sein, dass bezüglich des Störungsbildes heterogene, hinsichtlich des Alters der betroffenen Kinder jedoch homogene Gruppen zustande kommen.

Rahmenbedingungen

Vor dem Training sollte eine eingehende **Diagnostik** stattfinden. Beim Vorliegen einer anderen Störung (z. B. Aufmerksamkeitsdefizit-/Hyperaktivitätsstörung), die die Schlafprobleme mit verursacht, ist diese zuerst oder begleitend zu behandeln. Zudem sollte abgeklärt sein, dass keine organische Grunderkrankung als Ursache für die Schlafstörungen vorliegt.

Das eigentliche Programm kann zwar **auch in Einzelsitzungen** durchgeführt werden, ist jedoch **grundsätzlich als Gruppenprogramm** konzipiert. Die Gruppengröße sollte nach den Angaben der Autoren bei **6–10 Eltern** liegen. Bei größeren Gruppen wird die Hinzuziehung eines Co-Therapeuten als günstig betrachtet. Insgesamt finden **7 Sitzungen** statt. Für die ersten 6 Sitzungen ist ein **wöchentlicher Rhythmus** vorgesehen, die siebte und damit letzte Sitzung soll dagegen erst mit einem Abstand von 3–4 Wochen erfolgen. In der Zwischenzeit sollte den Eltern eine **telefonische Sprechzeit** zur Verfügung stehen, sodass mögliche Umsetzungsprobleme besprochen werden können. Im **Gruppensetting sind pro Sitzung 90 min** veranschlagt. Findet das Programm in **Einzelsitzungen** statt, reichen nach den Angaben der Programmautoren **50 min pro Sitzung** aus.

Programmkonzept

Das Manual stellt **4 Module** zur Verfügung, die je nach Gruppenzusammensetzung behandelt oder nicht behandelt werden können. Die Programmautoren schlagen vor, dass die beiden Module 1 und 4 auf jeden Fall durchgeführt werden sollten. Die einzelnen Sitzungen haben eine gleichbleibende Struktur, die im Sitzungsablauf wiedergegeben wird:

Sitzungsablauf

1. **Blitzlicht:** Rückmeldung der Eltern über die vergangene Woche
2. **Information:** Schlafreduktion (als Beispiel)
3. **Realisierung:** Umsetzung des erhaltenen Wissens in die Praxis, Erfahrungsaustausch
4. **Hausaufgaben:** Bearbeiten von Arbeitsblättern und Führen eines Schlafprotokolls

Jede Sitzung fängt mit einem **Blitzlicht** an. Hierbei berichten die Eltern über Erfolge und Schwierigkeiten aus der vorangegangenen Woche. Ebenfalls werden die Hausaufgaben besprochen. Anschließend erfolgt die Vermittlung von Wissensinhalten (**Information**). Die Inhalte werden durch die verschiedenen Module vorgegeben. In der Phase **Realisierung** geht es darum, die erhaltenen Informationen in die Praxis umzusetzen bzw. sich über eigene Erfahrungen auszutauschen. Dabei wird auch auf mögliche Hindernisse (oppositionelles Verhalten des Kindes) bei der Durchführung der Maßnahmen eingegangen. Die Sitzung schließt mit der Besprechung der anstehenden **Hausaufgaben** ab. In den ersten Sitzungen werden die Eltern angehalten, ein Schlafprotokoll zu führen. Weiterhin erhalten sie Arbeitsblätter, die zu Hause ausgefüllt werden sollen.

Die 4 Module beinhalten die folgenden Themen:

a) **Modul 1:** Allgemeine Informationen zum Schlaf und zur Schlafhygiene,
b) **Modul 2:** Allgemeine **Tipps zum Erziehungsverhalten** (oppositionelles Verhalten und Schlaf) sowie zu **problematischen Situationen** (Ängste und Schlaf),
c) **Modul 3:** Interventionen zur **Verbesserung des Schlafverhaltens bei speziellen Schlafstörungen** (Interventionen bei Insomnie und Interventionen bei Parasomnie) sowie
d) **Modul 4: Stabilisierung des Schlafverhaltens** und **Umgang mit Rückfällen**.

Im Folgenden werden zu jedem Modul einige beispielhafte Übungen mit den Eltern aus dem Bereich Realisierung (s. Sitzungsablauf) benannt. Im 1. Modul sammeln die Eltern **Stärken ihres Kindes** und sollen zudem **Bettliegezeiten** und **Schlafrituale** festlegen. Im 2. Modul sollen die Eltern **Regeln für die Familie** aufstellen und sie lernen den Einsatz eines **Token-Systems** kennen. Zudem werden mit ihnen verschiedene **Interventionen bei kindlichen Ängsten** (z. B. Monsterabwehrsystem) besprochen. Im 3. Modul werden den Eltern z. B. **Entspannungstechniken** oder der **Umgang mit Albträumen** vermittelt. Im 4. Modul geht es vornehmlich um die in der Zwischenzeit gemachten Erfahrungen und eine **Stabilisierung des positiven Schlafverhaltens** bzw. den **Umgang mit Rückfällen**.

Materialien

Das Manual enthält eine **Einführung in die theoretischen Grundlagen** des Schlafes und der Schlafstörungen. Dazu gehören auch Hinweise zur Diagnostik und ein **ausführlicher Anamnesebogen**. Für jede Elternsitzung werden Vordrucke für **Folien** sowie **Informations- und Arbeitszettel** bereitgestellt.

Evaluation

Im Manual wird lediglich auf eine Evaluationsstudie mit einer Elterngruppe (4 Familien) und auf eine Einzelfallstudie eingegangen. Aufgrund der **geringen Fallzahl** und des **Fehlens einer Kontrollstichprobe** sind die bisherigen Evaluationsergebnisse mit einer gewissen Vorsicht zu betrachten.

Das Programm wurde von den in die Evaluationsstudie aufgenommenen Teilnehmern durchweg **positiv beurteilt**. Bei allen Kindern nahm die **durchschnittliche Gesamtschlafdauer im Prä-Post-Vergleich zu**. Weiterhin gaben die Eltern eine **Reduktion der schlafbezogenen Ängste** sowie der Einschlafprobleme ihrer Kinder an. **Keine Effekte** zeigten sich dagegen bezüglich auftretender **Parasomnien**. Die Programmautoren ziehen hierfür als Erklärung heran, dass sich eine mögliche Wirkung in diesem Bereich wahrscheinlich erst nach einiger Zeit zeigen würde und die Post-Befragung hierfür zu zeitnah nach der letzten Sitzung stattgefunden hätte. Eine Follow-up-Untersuchung wurde jedoch nicht durchgeführt.

23.3 »DIMENSIONER« – Training räumlich-konstruktiver Störungen

Muth, Heubrock und Petermann (2001)

Steckbrief

- **Problembereich:** Räumlich-konstruktive Störungen
- **Altersbereich:** 7 1/2–14 Jahre
- **Trainingsteilnehmer:** Gruppen von jeweils 4 Kindern
- **Dauer:** 18 Einheiten à 140 min und 3 Elterngespräche
- **Methode:** Kognitiv-orientierte und verhaltensbezogene Interventionen
- **Besonderheiten:** Neuropsychologischer Ansatz

Zielgruppe

Bereits der Name des Trainings von Muth et al. (2001) »Training für Kinder mit räumlich-konstruktiven Störungen« weist auf die Zielgruppe hin. Angesprochen werden Kinder im Alter zwischen **7 Jahren und 6 Monaten bis 13 Jahren und 11 Monaten** mit einer **räumlich-konstruktiven Störung**. Ausgeschlossen werden vom Training sollten Kinder mit einer hyperkinetischen Störung (ICD-10, F90) und einer starken Form der Störung des Sozialverhaltens (ICD-10, F91).

Rahmenbedingungen

Wie oben erwähnt ist Teilnahmevoraussetzung das Vorliegen einer räumlich-konstruktiven Störung. Dementsprechend sollte vor Trainingsbeginn eine **neuropsychologische Diagnostik** stattfinden. Das Training findet in **Gruppen von 4 Kindern** statt. Die Altersdifferenzen der Kinder sollten innerhalb einer Gruppe 2 Jahre nicht überschreiten. Die Gruppe sollte entweder aus 4 Jungen oder 4 Mädchen oder aber 2 Jungen und 2 Mädchen zusammengestellt sein. Pro Gruppe sind **2 Trainer** vorgesehen, wobei hiervon ein Trainer nach Angaben der Autoren **ein klinischer Kinderneuropsychologe** sein sollte. Im Falle eines schweren Grades der räumlich-konstruktiven Störung wird ein **Einzeltraining** empfohlen.

Das Training umfasst ein **Grundprogramm** (10 Einheiten), ein **Aufbauprogramm** (8 Einheiten) und ein **Übungsprogramm für zu Hause** (17 Trainingsübungen). Begleitend sollen **3 Elternberatungs-Einheiten** stattfinden. Das Training findet **wöchentlich** statt, sodass es einen Zeitraum von 18 Wochen umspannt. Eine Einheit dauert **140 min** (inklusive Pause).

Programmkonzept

Die Programmautoren geben eine **Reihe von Zielen** für ihr Training an. Nachfolgend sollen einige davon aufgelistet werden:

a) Herstellen angemessener räumlicher Abstände zwischen sich und anderen,
b) Umsetzen von abstraktem Material in konkretes Ausgestalten,
c) Erarbeiten konkreter Problemlösestrategien und Fördern des logischen Denkvermögens,
d) Nutzen strategischer Hilfsmittel zum Erfassen von Räumen,
e) Fördern der Planungsfähigkeit,
f) Erarbeiten von Problemlösungen im Team und Fördern der Diskussionsfähigkeit,
g) Schärfen des präzisen Augenmaßes und Fördern des Visualisierens sowie
h) sicheres Bewältigen räumlich-konstruktiver Anforderungen.

Nach Angaben der Autoren ist das Programm im Sinne einer **neuropsychologischen Kindertherapie** ausgerichtet. Dabei unterscheiden sie als Strategien zum einen das direkte Angehen der beeinträchtigten Teilleistungen durch **wiederholtes Üben** und zum anderen sehen sie einen Ansatz im **Stärken von Ressourcen**, um die Beeinträchtigung zu kompensieren. Bei der räumlich-konstruktiven Störung werden hier v. a. sprachliche Fähigkeiten sowie erhaltene Leistungen im problemlösenden und flexiblen Denken als potenzielle Ressourcen angesehen. Bei jüngeren Kindern soll das repetitive Üben stärker im Fokus des Trainings sein, da die zerebralen und kognitiven Verarbeitungsstrategien sich noch entwickeln. Bei älteren Kindern (ab 9 Jahren) sollte der Schwerpunkt dagegen eher auf kompensatorischen Strategien liegen, da die Störung in diesem Fall bereits längere Zeit vorliegt und sich dementsprechend vermutlich bereits ungünstige kompensatorische Strategien entwickelt haben. Weiterhin seien diese Kinder nach den Angaben der Programmautoren durch ein reines Übungsprogramm weniger zu motivieren.

Sitzungsablauf

1. **Übung 1** – »Meine Geheimschrift«: Die Handlung eines Videos soll mithilfe von einfachen Zeichen codiert werden
2. **Übung 2** – »Muster-Zeichenwettbewerb«: Muster sollen zunächst verbal umschrieben werden und anschließend auf Basis dieser verbalen Umschreibung an einem Computerzeichenprogramm nachgemalt werden
3. **Übung 3** – »Ein Knobelspiel«: Mithilfe der Kugeln eines Rechenschiebers sollen geometrische Formen dargestellt werden (z. B. aus max. 25 Kugeln ein Rechteck schieben)
4. **Hausaufgaben:** Eine Aufgabe der Stunde wird zu Hause vertieft bzw. wiederholt

Zur Förderung der Motivation wird auch der Einsatz von **Computerprogrammen** vorgeschlagen. Weiterhin werden die 4 Trainingsteilnehmer in **2 Teams** aufgeteilt. Dadurch soll eine wettkampfartige Trainingssituation hergestellt werden, wodurch die Motivation der Teilnehmer zusätzlich gefördert werden soll. Gewinnt ein Team eine Aufgabe, erhalten die beiden Teammitglieder Punkte. Diese Punkte können in einem **Token-System** gesammelt werden. Mögliche Disziplinprobleme werden dagegen durch ein **Response-Cost-Verfahren** angegangen.

Die **Beratungsgespräche mit den Eltern** beinhalten unter anderem, wie die Kooperation des Kindes in der Gruppe ist, welche Maßnahmen im häuslichen Bereich ergriffen werden können und Diskussionen über mögliche Erfolge und Fragen zur Umsetzbarkeit der Übungen zu Hause. Nach der Therapie findet das 3. Beratungsgespräch statt, bei dem die Verlaufsdiagnostik besprochen, der weitere Therapiebedarf abgeklärt wird und offene Fragen beantwortet werden sollen.

Materialien

Das **Manual** liefert zunächst Hintergrundinformationen zum Störungsbild. Weiterhin enthält es die Erklärungen und Anweisungen für die Übungen. Für einige Übungen wird **zusätzliches Material benötigt**. Hierzu zählen unter anderem 2 PCs, eine Videokamera, ein Diktiergerät, ausgewählte Bücher, Stofftiere und übliche Materialien wie Stifte und Papier. Alle notwendigen Materialien werden im Manual tabellarisch aufgelistet.

Evaluation

Die Evaluation (Heubrock, Petermann, Jacobs & Muth, 2001) fand an einer Gruppe von 6 Kindern statt. Diese wurden maximal 7 Monate vor dem Training (t1), zu Trainingsbeginn (t2) und nach dem Training getestet (t3). Es zeigte sich von t2 auf t3 eine **Verbesserung im Handlungsteil des »HAWIK-R«** (Tewes, 1985) sowie im »**Diagnosticum für Cerebralschädigung**« (DCS; Weidlich & Lamberti, 1993). Nach Autorenangabe kam es in dem Vergleichszeitraum zwischen t1 und t2 zu keiner Veränderung bezüglich der Leistungen in den beiden Testverfahren. Zusätzlich wurden 23 Kinder vor und nach dem Training untersucht, bei denen sich ähnliche Ergebnisse zeigten. Bei dieser Gruppe wurden auch die Eltern befragt. Diese gaben im Prä-Post-Vergleich eine Verringerung der Symptome bezüglich der räumlich-konstruktiven Störung an. Einschränkend zu dieser Evaluationsstudie muss jedoch darauf hingewiesen werden, dass auch hier die untersuchte **Stichprobe sehr klein** ist und dass eine Kontrollbedingung fehlt.

Fazit

Wie eingangs bereits erwähnt, kommen die hier vorgestellten Programme aus Problembereichen, zu denen im deutschen Sprachraum leider noch zu wenige standardisierte und evaluierte Trainings- und Therapiemanuale vorliegen. Hier besteht dementsprechend **dringender Bedarf, weitere Programme** zu entwickeln, um Wahlmöglichkeiten in der therapeutischen Praxis zu haben. Dies betrifft auch eine **Erweiterung des Altersbereichs**, welcher durch die bestehenden Programme abgedeckt wird. So richtet sich das Programm »Fledermaus« an Eltern von Kindern zwischen 4 und 13 Jahren mit Schlafstörungen. Ein Programm, das sich gezielt an Jugendliche richtet, fehlt jedoch.

Schließlich wären Berichte über weitere Erfahrungen mit den vorliegenden Programmen wünschenswert. Bei den **Evaluationsstudien** aller hier vorgestellten Programme fällt auf, dass die erhobenen **Stichproben sehr klein** sind, **Kontrollstichproben zum überwiegenden Teil fehlen** und damit Aussagen über die Effekte der Programme nur schwer abzuleiten sind. Auch Aussagen zur Effektivität der Programme in unterschiedlichen Kontexten (Klinik oder ambulante Praxis) wären wünschenswert.

Literatur

Bölte, S., Feineis-Matthews, S., Leber, S., Dierks, T., Hubl, D. & Poustka, F. (2002). The development and evaluation of a computer-based program to test and to teach the recognition of facial affect. *International Journal of Circumpolar Health, 61*, 61–68.

Bölte, S., Rühl, D., Schmötzer, G. & Poustka, F. (2006). *ADI-R. Diagnostisches Interview für Autismus – Revidiert*. Bern: Huber.

Fricke, L. & Lehmkuhl, G. (2006). *Schlafstörungen im Kindes- und Jugendalter: Ein Therapiemanual für die Praxis*. Göttingen: Hogrefe.

Fricke-Oerkermann, L., Frölich, J., Lehmkuhl, G. & Wiater, A. (2007). *Schlafstörungen*. Göttingen: Hogrefe.

Herbrecht, E., Bölte, S. & Poustka, F. (2008). *Kontakt. Frankfurter Kommunikations- und soziales Interaktions-Gruppentraining bei Autismus-Spektrum-Störungen*. Göttingen: Hogrefe.

Heubrock, D. & Petermann, F. (2000). *Lehrbuch der klinischen Kinderneuropsychologie*. Göttingen: Hogrefe.

Heubrock, D., Petermann, F., Jacobs, C. & Muth, D. (2001). Effizienz neuropsychologischer Therapie bei Kindern mit räumlich-konstruktiven Störungen: Psychometrische und psychosoziale Effekte. *Kindheit und Entwicklung, 10*, 105–113.

Muth, D., Heubrock, D. & Petermann, F. (2001). *Training für Kinder mit räumlich-konstruktiven Störungen. Das neuropsychologische Gruppenprogramm DIMENSIONER*. Göttingen: Hogrefe.

Poustka, F., Bölte, S., Feineis-Matthews, S. & Schmötzer, G. (2004). *Autistische Störungen*. Göttingen: Hogrefe.

Rühl, D., Bölte, S., Feineis-Matthews, S. & Poustka, F. (2004). *ADOS. Diagnostische Beobachtungsskala für Autistische Störungen*. Bern: Huber.

Tewes, U. (1985). *Hamburg-Wechsler Intelligenztest für Kinder, Revision 1983 (HAWIK-R)*. Bern: Huber.

Weidlich, S. & Lamberti, G. (1993). *DCS: Diagnosticum für Cerebralschädigung*. Bern: Huber.

Anhang

Förderprogramm	Altersbereich	Teilnehmerzahl	Dauer	Materialien
Kapitel 1: Aggression				
1.1 IKPL – Ich kann Probleme lösen: Soziales Trainingsprogramm für Vorschulkinder (Beelmann, Jaursch & Lösel, 2004) ► S. 5	4–7 Jahre	6–10 Kinder	15 Einheiten à 45–60 min	Manual, Illustrationen, Handpuppen, Arbeitsmaterial
1.2 Training mit aggressiven Kindern (Petermann & Petermann, 2005) ► S. 7	6–12 Jahre	3–4 Kinder	6–8 Monate	Manual, CD mit Kopiervorlagen, Kapitän-Nemo-Geschichten, Video
1.3 Training im Problemlösen (TIP). Sozial-kognitives Kompetenztraining für Grundschulkinder (Lösel, Beelmann, Stemmler & Jaursch, 2006) ► S. 10	2. und 3. Klasse	Max. 10 Kinder	10 Sitzungen zu je einer Doppelstunde à 120 min	Manual, Arbeitsmaterial, Kopiervorlagen
1.4 FAUSTLOS-Curriculum zur Prävention von aggressivem und gewaltbereitem Verhalten bei Kindern der Klassen 1–3 (Cierpka, 2001) ► S. 12	1.–3. Klasse	Schulklasse	51 Einheiten à 45 min	Manual, Fotofolien
FAUSTLOS-Curriculum zur Förderung sozial-emotionaler Kompetenzen und zur Gewaltprävention für den Kindergarten (Cierpka, 2002) ► S. 12	Kindergartenalter	Gruppe	28 Einheiten à 45 min	Manual, Fotokartons, Handpuppen
1.5 Mobbing: Gewaltprävention in Schulen (Hanewinkel & Knaack, 1997) ► S. 14	Grundschule und weiterführende Schule	Alle Beteiligten	Vereinbarter Projektzeitraum (üblicherweise 1–2 Schuljahre)	Handbuch, Fragebogen
Kapitel 2: Hyperkinetische Störung				
2.1 Therapieprogramm für Kinder mit hyperaktivem und oppositionellem Problemverhalten – THOP (Döpfner, Schürmann & Frölich, 2007) ► S. 21	Kinder im Alter von 3–12 Jahren	Einzelne Kinder oder Elterngruppen mit 5–10 Teilnehmern	Variabel je nach individueller Kombination der Interventionen aus dem Eltern-Kind-Programm mit 22 Therapiebausteinen und ggf. zusätzlichen Interventionen in der Schule bzw. im Kindergarten	Manual, CD-ROM mit Arbeitsmaterialien
2.2 Präventionsprogramm für Expansives Problemverhalten – PEP (Plück, Wieczorrek, Wolf-Metternich & Döpfner, 2005) ► S. 24	Kinder im Alter von 3–6 Jahren (Vorschulalter), aber auch im Grundschulalter	Gruppen von 6–8 Eltern bzw. Erziehern	8–12 Sitzungen im Elterntraining mit je 90 min 9–11 Sitzungen im Erziehertraining mit je 90 min	Manual, CD-ROM mit Arbeitsmaterialien

2.3 Selbsthilfeprogramm Wackelpeter & Trotzkopf (Döpfner, Schürmann & Lehmkuhl, 2000) ► S. 26	Kinder im Alter von 3–12 Jahren	Einzelne Eltern oder andere Bezugspersonen (Selbsthilfe)	Abhängig vom Bearbeitungstempo der Eltern, mindestens aber 14 Wochen	Manual, Arbeitsblätter und Memo-Karten mit Protokollbogen (Kopiervorlagen)
2.4 Kompetenztraining für Eltern sozial auffälliger Kinder – KES (Lauth & Heubeck, 2006) ► S. 27	Kinder im Alter von 5–11 Jahren	Gruppen von 4–10 Elternteilen, bei 2 Trainern auch 12–14 Teilnehmer	7 Sitzungen zu jeweils 180 min (inklusive 30 min Pause)	Manual sowie Kopiervorlagen für Protokoll-, Auswertungs- und Informationsblätter
2.5 Therapieprogramm für Jugendliche mit Selbstwert-, Leistungs- und Beziehungsstörungen, SELBST (Walter, Rademacher, Schürmann & Döpfner, 2007; Walter & Döpfner, in Druck) ► S. 29	Jugendliche im Alter von 12–18 Jahren	Einzelne Jugendliche oder Gruppen von 4–6 Jugendlichen	Je nach Problemkonstellation variabel zwischen 15 und 55 Sitzungen zu je 45 min	Manual, CD-ROM mit Arbeitsmaterialien
Kapitel 3: Depression				
3.1 Gesundheit und Optimismus! (Junge, Neumer, Manz & Margraf, 2002) ► S. 39	14–18 Jahre	Ganze Schulklassen	8 Einheiten à 90 min	Manual mit Kopiervorlagen
3.2 Lust An Realistischer Sicht & Leichtigkeit Im Sozialen Alltag (Pössel, Horn, Seemann & Hautzinger, 2004) ► S. 41	8. und 9. Klasse	Schulklassen mit Aufteilung nach dem Geschlecht	10 Einheiten à 90 min	Manual, CD mit farbigen Arbeitsmaterialien
3.3 Stimmungsprobleme bewältigen (Ihle & Herrle, 2002a, b) ► S. 43	16–21 Jahre	4–8 Teilnehmer	10 Einheiten à 120 min	Manuale und Arbeitsmaterialien für Gruppenleiter und Teilnehmer
3.4 Kognitive Verhaltenstherapie bei depressiven Kindern und Jugendlichen (Harrington, 2001) ► S. 44	8–17 Jahre	1 Patient	8 oder mehr Einheiten à 40 min	Manual mit Kopiervorlagen
Kapitel 4: Angststörungen				
4.1 Freunde-Programm für Kinder (Barrett, Webster & Turner, 2003) ► S. 50	7–12 Jahre	Bis zu 12 Kindern	10 Einheiten à 45–60 min	Manual, Arbeitsheft
4.2 Trennungsangstprogramm für Familien (Schneider, 2004) ► S. 52	8–13 Jahre	1 Kind mit Eltern	16 Sitzungen à 50–60 min	Manual mit Kopiervorlagen
4.3 Kognitiv-behaviorales Behandlungsprogramm für sozial phobische Kinder (Melfsen, Kühnemund, Schwieger, Stangier & Warnke, in Vorbereitung) ► S. 53	9–12 Jahre	1 Kind	Ca. 20 Sitzungen à 50–60 min, 4 Elternsitzungen, 1 Auffrischungssitzung	Manual mit Kopiervorlagen

Förderprogramm	Altersbereich	Teilnehmerzahl	Dauer	Materialien
Kapitel 4: Angststörungen				
4.4 Multimodales Therapiekonzept für Leistungs- und Prüfungsängste bei Kindern und Jugendlichen (Suhr-Dachs & Döpfner, 2005) ► S. 55	Kinder und Jugendliche	1 Kind	Bausteincharakter	Manual mit Kopiervorlagen
4.5 Treating trauma and traumatic grief (Cohen, Mannarino & Deblinger, 2006; dt. Steil & Rosner, 2008) ► S. 56	Kinder und Jugendliche	1 Kind	Bausteincharakter	Manual
Kapitel 5: Sprachförderung				
5.1 »Wir verstehen uns gut. Spielerisch Deutsch lernen« (Schlösser, 2001) ► S. 65	Vorschulalter	8–10 Kinder	1–2 × pro Woche à 20–30 min 9 Programmbausteine	Manual, Aufnahme- und Sprachstandsbögen
5.2 Kon-Lab-Programm (Penner, 2003) ► S. 67	3–8 Jahre	Großgruppe, Kleingruppe, Individualförderung	3–5 × pro Woche à 5–10 min, 32 Programmbausteine	Audio-, Bild- und Computerbausteine, Erzähleinheiten
5.3 Kinderkurse Deutsch – KIKUS (Guadatiello, 2003) ► S. 69	3–10 Jahre	6–8 Kinder	28 Sitzungen à 60 min 1 × pro Woche, Eltern-Kind-Zusammenarbeit	Bücher und Spiele zur Sprachförderung, Bildkarten, Fingerpuppen, CD mit Kinderliedern, Zaubersackset mit Materialien für 60 min, Arbeitsblätter für die häusliche Förderung
5.4 Das Heidelberger Elterntraining (Buschmann & Jooss, 2007) ► S. 71	2–3 Jahre	Elterngruppen mit 5–10 Teilnehmern	7 Termine à 2 h im Abstand von 1–2 Wochen	Präsentationen, Videoillustrationen, umfangreiches und anschauliches Begleitmaterial für das häusliche Üben
Kapitel 6: Kognitive Förderung				
6.1 Training für Kinder mit Gedächtnisstörungen – Das neuropsychologische Einzeltraining REMINDER (Lepach, Heubrock, Muth & Petermann, 2003) ► S. 77	7–14 Jahre	Einzeltraining	10–15 Einheiten à 60 min Elternberatung	Manual mit Kopiervorlagen
6.2 Denktraining für Kinder I (Klauer, 1989) ► S. 79	5–7 Jahre	Einzel-, Paar- oder Gruppentraining	10 Einheiten à ca. 20–45 min	Manual, Trainingsaufgaben

Denktraining für Kinder II (Klauer, 1991) ► S. 79	10–13 Jahre	Einzel-, Paar- oder Gruppen-training	10 Einheiten à ca. 45 min	Manual, Trainingsaufgaben
Denktraining für Jugendliche (Klauer, 1993b) ► S. 79	14–16 Jahre	Einzel-, Paar- oder Gruppen-training	10 Einheiten à ca. 45–60 min	Manual, Trainingsaufgaben
Kapitel 7: Konzentrations- und Aufmerksamkeitsförderung				
7.1 Konzentrationstrainings-Programm für Kinder I: Vorschulalter (Ettrich, 2004a) ► S. 87	Vorschulalter	3–5 Kinder	20 Einheiten à 35 min	Manual, Arbeitsheft
Konzentrationstrainings-Programm für Kinder II: 1. und 2. Klasse (Ettrich, 2004b) ► S. 87	1. und 2. Klasse	3–5 Kinder	20 Einheiten à 45 min	Manual, Arbeitsheft
Konzentrationstrainings-Programm für Kinder III: 3. und 4. Klasse (Ettrich, 2004c) ► S. 87	3. und 4. Klasse	3–5 Kinder	20 Einheiten à 45 min	Manual, Arbeitsheft
7.2 Marburger Konzentrationstraining für Kindergarten- und Vorschulkinder (Krowatschek, Albrecht & Krowatschek, 2004a) ► S. 89	5–7 Jahre	1–4 Kinder	6–8 Einheiten à 75 min 4 Elternabende à 1 h	Manual mit Kopiervorlagen
Marburger Konzentrationstraining für Schulkinder (Krowatschek, Albrecht & Krowatschek, 2004b) ► S. 89	6–12 Jahre	1–8 Kinder	6 Einheiten à 75 min 4 Elternabende à 1 h	Manual mit Kopiervorlagen
Marburger Konzentrationstraining für Jugendliche (Krowatschek, Krowatschek & Wingert, 2007) ► S. 89	13–18 Jahre	1–5 Jugendliche	6 Einheiten à 75 min Elternberatung	Manual mit Kopiervorlagen
7.3 Attentioner – Ein Training für Kinder mit Aufmerksamkeitsstörungen (Jacobs & Petermann, 2008) ► S. 91	7–14 Jahre	4 Kinder	15 Einheiten à 60 min 5 Elternabende à 100 min	Manual mit DVD
7.4 Training mit aufmerksamkeitsgestörten Kindern (Lauth & Schlottke, 2002) ► S. 93	7–12 Jahre	1–3 Kinder	12 Basistrainings- und 13 Strategietrainingseinheiten à 60 min Variable Anzahl an Einheiten zu den Bausteinen Wissensvermittlung und soziale Kompetenzen Mind. 4 Einheiten zur Elternanleitung Lehrertraining	Manual mit Kopiervorlagen, Video erhältlich
7.5 Förderung von Aufmerksamkeit in der Grundschule (Schöll, 1997) ► S. 95	Grundschulalter	Schulklasse	10 Einheiten à 45 min	Buch

Förderprogramm	Altersbereich	Teilnehmerzahl	Dauer	Materialien
Kapitel 8: Lese-Rechtschreib-Förderung				
8.1 Lautgetreue Lese-Rechtschreib-Förderung (Reuter-Liehr, 2001, 2006) ► S. 101	3.–7. Schuljahr	4–6 Kinder Individual-förderung	1 × pro Woche 90 min über einen Zeitraum von 1,5–2 Jahren 40 Doppelstundenabläufe (Lerngruppe I) 30 Doppelstundenabläufe (Lerngruppe II)	5 Bände mit Trainingsmaterial und dem Lernspiel »Spiel-Spirale«
8.2 Marburger Rechtschreibtraining (Schulte-Körne & Mathwig, 2004) ► S. 104	2.–5. Schuljahr	Max. 5 Kinder Individual-förderung	2 × pro Woche 45 min über einen Zeitraum von 2 Jahren (Kleingruppe) 1 × pro Woche 45 min über einen Zeitraum von 2 Jahren (Einzelförderung) 12 Lernbereiche	Trainingsordner mit Arbeits- und Lernmaterialien, Wort-index
8.3 Das Würzburger Trainingsprogramm. Hören – Lauschen – Lernen (Küspert & Schneider, 2006) ► S. 107 Hören – Lauschen – Lernen 2 (Plume & Schneider, 2004) ► S. 107	5–7 Jahre	5–10 Kinder	Täglich 10–20 min über einen Zeitraum von mindestens 20 Wochen 6 Programmbausteine + Bau-stein: »Spiele mit Buchstaben und Lauten«	Arbeitsbücher, Multimedia-programm, Video-Demons-tration der einzelnen Spiele
Kapitel 9: Dyskalkulie				
9.1 Spielend Mathe (Quaiser-Pohl, Meyer & Köhler, 2008) ► S. 115	5–6 Jahre	Kleingruppe	10 Einheiten à 30–45 min	Manual, verschiedene Spielmaterialien
9.2 Mengen, zählen, Zahlen – MZZ (Krajewski, Nieding & Schneider, 2007) ► S. 117	5–6 Jahre	3–9 Kinder	24 Einheiten à 30 min	Manual, Förderbox
9.3 Förderprogramm zur Entwicklung des Zahlbegriffs – FEZ (Peuker & Weißhaupt, 2008) ► S. 119	5–6 Jahre Grundschulförder-klassen	6 Kinder	20 Einheiten à 45 min	Manual, verschiedene Spielmaterialien
9.4 Kalkulie (Gerlach, Fritz, Ricken & Schmidt, 2007) ► S. 120	Grundschulalter	3–4 Kinder	Flexibel, nach Fortschritten der Kinder, Einheit à 30–45 min	Manual, Diagnoseaufgaben, Normen, Kopiervorlagen

9.5 Dortmunder Zahlbegriffstraining – ZBT (Moog & Schulz, 2005) ▶ S. 123	Grundschüler (Klasse 1–2) Förderschüler (Klasse 2–3)	Kleingruppen Einzeltraining	19 Einheiten à 30 min 4 Einheiten Diagnostik	Manual, Dortmunder Rechentest, Kopiervorlagen
Kapitel 10: Stressbewältigungskompetenzen				
10.1 Bleib locker (Klein-Heßling & Lohaus, 2000) ▶ S. 133	3.–4. Klasse	5–8 Kinder	8 Sitzungen mit je 90 min 2 Elternabende	Manual mit Kopiervorlagen
10.2 Anti-Stress-Training für Kinder (Hampel & Petermann, 2003) ▶ S. 135	8–13 Jahre	4–6 Kinder	Je nach Trainingsvariante 2–8 Sitzungen mit je 90 min; je nach Trainingsvariante bis zu 2 Sitzungen gemeinsam mit den Eltern	Manual mit Kopiervorlagen
10.3 SNAKE – Stress nicht als Katastrophe erleben (Beyer & Lohaus, 2006) ▶ S. 137	8.–9. Klasse	Schulklasse	8 Sitzungen mit je 90 min	Manual mit Kopiervorlagen, Internetseite
Kapitel 11: Lebenskompetenzen				
11.1 ALF – Allgemeine Lebenskompetenzen und Fertigkeiten (Walden, Kutza, Kröger & Kirmes, 1998) ▶ S. 144	5. Klasse	Schulklasse	12 Einheiten à 90 min	Manual mit Arbeitsanweisungen und Unterrichtsmaterial
ALF – Allgemeine Lebenskompetenzen und Fertigkeiten (Walden, Kröger, Kirmes, Reese & Kutza, 2000) ▶ S. 144	6. Klasse	Schulklasse	8 Einheiten à 90 min	Manual mit Arbeitsanweisung und Unterrichtsmaterial
11.2 Lebenskompetenzprogramm IPSY – Information + Psychosoziale Kompetenz = Schutz (Weichold & Silbereisen, in Vorbereitung) ▶ S. 146	5.–7. Klasse	Schulklasse	10 Einheiten à 90 min 5 Einheiten à 45 min	Manual
11.3 »Fit und stark für's Leben« (Burow, Aßhauer & Hanewinkel, 1998) ▶ S. 148	1.–2. Klasse	Schulklasse	20 Einheiten à 60–90 min	Manual
	3.–4. Klasse	Schulklasse	20 Einheiten à 60–90 min	Manual
»Fit und stark für's Leben« (Ahrens-Eipper, Aßhauer, Burow & Weiglhofer, 2002) ▶ S. 148	5.–6. Klasse	Schulklasse	20 Einheiten à 60–90 min	Manual
11.4 »Erwachsen werden« – Lions Quest (Wilms & Wilms, 2004) ▶ S. 150	10–15 Jahre	Schulklasse	73 Unterrichtseinheiten ohne Vorgabe zur Dauer	Handbuch für Lehrkräfte, Ringbuchmappe für Schüler
11.5 Förderung von Selbstwirksamkeit und Selbstbestimmung im Unterricht – FoSS (Drössler, Röder & Jerusalem, 2007) ▶ S. 152	5.–10. Klasse	16–20 Lehrer	3 Workshops für Lehrer à 1–2 Tage	Manual mit Arbeitsmaterialien

Förderprogramm	Altersbereich	Teilnehmerzahl	Dauer	Materialien
Kapitel 12: Soziale Kompetenzen				
12.1 Training mit sozial unsicheren Kindern (Petermann & Petermann, 2006) ► S. 161	8–12 Jahre	3–4 Kinder + Einzeltraining	Einzeltraining: 4 Einheiten à 100 min; Gruppentraining: 2 Einheiten à 50 + mind. 4 Einheiten à 100 min	Manual und CD mit Kopiervorlagen
12.2 Variante des Gruppentrainings sozialer Kompetenzen: GSK für Kinder (Hinsch & Pfingsten, 2007; Lübben, 2003) ► S. 163	8–14 Jahre	8–12 Kinder	8–12 Einheiten à 90–150 min	Manual mit Kopiervorlagen
Variante des Gruppentrainings sozialer Kompetenzen: GSK für Jugendliche (Hinsch & Pfingsten, 2007) ► S. 163	Ab 16 Jahre	8–12 Jugendliche	8–12 Einheiten à 90–150 min	Manual mit Kopiervorlagen
Variante des Gruppentrainings sozialer Kompetenzen: GSK für Studienanfänger und junge Studierende (Hinsch & Pfingsten, 2007; Steinkämper, Frohnen & Pfingsten, 2009) ► S. 163	Ab 18 Jahre	8–12 Teilnehmer	8–12 Einheiten à 150 min	Manual mit Kopiervorlagen
12.3 Mutig werden mit Til Tiger (Ahrens-Eipper & Leplow, 2004) ► S. 166	5–10 Jahre	3–6 Kinder + Einzeltraining	2 Einzel- und 9 Gruppensitzungen à 60 min	Manual mit Kopiervorlagen; weiteres Material erforderlich
12.4 Sozialtraining in der Schule (Petermann, Jugert, Rehder, Tänzer & Verbeek, 1999) ► S. 168	3.–6. Klasse	Schulklasse	9–14 Doppelstunden	Manual mit Kopiervorlagen; weiteres Material erforderlich
12.5 Training mit Jugendlichen (Petermann & Petermann, 2007) ► S. 170	13–20 Jahre	4–5 Teilnehmer + Einzeltraining	Einzeltraining mit mind. 6 Einheiten à 50 min Gruppentraining mit mind. 11 Einheiten à 100 min	Manual und CD mit Kopiervorlagen
Kapitel 13: Gesunde Ernährung				
13.1 Die MediPäds – Lehrer und Ärzte im Team (Meier, 2002) ► S. 177	Kindergarten-, Grundschulkinder sowie Schüler weiterführender Schulen	Schulklasse	4 Doppelstunden und 1 Projekttag oder 3 Projekttage sowie 1 Elternabend	Ernährungskreis, Ernährungspyramide, Lehrbücher, Arbeitsblätter
13.2 GUT DRAUF (BZgA, 2004) ► S. 179	12–18 Jahre	Je nach Aktion unterschiedlich	Aktionsabhängig	Medienpaket »Kompakt«

13.3 Klasse 2000 (Verein Programm Klasse 2000 e.V., www.klasse2000.de) ▶ S. 181	Grundschulkinder	Schulklasse	Ca. 15 Unterrichtseinheiten jährlich	Schülerhefte, Poster, CD und Arbeitsmaterialien
13.4 Fitte Schule (Ellrott, Armbrecht & Hartmann, 2005) ▶ S. 183	4.–6. Klasse	Schulklasse	5 min pro Schultag	Quizaktiv-Kugeln, Sammelnetz, Eieruhr, Glocke
13.5 Trinken im Unterricht (Informationszentrale Deutsches Mineralwasser, 2007) ▶ S. 184	Grundschulkinder und Schüler der Sekundarstufe 1	Schulklasse	2–3 Wochen Einführungsphase	Getränkeprotokolle, Folienvorlagen und Arbeitsblätter
Kapitel 14: Bewegung				
14.1 Appetit auf Bewegung (Bös, Schmidt-Redemann & Bappert, 2007) ▶ S. 191	Grundschulalter	Maximal 15 Kinder	12 Einheiten à 90 min 1 Elternabend	Manual mit Kopiervorlagen
14.2 ÜPS – Übungsprogramme für den psychomotorisch-orientierten Sportunterricht (Stachelhaus, 2005) ▶ S. 193	Grundschulalter	Schulklasse	10–16 Einheiten à 45 min, beliebig erweiterbar	Manual
14.3 Rückenschule in Kindergarten und Schule (Czolbe, 1994) ▶ S. 196	Kindergarten- und Schulalter (1.–12. Klasse)	Kindergartengruppe bzw. Schulklasse	Je nach Altersgruppe 4–6 Sitzungen à 25–45 min	Buch
Kapitel 15: Sexualität				
15.1 Medienpaket zur Sexualerziehung (Eichholz, Niehammer, Wendt & Lohaus, 1994) ▶ S. 202	14–16 Jahre	5–8 Jugendliche	6 Einheiten à 90 min Elternabend	Manual, Kopiervorlagen
15.2 Peer Education – Ein Handbuch für die Praxis (Backes & Schönbach, 2002) ▶ S. 204	15–17 Jahre	Ca. 12 Jugendliche	26 Einheiten à 3–4 h	Manual mit Kopiervorlagen
15.3 LiZA – Liebe in Zeiten von AIDS (Bayerisches Staatsministerium für Unterricht und Kultus, Bayerisches Staatsministerium für Umwelt, Gesundheit und Verbraucherschutz, 2004) ▶ S. 206	13–16 Jahre	Schulklasse	21 Einheiten à 90 min	Manual mit Kopiervorlagen
15.4 Präventionsprogramm zum sexuellen Missbrauch im Vorschulalter (Eck & Lohaus, 1993) ▶ S. 207	4–6 Jahre	Kindergartengruppe	5 Einheiten à 30 min	Lediglich Studie; Materialien erhältlich
Kapitel 16: Prävention von Tabakkonsum				
16.1 Be Smart – Don't Start (IFT-Nord) ▶ S. 214	6.–8. Klasse	Schulklassen	6 Monate, jährlich von November bis April, 1 Termin pro Woche	Materialienmappe: Lehrerbroschüre, Klassenvertrag, Schülerverträge, CD-ROM, Info-Faltblatt für Eltern

Förderprogramm	Altersbereich	Teilnehmerzahl	Dauer	Materialien
Kapitel 16: Prävention von Tabakkonsum				
16.2 Just be smokefree (IFT-Nord) ► S. 216	14–25 Jahre	Unbegrenzte individuelle Teilnahme	Individuell-flexible Nutzung des Programmmaterials Für die angemeldeten Teilnehmer und Teilnehmerinnen des Ausstiegsprogramms ist ein Zeitraum von 4 Wochen für die Entwöhnung (Zeitpunkt vom Ausstieg bis zur Rücksendung der Feedbackkarte als Erfolgsmeldung) vorgesehen	Anmeldebroschüre, Handbuch, Informationsflyer für Multiplikatoren, Flyer »Rauchfreie Schule«, Poster, Feedbackkarte, CD-ROM
16.3 »Rauchfrei« – Jugendkampagne (BZgA) ► S. 219	12–18 Jahre	Unbegrenzte individuelle Teilnahme	Kampagne: 5 Jahre, seit 2002 Individuell-flexible Nutzung des Programmangebots Nutzung des Internet-Ausstiegsprogramms: 1 Woche Vorbereitung, 4 Wochen Ausstiegsprogramm	Fernsehspots, Anzeigen in Jugendzeitschriften, Poster, Postkarten, Broschüren für Jugendliche und Eltern, Schulmanual
Kapitel 17: Störungen der Gewichtsregulation				
17.1 Kieler Adipositaspräventionsstudie (Müller, Asbeck, Mast, Langnäse & Grund, 2001) ► S. 229	5–7 Jahre	Schulklassen Einzelne Risikokinder	6- bis 8-stündige Unterrichtseinheit 1 Elternabend 1 eintägige Lehrerfortbildung 3- bis 5-stündige Familienberatung Strukturiertes Sportprogramm	Arbeitsmaterialien erhältlich Arbeitsmaterialien erhältlich
17.2 TigerKids (Koletzko [Hrsg.], 2008) ► S. 231	Kindergartenalter	Kindergartengruppen	Zweitägige Schulung der Erzieher/innen Variable Anzahl an Einheiten zum Aufbau gesundheitsrelevanten Ernährungs- und Bewegungsverhaltens 1 Elternabend 1 Auffrischungsworkshop für Erzieher/innen	Manual mit Kopiervorlagen

17.3 Adipositas-Training mit Kindern und Jugendlichen (Warschburger, Petermann & Fromme, 2005) ► S. 232	11–15 Jahre	4–8 Kinder	12 Sitzungen à 90 min 3–5 Elternsitzungen	Manual mit Kopiervorlagen Arbeitsblätter auf beiliegender CD-ROM
17.4 Primärprävention Magersucht – PriMa (Berger, in Druck) ► S. 234	12-jährige Mädchen	Schulklassen oder Projektgruppen	9 Lektionen à 90 min 1 Elternabend	Manual, Poster und Arbeitshefte im Rahmen einer Schulung erhältlich
17.5 Prävention von Essstörungen: Ein Trainingsprogramm zum Einsatz an Schulen (Dannigkeit, Köster & Tuschen-Caffier, 2007) ► S. 236	11–12 Jahre und 13–14 Jahre	Schulklassen	Grundtraining: 5 Schulstunden Auffrischungstraining: 5 Schulstunden 1 Elternabend	Manual mit Kopiervorlagen Arbeitsblätter auf beiliegender CD-ROM
Kapitel 18: Chronische Erkrankungen				
18.1 Kopfschmerztherapie mit Kindern und Jugendlichen (Denecke & Kröner-Herwig, 2000) ► S. 243	11–14 Jahre	Gruppen von 4–6 Kindern	8 Einheiten à 90 min	Manual mit Kopiervorlagen, Entspannungs-Audiokassette
18.2 Neurodermitis-Verhaltenstraining für Kinder, Jugendliche und ihre Eltern (Scheewe, Warschburger, Clausen, Skusa-Freeman & Petermann, 1997) ► S. 244	Ab 10 Jahre, Schulalter, Jugendalter Eltern	Gruppen bis zu 6 Teilnehmern Gruppen bis zu 10 Eltern	10 Einheiten à 60–90 min Fakultativ: Elterntraining 7 Einheiten à 60 min	Manual mit Kopiervorlagen, Arbeitsheft
18.3 Manual Neurodermitisschulung I ► S. 246	0–7 Jahre	Gruppen von 6–12 Eltern	Elterntraining: 6 Einheiten à 2 h	Manual, Arbeitsheft, zusätzliche Arbeitsblätter im Internet
Manual Neurodermitisschulung II ► S. 246	8–12 Jahre	Gruppen bis zu 6 Kindern Gruppen von 6–12 Eltern	Kindertraining: 6 Einheiten à 2 h Elterntraining: 6 Einheiten à 2 h	Manual, Arbeitsheft, zusätzliche Arbeitsblätter im Internet
Manual Neurodermitisschulung III ► S. 246 (Werfel, Lotte, Scheewe, Staab mit den Teilnehmern des Modellvorhabens »Neurodermitisschulung« des Bundesministeriums für Gesundheit und der Gesetzlichen Krankenkassen, 2008)	13–18 Jahre	Gruppen bis zu 6 Jugendlichen	Jugendtraining: 6 Einheiten à 2 h	Manual, Arbeitsheft, zusätzliche Arbeitsblätter im Internet
18.4 Diabetes bei Kindern: Ein Behandlungs- und Schulungsprogramm (Hürter et al., 2005) ► S. 248	6–12 Jahre	Individuell oder kleine, altershomogene Gruppen	Je nach Bedarf ca. 8 Schulungseinheiten, 18 praktische Übungseinheiten	Schulungsbuch, Elternbroschüre

Förderprogramm	Altersbereich	Teilnehmerzahl	Dauer	Materialien
Kapitel 18: Chronische Erkrankungen				
18.5 Jugendliche mit Diabetes: ein Schulungsprogramm (Lange, 2002) ► S. 250	12–18 Jahre	Individuell oder kleine, altershomogene Gruppen	Je nach Bedarf ca. 20 Schulungseinheiten, 10 praktische Übungseinheiten	Schulungshefte, Elternbroschüre
18.6 Schulungsprogramm für rheumakranke Kinder/Jugendliche (Arbeitskreis Patientenschulung der Deutschen Gesellschaft für Rheumatologie et al., 2000) ► S. 251	Ab 12 Jahren	Gruppen von 6–8 Kindern	6 Schulungsmodule	Schulungsordner
Kapitel 19: Psychische Erkrankung eines Elternteils				
19.1 Hoffnung, Sinn und Kontinuität: Ein Programm für Familien depressiv erkrankter Eltern (Beardslee, in Druck) ► S. 261	9–14 Jahre	Familie	6–8 Sitzungen sowie Follow-up-Termine	Manual, Adaptationen für unterschiedliche kulturelle Settings
19.2 Children-D-Prevent (Binnen, Matthias, Siever & Röhrle, 2008) ► S. 263	6–11 Jahre	1–9 Kinder	7 Einheiten à 90 min 1 Abschlusssitzung à 120 min 2 optionale Elternabende	Manual mit Kopiervorlagen
Kapitel 20: Tod, Trennung und Scheidung der Eltern				
20.1 Gruppeninterventionsprogramm für Kinder mit getrennt lebenden oder geschiedenen Eltern. TSK – Trennungs- und Scheidungskinder (Fthenakis et al., 1995) ► S. 272	7–11 Jahre	6–8 Kinder	12 Einheiten à 90 min	Manual mit Kopiervorlagen
20.2 Gruppentraining mit Kindern aus Trennungs- und Scheidungsfamilien (Jaede, Wolf & Zeller-König, 1996) ► S. 275	9–12 Jahre	Bis zu 8 Kinder	16 Einheiten à 90 min	Manual mit Kopiervorlagen
20.3 Gruppeninterventionsprogramm für Kinder aus Trennungsfamilien (Schmitz & Schulte, 1993) ► S. 277	6–12 Jahre	6–10 Kinder	9 Einheiten à 90 min	Programmdokumentation, Evaluation
20.4 Group Intervention for Children Bereaved by the Suicide of a Relative (Pfeffer, Jiang, Kakuma, Hwang & Metsch, 2002) ► S. 279	6–15 Jahre	2–5 Kinder	10 Einheiten à 90 min	Manual

Kapitel 21: Traumatische Ereignisse				
21.1 Trauma-fokussierte kognitive Verhaltenstherapie (Cohen, Mannarino & Deblinger, 2006) ▶ S. 285	3–18 Jahre	Einzelsitzungen, ggf. mit Einbezug der Eltern	12–16 Sitzungen à 90 min	Manual, Internetkurs
21.2 KIDNET (Schauer, Neuner & Elbert, 2005) ▶ S. 287	7–18 Jahre	Einzelsitzungen, zu Beginn mit Einbezug der Eltern	6–10 Sitzungen à 90 min	Manual
Kapitel 22: Elterntrainings				
22.1 Family Effectiveness Training von Thomas Gordon (Gordon, 1989) ▶ S. 295	Alle Altersstufen	Gruppen von 6–16 Familienmitgliedern oder Selbststudium	18 h, aufgeteilt auf 6 Abende oder einen Wochenendkurs	Kursbegleitendes Elternbuch, umfassendes Selbststudiumsmaterial (DVD, Audio-CD, Buch)
22.2 Kompetenztraining für Eltern sozial auffälliger Kinder – KES (Lauth & Heubeck, 2006) ▶ S. 297	5–11 Jahre	4–10 Eltern (12–14 bei 2 Trainern)	7 Einheiten à 180 min (inkl. 30 min Pause) über ca. 10 Wochen	Manual mit Kopiervorlagen
22.3 Kess-erziehen (Arbeitsgemeinschaft für Katholische Familienbildung e.V.) ▶ S. 298	Ab 2 Jahren	6–12 Eltern	5 Einheiten à 2¼ h	Kursbegleitendes Elternbuch
22.4 STEP – Systematic Training for Effective Parenting (Kühn & Petcov, 2005) ▶ S. 299	Alle Altersstufen	6–12 Eltern	10 Einheiten à 2 h (optional plus 6 Follow-up-Sitzungen)	Kurs- und Elternhandbuch
22.5 Positive Parenting Program – Triple P (Sanders, 1999) ▶ S. 301	0–16 Jahre	Flexibel: Einzel-/Gruppen-/Selbsthilfe-/Telefonkontaktformat	Abhängig von Belastung der Eltern, Art der kindlichen Verhaltensprobleme	Abhängig von Kursformat: Übungsbuch, Selbststudiumsbuch, DVD, Online-Ressourcen
Kapitel 23: Weitere Förderprogramme				
23.1 KONTAKT – Frankfurter Kommunikations- und soziales Interaktions-Gruppentraining bei Autismus-Spektrum-Störungen (Herbrecht, Bölte & Poustka, 2008) ▶ S. 306	8–19 Jahre	4–7 Kinder	Offene Dauer; wöchentliche Sitzungen à 60 min für Kinder und 14-tägige Sitzungen à 90 min für Jugendliche	Manual
23.2 Fledermaus-Programm (Fricke & Lehmkuhl, 2006) ▶ S. 307	4–13 Jahre	6–10 Eltern	7 Sitzungen à 90 min	Manual mit Vorlagen für Folien und Arbeitsblätter
23.3 DIMENSIONER – Training räumlich-konstruktiver Störungen (Muth, Heubrock & Petermann, 2001) ▶ S. 309	7½–14 Jahre	4 Kinder	18 Einheiten à 140 min 3 Elterngespräche pro Kind	Manual mit Kopiervorlagen

Autorenportraits

Prof. Dr. Wolfgang Beelmann, Jg. 1958, ist seit 2002 Professor für Psychologie an der Fachhochschule Bielefeld. Er studierte Psychologie und Pädagogik an der Universität zu Köln, wo er 1994 zum Dr. rer. nat. promovierte und sich 2001 für das Lehrgebiet Psychologie habilitierte. Er ist zudem approbierter Psychotherapeut und Supervisor (BDP). Seine aktuellen Forschungsthemen sind Entwicklungs- und Bildungsübergänge über die Lebensspanne.
E-Mail: wolfgang.beelmann@fh-bielefeld.de

Prof. Dr. Susanne R. Buch (geb. Schilling), Jg. 1968, ist seit 2006 Professorin für Erziehungswissenschaft mit dem Schwerpunkt Diagnostik, Beratung und Intervention an der Universität des Saarlandes. Nach dem Diplom in Psychologie 1995 arbeitete sie als wissenschaftliche Mitarbeiterin am Fachbereich Psychologie der Philipps-Universität Marburg, u. a. im »Marburger Hochbegabtenprojekt«. Nach der Promotion im Jahre 2001 war sie dort bis 2005 als wissenschaftliche Assistentin tätig.
E-Mail: s.buch@mx.uni-saarland.de

Dr. Claudia Catani, Jg. 1975, ist Diplom-Psychologin und arbeitet als wissenschaftliche Mitarbeiterin an der Fakultät für Psychologie der Universität Bielefeld. Nach ihrer Promotion im Jahr 2004 an der Universität Konstanz, die primär neurowissenschaftlichen Fragestellungen gewidmet war, legte sie ihre Forschungsschwerpunkte verstärkt auf den Bereich der Epidemiologie psychischer Störungen in Folge von organisierter und häuslicher Gewalt bei Erwachsenen und Kindern sowie der Behandlung Traumaspezifischer Symptome durch Narrative Expositionstherapie.
E-Mail: claudia.catani@uni-bielefeld.de

Dipl. Psych. Hanna Christiansen, Jg. 1973, ist wissenschaftliche Mitarbeiterin am Fachbereich Psychologie (AG Klinische Psychologie) der Philipps-Universität Marburg. Nach dem Abitur studierte sie Neuere Deutsche Literatur und Medienwissenschaft sowie Psychologie. Von 2003 bis März 2008 arbeitete sie an den Rheinischen Kliniken Essen, Klinik für Psychiatrie und Psychotherapie des Kindes- und Jugendalters der Universität Duisburg-Essen. Zunächst arbeitete sie im Rahmen der multizentrischen ADHS-Genetik-Studie (IMAGE), dann in der Ambulanz und auf der Kinderstation; Approbation zur Kinder- und Jugendlichenpsychotherapeutin 2007.
E-Mail: chrisih@staff.uni-marburg.de

Dipl. Psych. Claudia Diener, Jg. 1978, ist wissenschaftliche Mitarbeiterin am Lehrstuhl für Diagnostik, Beratung und Intervention des Fachbereichs Erziehungswissenschaften der Universität des Saarlandes. Von 2000–2006 studierte sie Psychologie an der Justus-Liebig-Universität Gießen. Seit 2006 arbeitet sie am Lehrstuhl von Prof. Dr. Susanne Buch und promoviert zum Thema »Motivation nach Misserfolg«.
E-Mail: c.diener@mx.uni-saarland.de

Prof. Dr. Manfred Döpfner, Universitätsprofessor für Psychotherapie in der Kinder- und Jugendpsychiatrie und Leitender Diplompsychologe an der Klinik und Poliklinik für Psychiatrie und Psychotherapie des Kindes- und Jugendalters am Klinikum der Universität zu Köln. Leiter des Ausbildungsinstituts für Kinder- und Jugendlichenpsychotherapie an der Universität zu Köln (AKiP) und Wissenschaftlicher Leiter des Instituts Köln der Christoph-Dornier-Stiftung für Klinische Psychologie. Psychologischer Psychotherapeut und Kinder- und Jugendlichenpsychotherapeut, KBV-Gutachter für Kinder- und Jugendlichenverhaltenstherapie, Preisträger Deutscher Psychologie-Preis 2005. Forschungsschwerpunkte: Epidemiologie psychischer Störungen, Entwicklung und Evaluation psychodiagnostischer Verfahren und psychotherapeutischer Interventionen, insbesondere bei Aufmerksamkeitsdefizit-/Hyperaktivitätsstörungen (ADHS), Angst- und Zwangsstörungen, Ticstörungen und depressiven Störungen im Kindes- und Jugendalter.
E-Mail: manfred.doepfner@uk-koeln.de

Dipl. Psych. Holger Domsch ist Schulpsychologe an der Schulpsychologischen Beratungsstelle der Stadt Münster. Er war wissenschaftlicher Mitarbeiter an der Universität Marburg im Bereich Entwicklungspsychologie und Pädagogische Psychologie und an der Universität Bielefeld im Bereich Entwicklungs-

psychologie und Entwicklungspsychopathologie. Er verfügt über umfangreiche eigene Erfahrungen in der Durchführung von psychologischen Trainings mit und Fördermaßnahmen für Kinder und Jugendliche.
E-Mail: domsch@stadt-muenster.de

PD Dr. Thomas Ellrott ist seit 2007 Leiter des Instituts für Ernährungspsychologie an der Göttinger Universitätsklinik. Zu seinen Arbeitsschwerpunkten zählen u. a. Adipositastherapie, Gewichtsstabilisierungs-Strategien nach erfolgter Gewichtsreduktion, Erfolgs- und Qualitätskriterien für die Adipositastherapie, Adipositastherapie über neue Medien, Gesundheitsförderungs- und Präventionsstrategien, öffentliche multimediale Gesundheitsaktionen, Erfassung von Ernährungsgewohnheiten, kommunikative Aspekte in der Ernährung, Verbraucherverhalten, Ernährungstrends, Functional Food, Fettmodifikation durch hochwertige Pflanzenöle (z. B. Raps/Walnuss) sowie Nährwertdeklaration/Signposting.
E-Mail: thomas.ellrott@gmx.com

Dipl. oec. troph. Christian Felkl, Jg. 1980, ist Diplom Ökotrophologe (FH). Nach seiner Ausbildung zum Bürokaufmann entschloss er sich für ein Studium der Ökotrophologie an der HS Fulda, welches er im August 2008 erfolgreich beendete. Seine Schwerpunkte liegen in den Bereichen Ernährung und Gesundheit sowie Sport und Ernährung.
E-Mail: christian.felkl@gmx.de

Dipl. Päd. Andrea Fuchs, Jg. 1970, ist Lehrkraft für besondere Aufgaben in der Abteilung Sprach-Pädagogik und -Therapie des Institutes für Sonderpädagogik der Leibniz Universität Hannover. Nach ihrem Abitur machte sie ein Freiwilliges soziales Jahr im Deutschen Taubblindenzentrum Hannover und studierte dann Diplom-Sonderpädagogik mit dem Schwerpunkt Sprachbehindertenpädagogik. Nach mehrjähriger Tätigkeit in einer sprachtherapeutischen Praxis wurde sie wissenschaftliche Mitarbeiterin am Institut für Sonderpädagogik der Leibniz Universität Hannover. Danach war sie als Sprachtherapeutin in einem heilpädagogischen und integrativen Kindergarten tätig. Seit 2005 ist sie Lehrkraft für besondere Aufgaben in der Abteilung Sprachpädagogik und -therapie des Institutes für Sonderpädagogik der Leibniz Universität Hannover.
E-Mail: andrea.fuchs@ifs.phil.uni-hannover.de

Dr. Stefanie Hacker, Jg. 1976, ist wissenschaftliche Mitarbeiterin am Institut für Psychologie, Lehrstuhl I, der Universität Erlangen-Nürnberg. Nach dem Abitur studierte sie Psychologie an der Universität Erlangen-Nürnberg, wo sie nach ihrem Diplom als Doktorandin im Forschungsprojekt »Förderung von Erziehungskompetenzen und sozialen Fertigkeiten in Familien« (Prof. Dr. Lösel) beschäftigt war. Im Jahr 2007 erfolgte ihre Promotion mit einer Dissertation über soziale Kompetenztrainings für das Grundschulalter.
E-Mail: stefanie.hacker@psy.phil.uni-erlangen.de

Prof. Dr. Martin Hautzinger, Universitätsprofessor für Psychologie, Leiter der Abteilung Klinische Psychologie und Psychotherapie am Psychologischen Institut der Universität Tübingen, Leiter der psychotherapeutischen Hochschulambulanz am Psychologischen Institut der Universität Tübingen, Gesellschafter der Tübinger Akademie für Verhaltenstherapie. Arbeitsschwerpunkte sind unter anderem: Interventionsforschung (Psychotherapie, Prävention), Affektive Störungen bei verschiedenen Alters- und Zielgruppen, Angststörungen, Alkoholabhängigkeit, psychophysiologische Störungen bei verschiedenen Alters- und Zielgruppen, körperliche und psychische Störungen im Kindes- und Jugendalter, Posttraumatische Belastungsstörungen sowie Zwangsstörungen.
E-Mail: hautzinger@uni-tuebingen.de

Prof. Dr. Nina Heinrichs, Jg. 1973, seit 2007 Universitätsprofessorin für Klinische Kinder- und Jugendlichenpsychologie und Psychotherapie an der Universität Bielefeld; Studium der Psychologie in Marburg, 2001 Promotion in Braunschweig, 2003 Berufung auf eine Juniorprofessur für Klinische Psychologie, Psychotherapie und Diagnostik an der Universität Braunschweig, Psychologische Psychotherapeutin (Verhaltenstherapie). Forschungsschwerpunkte: Angststörungen (Soziale Phobie, Agoraphobie und Panikstörung), kindliche emotionale Störungen und Verhaltensstörungen, Partnerschaft und chronische Erkrankungen.
E-Mail: nina.heinrichs@uni-bielefeld.de

PD Dr. Anja Hilbert ist Leiterin der Nachwuchsforschergruppe »Psychosoziale, ethische und rechtliche Konsequenzen genetischer Befunde bei Adipositas« an der Philipps-Universität Marburg. Seit Abschluss

ihres Psychologiestudiums 1996 war sie an verschiedenen deutschen Universitäten sowie an der Washington University in St. Louis, USA, in der klinisch-psychologischen Forschung und Praxis zu Essstörungen und Adipositas bei Erwachsenen, Kindern und Jugendlichen tätig. 2007 hat sie sich zur »Binge-Eating« (Essanfallsstörung) bei Erwachsenen und Kindern an der Philipps-Universität Marburg habilitiert und ist außerdem als psychologische Psychotherapeutin tätig.
E-Mail: hilbert@staff.uni-marburg.de

Prof. Dr. Matthias Jerusalem, Jg. 1952, ist seit 1992 Inhaber des Lehrstuhls für Pädagogische Psychologie und Gesundheitspsychologie an der Humboldt-Universität zu Berlin. Studium der Psychologie an der RWTH Aachen, 1983 Promotion an der Freien Universität Berlin, 1989 Habilitation. Seine Arbeitsschwerpunkte sind: Ressourcen, Stress, Befindlichkeit und Gesundheit, Konzeption und Evaluation von Präventionsprogrammen, Entwicklungsförderung in der Schule sowie Emotion, Motivation und Leistung.
E-Mail: jerusalem@hu-berlin.de

Prof. Dr. Tanja Jungmann, Jg. 1972, ist Juniorprofessorin am Institut für Sonderpädagogik in der Abteilung »Sonderpädagogische Psychologie« an der Leibniz Universität Hannover. Nach dem Abitur studierte sie Psychologie an der Universität Bielefeld. Im Jahr 2003 promovierte sie in der Abteilung »Allgemeine und Angewandte Entwicklungspsychologie« zum Thema »Biologische Risikobelastung und Sprachentwicklung bei unreif geborenen Kindern«. Im Anschluss daran war sie an der Kinder- und Jugendpsychiatrie des Universitätsklinikums Jena tätig, bevor sie die Leitung der Begleitforschung zu dem Modellprojekt »Pro Kind – Wir begleiten junge Familien« in Kooperation mit dem Kriminologischen Forschungsinstitut Niedersachsen (KFN) e.V. übernommen hat.
E-Mail: tanja.jungmann@ifs.phil.uni-hannover.de

Dipl. Psych. Claudia Kinnen, Jg. 1979, Wissenschaftliche Mitarbeiterin an der Klinik für Psychiatrie und Psychotherapie des Kindes- und Jugendalters am Klinikum der Universität Köln, Promotionsstipendiatin am Institut Köln bei der Christoph-Dornier-Stiftung für Klinische Psychologie, Kinder- und Jugendlichenpsychotherapeutin in Ausbildung am Ausbildungsinstitut für Kinder- und Jugendlichenpsychotherapie der Universität Köln (AKiP). Forschungsschwerpunkte: Therapeutische Beziehung und Therapieerfolg in der Kinder- und Jugendlichenpsychotherapie.
E-Mail: claudiakinnen@gmx.de

Prof. Dr. Anja Leppin, Professorin an der University of Southern Denmark, Institute for Public Health, Unit for Health Promotion, Odense, Dänemark. Nach der Promotion in Psychologie im Arbeitsbereich Gesundheitspsychologie des Instituts für Psychologie an der Freien Universität Berlin folgten Tätigkeiten an der Fakultät für Gesundheitswissenschaften der Universität Bielefeld im Arbeitsbereich Prävention und Gesundheitsförderung sowie im Studiengang Public Health der Universität Bremen.
E-Mail: aleppin@health.sdu.dk.

Prof. Dr. Arnold Lohaus, Jg. 1954, hat ein Lehramts- und Psychologie-Studium an der Universität Münster abgeschlossen und ist Professor für Entwicklungspsychologie und Entwicklungspsychopathologie an der Universität Bielefeld. Seine Forschungsschwerpunkte liegen im Bereich der frühen Eltern-Kind-Interaktion, der frühen kognitiven Entwicklung und der Anforderungs- und Stressbewältigung im Kindes- und Jugendalter.
E-Mail: arnold.lohaus@uni-bielefeld.de.

Dipl. Psych. Asja Maass, Jg. 1979, ist seit 2006 wissenschaftliche Mitarbeiterin in der Arbeitseinheit Entwicklungspsychologie und Entwicklungspsychopathologie der Universität Bielefeld. Zuvor studierte sie Psychologie an den Universitäten Oldenburg und Kiel sowie an der University of South Dakota, USA.
E-Mail: asja.maass@uni-bielefeld.de

Dipl.-Psych. Sabine Meixner, Jg. 1964, ist wissenschaftliche Mitarbeiterin am Lehrstuhl für Pädagogische Psychologie und Gesundheitspsychologie der Humboldt-Universität zu Berlin. Nach dem Studium der Psychologie in Kiel und an der Freien Universität Berlin arbeitet sie seit 1996 wissenschaftlich in pädagogisch-psychologischen und gesundheitspsychologischen Forschungsprojekten zur Prävention und zu Problemverhalten im Kindes- und Jugendalter an der FU und der HU Berlin. Arbeitsschwerpunkte: Internetsucht im Kindes- und Jugendalter, schulische Gewalt und Jugenddelinquenz und Gewaltpräven-

tion, schulische Gesundheitsförderung und Entwicklungsförderung, Konzeption und Evaluation von Präventionsmaßnahmen, Evaluation von pädagogisch-psychologischen Weiterbildungsmaßnahmen.
E-Mail: sabine.meixner@rz.hu-berlin.de

Dr. Siebke Melfsen, Jg. 1968, ist Diplom-Psychologin und Psychotherapeutin mit dem Schwerpunkt der klinischen Kinderpsychologie. Nach dem Abitur studierte sie an der Philipps-Universität Marburg. Seit 1999 war sie als wissenschaftliche Assistentin an der Klinik und Poliklinik für Kinder- und Jugendpsychiatrie und Psychotherapie der Julius-Maximilians-Universität Würzburg und freiberuflich an der Johann-Wolfgang-Goethe-Universität in Frankfurt a. M. tätig. Den Schwerpunkt ihrer Arbeit stellte die Erforschung und Therapie von Angststörungen, insbesondere der sozialen Angststörung bei Kindern, dar. Zurzeit ist sie freiberuflich tätig.
E-Mail: siebke.melfsen@onlinehome.de

Prof. Dr. Frank Neuner, Jg. 1971, ist Professor für Klinische Psychologie und Psychotherapie an der Universität Bielefeld. Er promovierte an der Universität Konstanz, wo er auch eine Juniorprofessur antrat, über Traumafolgestörungen und Möglichkeiten der Behandlung in Uganda. Seit 2008 leitet er den Lehrstuhl in Bielefeld.
E-Mail: frank.neuner@uni-bielefeld.de

Dipl. Psych. Christoph Nowak, Jg. 1986, zurzeit Student der Medizin an der Universität Oxford, GB. Studium der Psychologie an der TU Braunschweig 2004–2008, wissenschaftliche Hilfskraft bei Prof. Dr. Nina Heinrichs von April bis September 2008 an der Universität Bielefeld.
E-Mail: nowakchr@googlemail.com

Dr. Ulrich Pfingsten, Jg. 1947, ist Studienrat im Hochschuldienst an der Abteilung für Psychologie der Universität Bielefeld, Arbeitseinheit »Klinische Psychologie und Psychotherapie«. Nach dem Diplom in Psychologie war er in verschiedenen Funktionen praktisch und wissenschaftlich im Bereich der Klinischen Psychologie tätig, seit 1985 als wissenschaftlicher Mitarbeiter an der Universität Bielefeld.
E-Mail: ulrich.pfingsten@uni-bielefeld.de

Prof. Dr. Patrick Pössel ist Assistant Professor für Counseling Psychology an der University of Louisville, Kentucky, USA. Nach dem Abitur studierte er Psychologie und Medizin und promovierte im Jahr 1999 über Antezedente Bedingungen von Depression. Anschließend arbeitete er erst mit einem Post-Doktoranden-Stipendium der DFG und dann als Wissenschaftlicher Assistent an der Universität Tübingen. Im Jahr 2004 ging er als Visiting Professor für 2 Jahre an die Vanderbilt University, Tennessee, USA.
E-Mail: patrick.possel@louisville.edu

Dr. Gabi Ricken, Jg. 1958, ist Vertretungsprofessorin für die Psychologie der Behinderten an der Universität Hamburg. Nach dem Abitur studierte sie Psychologie an der Humboldt-Universität zu Berlin. Seit 1989 lehrt und forscht sie in der Sonderpädagogik. Sie war an den Universitäten Berlin, Potsdam, Marburg und Erfurt tätig. Seit Ende der 1990er-Jahre untersucht sie insbesondere Störungen in der Entwicklung mathematischer Kompetenzen.
E-Mail: gabiricken@gmx.net

Prof. Dr. Bernd Röhrle, Jg. 1947, Dipl. Psych., Hochschullehrer (Arbeitsgruppe Klinische Psychologie und Psychotherapie am Fachbereich Psychologie der Philipps-Universität Marburg), approbierter Psychotherapeut (Verhaltenstherapie), Gesprächspsychotherapeut, anerkannter Supervisor und Ausbilder an diversen Ausbildungseinrichtungen für Verhaltenstherapie. Derzeit Sprecher des German Network for Mental Health. Berufliche Stationen: Wissenschaftlicher Angestellter, Hochschulassistent an den Universitäten Tübingen und Heidelberg, Vertretungsprofessuren an den Universitäten Marburg und Trier. Interessenschwerpunkte: soziale Netzwerke und Unterstützung; Prävention und Gesundheitsförderung; kognitive klinisch-psychologische Diagnostik. Publikationen über: soziale Netzwerke und Unterstützung.
E-Mail: roehrle@staff.uni-marburg.de

Dr. Martina Ruf, Jg. 1976, ist Diplom-Psychologin und arbeitet als Assistentin im Fachbereich Klinische Psychologie an der Universität Konstanz. Im Rahmen ihrer Promotion untersuchte sie Auswirkungen von Krieg und anderen Formen organisierter Gewalt auf die psychische Gesundheit von Flüchtlingskindern in Deutschland sowie die Effektivität der Narrativen Expositionstherapie in der Behandlung traumatisierter Flüchtlingskinder. Ihre weiteren Forschungsaktivitäten umfassen Psychotherapie nach

Trauma, Trauerreaktionen bei Kindern nach dem Verlust der Eltern (z. B. durch HIV/AIDS in Äthiopien) sowie die Erforschung der Folgen von (früh-) kindlichem Stress auf die kindliche Entwicklung. Neben ihrer Tätigkeit an der Universität Konstanz ist sie Präsidentin der Nichtregierungsorganisation vivo e.V. (@ www.vivo.org) und arbeitet in diesem Rahmen am Aufbau von psychosozialen Projekten für traumatisierte Kinder und Erwachsene in Kriegs- und Krisenregionen mit.
E-Mail: martina.ruf@uni-konstanz.de

Dr. Jörn R. Sparfeldt, Jg. 1975, ist akademischer Rat auf Zeit an der Philipps-Universität Marburg (Pädagogische Psychologie). Nach dem Psychologie-Studium in Marburg arbeitete er in der AG »Pädagogische Psychologie & Entwicklungspsychologie« (Fachbereich Psychologie, Philipps-Universität Marburg) und in der Begabungsdiagnostischen Beratungsstelle BRAIN (Promotion 2005).
E-Mail: sparfeldt@staff.uni-marburg.de

Prof. Dr. Mark Stemmler, Jg. 1960, ist Professor für Psychologische Methodenlehre und Qualitätssicherung an der Universität Bielefeld. Nach dem Diplom im Fach Psychologie im Jahr 1989 (Technische Universität Berlin) promovierte er 1993 an der Pennsylvania State University, USA, im Fach Human Development and Family Studies. 2002 habilitierte er an der Universität Erlangen-Nürnberg. Er arbeitete u. a. als Projektkoordinator für die Erlangen-Nürnberger Entwicklungs- und Präventionsstudie.
E-Mail: mark.stemmler@uni-bielefeld.de

Dipl. Psych. Marc Vierhaus, Jg. 1973, ist wissenschaftlicher Mitarbeiter in der Arbeitseinheit Entwicklungspsychologie und Entwicklungspsychopathologie an der Universität Bielefeld. Nach dem Abitur absolvierte er zunächst eine Ausbildung zum staatlich anerkannten Erzieher und studierte Psychologie an der Universität Wuppertal. Ab 2004 arbeitete er in der Arbeitseinheit Entwicklungspsychologie der Universität Marburg und betreute dort bis 2007 eine Längsschnittstudie zum Thema Stresserleben bei Kindern und Jugendlichen.
E-Mail: marc.vierhaus@uni-bielefeld.de

Prof. Dr. Andreas Warnke, Dipl. Psych., Jg. 1944, ist seit 1992 Lehrstuhlinhaber und Direktor der Klinik und Poliklinik für Kinder- und Jugendpsychiatrie und Psychotherapie an der Universität Würzburg sowie seit 1997 Leiter der Tagesklinik des Diakonischen Werkes Würzburg. Er studierte Psychologie und Humanmedizin in Gießen und München. Anschließend war er ärztlich tätig an der Universitätskinderklinik München, in der Erwachsenenpsychiatrie Kaufbeuren, in der Abteilung für Kinder- und Jugendpsychiatrie am Max-Planck-Institut für Psychiatrie in München und als Inhaber einer Professur im Fach Kinder- und Jugendpsychiatrie an der Universitätsklinik und Poliklinik für Kinder- und Jugendpsychiatrie in Marburg. Seine Forschungsschwerpunkte liegen in genetischen und zerebralen Korrelaten psychischer Störungen im Kindes- und Jugendalter und in der Therapieforschung. Er war langjährig berufenes Mitglied im Beirat Psychotherapie der Bundesärztekammer.
E-Mail: warnke@kjp.uni-wuerzburg.de

Prof. Dr. Petra Warschburger ist seit 2003 Professorin für Beratungspsychologie an der Universität Potsdam. Nach dem Psychologiestudium in Trier wechselte sie an das Zentrum für Rehabilitationsforschung an der Universität Bremen, wo sie 1995 promovierte und sich 1998 habilitierte. 1999–2003 hatte sie eine Hochschuldozentur für Angewandte Psychologie und Rehabilitation am Psychologischen Institut der Universität Bremen und leitete die Abteilung Kinderrehabilitation am Zentrum für Rehabilitationsforschung. Arbeitsschwerpunkte: Behandlung und Prävention von Ess- und Gewichtsstörungen; psychologische Aspekte chronischer Erkrankungen.
E-Mail: warschb@uni-potsdam.de

Prof. Dr. Silvia Wiedebusch, Jg. 1963, ist Professorin für Entwicklungspsychologie an der Fachhochschule Osnabrück. Nach dem Studium der Psychologie und Promotion (1991) in Münster arbeitete sie als wissenschaftliche Mitarbeiterin am Lehrstuhl für Klinische Psychologie der Universität Bremen (1991–1993, 2000–2003) und am Institut für Medizinische Psychologie der Universität Münster (2003–2008). Begleitend ist sie seit 1992 in der klinisch-psychologischen Betreuung chronisch kranker Kinder und ihrer Familien tätig; seit 2007 Fachpsychologin Diabetes (DDG).
E-Mail: s.wiedebusch@fh-osnabrueck.de

Sachverzeichnis

A

B

C

D

E

F

G

H

I

J

K

L

T

U

V

W

Z

Printing: Krips bv, Meppel, The Netherlands
Binding: Stürtz, Würzburg, Germany